U0377183

第二版

血液透析血管通路技术与临床应用

顾　问　梅长林
主　编　叶朝阳
副主编　赵久阳　陆　石

复旦大学出版社

主编简介

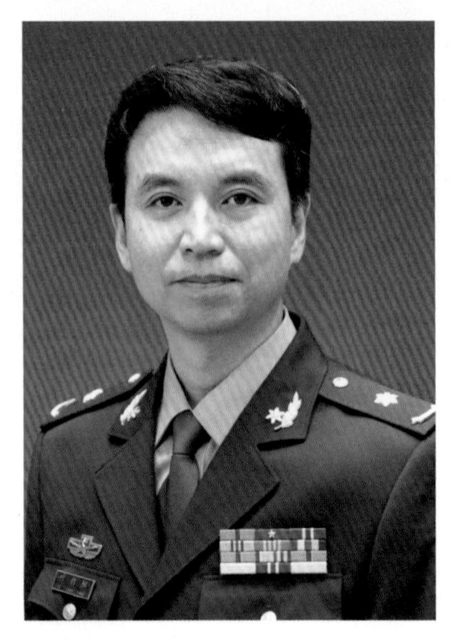

叶朝阳，教授，现任第二军医大学附属长征医院肾内科副主任、中国人民解放军肾脏病研究所副主任，硕士生导师。兼任中国人民解放军血液净化专业委员会常委、中国中西医结合肾脏病分会委员、中国医院管理学会血液净化分会血管通路学组负责人、中华肾脏病分会血液净化学组专家、上海肾脏病分会委员，以及《肾脏病与透析肾移植杂志》、《中国血液净化》、《中国中西医结合肾病杂志》、《中华临床医学研究杂志》、《武汉大学学报（医学版）》等编委，《中华肾脏病杂志》特约审稿人。

擅长慢性肾病、肾炎的诊治和急慢性肾衰竭的诊治，以及血液净化、各种血透通路的制作、肾活检和肾脏病理学工作。目前主要科研方向为长期血透并发症的防治及血管通路的建立和功能评价。主办国家继续教育学习班《血透血管通路的新理论与进展》5期。发表学术论文130余篇，在*Nephron Clinical Practice*，*Journal of Nephrology*和*Nephrology*等杂志发表论著6篇。曾获得中国人民解放军"八五"青年科研基金和上海市科技出版基金，目前参加国家自然基金和上海市重点学科基金等科研项目4项，获得中国人民解放军医疗成果二等奖、中华医学奖二等奖、上海市科技进步一等奖、上海市医学科学奖一等奖等9项。主编《血透血管通路的理论与实践》、《肾囊肿性疾病》、《实用透析手册》、《血液净化基本知识问答》等6部专著， 参加编写专著15部。荣立三等功一次。

编写者（以姓氏笔画为序）

卜　磊　　第二军医大学附属长征医院
马熠熠　　第二军医大学附属长征医院
王　丽　　上海交通大学医学院附属第九人民医院
毛志国　　第二军医大学附属长征医院
叶朝阳　　第二军医大学附属长征医院
戎　殳　　第二军医大学附属长征医院
华　参　　中国人民解放军海军总医院
刘东梅　　第二军医大学附属长征医院
汤孟君　　第二军医大学附属长征医院
许　涛　　中国人民解放军济南军区总医院
孙　岩　　第三军医大学附属西南医院
孙丽君　　第二军医大学附属长征医院
李　林　　第二军医大学附属长征医院
李惠民　　上海交通大学医学院附属新华医院
吴　昊　　第二军医大学附属长海医院
吴　俊　　第二军医大学附属长征医院
张万君　　中国人民解放军202医院
张玉强　　第二军医大学附属长征医院
张郁苒　　上海交通大学附属第一人民医院
张翼翔　　第二军医大学附属长征医院
陆　石　　中国人民解放军455医院
陈　静　　第二军医大学附属长征医院
林曰勇　　第二军医大学附属长征医院
郁胜强　　第二军医大学附属长征医院
金修才　　第二军医大学附属长征医院
赵久阳　　大连医科大学第二附属医院
赵学智　　第二军医大学附属长征医院
姜书宁　　大连医科大学第二附属医院
袁伟杰　　上海交通大学附属第一人民医院
徐成钢　　第二军医大学附属长征医院
梅长林　　第二军医大学附属长征医院
董　生　　第二军医大学附属长征医院
戴　兵　　第二军医大学附属长征医院

第二版前言

自从2001年本书第一版出版发行后，得到全国各医院肾脏科和血液透析室医护人员的关注和喜爱，在多年的临床实践工作中起到了很好的指导作用。9年过去了，人们对血管通路的使用和并发症的处理有了更深入的认识，国内外在血管通路技术及临床应用方面的研究也取得了长足进步，特别是导管的材料、设计理念方面都有很多改进，对于如何应用药物防止瘘管流出道的狭窄做了许多尝试。在监测和评估瘘管狭窄和功能方面，国内医生也做了许多研究，有些经验已被国外学者引用。如果说第一版书是指导临床医生特别是基层的医生如何建立血管通路和正确使用血管通路，那么，本书第二版的目的是提高建立血管通路的水平和技巧，减少或避免并发症的发生，提高血管通路的使用寿命，减少浪费有限的血管资源和经济资源。

血管通路的建立是一个多学科的问题，不同的医院由不同的科室开展血管内瘘手术，既有肾内科或透析中心医生，也有血管外科、泌尿外科（相当多）、整形科、骨科和普外科医生等。希望今后能组建一个"介入肾脏病学科"，便于系统处理血管通路技术、临床应用及护理等问题。目前仍然有肾内科或透析中心医生没掌握内瘘的制作技术，一定程度上影响了临床上病人血管通路的及时制作和合理使用。深静脉穿刺技术已被大多数透析单位所掌握，但仍有一些透析室的医生不能完成此项工作。还有个别单位仍然采用动脉穿刺透析，不能很好地建立病人理想的透析通路，使透析通路的并发症增加，一定程度上增加了病人的住院率、透析有症状的发生率和相应的费用。对于肾病专科医生来说，要维持病人长期血管通路通畅的挑战远胜于制作血管通路。因此，本书新增加了血管通路质量控制管理等章节，更加强调对动静脉内瘘和长期导管的科学使用和管理，希望对这方面的工作能提供更加有益的帮助。对于那些已经开展这方面工作的单位，希望本书能起到相互交流、共同提高认识的作用。

本书主要由第二军医大学附属长征医院肾内科、解放军肾脏病研究所的医生编写，特别邀请大连医科大学第二附属医院，上海455医院（南京军区肾脏病中心），上海交通大学附属第一医院、第九医院，第二军医大学附属长海医院、济南军区总医院、沈阳解放军202医院肾脏科的有关专家编写，以便能分享国内不同地区专家的技术和临床应用经验。我们还邀请具有技术特色的第二军医大学附属长征医院放射介入科、超声影像科和上海交通大学附属新华医院放射科的专家编写有关章节，在此表示衷心感谢！

为了保证本书质量我们做了很大努力，但难免存在许多不足和纰漏，衷心希望各位专家不吝指教。

叶朝阳
2010年1月

目录 CONTENTS

第一章

血液透析血管通路的发展史

20 世纪 60 年代初，当 Scribner 和他的同事研究出建立长期血管通路的技术和一整套制备透析液的装置后，透析才作为慢性肾衰竭患者的替代治疗在美国华盛顿州的西雅图出现。建立长期血管通路是在桡动脉和前臂静脉间插入一根坚硬的聚四氟乙烯管。但这种管子损伤血管内膜，易于感染及形成血栓，使用寿命短。

一、外瘘管的制作

透析早期阶段最重要的革新就发生于血管通路领域。1962～1964 年，Scribner 团队以较软的硅橡胶制成了各种类型的硅橡胶外瘘管(Ramirez 外瘘管和 Buselmeier 外瘘管，图 1－1)，但均易于形成血栓，使用寿命短(最长 6～8 个月)。同时以醋酸盐替代了重碳酸盐作为缓冲剂。醋酸盐溶液不易滋生细菌，降低了透析液污染的风险，并采用集中制备数个病人透析液体的方法。Scribner 团队的透析方法逐渐被美国和欧洲的许多医院所采用，很明显这些慢性肾衰竭的患者需要更多的透析中心和更大的经济来源。

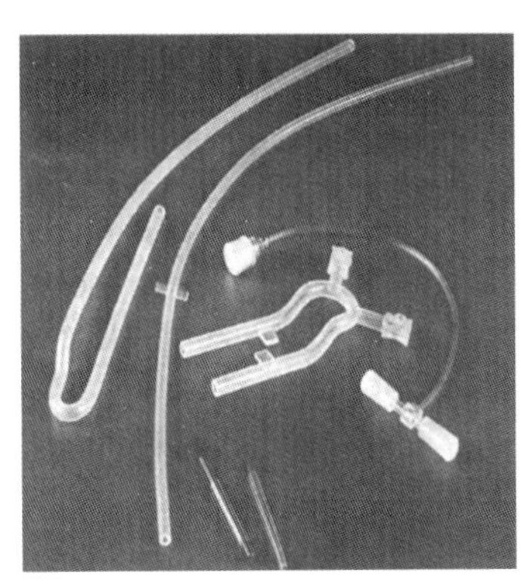

图 1－1 外瘘管

二、自体动静脉内瘘的创建

1966 年，Brescia 等提出采用外科手术在前臂建立动静脉内瘘，与动脉相连的静脉受到动脉血液的持续冲击就会逐渐增粗、血管壁增厚，形成动脉化的表浅静脉，便于经皮穿刺。这种长期存在的自体血管通路损伤或栓塞的概率很小，由于在体内也没有感染的风险(图 1－2)。

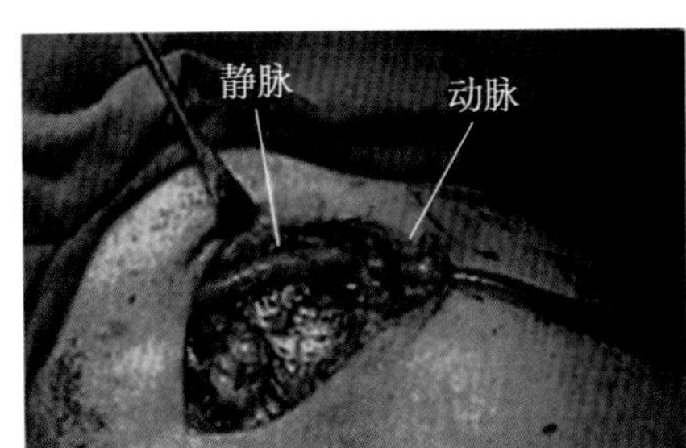

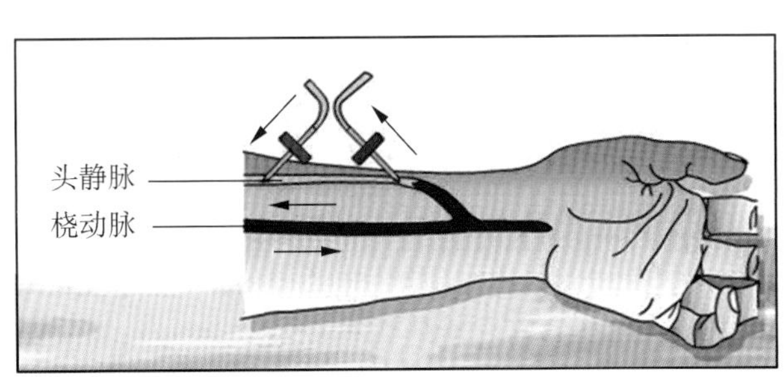

图 1－2 标准内瘘手术照片和案例示意图(左图为最初的前臂腕部头静脉与桡动脉吻合内瘘图片)

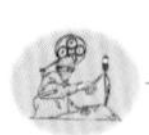

在近10年里，这种动静脉内瘘替代了体外的血管吻合。40多年来，该方法一直是间断血透患者血管通路的首选方法。此后，20世纪60年代初发展起来的透析方法很快就获得了辉煌的成就。自70年代起动静脉内瘘逐渐替代了外瘘管，至80年代初外瘘管已被完全废弃。

三、临时中心静脉导管的使用

20世纪60年代的另一个重要成就是1961年Shaldon等提出的使用经皮穿刺股动、静脉导管(图1－3)，以及Rae和Thomas将临时导管应用于股血管。1973年，van Waeleghem等建议使用双头血泵，血流量好且再循环少。1980年，Uldall等设计了置于锁骨下静脉的双腔导管用于中短期治疗。使用这种导管，患者只需一次血管穿刺和单头血泵即可获得良好的血流量和较少的再循环。从80年代起，研制开发了不同内部结构的双腔导管(并行或同轴，图1－4)。为了置入方便，需要设计室温下坚硬而置入后柔软的导管。同时，使用了不同的生物材料，包括加涂层以防止生物假膜形成以及感染、血栓的形成(图1－5)。

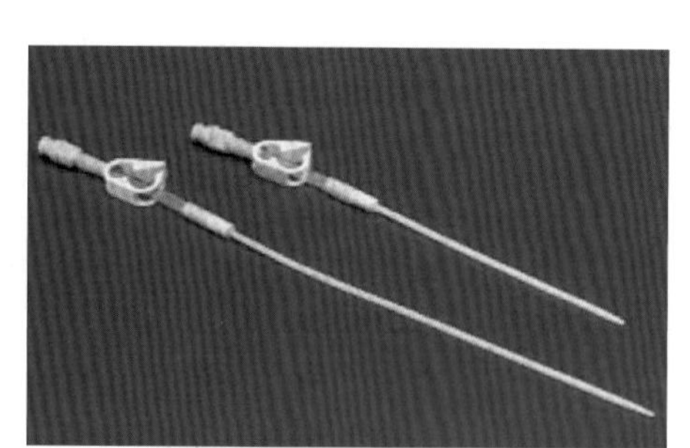

图1－3 早期的Shaldon导管

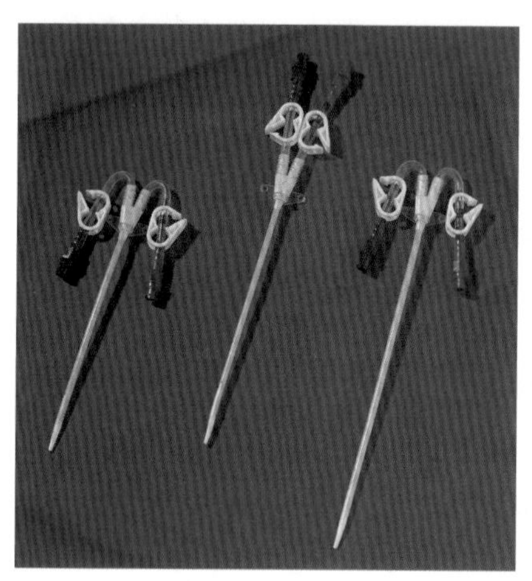

图1－4 临时中心静脉留置导管

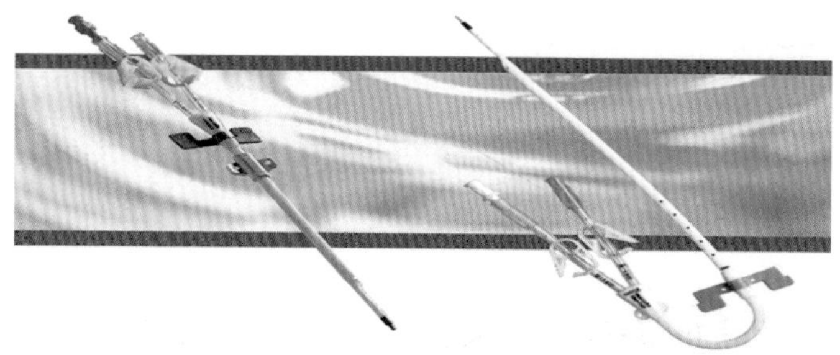

图1－5 新型双腔导管

四、自体或异体生物性人造血管移植

1969年，Rae等已经使用自体或异体大隐静脉制作永久性血管通路。此后，70年代早期许多生物材料如牛颈动脉、人脐静脉和合成材料都用于制作动静脉内瘘。70～80年代，采用

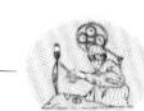

自体大隐静脉制作内瘘的患者有相当数量会产生静脉曲张，至今仍有部分应用。这种技术的优点是费用低廉、相对制作简便和低抗原性。各种文献报道，2 年后移植物的功能保存率为 20%～60%。反复穿刺引起的血管纤维化和狭窄会缩短血管通路的寿命。近期，Hancock－Jaffe 实验室采用经戊二醛和 γ 线处理后的牛肠系膜静脉制造生物性人造血管。初步结果令人鼓舞，但和前述的其他材料一样，缺乏长期使用的数据。

五、人工合成材料的移植血管

20 世纪 70 年代早期非生物材料开始应用，目前人造血管最常用的合成材料是由 Kolff 小组于 1973 年推行使用的聚四氟乙烯（PTFE）。3 年后改良 PTFE（泡沫聚四氟乙烯）成为血透血管移植物最常用的人工材料（图 1－6）。70 年代，PTFE 人造血管几乎和其他移植物同时使用，造成这一领域发展较缓。近年来，人们致力于改进 PTFE 人造血管的结构，以改善体内部分内皮化、穿刺后的血流动力学并减少导致移植物失功的栓塞。1993 年，Davidson 等将改良 PTFE 血管引入了多层结构制成延长 Gore－Tex 管。该人造血管由美国最大的泡沫聚四氟乙烯制造公司 Gore－Tex 公司生产，具有更好的特性：与血管的相容性更好，更柔软，易于扭转，易于穿刺，且穿刺处修复性好。人造血管植入 48 h 内就可以使用，即刻穿刺是可能的，但并不可取。较传统人造血管，该产品血流量好，且使用寿命长。2007 年美国肾脏病数据库资料（USRDS）显示，美国近 2/3 患者使用人造血管作为透析的血管通路。针对防止 PTFE 人造血管的栓塞方面开展了许多研究，2008 年在美国肾脏病年会上报道，人造血管移植内瘘吻合的静脉端外部采用紫杉醇乳胶填埋物可以显著减轻血管内膜增生，从而减少移植血管内瘘的失功（图 1－7）。

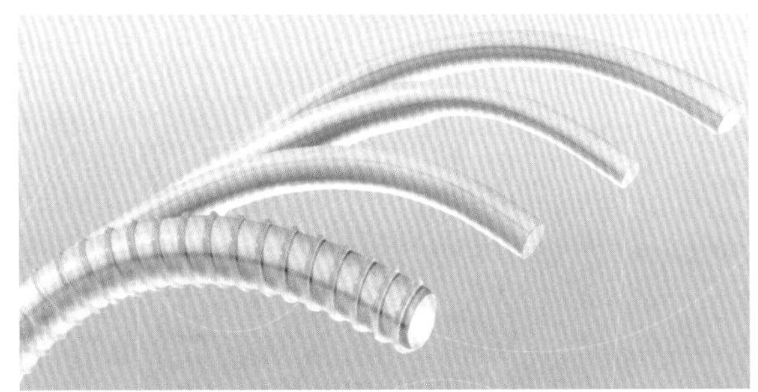

a. 不同类型的人造血管

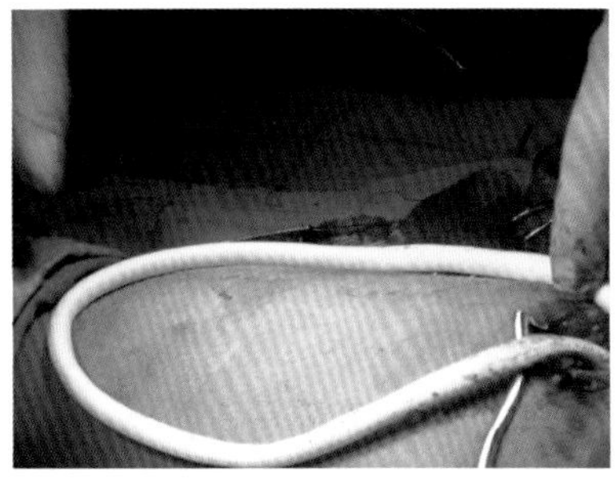

b. 人造血管前臂袢式吻合示意图

图 1－6　人造血管

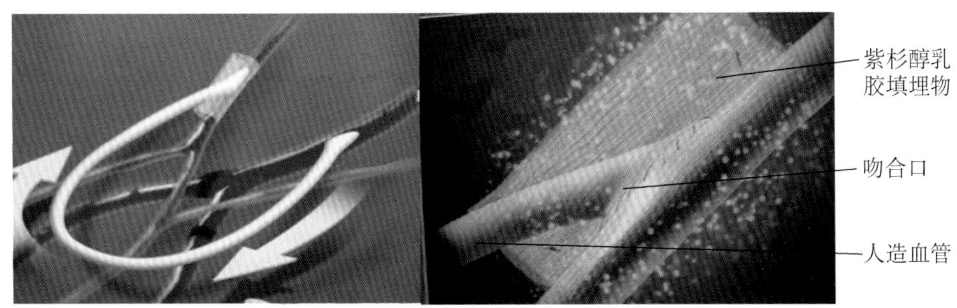

图 1－7　人造血管抗狭窄研究

六、无针穿刺透析技术

20 世纪 80 年代初，发明并上市了两种无需经皮穿刺的人造血管——CTAD 和 Hemasite。CTAD 由 Bentley 发明，是由生物碳制成的装置，上有皮肤出口，透析时打开该装置与血液管路相连，平时用聚乙烯帽封闭。Hemasite 中与动静脉相连的 PTFE 人造血管上有一钛装置，上有皮肤出口(图 1-8)。80 年代这种血管通路的使用，使透析不再需要穿刺。但这种装置容易感染，并导致血栓的形成，这大大缩短了该血管通路的使用寿命。此外，该装置价格高昂，临床证实与原先的 PTFE 人造血管相比没有明显优点，因此在 80 年代末被逐渐废弃。

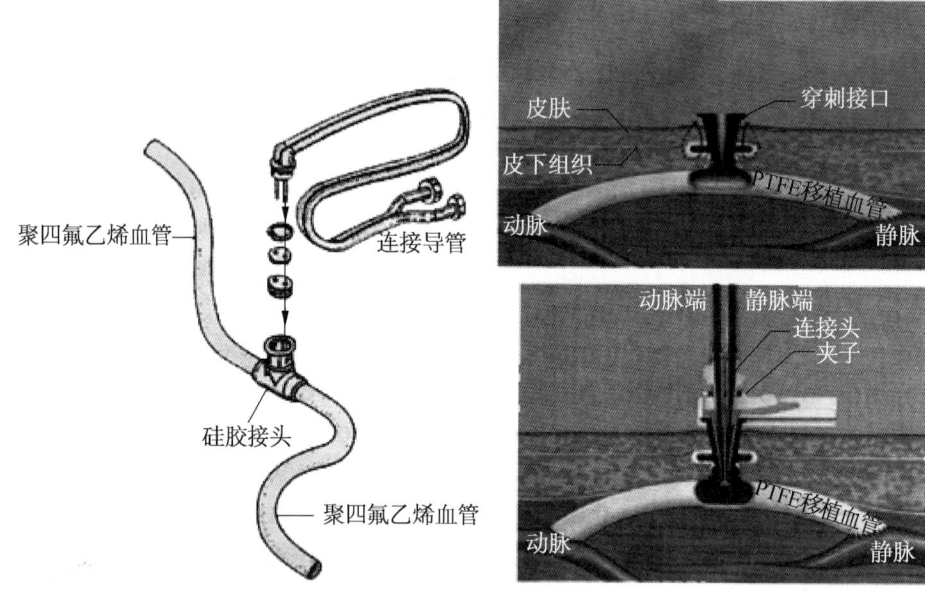

图 1-8 Hemasite 无针瘘管

七、带涤纶套的长期留置导管

中心静脉导管已使用 20 年，发现锁骨下静脉置管常引起锁骨下静脉和上腔静脉狭窄，导致血管通路的功能不良和重要的临床症状。因此，在 20 世纪 80 年代后期，使用颈静脉带涤纶套的硅树脂导管(Canaud 单管、Tesio 双管和 Ash 双腔导管)更为可取，可以更好防止外源性感染，导管置于锁骨下区域，透析治疗时可获得高血流量。近几年，对于导管材料和导管构型的研究也不断增加，比如导管抗菌药物涂层的抗感染导管，导管抗凝物质涂层的抗凝导管等。导管顶端的结构设计更加合理化。研究表明顶端有侧孔的导管容易发生血栓形成，因而逐渐改用无顶端侧孔的导管，为了减少导管反接后出现的再循环增加，目前出现了顶端 S 形对称开口的导管(图 1-9)。

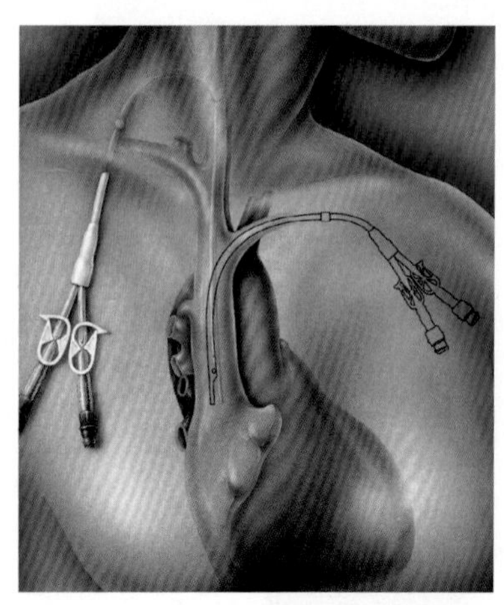

图 1-9 带涤纶套的长期留置导管

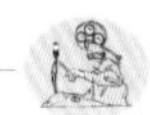

八、动静脉内瘘狭窄的干预

许多动静脉瘘的狭窄是由外伤或无数次的穿刺造成的，病人很可能因此造成透析的不充分和血管通路的再循环增加。狭窄可以采用超声多普勒和血管造影监测和评估血管通路狭窄的程度，或者经腔内导管造影评价狭窄的程度，并可以通过球囊扩张技术治疗血管狭窄，必要时可以在狭窄处置入支架。近年来，力图通过药物的干预减少血管狭窄的发生，特别是对移植血管内瘘静脉端狭窄的发生机制以及药物干预的研究比较多，内瘘外表面采用药物乳胶涂层，可以显著减少血管内膜的增生，进而减少狭窄的发生。

九、皮下植入血透穿刺盒(或球)

由于治疗需要，在中心静脉留置长期导管，不让长期导管的接头露出皮肤外面，而是通过一个球形或者长方形盒子连接，埋置于前胸部皮下(图 1－10)。虽然已经在临床应用，但是结果不是令人非常满意，仍然存在感染和血栓问题，感染后手术去除比较麻烦，而且价格比较贵。

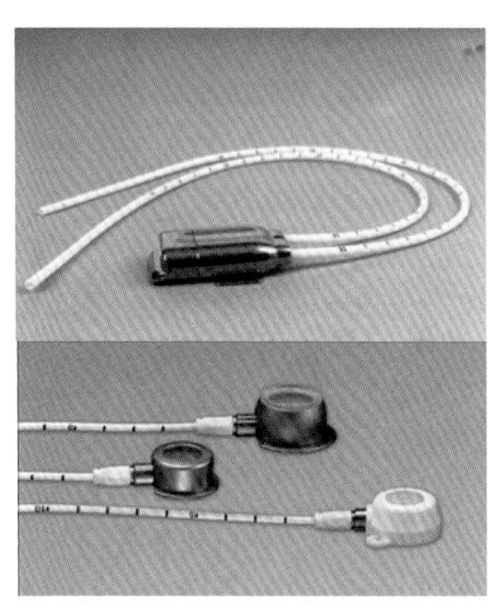

图 1－10 皮下植入血透穿刺盒

十、血管通路功能的监测

瘘管的定期穿刺使用，可能造成血管损害和失功能。20 世纪 80 年代后，人们逐渐认识到定期评估和保护瘘管的重要性。无论使用自体瘘管、人造血管或生物材料血管，都可以在造瘘初期或以后的使用过程中通过超声流量监测系统评价通路的流量，因此可以长期监测血管通路的功能，以便更好更长期地使用瘘管。利用这些方法，人们能准确判断血管通路的功能异常，从而在恰当的时机进行干预。

总之，血液透析的血管通路经过了半个多世纪的发展，取得了很大进步，综合考虑各方面的因素，自体动静脉内瘘比较有效，使用寿命长，制作简便且价格低廉。虽然 PTFE 人造血管已经进行了改革，但仍存在一些问题，需要寻找新材料和(或)改进 PTFE，使之与自体血管相容性更好。今后，越来越多的老年患者和糖尿病患者接受血液透析治疗，透析患者存活时间越来越长，自体血管不断耗竭，这将使血管通路的问题日益突出，所有这些通路血管问题使未来的透析更为困难，因此，临床医生和工程技术人员需要找到新的策略和新的方法。

(李　林　叶朝阳)

参考文献

[1] Bourquelot PD. Protocol bioprosthetic vascular grafts for dialysis access. Paris: Angio Access Surgery, Jouvenet Medical Centre, 1997.

[2] Buselmeier TJ, Kjellstrand CM, Simmons RL, et al. A totally new subcutaneous prosthetic arterio－venous shunt. Trans Am Soc Artif Intern Organs, 1973,19:25－29

[3] Beathard G, Percutaneous transvenous angioplasty in the treatment of vascular access stenosis. Kidney Int, 1992,42:1390－1395

[4] Conz PA, Dissegna D, Rodighiero MP, et al. Cannulation of the internal jugular vein: comparison of the classic seldinger technique and an ultrasound guided method. J Nephrol, 1997,6:311－315

[5] Davidson I, Melone D. Preliminary experience with a new PTFE graft for vascular access for hemodialysis. Part Ⅲ. In: Henry Ml, Ferguson RM, eds. Hemodialysis vascular access. Chicago: Gore & Associates and Precept Press, 1993:133－136

[6] Marcelo S, Hamid M, Donna E, et al. Clinical outcome of the tal palindrome chronic hemodialysis catheter: single institution experience. J Vasc Interv Radiol, 2008,19:1434－1438

[7] Quinton WE, Dillard D, Scribner BH, et al. Cannulation of blood vessels for prolonged hemodialysis. Trans Am Soc Artif Intern Organs, 1960,6:104－110

[8] Richie RT, Johnson HK, Walker P, et al. Creation of an arteriouvenous fistula utiliazing a modified bovine artery graft: clinical experience in fourteen patients. Proc Dial Transplant Forum, 1972,2:86－91

[9] Ronco C, Fabris A, Chiaramonte S, et al. Impact of high blood flows on vascular stability in hemodialysis. Nephrol Dial Transplant, 1990,1(suppl 5):109－114

[10] Uldall PR, Woods F, Merchant N, et al. A double lumen subclavian cannula (DLSC) for temporary hemodialysis access. Trans Am Soc Artif Intern Organs, 1980,26:93－95

[11] Volder IGR, Kirkham RL, Kolff WJ. A－V shunts created in new ways. Trans Am Soc Artif Intern Organs, 1973,19:38－42

[12] Schillinger F, Schillinger D, Montagnac R, et al. Postcatheterization vein stenosis: comparative angiographic study of 50 subclavian and 50 internal jugular accesses. Nephrol Dial Transplant, 1991, 6:722－726

[13] Scribner BH, Buri R, Caner JEZ, et al. The treatment of chronic uremia by means of intermittent hemodialysis: a preliminary report. Trans Am Soc Artif Intern Organs, 1960,6:114－120

[14] Shaldon S, Chiandussi L, Higgs B. Hemodialysis by percutaneous catheterization of the femoral artery and vein with regional heparinisation. Lancet, 1961,2:857－861

[15] Tesio F, De Baz H, Panarello G, et al. Double cannulation of the internal jugular vein for hemodialysis: indications, techniques and clinical results. Artif Organs, 1994,18:301－304

[16] Thomas GI. A large vessel applique A－V shunt for hemodialysis. Trans Am Soc Artif Intern Organs, 1969,15:288－290

第二章

建立透析通路相关的血管解剖

第一节 供直接穿刺留置导管的血管

一、颈内静脉

(一) 基础解剖

颈内静脉(internal jugular vein, IJV)是颈部最粗大的静脉干,在颅底的颈静脉孔处续于乙状窦,伴随颈内动脉下降,初在该动脉背侧,后达其外侧,向下与颈总动脉(偏内)、迷走神经(偏后)共同位于颈动脉鞘内(图 2-1-1)。该静脉在胸锁关节后方与锁骨下静脉汇合成头臂静脉。

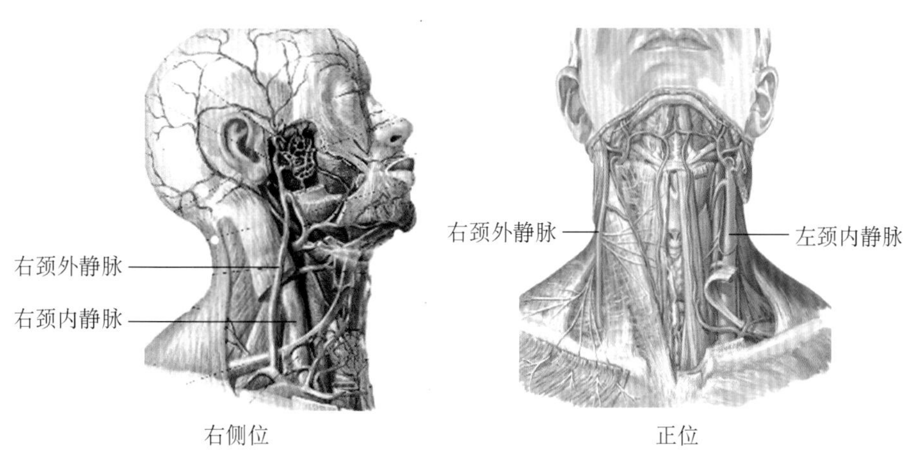

图 2-1-1 颈内静脉的走行

以乳突尖和下颌角连线中点至胸锁关节中点的连线作为颈内静脉的体表投影。甲状软骨上缘平面以上为上 1/3 段,平面以下平分为中、下 1/3 段。颈内静脉上、中、下段的平均外径分别为 12.0 mm、13.9 mm 和 14.6 mm。胸锁乳突肌位置恒定,其前、后缘与颈内静脉上、中、下段的距离分别为 1.9 mm、7.9 mm、13.3 mm 和 19.4 mm、12.7 mm、9.3 mm。颈内静脉末端膨大，其内有一对静脉瓣。

(二) 穿刺的解剖学要点

1. 部位选择　右侧颈内静脉较粗，与头臂静脉、上腔静脉几乎成一直线，插管较易成功，而且右侧胸膜顶比较低，故选右颈内静脉为宜。从理论上讲颈内静脉各段均可穿刺，但其上段与颈总动脉、颈内动脉距离较近，且有部分重叠，尤其颈动脉窦位于该段，故不宜穿刺(图 2－1－2)。下段位置较深，穿刺有一定难度，但表面标志清楚，其位置在胸锁乳突肌二头与锁骨上缘形成的锁骨上小凹内。中段位置较表浅，操作视野暴露充分，穿刺时可避开一些重要的毗邻器官，操作较安全，实际操作中大多选此段穿刺(图 2－1－3)。

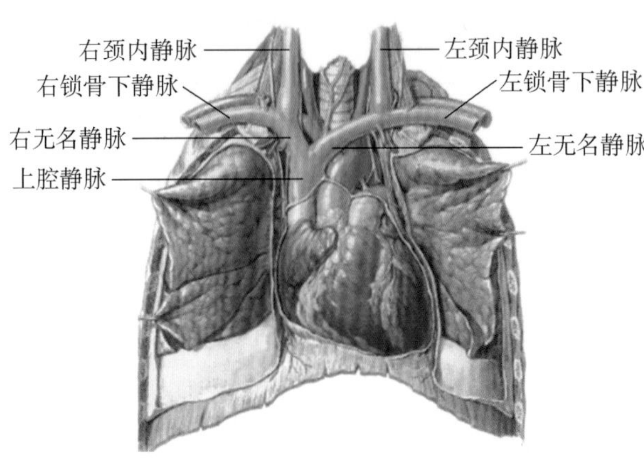

图 2－1－2　颈内静脉各部分走行和连接示意图

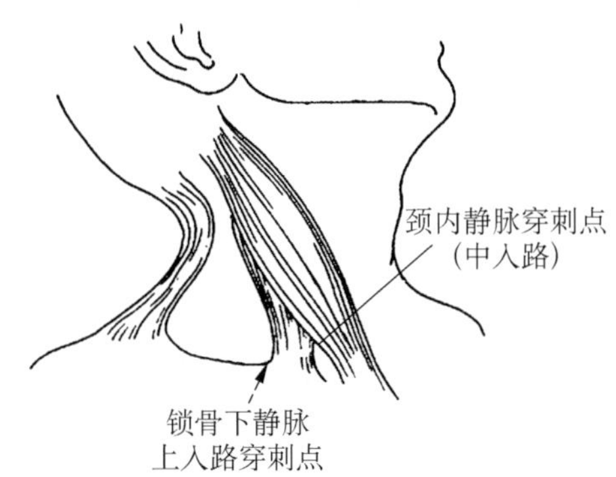

图 2－1－3　颈内静脉穿刺进针定位点示意图

2. 体位参考　患者多取仰卧位，肩部垫枕使之仰头，头偏向左侧(因多选右侧穿刺)，操作者站于患者头端。

3. 穿经层次　穿刺针穿经皮肤、浅筋膜、胸锁乳突肌(下段进针不通过此肌)及颈动脉鞘即达颈内静脉。颈动脉鞘比较坚韧，与血管壁紧密相连。

4. 进针技术　在选定的进针处，针头对准胸锁关节后下方，针与皮肤的角度为 30°～45°。在局部麻醉下缓慢进针，防止穿透静脉后壁。要求边进针边抽吸，有落空感并回血表示已进入颈内静脉，再向下进针安全幅度较大。进针、插管深度应考虑到个体的身长及体形。一般自穿刺点到胸锁关节的距离，加上头臂静脉及上腔静脉的长度，右侧 13.3～14.3 cm，左侧为 15.8～16.8 cm。

另一种定位方法是：针朝向同侧乳头方向，针与皮肤成 35°～40°角，向后向下、外侧方向，边进针边抽吸，进入颈内静脉时常有突破感。如进针较深，可边退针边抽吸，一旦有回血即可确定位置。

5. 进针注意事项

(1) 颈内静脉是上腔静脉系的主要属支之一，离心较近，颈部静脉受体位、容量、呼吸以及心脏心房收缩的影响而充盈度变化较大，当右心房舒张时或者吸气时中心静脉血管腔内压力较低，故穿刺插管时要防止空气进入形成气栓。

(2) 穿刺针进入方向不可过于偏外,因静脉角处有淋巴导管(右侧)或胸导管(左侧)进入,以免损伤。

(3) 穿刺针不可向后过深,以免损伤静脉后外侧的胸膜顶,造成气胸。

(4) 选右侧颈内静脉比左侧安全幅度大,且易于成功。因右侧颈内静脉与右头臂静脉、上腔静脉几乎呈垂直位,插管插入颈内静脉后继续向下垂直推进,也无失误的可能。

(5) 根据临床工作体会,有 5%~10%的病人存在解剖差异,有些人颈内静脉较细或位置较靠外。穿刺时应注意,探查几次没有成功后应改变位置,或超声引导穿刺。

(6) 在实际操作中,因人体静脉周围肌肉和结缔组织的包裹、牵拉或压迫,中心静脉并非像解剖图谱中那样充盈饱满,走行也并非笔直,穿刺时必须注意(图 2-1-4)。

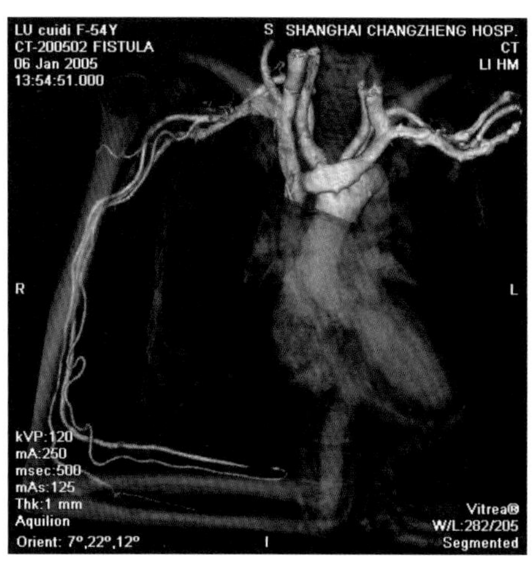

图 2-1-4 CT 血管造影显示人体真实的中心静脉走行分布图

二、锁骨下静脉

(一) 基础解剖

锁骨下静脉(subclavian vein)是腋静脉的延续,位于锁骨内侧 1/3 的后方,呈轻度向上弓形,与锁骨下面所成的角度平均 38°。此段静脉长 3~4 cm,直径 1.2 cm 左右。由第 1 肋外缘行至胸锁关节的后方,在此与颈内静脉汇合形成头臂静脉。其汇合处向外上方开放的角叫静脉角。近胸骨角的右侧,两条头臂静脉汇合成上腔静脉。静脉在走行过程中与周围结构密切相连。锁骨下静脉的前上方有锁骨与锁骨下肌;后方则为锁骨下动脉,动、静脉之间由厚约 0.5 cm 的前斜角肌隔开;下方为第 1 肋;内后方为胸膜顶;下后方与胸膜仅相距 5 mm(图 2-1-5,2-1-6)。该静脉的管壁与颈深筋膜、第 1 肋骨膜、前斜角肌及锁骨下筋膜鞘等结构

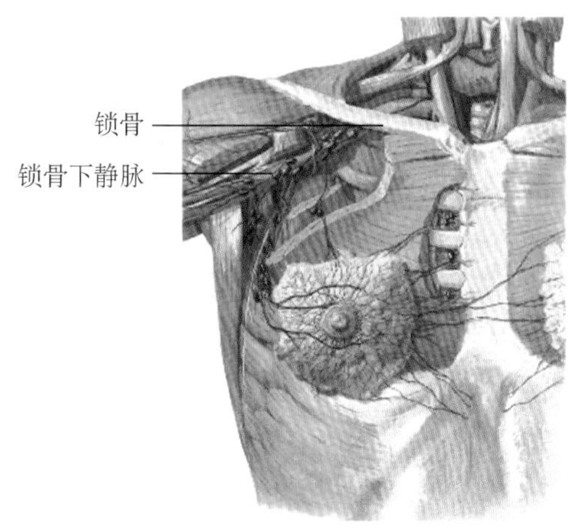

图 2-1-5 锁骨下静脉的走行

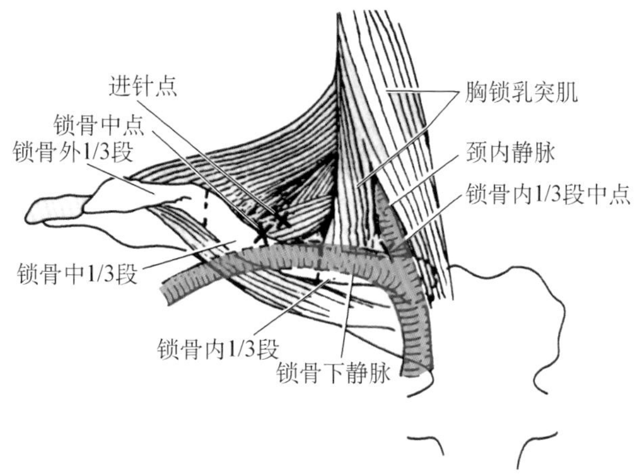

图 2-1-6 锁骨下静脉的分布、毗邻结构和进针位置

相连，因而位置恒定，不易发生移位。当吸气和臂上举时，可使锁骨下静脉管径加大，有利于穿刺。但管壁不易回缩，若术中不慎易进入空气导致气栓；上提锁骨时可使静脉的伤口扩大。锁骨下静脉近心端有一对静脉瓣，可防止头臂静脉血液逆流。

锁骨下静脉的外径（平均 1.2 cm）略小于颈内静脉（平均 1.3 cm），而大于颈外静脉（平均 0.6 cm）。因颈内静脉有较多的毗邻结构（如颈总动脉、胸膜顶和左侧的胸导管等），颈外静脉不仅管径小，且变异较多，而锁骨下静脉管径粗大，变异小，位置恒定表浅，邻近无重要结构，可反复多次进行穿刺置管，已被临床各科广泛采用。

据测量，左、右锁骨下静脉、头臂静脉和上腔静脉的总长度，右侧约为 14 cm，左侧约为 16 cm。由于右侧头臂静脉与上腔静脉之间的角度为 28°，左侧为 47°，安置导管时右侧比左侧较为顺利，故临床上穿刺置管时，首先考虑在右侧进行穿刺（图 2-1-7）。依据锁骨下静脉的位置临床上可采用锁骨上入路和锁骨下入路两种不同部位进行操作。

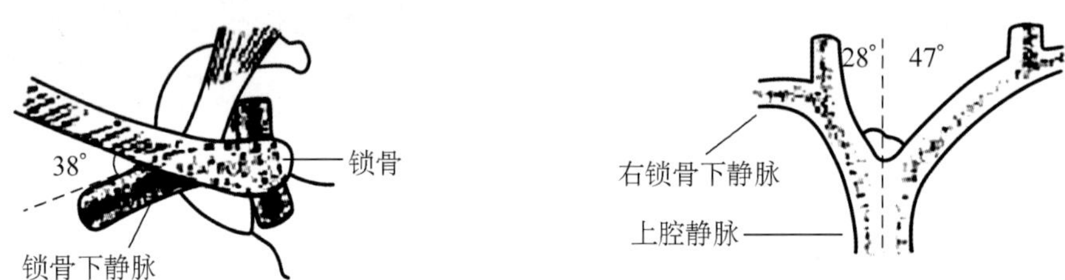

图 2-1-7 锁骨下静脉与锁骨及上腔静脉的解剖关系

（二）锁骨上入路操作的解剖学要点

1. 部位选择　穿刺点选在胸锁乳突肌锁骨头的外侧缘与锁骨上缘相交角的尖部向外 0.5～1.0 cm 处。从解剖角度讲，以右侧锁骨下静脉穿刺为宜。

2. 体位参考　一般情况较好的病人取仰卧位，肩部垫枕，头后仰 15°并偏向对侧。穿刺侧肩部略上提外展，锁骨突出并使锁骨与第 1 肋骨之间的间隙扩大，静脉充盈，以利于穿刺。大出血、休克病人应采用头低脚高位，心功能不全者可采用半卧位。

3. 穿经层次　穿经皮肤、浅筋膜即达锁骨下静脉。由于静脉壁是扩张的，故易于穿入。

4. 进针注意事项

（1）针尖应指向胸锁关节方向，进针的深度通常为 2.5～4.0 cm，应根据病人胖瘦作适当调整。操作者要边进针边抽吸，见回血后再插入少许即可。

（2）穿刺方向始终朝向胸锁关节，不可指向后下方，以免损伤胸膜及肺。

（3）锁骨下静脉离心较近，当右心房舒张时，其压力较低，操作与输液时要严防空气进入静脉发生气栓（穿刺技术详见第三章）。

（三）锁骨下入路操作的解剖学要点

1. 部位选择　在锁骨下方，锁骨中点内侧 1～2 cm 处为穿刺点（相当于锁骨内、中 1/3 交点的稍外侧）。也有在锁骨上入路穿刺点向下作垂线与锁骨下缘相交，其交点处作为穿刺点。多选择右侧。

2. 体位参考　采取仰卧肩垫枕头后垂位，头偏向对侧，也可将床尾抬高，以利于穿刺时

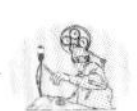

血液向针内回流，避免空气进入静脉发生气栓。穿刺侧的上肢外展45°，后伸30°，以向后牵拉锁骨。锁骨上入路易损伤胸膜，而锁骨下入路一般不易损伤胸膜，操作方便，易穿刺，故锁骨下入路较锁骨上入路安全，临床上大多采用锁骨下入路。

3. 穿经层次　穿经皮肤、浅筋膜、胸大肌及锁骨下肌达锁骨下静脉，其厚度为3～4 cm。

4. 进针注意事项

(1) 锁骨下静脉与锁骨下面所形成的角度平均38°，提示穿刺时针刺角度为35°～40°。针头与胸壁皮肤的交角以贴近皮肤不超过15°为宜，依此角度，则针尖正对锁骨下静脉与颈内静脉交界处(相当于胸锁关节的体表投影)，可以获取较大范围的穿刺目标，提高穿刺的成功率，避免并发症，导管易达上腔静脉。在左侧需插入15 cm，右侧则插入12 cm。

(2) 针尖不可过度向上向后，以免伤及胸膜。

(3) 锁骨下静脉与颈内静脉汇合处恰为针尖所对，继续进针的安全幅度不如锁骨上入路大，故不可大幅度进针。

(4) 防止空气进入。

三、股静脉

(一) 基础解剖

股静脉是下肢的静脉干，其上段位于股三角内。股三角的上界为腹股沟韧带，外侧界为缝匠肌的内侧缘，内侧界为长收肌的内侧缘，前壁为阔筋膜，后壁凹陷，由髂腰肌、耻骨肌及其筋膜所组成。股三角内血管、神经排列关系由内向外分别是股静脉、股动脉和股神经，寻找股静脉时应以搏动的股动脉为标志(图2-1-8，2-1-9)。

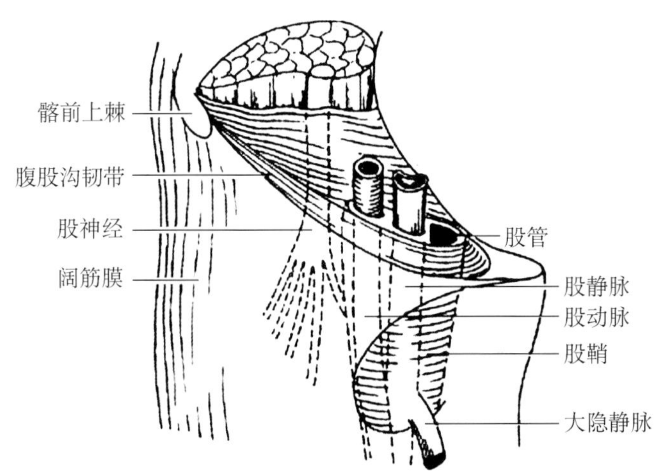

图2-1-8　股三角内血管、神经排列关系

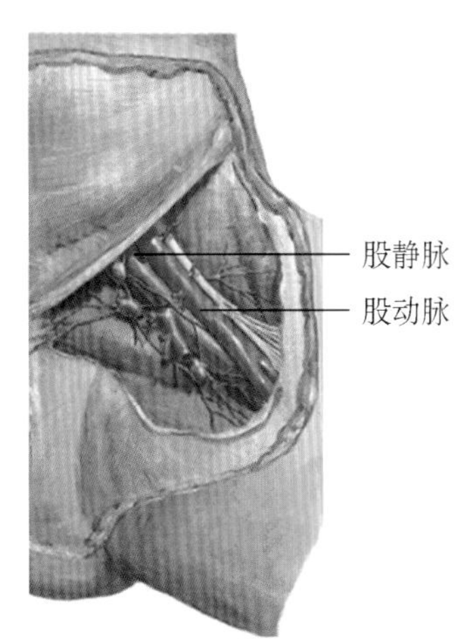

图2-1-9　股静脉的解剖位置和毗邻结构

(二) 穿刺的解剖学要点

1. 部位选择　穿刺点选在髂前上棘与耻骨结节连线的中、内1/3段交界点下方2～3 cm处，股动脉搏动处的内侧0.5～1.0 cm。

2. 体位参考　病人取仰卧位，膝关节微屈，臀部稍垫高，髋关节伸直并稍外展外旋。

3. 穿经层次　穿经皮肤、浅筋膜、阔筋膜、股鞘达股静脉。

4. 进针注意事项　在腹股沟韧带中点稍下方摸到搏动的股动脉，其内侧即为股静脉。以左手固定好股静脉后，穿刺针垂直刺入或与皮肤呈 30°～40°刺入。要注意刺入的方向和深度，穿刺针朝向心脏方向，稍向后，以免穿入股动脉或穿透股静脉。边穿刺边回抽活塞，如无回血，可慢慢回退针头，稍改变进针方向及深度。穿刺点不可过低，以免穿透大隐静脉根部。

四、颈外静脉

（一）基础解剖

颈外静脉(external jugular vein)是颈部最大的浅静脉，收集颅外大部分静脉血和部分面部深层的静脉血。由于距离中央静脉近，且位置表浅，常直接穿刺沟通中央静脉用作透析的血管通路。颈外静脉由前、后根组成，前根为面后静脉的后支，后根由枕静脉与耳后静脉汇合而成。两根在平下颌角处汇合，沿胸锁乳突肌表面斜向后下，至该肌后缘、锁骨中点上方 2.5 cm 处穿颈部深筋膜注入锁骨下静脉或静脉角。此静脉在锁骨中点上方 2.5～5.0 cm 处有一对瓣膜，瓣膜下方常扩大成窦。颈外静脉的体表投影相当于同侧下颌角与锁骨中点的连线。

（二）穿刺的解剖学要点

由于颈外静脉仅被皮肤、浅筋膜及颈阔肌覆盖，位置表浅，管径较大。压迫该静脉近心端时，静脉怒张明显，更易穿刺。

五、奇静脉(azygos vein)

该血管不作为穿刺使用，但是留置的导管可能会误入奇静脉。了解该静脉的解剖走行与汇合血管，对于临床处理导管功能不良具有一定意义。

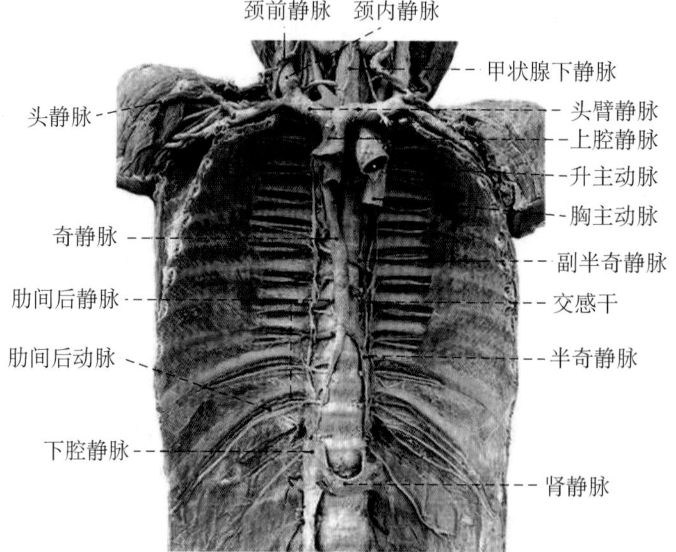

图 2-1-10　奇静脉和相关血管的走行

（一）基础解剖

奇静脉起自右腰升静脉，穿膈后沿脊柱右侧上行至第 4 胸椎高度，绕右肺根上方呈弓形向前注入上腔静脉。奇静脉沿途收集右侧肋间后静脉、食管静脉、支气管静脉及半奇静脉的血液。半奇静脉起自左腰升静脉，穿膈后沿脊柱左侧上行至第 8～9 胸椎高度越过脊柱注入奇静脉。副半奇静脉沿脊柱左侧下行注入半奇静脉。半奇静脉和副半奇静脉主要收集左侧肋间后静脉血液(图 2-1-10)。

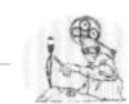

六、股动脉

(一) 基础解剖

股动脉是髂外动脉的直接延续，起自腹股沟韧带中点后面，沿髂耻沟从股三角的底到达尖端，后经收肌管下行，出收肌腱裂孔移行为腘动脉。

在股三角内，股动脉起始段长 3～4 cm，外径较粗，可达 9.0 mm。它走行于股鞘的外侧部，其前面有阔筋膜、浅筋膜、腹股沟淋巴结。旋髂浅静脉在浅筋膜内跨过它，生殖股神经股支在股鞘外侧部行走一段距离后，从动脉的外侧转到前面。靠近股三角尖处，股内侧皮神经从外向内跨过股动脉，隐神经在动脉外侧进入收肌管。在股动脉后面，从外向内依次和腰大肌腱、耻骨肌、长收肌相邻。动脉和髋关节囊间隔有腰大肌腱，股动脉和耻骨肌间隔有股静脉和股深血管，和长收肌则间隔为股静脉。股动脉外侧是股神经，至耻骨肌神经从动脉上部后面行向内侧。股静脉在股三角上部位于股动脉内侧，在下部则转到股动脉的后面(图 2-1-8，2-1-9)。

在髋关节和膝关节屈曲并外旋状态下，自髂前上棘至耻骨联合连线的中点，向内下至股骨内上髁的连线，此线的上 2/3 部分即为股动脉的投影。

目前，股动脉穿刺仅限于急性肾衰竭或多脏器衰竭时连续性肾脏替代治疗(CAVH、CAVHD、CAVHDF 等)时采用。

(二) 穿刺的解剖学要点

1. 部位选择　穿刺点选在髂前上棘与耻骨结节连线的中点下方 2～3 cm，股动脉搏动处最明显处。

2. 体位参考　基本同股静脉穿刺。病人取仰卧位，膝关节微屈，臀部稍垫高，髋关节伸直并稍外展外旋。

3. 穿经层次　穿经皮肤、浅筋膜、阔筋膜、股鞘达股动脉。

4. 进针注意事项　在腹股沟韧带中点稍下方摸到搏动的股动脉，穿刺针朝向心脏方向，与皮肤呈 30°刺入。一旦穿入股动脉，即有高压力的血液冲入针筒。

第二节 供制作动静脉内瘘的血管

一、动脉系统

(一) 肱动脉

1. 走行　肱动脉是腋动脉的直接延续，自大圆肌腱下缘下行，经肱二头肌内侧沟至桡骨颈水平处分为桡、尺动脉。肱动脉在上臂的近侧部，位于肱骨的内侧，下行渐向前外侧斜行，至肘关节附近，则居于肱骨及肱肌的前面。因此，在上臂的上部压迫动脉止血时，应向外并略向后压迫；在上臂的远侧部，则应直接向后压迫(图 2-2-1)。

2. 周围关系　肱动脉的表面，依次由皮肤、浅筋膜和深筋膜遮盖。在肘窝部，除上述结构外，尚有肱二头肌腱膜自肱动脉前方跨过。肱动脉的后方邻接桡神经和肱深动脉，并与肱

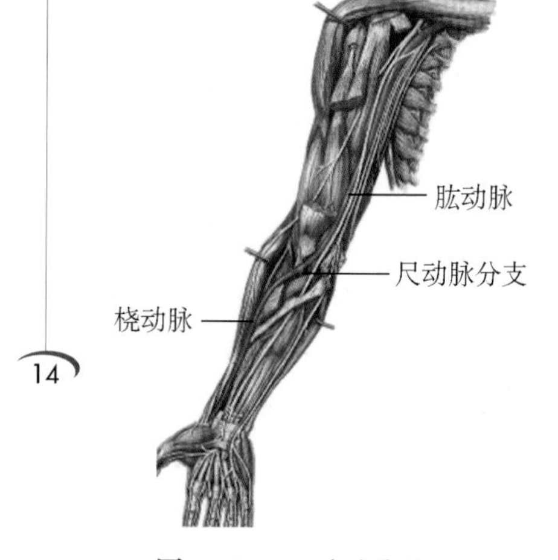

图 2-2-1　肱动脉的走行

三头肌长头、内侧头以及喙肱肌腱等相邻接。肱动脉的外侧与喙肱肌和肱二头肌内侧缘相接。正中神经在上臂的上半部位于肱动脉的外侧，至上臂中部经肱动脉的前方或后方转到肱动脉的内侧。在上臂的上半部，肱动脉的内侧与贵要静脉伴行，其间隔以尺神经和前臂内侧皮神经。在上臂的下半部，其内侧与正中神经相邻。此外，同名静脉在其两侧并行，两静脉间有多数小的横支相连。

3. 体表投影　沿喙肱肌和肱二头肌内侧沟引一直线至肱骨内、外上髁连线的中点，即肱动脉的投影。当上肢出血或进行上肢手术时，可在上臂的上、中 1/3 交界处压迫止血(上止血带)。

4. 分支　肱动脉在行经过程中分出肱深动脉、滋养动脉、尺侧上副动脉、尺侧下副动脉及肌支。

(二) 桡动脉

1. 走行　桡动脉是肱动脉的终支之一，较尺动脉稍小。在桡骨颈的稍下方，自肱动脉分出后，向外下先经肱桡肌与旋前圆肌之间，继而位于桡侧腕屈肌与肱桡肌之间至桡骨下端斜过拇长展肌和拇短伸肌腱深面至手背，穿第一背侧骨间肌的两头间至手掌，分出主要动脉后，即与尺动脉掌深支吻合形成掌深弓(图 2-2-1)。

有些情况下，桡动脉可在髁间线以上起始于肱动脉或腋动脉，在前臂中点或中点以下即可分为口径几乎相等的内、外两支。内侧支至手掌与尺动脉末支组成掌浅弓；外侧支转至前臂桡侧的背面，即祖国医学所谓的“反关脉”。

2. 周围关系　在前臂，自桡骨颈至桡骨茎突的部分，全程有同名静脉伴行，其外侧为肱桡肌。在前臂中 1/3 部分，桡神经浅支位于桡动脉的外侧。桡动脉的内侧，上 1/3 邻接旋前圆肌，下 2/3 与桡侧腕屈肌相邻。其后方，自上而下依次为肱二头肌腱、旋后肌、旋前圆肌的止点、指浅屈肌的桡骨头、拇长屈肌、旋前方肌以及桡骨下端的掌侧面等。桡动脉的前方，在上部被肱桡肌遮蔽，在下部位置较表浅，仅为皮肤、浅筋膜和深筋膜覆盖。因此，在桡骨下端与桡侧腕屈肌腱之间易触到脉搏，此处为动静脉内瘘术的首选位置。

在腕部，桡动脉经桡骨茎突的下方转向外，经腕桡侧副韧带、舟骨、大多角骨和第一掌骨基底的表面，拇长展肌、拇短伸肌腱与桡骨之间，至手背第一骨间隙的近侧端，此处为鼻烟窝内瘘术的手术部位。

在手部，自手背第一骨间隙的近侧端，穿经第一背侧骨间肌两头至手掌，被拇收肌斜头覆盖，后经斜头与横头之间，至骨间肌的掌侧，达第五掌骨基底，与尺动脉深支吻合形成掌深弓。

3. 体表投影　自肘窝中心以下 2.5 cm 处，向外下至桡骨茎突的内侧划一条直线，即桡动脉的投影。

4. 分支　自桡动脉分出桡侧返动脉、肌支、腕掌支、掌浅支、腕背支、第一掌背动脉、拇主要动脉以及示指桡侧动脉共 8 支。

(三) 尺动脉

1. 走行　尺动脉是肱动脉的终末支之一，比桡动脉稍大，在桡骨颈的稍下方发出，向内下行，经前臂浅层屈肌与深层屈肌之间至尺侧腕屈肌的桡侧(约在前臂的中点处)，继续下降达豌豆骨的桡侧，经腕掌侧韧带与腕横韧带之间到手掌，终末支与桡动脉掌浅支吻合后形成掌浅弓(图 2-2-1)。

2. 周围关系　在前臂的近侧部，尺动脉行经浅、深两层屈肌之间。正中神经自尺动脉的内侧跨到其外侧，其间被旋前圆肌深头隔开，继续向下，位于肱肌和指深屈肌的浅侧。在前臂的远侧部，尺动脉位置较浅，沿指深屈肌的表面，经尺侧腕屈肌与指浅屈肌之间下行。尺神经的掌皮支自尺动脉的远侧段跨过。

在腕部和手掌，尺动脉自豌豆骨和尺神经的桡侧、腕掌侧韧带和腕横韧带之间下行(此处即为尺动脉与贵要静脉的吻合选择点)，经掌短肌与小指球肌之间至手掌，末端与桡动脉掌浅支吻合形成掌浅弓。

3. 体表投影　自肱骨内上髁至豌豆骨外缘连线的下段，即尺动脉在前臂下部的投影。自肘窝中点以下 2.5 cm 处，向内下方作一条弓状线至上述连线的中、上 1/3 交界点，即尺动脉上 1/3 的投影。

4. 分支　自尺动脉发出尺侧返动脉、骨间总动脉、肌支、腕掌支、腕背支以及掌深支等。

(四) 腘动脉

1. 走行　腘动脉是股动脉直接延续，自收肌管下口(大收肌腱裂孔)处向下至腘窝，达腘肌下缘分为两个终支(即胫前动脉和胫后动脉)至小腿。

2. 周围关系　腘动脉上段与股骨腘平面相接，在骨面与血管之间有脂肪组织和淋巴结，下段与膝关节囊和腘肌相邻。腘动脉的背侧为腘静脉和胫神经，腘静脉位于腘动脉的后外侧，胫神经在腘静脉的后外方，自腘动脉的外侧至其内侧。腘动脉、静脉紧密相接，共同包于血管鞘中。

3. 体表投影　自大腿中、下 1/3 交界处，在股后正中线内侧 2.5 cm 处开始，向外下方至膝关节后面与正中线相交，然后垂直向下至胫骨粗隆水平，此线即腘动脉的投影。

据研究，腘动脉的体表投影，以内收肌结节和腓骨小头为表面标志来确定腘动脉上、下端的高度，以膝部中线定内、外距离。腘动脉上端在内收肌结节平面以上平均为 7.6 cm，在膝部中线以内平均 0.9 cm；腘动脉下端在腓骨小头平面以下平均 2.5 cm，在膝部中线以外平均 0.9 cm。上、下端间连一直线即为腘动脉的体表投影。

4. 分支　肌支、关节支。

(五) 胫后动脉

1. 走行　胫后动脉为腘动脉的直接延续，在腘肌下缘处自腘动脉发出，沿小腿后侧浅、深层屈肌群之间下降，至内踝与跟骨结节之间(此处为胫后动脉与大隐静脉吻合内瘘的选择部位)，于跗展肌起端的深部分成足底内侧动脉和足底外侧动脉。

2. 周围关系　胫后动脉的起始部位于比目鱼肌腱弓与胫骨、腓骨及骨间膜所围成的孔隙中，动脉向下经小腿浅、深两层屈肌之间，在小腿深筋膜深层的前面，胫神经位于胫后动脉的外侧。胫后动脉向下沿趾长屈肌外侧缘下降至小腿下 1/3 的部分，达小腿三头肌腱的内侧缘，后经内踝后方、分裂韧带深侧及长屈肌腱内侧的腱纤维鞘至足底。

3. 体表投影　自腘窝中点至内踝与跟腱之间的连线，即示胫后动脉的投影。

4. 分支　腓侧支、腓动脉、胫骨滋养动脉、内踝后动脉、跟内侧支、足底内侧动脉及足底外侧 A。

（六）胫前动脉

1. 走行　胫前动脉在腘肌下缘处自腘动脉分出，穿骨间膜上端的裂孔至小腿伸侧，沿骨间膜的前面下降至足背延续于足背动脉。

2. 周围关系　胫前动脉的上段，于胫骨前肌与趾长伸肌之间，沿骨间膜的前面下降。其下段，在踝关节以上紧贴胫骨外侧，行经胫骨前肌与踇长伸肌之间。至踝关节时，踇长伸肌肌腱斜过其前面，小腿横韧带及十字韧带覆盖在胫前动脉的表面。胫前动脉的全程与腓深神经伴行，神经位于动脉的外侧。

3. 体表投影　从胫骨粗隆和腓骨小头之间的中点，至内踝、外踝之间中点的连线，即为胚前动脉的体表投影。

4. 分支　胫后返动脉、胫前返动脉、外踝前动脉、内踝前动脉、肌支、穿支。

（七）股动脉的分支

股动脉主干的解剖关系详见本章第一节，它可以用作下肢血管内瘘（如人造血管搭桥术）的动脉，因其风险较大，临床上很少用于制作自体内瘘。此处主要叙述其分支。

在股三角内，股动脉分支有旋髂浅动脉、腹壁浅动脉、阴部外浅动脉、股内侧浅动脉等浅动脉，以及股深动脉、旋股内侧动脉、旋股外侧动脉、阴部外深动脉及各种肌支等深动脉。这些分支必要时可与大隐静脉分支作吻合内瘘，但临床应用较少。

1. 股深动脉　是股动脉的最大分支，多于腹股沟韧带下方 3～5 cm 处起于股动脉的后壁或后外侧壁，先向后外，继向内弯行，越髂腰肌与耻骨肌表面，经股内侧肌与收肌群之间向下行至长收肌与大收肌之间，最后穿经大收肌至股后部而终。沿途发出旋股内侧动脉、旋股外侧动脉、数条穿动脉及一些肌支到邻近肌肉。

2. 旋股外侧动脉　主要起自股深动脉上端外侧壁，部分直接起自股动脉或与旋股内侧动脉共干起自股动脉。偶有无旋股外侧动脉干，其分支（升、降支）分别起自股动脉。动脉干起始后向外穿过股神经分支间，到达缝匠肌及股直肌的后面，除发出肌支到邻近肌肉外，分为升、降支（部分还有横支）而终。动脉干在分为升、降支之前，常有一支肌皮动脉直接从旋股外侧动脉干发出。

3. 旋股内侧动脉　主要起自股深动脉上端后内侧壁，部分直接起自股动脉或与旋股外侧动脉共干起自股动脉。动脉干起始后行向内侧，横过股动脉、股静脉后方至髂腰肌与耻骨肌之间分为浅、深两支。浅支较细，经耻骨肌及长收肌表面，供应耻骨肌及内收肌上部；深支较粗，于髂腰肌与耻骨肌之间潜向后，然后在闭孔外肌和内收肌之间到达股后部，再经股方肌与大收肌上缘之间露出，在此分为横支和升支。横支参与十字吻合；升支斜向上行，在闭孔外肌腱表面和股方肌前面行向大转子窝，在短收肌上缘发出一髋臼支和闭孔动脉髋臼支一起在髋臼横韧带下方进入髋关节，并沿着它的韧带到达股骨头。沿途发出许多肌支供养邻近的肌肉。

4. 穿动脉　有 1～6 支，常为 3～4 支，因穿大收肌附着部达股后部而得名。第 1 穿动脉

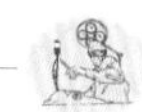

绝大多数在短收肌与耻骨肌之间穿过大收肌，第 2 穿动脉多在短收肌前面穿过短收肌和大收肌，第 3 穿动脉以在短收肌下方穿过大收肌的最多，第 4 穿动脉常为股深动脉的终支，也多在短收肌的下方穿大收肌。各穿动脉沿途发出分支滋养邻近的肌肉和股后部皮肤，并发出滋养动脉营养股骨。由于各穿动脉均紧贴股骨干，故股骨干骨折时穿动脉容易受损。

二、静脉系统

(一) 头静脉

头静脉是上肢自体造瘘最常用的静脉，自手背静脉网桡侧部起始，向上绕过前臂桡侧缘至前臂掌侧面，沿途可接受前面、后面的属支。前臂头静脉主干或分支是制作内瘘的主要血管。在肘窝的稍下方，自头静脉分出一支，斜向内上方与贵要静脉相连，称为肘正中静脉。经肘窝，沿二头肌外侧沟向上至三角胸大肌间沟中，有 52.9％的人注入腋静脉，有 43.1％的人注入锁骨下静脉，也可见少数(3.9％)注入颈外静脉。头静脉发出肘正中静脉前的外径：儿童 0.29(0.15～0.5)cm，成人 0.43(0.2～0.9)cm，故外径变化明显。头静脉发出肘正中静脉远端的外径为 0.5～1.5 cm。90.9％的有静脉瓣，其中一对者占 76％，两对者占 13.6％，三对者占 0.9％。头静脉发出肘正中静脉的近端有静脉瓣者较少见，约为 7.27％。

头静脉在肘窝发出交通支并与深静脉连接，远较肘正中静脉发出者多见。在 91 例有肘正中静脉的例子中，仅见到 1 例系由肘正中静脉中 1/3 处发支与深静脉连接。头静脉发出交通支的位置多在发出肘正中静脉处(48.9％)，其次是在头静脉发出肘正中静脉的近端(29.5％)，而在肘正中静脉远端者较少见(21.4％)。

头静脉在臂部的远端与前臂外侧有皮神经伴行，前臂外侧的皮神经多在肘屈处，穿深筋膜，且多位于头静脉或肘正中静脉深面至前臂外侧者多见(76.9％)(图 2-2-2，2-2-3)。头静脉走行表浅，与附近动脉比较容易吻合，对头静脉可以采用多种手术方式行动静脉内瘘吻合(图 2-2-4，2-2-5)。

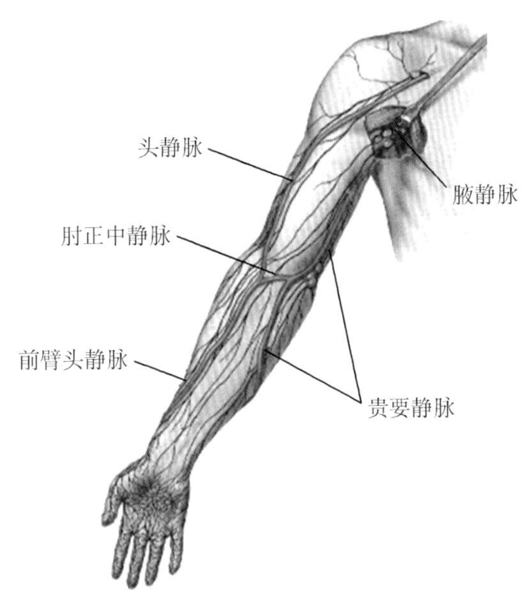

图 2-2-2 上臂浅静脉的走行

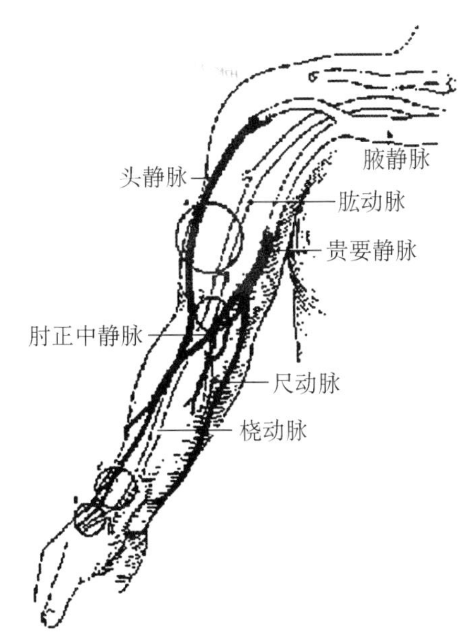

图 2-2-3 上肢制作内瘘的常用血管和部位

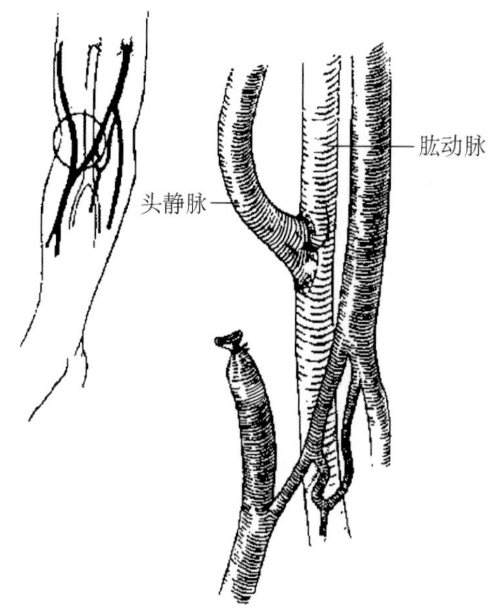

图 2-2-4 肘部血管吻合方式：头静脉与肱动脉吻合

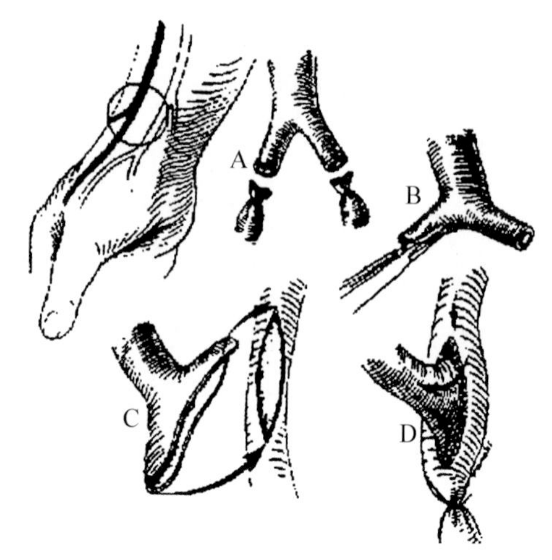

图 2-2-5 腕部为最常用的造瘘部位

注：A. 在头静脉分支处游离，远端结扎；B. 沿分支部位剪开；C. 侧面切开桡动脉；D. 行头静脉、桡动脉端侧吻合，也可结扎桡动脉远端。

(二) 贵要静脉

贵要静脉是上肢静脉回流的主要静脉，自手背静脉网的尺侧起始，于前臂后面的尺侧上升，至肘窝下转向前面，于此处接受肘正中静脉。再向上于二头肌内侧沟浅层中，多数在臂中 1/3 处穿深筋膜，沿肱动脉内侧上行至大圆肌下缘而延续为腋静脉。贵要静脉的外径在肘窝接受肘正中静脉前后差异较大。接受肘正中静脉前的外径：儿童 0.24(0.1～0.6)cm，成人 0.36(0.12～0.7)cm；接受肘正中静脉后的外径：儿童 0.36(0.1～0.8)cm，成人 0.95(0.22～1.0)cm。

贵要静脉在接受肘正中静脉远端的外径 0.5～1.5 cm，多数(63.5%)可见到静脉瓣，其中 1 对者有 56.1%，2 对者有 6.2%，3 对者仅 1.2%。而在接受肘正中静脉近端有静脉瓣者为数较少(14.6%)。

贵要静脉穿深筋膜处也是前臂内侧皮神经穿出之位置，其局部关系较多见的是前臂内侧皮神经多数是先以一总干穿出，然后分成内、外侧两支。通常是外侧支较粗，位于贵要静脉外侧，多数是经肘正中静脉浅面至前臂，较少经肘正中静脉深面至前臂；内侧支较细小，位于贵要静脉浅面内侧至前臂(图 2-2-2)。

(三) 前臂正中静脉

前臂正中静脉起始于手掌静脉丛，是不甚恒定的细支，沿前臂掌侧面，经头静脉与贵要静脉之间上升，末端注入肘正中静脉或贵要静脉。前臂正中静脉可有 1～4 支，也可缺如。有时在肘窝以下向上呈叉状分为两支，分别与头静脉和贵要静脉相连。与头静脉相连的称头正中静脉(图 2-2-6)，与贵要静脉相连的叫贵要正中静脉。此时，肘窝静脉呈 M 状，故称这

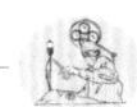

种静脉配布形式为 M 型。

前臂正中静脉和贵要静脉是上臂动静脉内瘘的主要静脉。在前臂尺侧，贵要静脉也可与尺动脉吻合，或通过血管手术移位与桡动脉吻合制作内瘘。

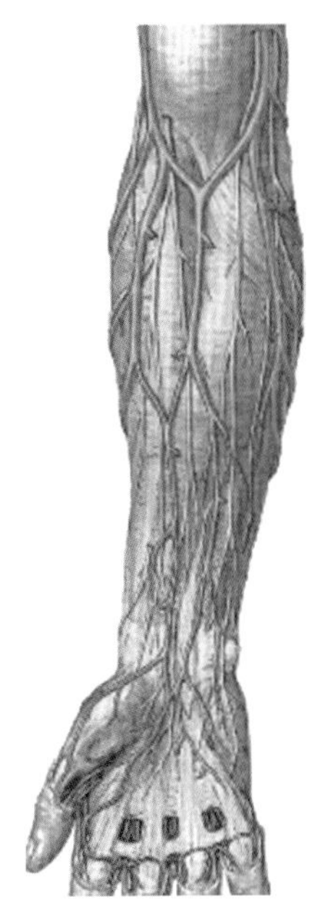

图 2-2-6 肘窝 M 型静脉配布形式

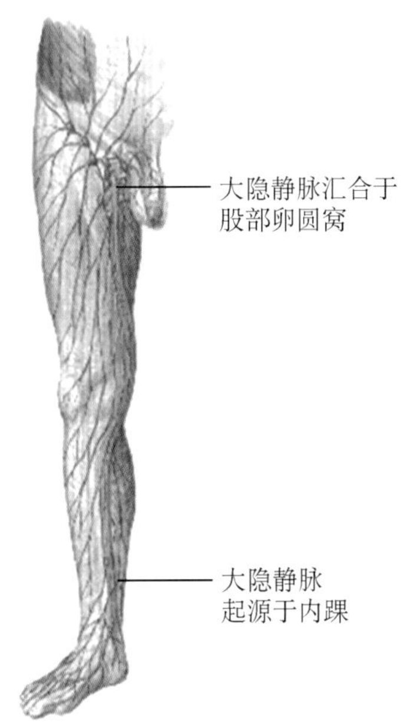

图 2-2-7 大隐静脉解剖走行图

(四) 大隐静脉及其属支

大隐静脉为全身最大的浅静脉，在内踝前 1 cm 处达小腿，沿小腿内侧上行，在胫骨前嵴内侧约 3.5 cm 处与隐神经伴行。隐神经位于大隐静脉的外侧，上行绕过膝关节后，内侧进入股部。内踝及其上方的大隐静脉表浅显露，除可直接吻合内瘘外，临床上常游离这一节段静脉，作为自体移植动静脉内瘘的连接血管(图 2-2-7)。

大隐静脉在膝关节以下接受 3 条较大的静脉属支：一支来自内踝部，第二支来自小腿前面，第三支来自小腿后面，并与小隐静脉的属支相交通。大隐静脉及其属支在小腿部与深静脉之间有较多的交通支，浅、深交通支中有向上开放的静脉瓣。大隐静脉在小腿上部的外径为 4.0 mm。

大隐静脉在股骨内上髁后方约 2 cm 处进入大腿，沿大腿内侧部与股内侧皮神经伴行，向上至卵圆窝穿过深筋膜；绕镰状缘下缘，注入股静脉(注入股静脉内侧面的占 62%，其余的注入前面或前内侧面)。据报道，有 1%的大隐静脉在大腿前面上行，约在大腿中 1/3 处穿深筋膜达深层，从股动脉外侧经其后方，越过卵圆窝外缘注入股静脉(图 2-2-7)。隐股结合点的体表投影在髂前上棘与耻骨联合连线的中、内 1/3 交点下方 4 cm 处为中心、半径为 1.0 cm 的圆圈内。男性比女性稍低，且居于内侧。

在股部大隐静脉瓣的数目以 3～6 对最常见(占 85%)，其中最恒定的一对瓣位于股静脉入口处(占 90%)，距入口 0.5～3.5 cm 者占 10%。瓣膜在配布上有一定规律，多在大隐静脉与深静脉的交通支及其属支开口处的下方，以大腿中、下 1/3 区的瓣膜分布最密。瓣膜的这种配布规律，对于大隐静脉移植的利用具有一定的参考意义。大隐静脉的深交通支，在股部可见 1～3 支(平均 1.5 支)，多存在于股骨内上髁上方 15 cm 以内的区域。这些深交通支具有瓣膜，引导浅静脉流入深静脉。

大隐静脉在股部属支很多，主要有阴部外浅静脉、腹壁浅静脉、旋髂浅静脉、股内侧静脉和股外侧静脉。此外，还有一些较小而不恒定的属支，收纳邻近淋巴结、皮肤和皮下组织的静脉血。

1. 阴部外浅静脉　阴部外浅静脉是阴部外浅动脉的伴行静脉。多为 1 支(占 66%)，也有 2 支(占 28%)和 3 支(占 5%)的，偶见缺如或 4 支的。管径平均为 2.0 mm。它是阴囊或阴唇前静脉的延续，接受来自阴茎背静脉或阴蒂背静脉及下腹部来的交通支。行向外侧，在卵圆窝附近注入大隐静脉的内侧面，或与邻近属支并干(占 29%)后再注入大隐静脉，偶有直接注入股静脉的。

2. 腹壁浅静脉　多为 1 支(占 54%)，也有 2 支(占 36%)、3 支(占 8%)和 4 支(占 2%)的，偶见此静脉缺如。管径平均为 2.1 mm。它不与相应的动脉伴行，但走向仍常与相应动脉的一个分支相似或走行于 2 个分支之间。起源于脐部，行向外下，跨过腹股沟韧带内侧份，至卵圆窝附近与邻近属支并干后再注入大隐静脉(占 71%)，或直接注入大隐静脉(占 21%)，偶有并干后注入股静脉。

3. 旋髂浅静脉　多为 1 支(占 97%)，也有 2 支(占 2%)的，偶见缺如。管径平均为 2.1 mm。此静脉也不与相应的动脉伴行，起自髂前上棘附近，行向下内，跨腹股沟韧带外侧达卵圆窝。沿途收纳下腹外侧份和大腿上部外侧面的静脉血，最后多与邻近属支并干后注入大隐静脉(占 92%)，或直接注入大隐静脉(占 7%)，偶有并干后注入股静脉。

4. 股外侧静脉　多为 1 支(占 86%)，也有 2 支(占 10%)，偶有 3 支的，并有 3%者缺如。此静脉起于膝关节上方的静脉网，行向内上，至卵圆窝附近注入大隐静脉(占 64%)，或与邻近属支并干后注入大隐静脉(占 35%)或股静脉(占 1%)。

5. 股内侧静脉　多为 1 支(占 91%)，也有 2 支(占 7%)和缺如(占 2%)的。此静脉起源于股后内侧部，行于股后部深筋膜深面，斜向内上，在大腿近侧部绕股内侧缘而浅出，至股部前面在卵圆窝下方单独注入大隐静脉(占 92%)，或与邻近属支并干后注入大隐静脉(占 8%)，偶见单独注入股静脉的。

大隐静脉除接受上述 5 种属支外，还有约 1/4 的接受阴部外深静脉的回流，其汇入点在卵圆窝内，注入大隐静脉的内侧面。注入处有时可见瓣膜。此静脉易为手术者所忽略。

(五) 小隐静脉

小隐静脉的出现率为 100%，位于内髁、外髁连线水平，其外径平均 2.9(2～4)mm。以小腿后正中线为轴，小隐静脉的走行呈 S 形。在小腿上 1/3 段，走行于小腿后正中线的内侧；在中 1/3 段走行于后正中线；在下 1/3 段走行于后正中线的外侧。小隐静脉向上在腘窝下部穿过深筋膜进入腘窝腔隙，其近端多数(60%)注入腘静脉，部分(27.5%)注入股静脉穿支，少数(12.5%)注入大隐静脉。

小隐静脉在小腿后面接受多个属支汇入，向上、向内与大隐静脉有 1～2 条交通支，其平均外径为 2.2 mm。小隐静脉末端在汇入腘静脉前常接受一条来自股后部的股腘静脉属支。

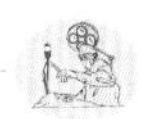

在穿入深筋膜以前，有时可有一交通支向内、向上与内侧副隐静脉相交通。小隐静脉行经小腿后面时与腓肠神经伴行。小隐静脉的静脉瓣有 7～13 处，其中之一位于注入腘静脉的末端处。

（叶朝阳　毛志国　王　丽）

参考文献

[1] 钟世镇主编. 临床应用解剖学. 北京：人民军医出版社，1998.
[2] 河北新乡医科大学《人体解剖学》编写组编. 人体解剖学. 北京：人民卫生出版社，1978.
[3] 徐恩多主编. 局部解剖学. 第四版，北京：人民卫生出版社，1995.
[4] 王启华，孙博主编. 临床解剖学丛书. 四肢分册. 北京：人民卫生出版社，1991.
[5] 张为龙，钟世镇主编. 临床解剖学丛书. 头颈部分册. 北京：人民卫生出版社，1988.
[6] Charles E, Nicholas L. Hemodialysis access. Part B - permanent. In: Jacobs C ed. Replacement of renal function by dialysis. Fouth edition. London: Kluwer Academic Publishers, 1996:293 - 305
[7] Gerald A. Hands on nephrology: nephrologists at the "cutting" edge. Toronto: ASN pre - meeting courses, 2000.

第三章 临时性中心静脉导管

在临床救治患者时，许多科室包括急救科、麻醉科、心脏科、放射科、肾内科(血液透析科)等，需植入临时性中心静脉导管。这些留置导管一般用于药物治疗和输液，或者用于临时血管治疗(如球囊扩张术)、中心静脉压监测等，不同于导管比较粗、保证血流量的血透插管要求。在国内，大多数开始血透的患者没有准备血管通路，往往都是急诊插管进行透析。如果不能很好解决这个问题，会给患者造成很大痛苦，增加并发症。因此，要求血透中心医生必须很好地掌握中心静脉穿刺置管技术。

第一节 经皮中心静脉置管术的术前准备

1. 查看病人，了解病情

(1) 原发病的诊断和病情，是否有昏迷、心力衰竭、休克、呼吸困难等危重情况。

(2) 有无心脏病、肺气肿、颈部肿块等。

(3) 是否安装起搏器。

(4) 是否正在抗凝治疗。

(5) 是否有过颈部大手术史和放射治疗史。

(6) 查看胸片，了解心脏和肺部位置等情况，排除气胸、胸腔积液等。

(7) 阅读血液检查结果，注意血小板、凝血功能等。

(8) 既往是否有中心静脉导管留置史，穿刺部位及置管次数，有无感染史，以往手术是否顺利等。

2. 体格检查

(1) 心脏听诊：主要是进一步明确是否存在明显的心血管疾病和心律失常。如术前存在心律失常，可与置管后发生的心律失常进行鉴别。

(2) 肺部听诊：注意双肺呼吸音是否正常，置管后进行对照，以便及时发现气胸等并发症。

(3) 穿刺部位检查：主要是明确拟穿刺部位是否有感染，或严重瘢痕形成；颈部是否有包块，如明显肿大的甲状腺瘤；头颈部活动是否正常；解剖学标志是否清楚；如果行股静脉穿

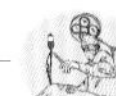

刺，注意下肢是否有肿胀或脉管炎等。

3. 评估

(1) 烦躁不安、不能合作的患者，行颈内静脉穿刺困难，可考虑锁骨下静脉穿刺或股静脉穿刺；心力衰竭不能平卧患者，建议首选股静脉穿刺。

(2) 肥胖、短颈的患者颈内静脉穿刺难度大，可考虑其他静脉穿刺，或者超声引导下穿刺。

(3) 颈部有大肿物，或者颈部肿瘤大手术后，因局部解剖关系发生变化，静脉定位不准确，容易误伤血管、神经和胸膜顶，不宜行颈内静脉穿刺置管，或在超声引导下穿刺。

(4) 有高出血风险的患者，不宜采用颈部静脉穿刺。

(5) 合并下肢脉管炎、股静脉血栓形成和严重下肢静脉曲张患者，不宜采用同侧股静脉穿刺留置导管。

(6) 儿童患者可能需要基础麻醉或实施镇静。

(7) 预计可能发生的困难和问题，以及预防和处理问题的措施。

4. 准备器材和药品

(1) 适用的中心静脉穿刺套件(如套装的导管包等)，选择合适长度的中心静脉导管。

(2) 如有超声波仪器，可以常规备用。

(3) 急救器材，包括氧气、气管插管包等。

(4) 局麻药、盐水、肝素，必要时备用急救药品。

(5) 危重患者需监护器材。

第二节 留置临时性中心静脉导管的指征

在肾脏内科，病人在下列情况经常需要建立临时血管通路。

1. 长期血透病人通路失功　当维持性血透病人在透析过程中不能从其自身动静脉内瘘、移植血管或长期留置导管获得充足的血流量时，需要建立临时血管通路，这是临床上最常见的原因之一。

2. 透析通路感染　如果决定拔除感染的原留置导管，且无可用的成熟内瘘或长期导管等，就需要临时留置新导管作血透通路。

3. 急性肾衰竭　急性肾衰竭病人需要透析 1 周以上者，最好采用皮下隧道带涤纶套的静脉导管。如因经费或技术等条件无法使用，则需要留置临时性血管通路。

4. 中毒抢救　药物或毒物的中毒者需要血透和(或)血液灌流时，通常使用留置临时静脉导管。

5. 血浆交换疗法　一些免疫性疾病如格林-巴氏综合征、重症肌无力、Good－Pasture 综合征、血栓性血小板减少性紫癜和系统性红斑狼疮等，需要清除自身抗体而行血浆置换治疗时，通常需要建立临时血管通路。

6. 腹透　病人由于漏液、感染或疝气而必须停止腹透，或因溶质或水分清除不佳而需要临时行血透时，都可能需要留置临时导管。

7. 人工肝治疗　多数为紧急治疗和短期治疗，故多采用临时留置导管。

8. 单纯超滤　非尿毒症的水钠潴留患者经内科保守治疗无效者，单次或短期行单纯超滤，一般采用临时留置导管。

第三节　临时留置导管的类型和选择

1. 导管材料　不同公司的导管采用不同的塑料聚酯材料，质地和硬度差别较大。聚胺酯和聚乙烯材料是最常用的两种化合物。这些硬导管容易插入，且在体温环境下变软，因而减少了血管创伤。

2. 单腔与双腔　大多数使用双腔导管，无需再做周围静脉穿刺。单腔导管价格便宜，可减少再循环和因负压造成的流量不佳。

3. 导管尖端设计　为了减少再循环，动静脉两个腔开口之间的最小距离应达 2 cm。两腔开口形状和相对位置的设计会影响最大血流量和再循环量。

4. 导管末端设计　在颈内静脉插管时使用弯头导管，病人头颈部活动更为自由。

5. 导管长度　股静脉插管，应当避免使用短于 19 cm 的导管(除非是儿童患者)。短于 19 cm 的导管，由于再循环增加，透析效果常不佳。留置颈内静脉时，左侧应该采用 15 cm 长的导管，而右侧采用 12 cm 长的导管，大多数病人用这些标准尺寸的导管都可以留置在正常位置。如果病人很高或很矮，在插管手术前，应当测量病人胸腔的长度以估计所需导管的长度，右心房上腔静脉根部到颈部穿刺点的距离可以通过 X 线胸片检查测量确定。根据我们的经验，右心房上腔静脉根部的体表定位大约位于第 2 前肋下缘水平。

几种常用的临时留置导管规格和型号见表 3－3－1，图 3－3－1、3－3－2、3－3－3。

表 3－3－1　几种常用的临时留置导管的规格和型号

类　型	规格/商号	长度(cm)	内径(mm)	外径(mm)	腔内容量(ml)动脉侧/静脉侧
单腔导管(弯头)	8Fr, Mahurkar ®	12	1.8	2.7	/1.5
单腔导管(直头)	8Fr, Mahurkar ®	15	1.8	2.7	/1.5
单腔导管	8.5Fr, Arrow ®	13	1.82	2.7	/1.6
	8.5Fr, Dophane ®	13			
双腔导管	12Fr×6, Arrow ®	16	1.8 和 1.3	3.7	1.5/1.6
	12Fr, Dophane ®	20	2.2/2.0	4.6	1.3/1.4
儿童用双腔导管	5Fr×2, Arrow ®	8	—	—	
	4Fr×3, Arrow ®	8	—	—	
	5.5Fr×4, Arrow ®	8	—	—	
	6.5Fr, Gamcath ®	7.5			0.72/0.75
儿童用单腔导管	6Fr, Gamcath ®	6			0.74
双腔导管	11.5Fr, Mahurkar ®	13.5	2.9×1.3	3.69	1.0/1.1

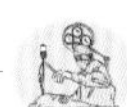

（续表）

类型	规格/商号	长度(cm)	内径(mm)	外径(mm)	腔内容量(ml)动脉侧/静脉侧
	Mahurkar ®	16	2.9×1.3	3.69	1.1/1.2
		19.5	2.9×1.3	3.69	1.2/1.3
单腔导管(弯头)	8Fr，Gambro	12.5	1.9	2.4	/1.22
单腔导管(直头)	8Fr，Gambro	15	2.1	2.5	/1.06
双腔导管(弯头)	11Fr，Gambro	12.5	1.6×1.2	3.0	1.16/1.22
双腔导管(直头)	11Fr，Gambro	15	1.6×1.2	3.0	1.25/1.40
双腔导管(直头)	12Fr，Nigara Slim－cath	12.5	1.6×1.2	3.0	1.2/1.3
双腔导管(弯头)	12Fr，Nigara Slim－cath	12.5	1.6×1.2	3.0	1.2/1.3

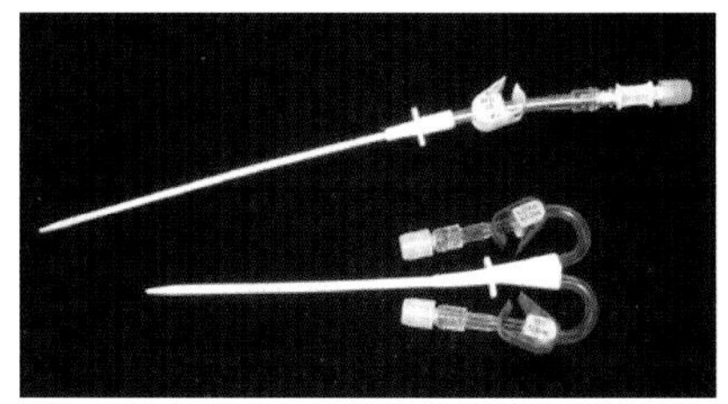

a. 常用的临时股静脉单腔和颈内静脉双腔导管

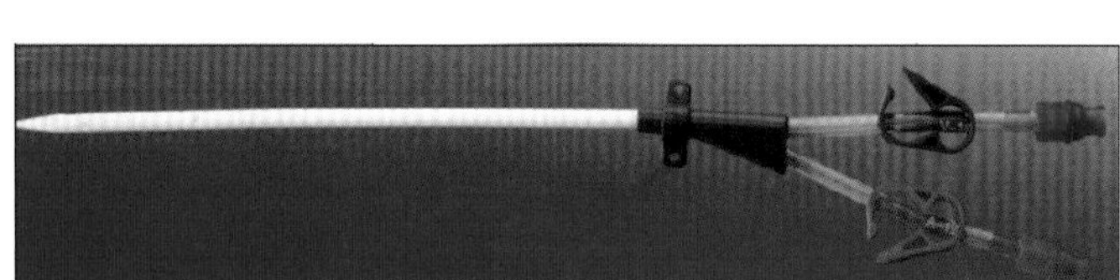

b. 常用的临时双腔导管(直头)

图 3－3－1 常用的临时导管

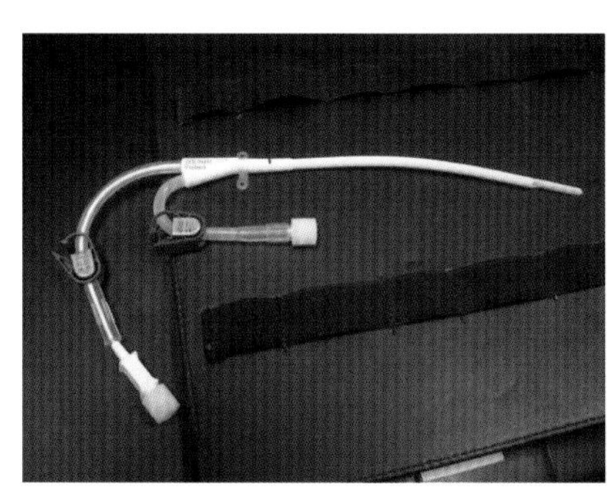

a. 新型导管

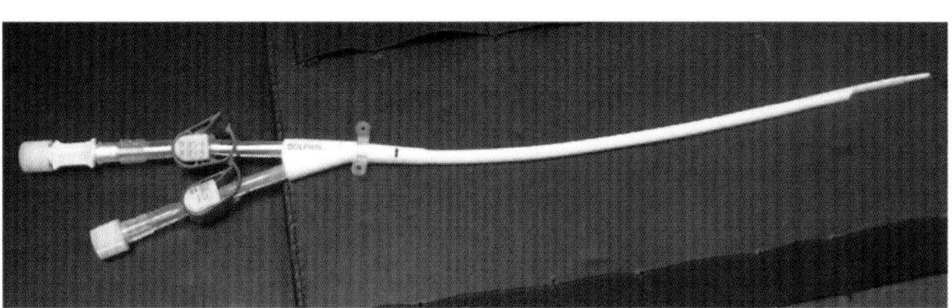

b. 新型导管

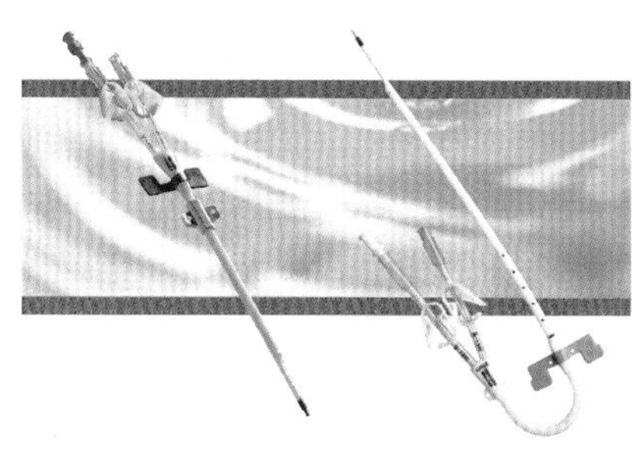

c. 新型高流量导管

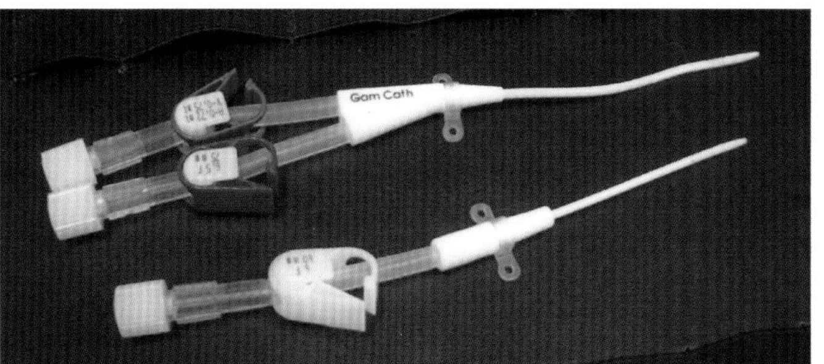

d. 儿童导管

图 3－3－2 新型的几种临时导管

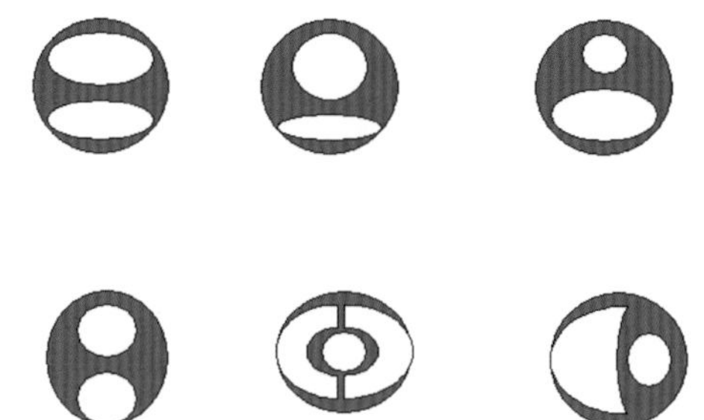

图 3-3-3　常用临时导管各种管腔设计的剖面图

第四节　留置导管穿刺静脉的选择

一、留置导管常用的 3 条途径

决定使用临时性留置导管后，就要选择所穿刺的静脉。一般有 3 条途径，即颈内静脉、锁骨下静脉和股静脉，个别采用颈外静脉。由于颈外静脉走行变异比较多，又要经过锁骨下静脉，一般不用于穿刺留置临时血透导管，可用于输液留置导管。颈内静脉为首选，尽量不选择锁骨下静脉；无法使用或者病情不允许穿刺颈内静脉时才选择股静脉；如果今后需要在同侧肢体制作动静脉内瘘，则不用锁骨下静脉。这 3 个部位留置导管的优缺点见表 3-4-1。

表 3-4-1　3 种深静脉留置导管的优缺点比较

股静脉	锁骨下静脉	颈内静脉
容易插管	需较高技术和经验	比锁骨下静脉容易
穿刺并发症少且轻	可能发生威胁生命的并发症，如血气胸	并发症发生率较低，较少威胁生命
一般 72 h 拔除，否则感染率很高	可保留 3～4 周	可保留 3～4 周
在心力衰竭、呼吸困难者不能平卧时采用	需要头后倾体位	需要头后倾体位
置管后病人常卧床，不方便行走	病人可以自由活动，可做门诊透析	头颈部运动可受限，用弯头导管可改善
可以获得较好血流，常与大腿位置有明显关系	可获得很好血流	可以获得很好血流
缺少长期保留导管的临床观察经验（通常很短就拔管），血栓发生率和不畅率很高	锁骨下静脉血栓和狭窄发生率高	狭窄发生率很低，血栓发生率同锁骨下静脉

二、留置导管穿刺静脉选择的原则

在深静脉穿刺插管时，必须很好了解以下实施原则，对选择不同的深静脉具有重要指导意义。

(1) 对于最终需要维持性血透或当前需反复血透者，尽量不采用锁骨下静脉作为血管通路。业已证明，锁骨下静脉留置导管者，其血栓和(或)狭窄的发生率很高，可导致同侧上肢水肿，而且常较严重。因此锁骨下静脉插管可降低此后同侧制作永久性动静脉内瘘或移植血管的成功率。

(2) 病人的呼吸困难程度是影响颈内静脉和锁骨下静脉插管的重要因素，病人不能平卧并坚持完成插管。坐位或半坐位插管的难度增高。此外，明显呼吸困难时，穿刺吸入空气的机会明显增加；若发生气胸并发症，很容易造成呼吸衰竭。因此，对有轻度呼吸困难的病人，应在术前让病人保持仰卧体位一段时间，观察病人能否耐受。如果在穿刺过程中病人出现呼吸困难症状或烦躁，最好放弃，改用股静脉插管。

(3) 以往曾重复多次穿刺的血管，血栓形成的机会较大，最好选用其他血管。如有超声引导，则可了解静脉走行，确定有否血栓形成或解剖位置异常。如已知或怀疑有静脉狭窄，且只能在该静脉置管，则应该造影后或在 X 线透视下行静脉穿刺插管。否则，引导钢丝、扩张管或留置导管可能导致静脉穿孔，引起致命性出血。

(4) 对于急性肾衰竭的病人，在行静脉穿刺置管前，应当确定病人当次治疗是否需要长期透析，避免多次穿刺插管，保留将来制作长期通路的血管。如果需要多次透析，首选颈内静脉留置导管；留置股静脉导管尽量不超过 5 天，最好 3 天内拔除；避免使用锁骨下静脉留置导管，以减少静脉血栓的发生率。如果认为病人的肾功能在这段时间里不能恢复，则要考虑采用带涤纶套皮下隧道留置导管。

(5) 如果病人接受抗凝治疗或有高凝状态，留置导管时必须特别注意，最好让有经验的医生穿刺插管，有条件应采用超声波引导下穿刺，以减少试探穿刺次数和穿入动脉引起并发症的可能性。

(6) 避免在感染附近部位穿刺，以免感染扩散。

(7) 颈内静脉穿刺时通常采用右侧，而少用左侧。右颈内静脉与上腔静脉呈直线相连，易于置管；且由于留置的导管很少贴壁，可保持良好的血流量。

(8) 中毒病人往往是卧床或不能配合，因此可考虑采用股静脉插管，以减少严重并发症的发生率。此外，也不需要做 X 线检查就可以立即开始净化治疗。

第五节 中心静脉置管的定位穿刺技术

在行深静脉穿刺插管时，有条件时应采用超声波引导或者超声波定位。但目前国内绝大多数采用的是体表标志定位方法。

一、颈内静脉穿刺定位

在颈部，由胸锁乳突肌的胸骨头、锁骨头及锁骨构成的三角内，颈内静脉行经三角顶部的下面，并与颈动脉伴行。在患者没有心功能不全情况下，颈内静脉穿刺一般需要患者采用头低脚高位。标准体位是脚高头低 15°～20°(Trendlenburger 体位)，或者在患者的颈项部位加垫软物，使患者头后仰并偏向对侧。据报道，有 10 种不同入路方法探及此静脉，选择何种方法取决于穿刺者的经验和患者颈部的解剖特点(图 3－5－1)。

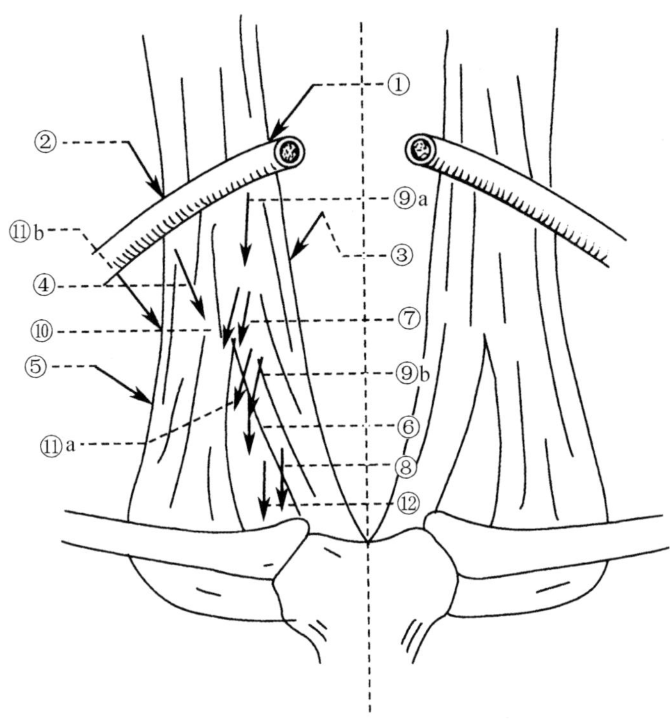

图 3－5－1 颈内静脉各种穿刺进针点示意图

结合笔者多年临床实践,本书主要介绍临床上最常采用的 3 种颈内静脉穿刺入路,即颈内静脉中间段入路(中间入路,最常用)、高位后路(后位入路)、下位入路(低位中央入路)。

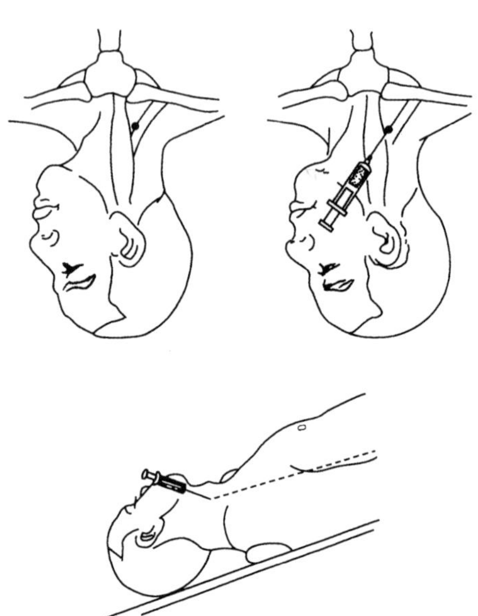

图 3－5－2 颈内静脉中位入路法的进针点和方向示意图

1. 颈内静脉中位入路法　此种方法是解剖定位法最常采用的穿刺入路(图 3－5－2)。通常有 Vaughan 和 Prine 穿刺法。进针点位于胸锁乳突肌三角的顶点,穿刺针与矢状面(中线)平行,与冠状面成角 30°～35°。穿刺针在颈内静脉中下段交点或稍下方进入颈内静脉,一般进针 1.5～2.5 cm 即可探及静脉。

2. 颈内静脉下位入路法　也称低位中央入路(图 3－5－3)。通常在超声波引导直视下穿刺。下段颈内静脉腔径比上中段大,其外径可达 1.5 cm,其末端为膨大的静脉球,此处穿刺成功率很高。进针点在胸锁乳突肌三角顶点的下方。进针方向是:针体与中线平行,与冠状面成角 30°～40°。一般进针 2～3 cm 即可进入颈内静脉。若

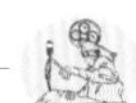

进针达 3 cm 仍无回血，切勿盲目进针，应该缓慢退针，边退针边抽吸，常可见静脉回血。也可以退针，稍改变进针方向，即针尖指向外侧 5°～10°，沿胸锁乳突肌内侧缘进针，即可进入静脉。

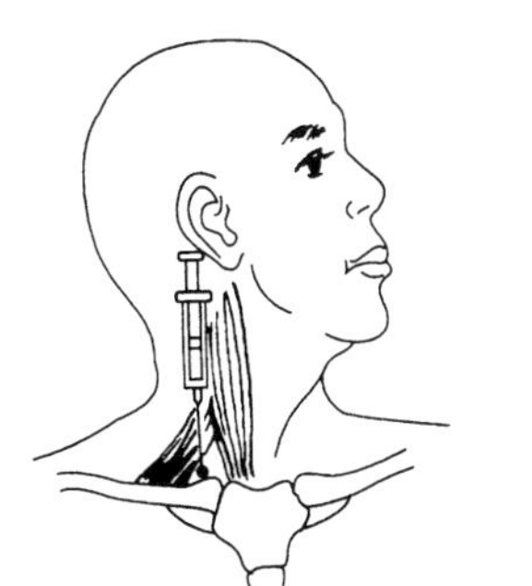
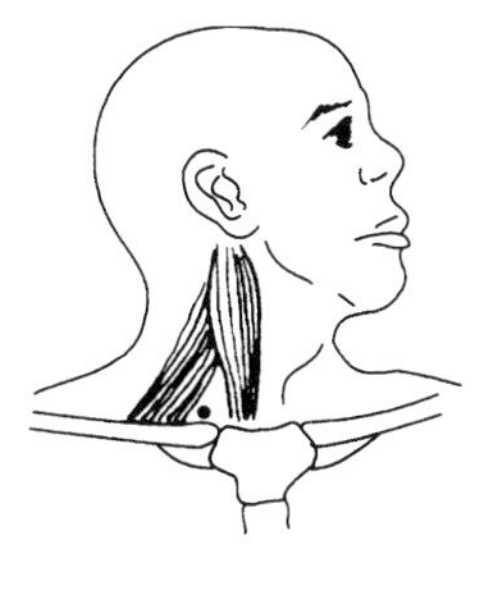

图 3-5-3 颈内静脉下位入路法的进针点和方向示意图

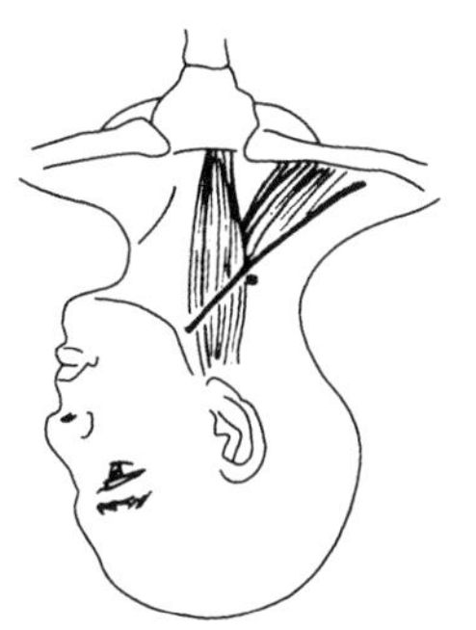
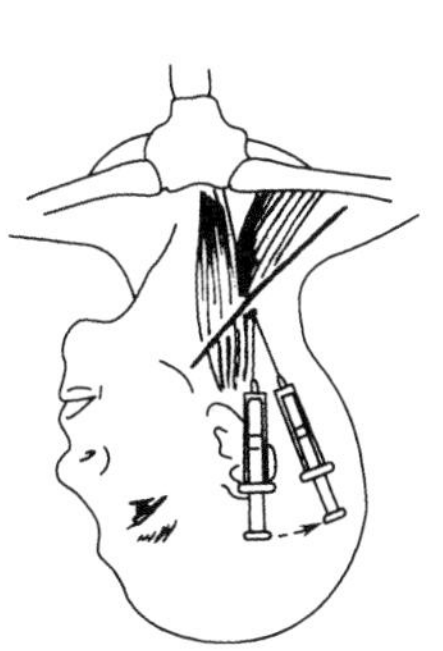

图 3-5-4 颈内静脉高位后路法的进针点和角度示意图

3. *颈内静脉高位后路法* 在颈部外侧，进针点定于颈外静脉与胸锁乳突肌后缘的交点稍上方(图 3-5-4)，穿刺针体与矢状面呈 15°～20°，与冠状面呈 10°～15°，针尖指向胸骨上切迹，进针深度一般 4～5 cm。穿刺针与皮肤夹角大小的差异可能影响进针深度。颈外静脉比较显露，但走行变异比较多，有些人走行比较陡直，有些人则比较平缓，还有人为双颈外静脉，或者分支比较粗，影响准确定位。该方法是在颈内静脉的外侧进针，穿刺方向是从外侧向内侧。在颈部中段，颈动脉位于颈内静脉内侧，因此，误伤颈动脉的概率比较高。

据笔者经验，颈内静脉进针点在三角顶点，针与皮肤呈 30°～45°，沿着胸锁乳突肌的锁骨头内侧缘缓慢进针，即可穿刺到颈内静脉。身材适中者，三角顶点与喉结水平相平行；颈部瘦长者，其三角顶点高于喉结水平，短胖者其三角顶点则低于喉结水平。穿刺时，颈部可触及颈动脉搏动，把颈内动脉向内侧推移可避免损伤颈内动脉。穿刺时一定要确定好胸锁乳突肌三角(图 3-5-5)，不要将锁骨上三角误认为胸锁乳突肌三角(图 3-5-6)。

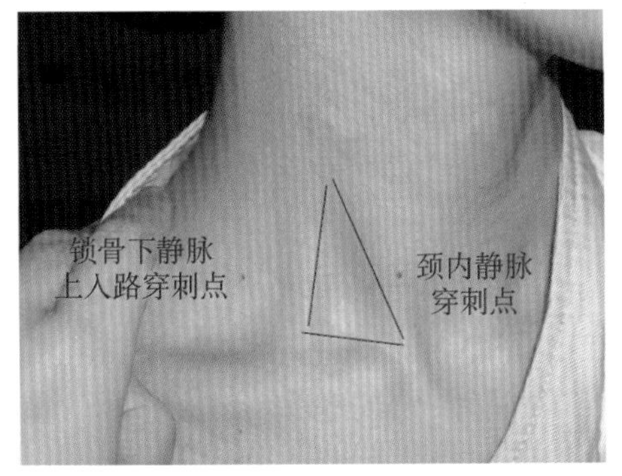

图 3-5-5 标准的胸锁乳突肌三角

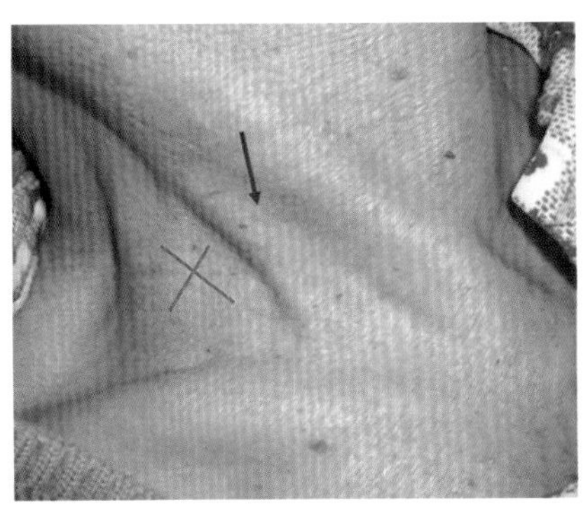

图 3-5-6 锁骨上三角的位置，需与乳突肌三角区别。

二、股静脉穿刺定位

股静脉在股动脉内侧，股动脉外侧有股神经。笔者把从内向外排列的静脉（vein）、动脉（artery）和神经（nerve）记为英语单词“VAN”（运货车）。一般定位是：腹股沟韧带下方约 2 cm 处，股动脉内侧 0.5～1 cm进针（图 3－5－7），针与皮肤约呈 45°，沿大腿长轴方向。进针越靠腹股沟韧带，越可能发生腹膜后血肿。而腹膜后大出血可能是致命的并发症，尤其是凝血功能障碍者。

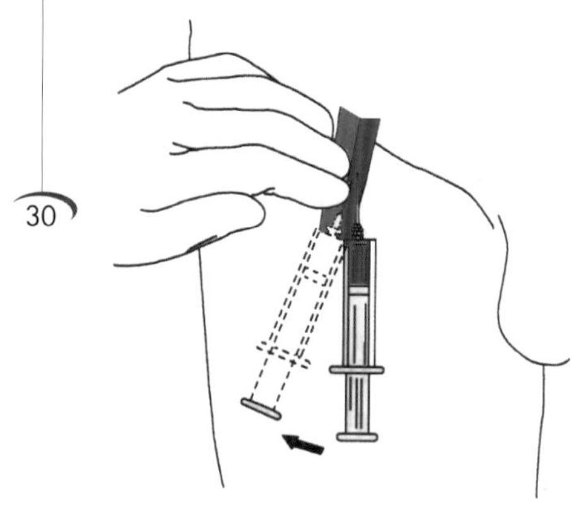

图 3－5－7 股静脉穿刺示意图

但是，如果穿刺点太低，可能误穿大隐静脉在靠近股静脉的汇合处，穿刺针回抽有血液，但是引导钢丝无法顺利进入。肥胖患者穿刺股静脉时，患者的腹部皮肤下坠明显，影响腹股沟部位的准确判定，穿刺时通常造成穿刺点偏低。此时，建议一个助手将患者腹部皮肤上提（或上推），以便更好显露腹股沟的解剖标志。

三、锁骨下静脉穿刺定位

锁骨下静脉是腋静脉的延伸，其走行是从第 1 肋骨的外侧至锁骨的胸骨端，然后与颈内静脉汇合形成上腔静脉。锁骨下静脉穿刺进针点也有多种（图 3－5－8），主要有锁骨下入路和锁骨上入路两种方法，一般取右侧锁骨下静脉。

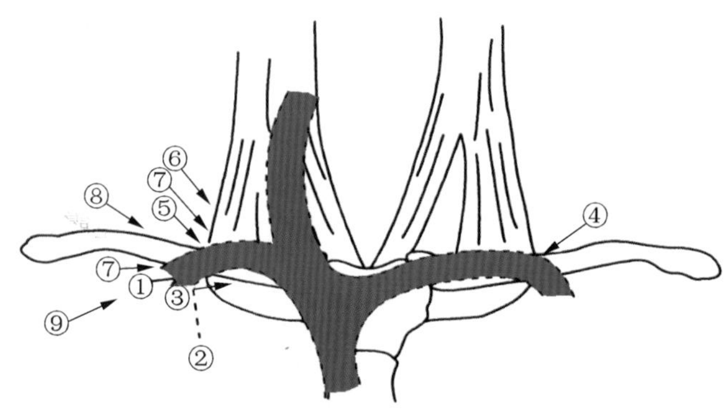

图 3－5－8 锁骨下静脉穿刺各种进针点和方向示意图

注：①锁骨下锁骨中点；②③锁骨下锁骨中、内 1/3 交界处；④左锁骨上、胸锁乳突肌后缘与锁骨夹角；⑤胸锁乳突肌后缘与锁骨夹角等分线上 0.5～1 cm；⑥胸锁乳突肌后缘锁骨上 2～3 cm；⑦胸锁乳突肌后缘锁骨上 1 cm；⑧锁骨上锁骨中点外 1～2 cm；⑨锁骨下锁骨中、外 1/3 交界处。

1. *锁骨下入路法*　进针点在锁骨中、内 1/3 段交界处及锁骨外下方 0.5 cm 处进针，针与皮肤约呈 15°，稍向后、向上，进入锁骨中段下方。在皮下刺入 2～4 cm 可进入锁骨下静脉（图 3－5－9）。

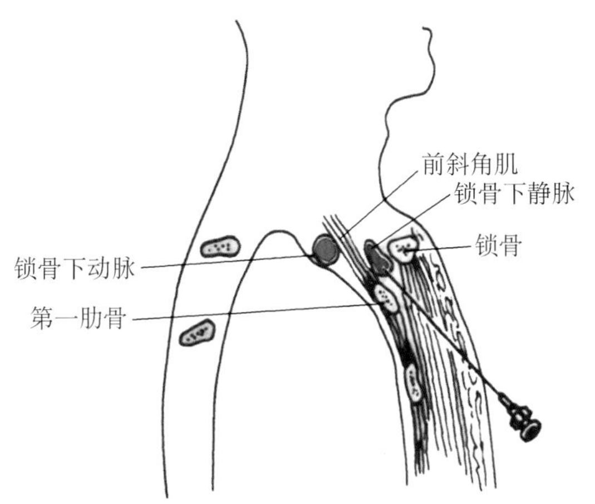

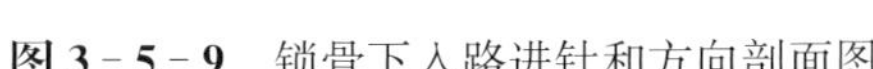
图 3-5-9 锁骨下入路进针和方向剖面图

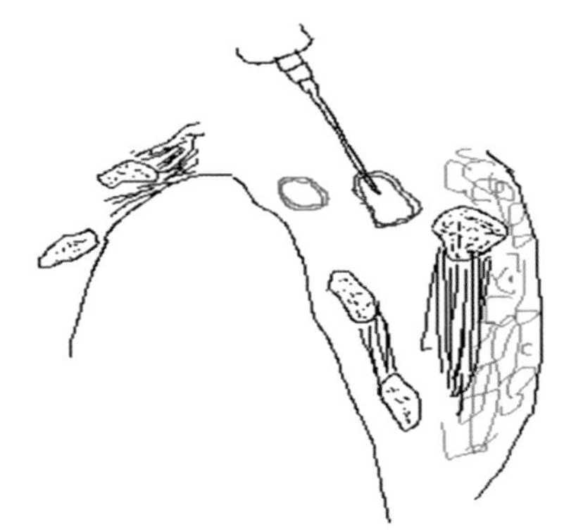
图 3-5-10 锁骨上入路进针和方向剖面图

2. 锁骨上入路法 病人肩部垫高，头尽量转向对侧并挺露锁骨上窝，以胸锁乳突肌锁骨头的外侧缘与锁骨上缘交界点为进针点，针与锁骨或矢状面（中线）呈 45°，在冠状面针干保持水平或略向前偏 15°进针，通常进针 1.5～3 cm，即可进入静脉（图 3-5-10）。

第六节 中心静脉置管技术的实施

开始穿刺前，必须准备好手术所需的各种材料和器械，最好放在一个消毒无菌的托盘里面。国内目前大多数采用体表标志定位，国外较多采用超声波引导法。

颈内静脉或锁骨下静脉穿刺，病人仰卧，头转向对侧，并向后仰 15°，或者采用头低脚高位（Trendlenburger 体位）以防止空气栓塞的发生，并使静脉扩张利于插管。锁骨下静脉插管时，肩下可以放置一块软垫（如卷紧的厚毛巾），以使静脉更向前显露。严格消毒皮肤，术者戴口罩和无菌手套，术野皮肤用 1%利多卡因或其他局麻药进行局部麻醉（没必要使用 2%利多卡因），使用浓度高的局麻药可能增加麻醉并发症。

局麻后，用同一注射器和针头对静脉进行试探穿刺。注射器保持轻度负压状态进针，一旦暗红色静脉血涌入针筒内，记下针头进针位置、角度和方向，换用穿刺针接上注射器（最好采用阻回血注射器），以相同的位置、角度和方向，保持轻度负压进针。如果回血是鲜红或有搏动感，或者回血压力高，可能是误穿入动脉，必须立即退出穿刺针，进血管部位持续压迫至少 10 min 以上。

当穿刺针确定进入静脉后，如采用阻回血注射器，则可从后端输送口直接送入引导钢丝；如用普通注射器则卸下，用手指压住穿刺针的接孔，防止血大量流出或者空气进入患者体内，特别是对于颈内静脉或锁骨下静脉穿刺者，要嘱病人此时不要深吸气或咳嗽。仔细地放入引导钢丝。放入钢丝时应该弯头朝内，钢丝从穿刺针进入应该很顺畅。如果钢丝进入阻力很大，则必须马上拔出引导钢丝。绝对禁止在有明显阻力情况下，采用外力突破阻力强行送入钢丝，否则可能发生严重并发症。在送入引导钢丝过程中，穿刺针头可适当转动方向和角度，以免针尖顶在血管壁上造成引导钢丝不易进入；经过变动穿刺针位置，引导钢丝还是不能送入的话，则必须拔出穿刺针，重新穿刺。在颈部静脉穿刺时，需注意不要把引导钢丝送入太多太深，甚至进入右心房，以避免发生心律失常。在ICU病房易发生心律失常的病人，或者病人原有心脏疾病，引导钢丝过深也易诱发心律失常。

在引导钢丝的皮肤入口处需要做一个小切口，使得留置导管可以较容易地穿过皮肤，否则，在插入扩张管的过程，可能会由于皮肤、皮下组织的阻力和送力过大，造成扩张管顶端损坏或变粗糙。扩张管沿引导钢丝应该很容易进入。在放置双腔导管时，用较硬的扩张管可以使皮下隧道变宽。但在使用这种扩张管时要特别留心，不要把扩张管放得太深，以免损伤静脉血管壁。扩张管扩张皮下组织并拔除之后，就可以把留置导管在引导钢丝引导下顺利放入静脉(图3-6-1,3-6-2)。要注意的是，在引导钢丝留置时要防止其远端发生血栓形成。如果出现血栓形成的话，则需外科紧急处理，必须做紧急X线检查和介入治疗。如果是放置单腔导管的话，一般不采用较硬较粗的扩张管。

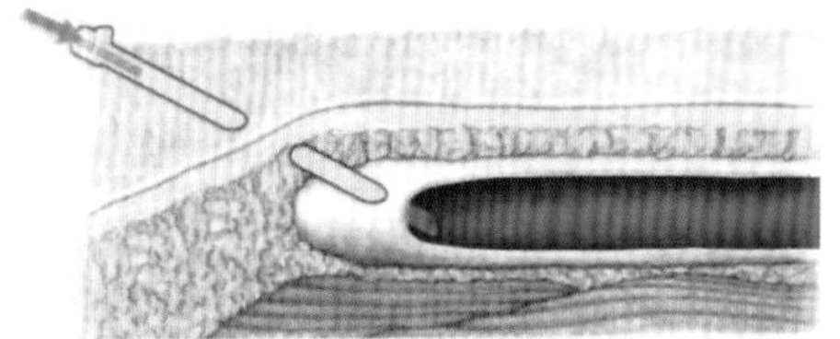

a. 穿刺针进入血管

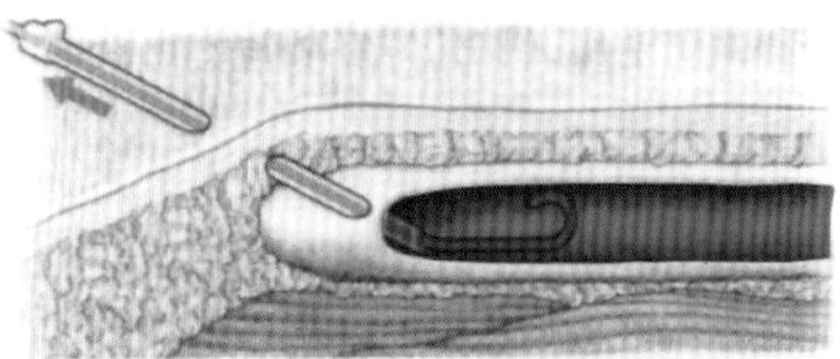

b. 引导钢丝通过穿刺针送入血管，拔除穿刺针

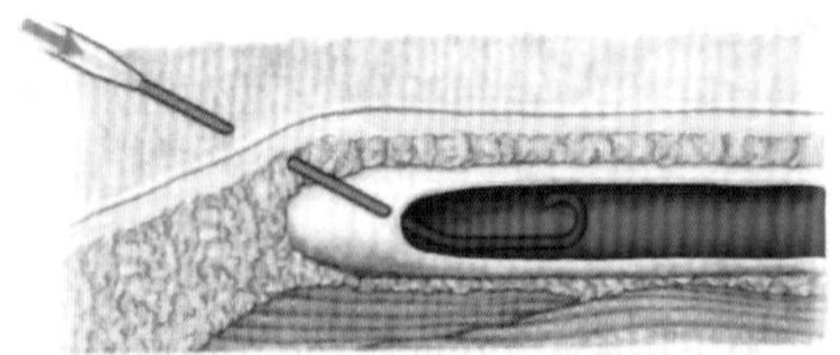

c. 通过引导钢丝，送入扩张管，扩皮下组织，再移出扩张管

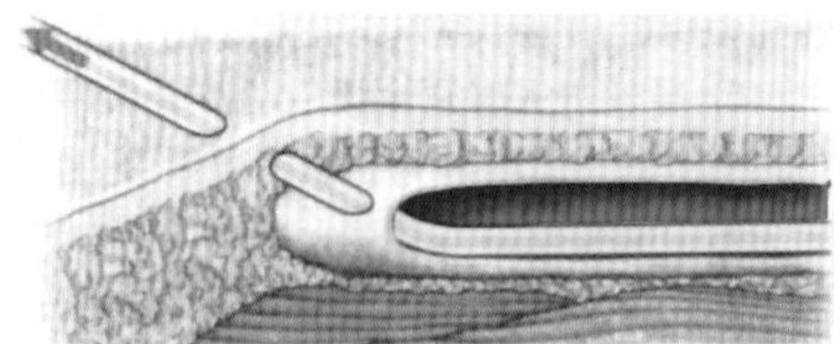

d. 通过引导钢丝，送入留置导管，并移出导丝

图3-6-1 中心静脉穿刺技术

为了确保透析过程中留置导管有充足的血流，需检查导管通畅度。具体方法是，在留置导管的外接头接上10～20 ml注射器，稍加负压抽吸就应当很容易抽出血液。如果回抽血流不顺或有抽动，常常意味着此时的留置导管一旦用于透析，会出现血流量不足。回血抽动通常意味着留置导管开口贴在血管壁上，此时，如果仔细地对导管位置做一些调整，比如改变固定位置或后退一点等方法，则可以纠正血流量不足情况。

穿刺之后，通常必须在留置导管内注入一定量肝素盐水，防止血栓形成，除非病人马上连接透析机开始透析。保留肝素的容量取决于留置导管的长度和导管腔的大小。对于大多数留置导管而言，导管腔的容量(动脉和静脉)在导管的侧壁上有标记，注入肝素盐水容量不要大大超过导管应有的容积，否则，病人可能会出现全身肝素化。保留肝素盐水的浓度应视

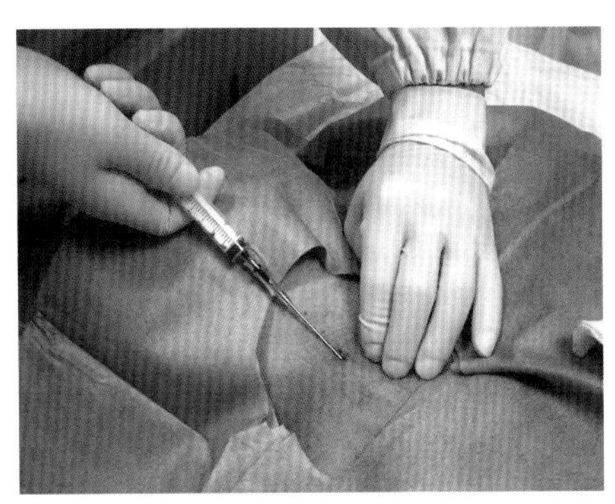

a. 穿刺针探查进入静脉，回抽有暗红色血液

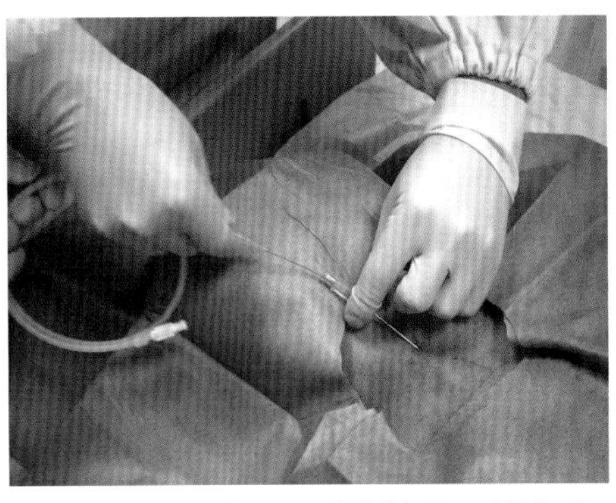

b. 取下连接针筒，通过穿刺针送入引导钢丝

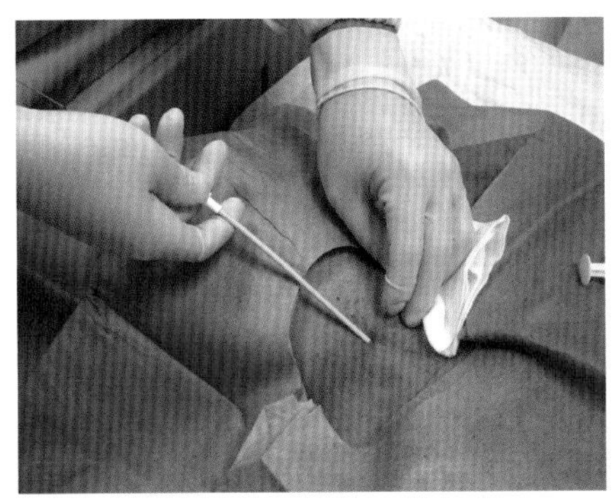

c. 通过引导钢丝，送入扩张管，
扩张皮下组织后移去扩张管

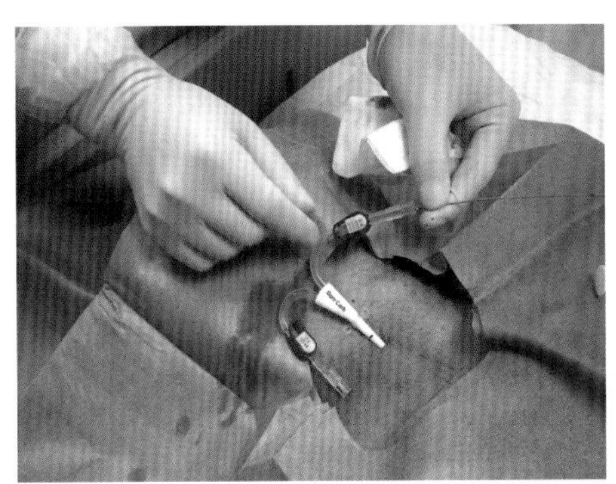

d. 通过引导钢丝送入留置导管，
引导钢丝从导管的静脉腔拔除

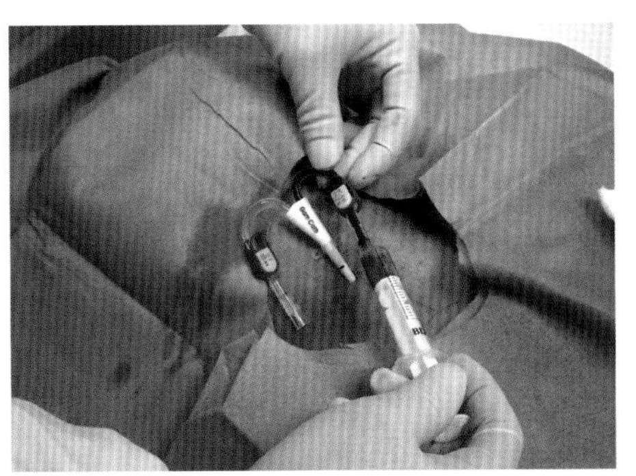

e. 接上注射器回抽，检查血流是否通畅，
以便确认留置导管位置是否理想

图 3－6－2 颈内静脉穿刺方法

病人凝血状态进行调整。一般导管保留肝素为 20～30 mg，根据容量做稀释。也有人直接用浓肝素(肝素原液)封管，此时更应控制推注肝素容量与导管腔相符。留置导管还必须认真固定在皮肤上，以防导管滑出或被轻易拉出。皮肤的导管入口部位还需要用碘酊消毒，以减少感染的机会，消毒后再盖上无菌纱布包扎，也可采用消毒贴膜敷料。

一般而言，颈部导管放置术后应做胸部 X 线检查(股静脉留置导管可以免去此检查)，然后再行血透治疗。其目的是检查留置导管位置、排除有无并发症发生等。有一组报道,460例超声引导下穿刺插管,无一例发生气胸,其中有4例病人留置导管顶端(尖部)位置不理想,透析时可能出现血流量不足。危重病人似乎没有必要做X线检查。由于锁骨下静脉穿刺插管的气胸发生率较高,更应当常规进行X线检查。

第七节 超声引导下的中心静脉穿刺技术

越来越多的证据表明,使用超声波引导,对透析病人留置导管确有裨益。许多透析病人行深静脉穿刺插管可能面临严重并发症的危险,因为可能存在静脉走行的解剖变异,或者由于以往多次穿刺保留导管后形成的静脉血栓或狭窄(本书有专门章节讨论)。使用超声波引导穿刺可以防止发生问题。

目前有两种不同的超声波定位技术:一种是在穿刺插管前,先用超声波探查深静脉的位置,在静脉走行部位的体表皮肤做标记后穿刺;另一种方法是,在超声动态直视下引导穿刺针进行穿刺。后者可以使操作者直视显示屏,观察进针部位,接近并穿入深静脉。需要注意的是,在超声波探头上稍加压力就可能使穿刺的静脉塌陷,因此必须避免探头直接用力压在皮肤上。这种静脉塌陷现象可以解释为什么穿刺者常常在边退针边抽吸的过程中穿刺到静脉。

能在穿刺静脉过程中观察超声显示屏是很实用的技巧,但需要学习和训练。使用超声引导静脉穿刺插管具有如下优点。

(1) 针对曾行多次静脉穿刺插管的病人,可以确定静脉是否通畅,因为静脉畅通与否可影响手术的成功率。超声可确定穿刺静脉是否位于正常预测位置、静脉的管径及通畅性,如有异常,必要时穿刺者可改在对侧血管进行穿刺插管。

(2) 通过超声探查可以清楚地勾画出血管走行的确切位置,如果长期血透的病人血管走行变异,做穿刺就会增加危险性。颈内静脉的位置变异还是相当常见的,在一组104例保留导管的尿毒症病人中,有人观察到18.3%的病人存在右颈内静脉解剖位置变异,16.4%的病人左颈内静脉存在位置变异,一侧颈内静脉位置改变者占8.7%。在这组病人中,26%的病例由于颈内静脉的位置改变而导致穿刺插管的困难大大增加。

(3) 动脉的位置也可以清楚地显示在荧光屏上,穿刺损伤动脉是颈内静脉穿刺的主要并发症,如果在超声直视下引导穿刺,操作过程被实时显示在超声屏幕上,从而防止这种并发症的发生。在近期有一组观察报道,通过超声引导穿刺股静脉和颈内静脉,没有发生股动脉或颈动脉穿刺损伤,而过去仅靠解剖标志定位的股动脉穿刺损伤率为6.25%,颈动脉损伤为7.7%。而且,超声定位时,操作者可以于穿刺前在皮肤表面确定动脉和静脉的相对位置。

(4) 采用直接超声引导,可以明显减少颈内静脉穿刺时的反复试探进针,减少病人的痛苦,避免病人长时间垂头仰卧,以及多次探针进出穿刺而造成的并发症。尽管没有计算超声引导穿刺能节省多少时间,但留置静脉插管操作显然可以加快。

超声定位可以采用目前市面上销售的各种超声波仪,这些超声探头通常是7.5 MH_Z配置,可以二维图像显示。时实引导时需要预先消毒涂上润滑油的探头护套,涂抹在皮肤上的

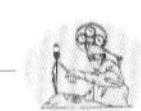

凝胶也必须无菌。如果不用超声波凝胶,超声图像常不清楚,难以做出正确的判断。鉴别超声图像中的静脉,可根据静脉走行的解剖位置、无搏动、易被压扁、Valsalva 动作可充盈等办法来判定。在试探穿刺之前,要仔细观察动脉和静脉的相对位置,尤其是不使用超声实时引导时,更应注意。

第八节 留置中心静脉导管的位置

保证中心静脉导管具有充足的血流量,最主要的是导管顶端位置要恰当,对血透的效果才有保证,同时可以保障中心静脉导管安全使用,防止发生心脏并发症。导管顶端位置异常可能有以下两种情况。

第一种情况是导管位置太深或太浅:如临时导管进入右心房或心室(图 3-8-1),特别是采用股静脉导管作为颈静脉留置导管用,在患者平卧位时,心脏收缩可能使导管反复摩擦心房/心室内壁,顶端顶破右心房或者右心室,或者诱发心律失常;导管顶端太浅则是导管未能到达腔静脉,特别是左侧颈内静脉穿刺置管,顶端经常停留在无名静脉内(图 3-8-2);或者在颈内静脉穿刺导管手术不成功后,改为股静脉留置导管用,导管顶端常常位于髂外静脉,根本不能到达下腔静脉。

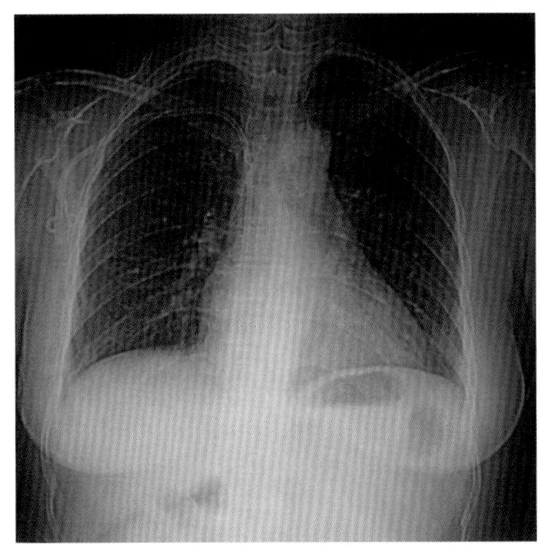

图 3-8-1 导管太深进入心房

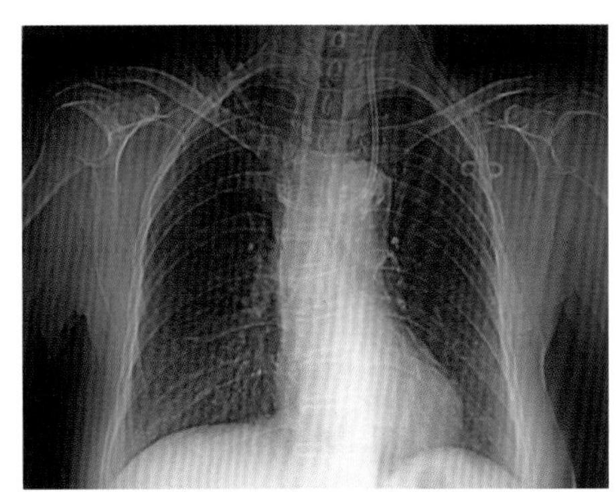

图 3-8-2 导管太浅停留在无名静脉

第二种情况是导管异位到其他血管:如锁骨下静脉穿刺,留置导管进入颈内静脉(图 3-8-3)或者进入对侧锁骨下静脉,颈内静脉穿刺留置导管进入锁骨下静脉(图 3-8-4)甚至腋静脉。由于留置导管的穿刺静脉在不同个体存在解剖学的差别、临床上使用的导管长度不恰当,或者对导管长度进入中心静脉深度的估算误差,要保证留置导管的位置准确并不容易。据报道,不同部位留置导管的异位率可能达到 2%~30%。

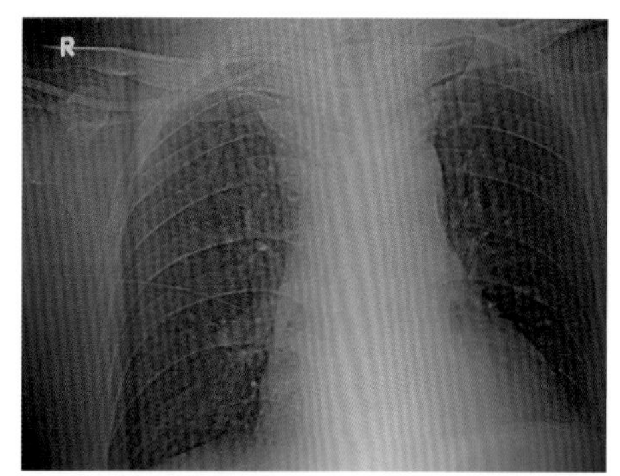

图 3－8－3 锁骨下静脉导管异位到颈内静脉

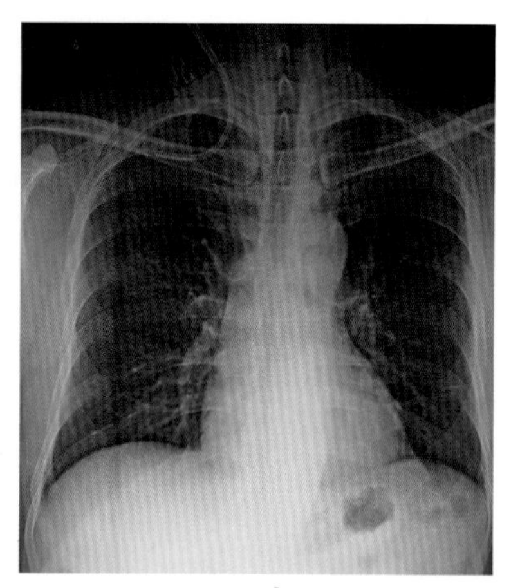

图 3－8－4 颈内静脉导管异位到锁骨下静脉

如何确定中心静脉临时留置导管的位置呢？一般认为，经颈部中心静脉穿刺留置临时导管的顶端位置应该在上腔静脉的下 1/3 段内，或者位于上腔静脉与右心房汇合部之前约 2 cm 处。由于临时导管质地比较硬，导管顶端通常比较尖，人体头颈部处于不断运动中，尤其从立位改变为卧位时，可使导管深入 2～3 cm，更加容易进入心房，所以不主张临时导管顶端位置太深靠近心房入口处。

在临床工作中，人体的一些重要体表标志可以帮助我们判断导管的进入深度，根据测量穿刺点与体表标志的距离，再比较核对导管的长度，可以较好地估算导管进入的深度。通过确定人体的重要体表标志，如胸锁关节上缘是颈内静脉和锁骨下静脉的汇合处，右胸锁关节上缘至胸骨柄和胸骨体连接处(或者胸骨右侧第 3 肋间水平)，一般就是上腔静脉走行的体表投影，再通过了解人体中心静脉各个节段的宽度(直径)(图 3－8－5)，可以比较好地判定导管需要进入的深度(图 3－8－6)。

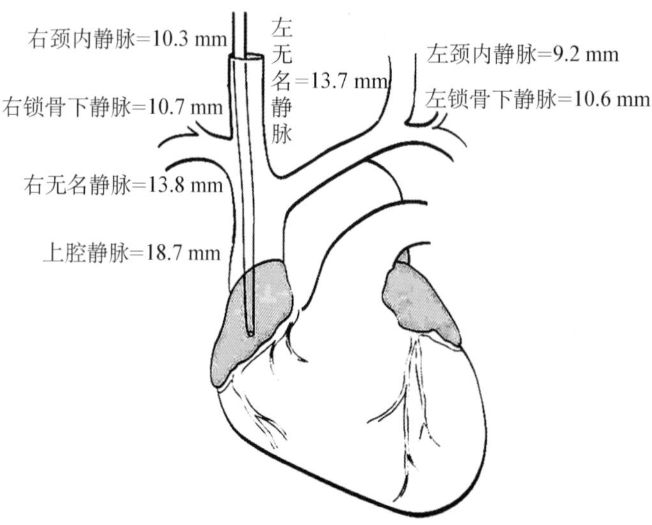

图 3－8－5 中心静脉各节段相应直径(宽度)

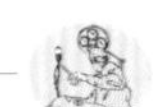

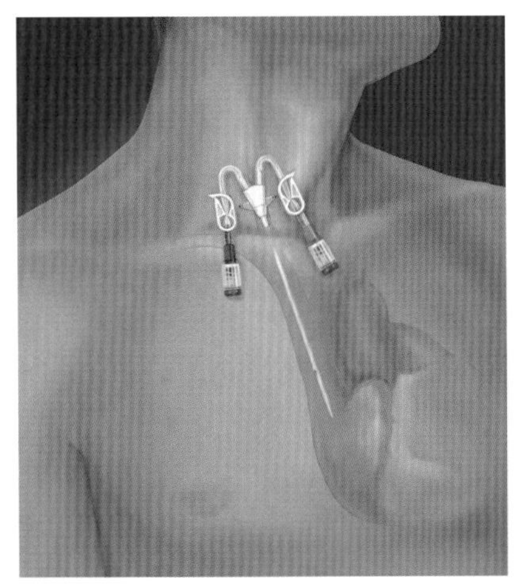

a. 低位颈内静脉临时双腔导管

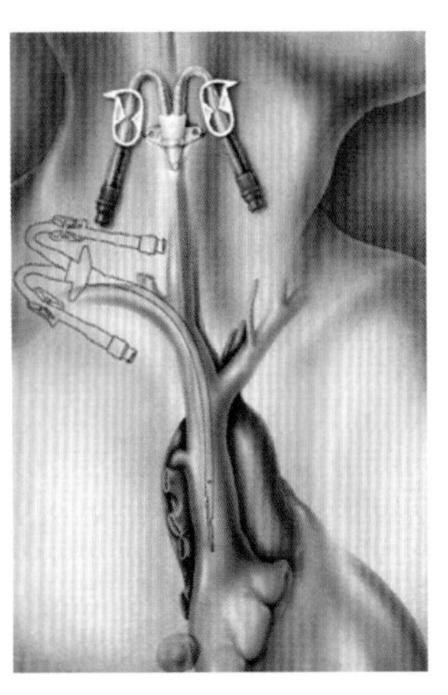

b. 留置在颈内静脉和锁骨下静脉的临时导管

图 3-8-6 中心静脉临时导管

表 3-8-1 是王彬报道的中国人中心静脉各个节段的长度和直径,不同作者研究报道的数值可能略有差别。当然,如果两个人的身高差别很大,比如身高分别为 175 cm 男性和 150 cm 的女性或儿童患者,则肯定需要分别对待。颈部静脉穿刺术后若能够摄胸片了解导管的位置则是比较好的,同时可以检查有无意外并发症的发生。

表 3-8-1 低位颈内静脉、无名静脉、上腔静脉的长度和直径 (单位:cm)

侧别/例数	颈内静脉		无名静脉		上腔静脉	
	长度	直径	长度	直径	长度	直径
左/30	4.2±0.9 (2.8~5.5)	1.2±0.44 (0.5~2.5)	6.56±1.36 (4.1~8.1)	1.55±0.28 (1.0~2.0)		
右/30	4.0±1.5 (1.8~7.0)	1.5±0.4 (0.6~2.3)	4.16±0.93 (2.7~6.5)	1.48±0.3 (1.1~2.0)	5.96±1.29 (4.2~9.1)	2.07±0.29 (1.1~2.8)

(摘自:王彬,等.中华实验外科杂志,1995,12(4):239-240)

第九节 留置导管的并发症

临时性血管通路穿刺插管的并发症可分成两类,即大静脉穿刺的一般并发症和临时静脉插管的特殊并发症。

(一) 一般并发症

1. 血肿形成 在穿刺过程中,如果意外伤及动脉系统,则可能产生局部血肿。对穿刺过程伤及的动脉充分压迫是十分重要的,压迫动脉的时间长短完全取决于病人是否有凝血功能障碍。如果病人的凝血功能正常，直接压迫损伤的动脉 10 min 就可以了。如果血肿形成，病人可能会出现明显疼痛，特别是在插管过程中。如果偶尔把导管留置在动脉内，必须做出明确的决定是否立即拔除导管，有无必要请外科医生来处理或需进手术室处理，而不是在透析室内。不管何时穿刺伤及动脉，都应避免使用抗凝剂，即使是随后的透析过程也是如此。当临时性留置导管被拔除时，也需要对拔出导管的静脉穿刺部位做足够的压迫，以免血肿形成。

2. 穿刺失败　如果几次试穿刺都不能找到穿刺静脉或不能留置静脉，可有几种选择：①如果没有采用超声显像引导的话，此时可以考虑采用超声引导定位。如前所述，超声定位可帮助你确认所穿静脉是否开放，或静脉走行是否有解剖异常。②在做颈内静脉或锁骨下静脉穿刺时，在没有胸部 X 线检查确认排除气胸或血胸时，最好不要做对侧颈内静脉或锁骨下静脉穿刺。如果不做检查，万一存在气胸或血胸，可能会造成潜在致命性双侧气胸的危险。

3. 留置导管血栓形成。

4. 静脉留置导管相关性感染　如果没有其他可用血管通路，应当在拔除感染的临时导管后，在其他中心静脉重新放置导管进行血透。

(二) 特殊并发症

1. 股静脉插管的特殊并发症

(1) 腹膜后血肿：这是与操作有关的最有危险性的严重并发症。如果穿刺插管在腹股沟韧带上方，很可能发生此并发症。此并发症的最初临床怀疑点是无法解释的心动过缓或低血压，这些表现应当引起操作者警觉这种并发症的可能性，必须进行超声波检查以便明确。与腹膜后血肿有关的其他危险因素包括：凝血功能障碍或血小板减少症。在放置深静脉导管时，凡有这些问题的病人都应给予关注。如果认为已发生腹膜后血肿，应慎重考虑延缓透析至少 24 h。如果病人必须透析的话，应当避免肝素或其他抗凝剂，以防止进一步出血，在透析过程应严密观察病人的情况。

(2) 再循环：当留置股静脉导管时，我们应当采用最长的导管，尽量减少无效循环。股静脉插管最好不要使用短于 19 cm 长度的导管。透析过程中静脉回路血没有很好地返回体内，就会使这部分血再抽回到透析器进行重新透析，显然，使病人得不到充分透析治疗。

2. 锁骨下静脉和(或)颈内静脉插管的特殊并发症

(1) 气胸：这是中心静脉插管最重要的并发症之一，锁骨下静脉插管后气胸的发生率为 1%～12.4%。也有人报道，在一组 312 个病人的 460 次留置导管穿刺过程中，未见发生气胸。如果发生气胸，通常需要放置闭式引流瓶。所以，在中央静脉穿刺插管之后都应当做 X 线胸部检查。但是，国内各医院的条件参差不齐，又涉及病人再消毒与费用问题。因此，笔者建议颈部血管穿刺不成功的话，最好改为股静脉穿刺插管更为安全稳妥。

(2) 血胸：当锁骨下动脉偶尔被损伤时，可发生血胸。如果病人有凝血功能障碍，可能发生大出血，尿毒症病人因血小板功能异常也可能加重这种并发症。一旦发生这种严重并发症，最好的处理办法是在患侧放置一根大口径的胸腔闭式引流管。必须注意引流导管的位置要低于胸腔，口径要够粗，以确保血胸的充分引流。同时，要做好心胸外科手术的准备。如果出血不止或出血量大，必须开胸止血。如果病人存在凝血功能障碍，必须马上予以纠正，可以输注新鲜冻干血浆或新鲜血液，必要时可根据病人需要输入凝血因子。当然，由于

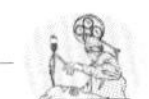

尿毒症病人少尿或无尿，要防止补液过多，因为此时很容易造成心力衰竭和肺水肿。如果病人血小板功能异常，可用精氨酸加压素（DDAVP）以抵抗出血倾向，同时，维持病人血细胞压积（Hct）在30%以上，可以改善伤口部位的血液凝固性。

(3) 气管胸膜损伤：当操作者在做锁骨下静脉穿刺时，如果位置太靠内，则可能发生这种并发症。如果病人主诉他（她）的胳膊在穿刺过程中出现刺痛感，必须停止穿刺，并拔除穿刺针。颈内静脉穿刺极少出现这种并发症。

(4) 胸导管损伤：左侧颈内或左侧锁骨下静脉穿刺可能出现。

(5) 锁骨下静脉狭窄和（或）血栓形成：正如前述，这是一个重要的、保留静脉留置导管较长时期的并发症，这类并发症可导致血流量不足而无法维持长期血透治疗。有人报道，锁骨下静脉留置导管的这类并发症发生率明显高于其他血管。锁骨下静脉血栓形成可以导致同侧上肢静脉回流障碍，一般情况下不会发生，若是同侧上肢制作动静脉内瘘或人造血管搭桥，则会有重要的临床意义。如果发生回流障碍，则可引起同侧上肢水肿，又会影响瘘管的打针穿刺，同时也可导致血透时静脉压增高和再循环增加。血透病人一侧肢体一旦出现锁骨下静脉血栓形成，对于肾科医生无疑是一个挑战。对此，我们可以采用漂浮导管和血管成形术。临床实际工作中，如果知道病人存在一些影响锁骨下静脉血栓形成或狭窄的重要因素，应当尽量避免透析病人采用这种插管，除非无其他办法可以选择。

(6) 喉部血肿和喉返神经损伤：这是颈内静脉穿刺少见的并发症。在一组460例颈内静脉穿刺插管的观察中，仅见1例病人出现这种并发症。但是，这种并发症很危险，可能危及病人的生命。这种并发症开始并不突出，由于病人在透析中加用肝素抗凝，往往在血透开始后才缓慢出现。如果病人出现喉部血肿，必须立即请五官科和普外科会诊，清除血肿，必要时行气管插管或气管切开，以保持呼吸道通畅或改善呼吸。如果已用过肝素，可以用鱼精蛋白中和。个别病人，由于麻醉剂注射量较大或解剖变异，可能导致麻醉剂对喉返神经的影响，出现短暂的声音嘶哑或发音困难，应注意密切观察。此种情况多发生于穿刺位置太靠内侧者。

(7) 留置导管位置不良：放置中央静脉导管后做X线胸部检查的理由之一就是检查留置导管的位置。有时导管尖部并非朝向心脏右心房的方向，而是朝向颈部方向。如果出现这种情况，最好拔除导管重新再插。如果第二次情况相同，就应该采用超声引导穿刺，并检查静脉内有无血栓形成。如果留置导管放到了对侧锁骨下静脉，可以采用介入放射方法进行调整。

(8) 空气栓塞：应避免穿刺针头的接头开放于空气中，可用手指按住接头或插入导丝。放入导管后也要防止导管开放于空气中，此时应嘱病人不要深呼吸，或把导管夹子夹上，最好在导管内保留肝素盐水，或者立即接上透析管路进行透析，因为放置导管后固定缝合需要一些时间，特别是操作不熟练的医生，尤应注意这一点。如果病人突发低血压、紫绀、咳嗽等急性缺氧症状，必须怀疑空气栓塞。如果发生空气栓塞，病人必须立即左侧卧位，头低脚高体位，这样才能防止空气从心脏右心室排出，避免肺部空气栓塞，高纯度氧或100%氧气治疗可加速空气中氮气吸收入血液和周围组织。

(9) 其他：个别作者报道深静脉穿刺可以发生心包积气和心包填塞等。

第十节 中心静脉置管的安全与质量管理

经皮中心静脉穿刺存在一定风险和并发症，在临床工作中应当随时牢记，医生的每一次穿刺都应作为第一次来要求自己，应当建立安全质量控制的规范并严格执行，加强监督检查。

1. 建立经皮穿刺中心静脉置管的技术操作规范。目前中华肾脏病分会已经制定并出版了《肾脏病诊疗操作技术规范》，应该按照规范要求进行操作。

2. 建立该项技术的准入制度和医师资格论证，有关医师必须经过专门培训并取得资格证书。

3. 与患者和家属签署知情同意书。

4. 穿刺操作前，仔细了解患者病情及其耐受能力，以便选择不同部位血管穿刺。

5. 正确选择穿刺静脉和穿刺方法。

6. 重危患者要吸氧，在监护下实施，并准备各种救治设备和药品。

7. 遇到穿刺困难时，要冷静，应该向上级医师报告或请求有经验的同事帮忙，避免反复多次穿刺。

8. 建立穿刺技术登记，认真填写穿刺记录。

9. 加强术后观察，特别是穿刺过程不顺利或者病情比较危重患者的观察。及时摄片了解肺部情况。

10. 重视留置导管使用过程的护理，加强卫生宣教，预防感染、血栓形成、空气栓塞、导管脱落等。

总之，安全放置深静脉导管的技巧是当今肾科医生或透析医生必须掌握的重要工作。目前，首先考虑的一般是颈内静脉和股静脉。如果有心功能不全，首先使用股静脉。使用超声引导穿刺可以减少穿刺并发症，并减少探查次数，容易插管。实施深静脉插管的医生应当保证有足够的临床经验和较好的解剖知识，对于新手，必须要有熟练者带教与指导，并严格遵守操作规范，才能避免危重并发症，并顺利开始透析治疗。

（叶朝阳）

参考文献

[1] Bander SJ, Schwab SJ. Central venous angioaccess for hemodialysis and its complications. Sem Dial, 1992,5:121-128

[2] Fan P-Y, Schwab SJ. Vascular access-concepts for the 1990s. J Am Soc Nephrol, 1992,3:1-11

[3] Fan PY. Acute vascular access: new advances. Adv Ren Replace Ther, 1994,1:90-98

[4] Dahlberg PJ, Yutuc WR, Newcomer KL. Subclavian hemodialysis catheter infections. Am J Kidney Dis, 1986,7:421-427

[5] Kelber J, Delmez JA, Windus DW. Factors affecting delivery of high-efficiency dialysis using temporary vascular access. Am J Kidney Dis, 1993,22:24-29

[6] Blake PG, Huraib S, Uldall PR. The use of dual lumen jugular venous catheters as definitive long

term access for hemodialysis. Int J Artif Organs, 1990,13:26 - 31

[7] Shusterman NH, Kloss K, Mullen JL. Successful use of double - lumen, silicone rubber catheters for permanent hemodialysis access. Kidney Int, 1989,35:887 - 890

[8] Moss AH, McLaughlin MM, Lempert KD, et al. Use of a silicone catheter with a Dacron cuff for dialysis short - term vascular access. Am J Kidney Dis, 1988,12:492 - 498

[9] Canaud B, Beraud JJ, Joyeux H, et al. Internal jugular vein cannulation with two silicone rubber catheters: a new and safe temporary vascular access for hemodialysis. Artif Organs, 1986,10:397 - 403

[10] Canaud B, Beraud JJ, Joyeux H, et al. Internal jugular vein cannulation using 2 silastic catheters: a new simple and safe long - term vascular access for extracorporeal treatment. Nephron, 1986,43:133 - 138

[11] Millner MR, Kerns SR, Hawkins IF, et al. Tesio twin dialysis catheter system: a new catheter for hemodialysis. Am J Roentgenol, 1995,164:1519 - 1520

[12] 赵宗河,张新,姜埃利. 锁骨下静脉上位置管术在血液透析中的应用. 天津医药,2000,28(3):181 - 183

[13] 沙国柱,季大玺. 血液透析血管通路及其并发症. 肾脏病与透析肾移植杂志,1997,6(1):68 - 71

[14] 李少华,范育华,李天慧. 颈外静脉穿刺中心静脉置管血液透析:附 58 例报告. 肾脏病与透析肾移植杂志,1999,8(5):445 - 446

[15] 王玉柱,朱军,于仲元. 股静脉与颈内静脉留置双腔导管在血液透析中的应用. 北京医科大学学报,1997,29:65 - 67

[16] Troianos CA, Jobes DR, Ellison N. Ultrasound - guided cannulation of the internal jugular vein: a prospective, randomized study. Anesth Analg, 1991,72:823 - 826

[17] Tapson JS, Uldall PR. Fatal hemothorax caused by a subclavian hemodialysis catheter: thoughts on prevention. Arch Intern Med, 1984,144:1685 - 1687

[18] Tapson JS, Uldall R. Avoiding deaths from subclavian cannulation for hemodialysis. Int J Artif Organs, 1983,6:227 - 230

[19] Vanholder R, Hoenich N, Ringoir S. Morbidity and mortality of central venous catheter hemodialysis: a review of 10 years' experience. Nephron, 1987,47:274 - 279

[20] Vanherweghem JL, Cabolet P, Dhaene M, et al. Complications related to subclavian catheters for hemodialysis. Am J Nephrol, 1986,6:339 - 345

[21] Zeien LB, Noguchi TT. Fatal hydrothorax associated with subclavian vein catheterization for hemodialysis. Am J Forensic Med Pathol, 1992,13:326 - 328

[22] Hartle E, Conlon P, Capstens R, et al. Ultrasound guided cannulation of the femoral vein for acute hemodialysis access. J Am Soc Nephrol, 1993,352 - 353

[23] Jaques PF, Mauro MA, Keefe B. US guidance for vascular access: technical note. J Vasc Interv Radiol, 1992,3:427 - 430

[24] Paternoster G, Molino A, Alloatti S. Emergency and temporary vascular access. Minerva Urol Nefrol, 1998,50(1):1 - 5

[25] Poisni RL, Young EW, Dykstra DMk, et al. Vascular access use in Europe and the United States: results from the DOPPS. Kindney Int, 2002,61:305 - 316

[26] Weijmer, MC, Ter Wee PM. Temporary vascular access for hemodilaysis treatment. In: Ronco C, Levin NW, (eds). Hemodialysis vascular access and peritoneal dialysis access. Based: Contrib Nephrol, 2004:94 - 111

[27] NKF - K/DOQI guidelines. Clinical practice guidelines and clinical practice recommendation: 2006 updates. AJKD, 2006,48:S1 - S322

第四章

长期留置皮下隧道涤纶套导管

随着社会科学技术的发展与健康水平的提高，人的寿命不断延长，65 岁以上老年人越来越多，在中国尤其是发达城市，糖尿病尿毒症患病率在不断增加；社会医疗保障水平的提高也使得尿毒症透析患者的生存时间不断延长，这类人群的透析血管通路面临的问题也成为当今透析治疗的重要问题之一。

中央静脉留置导管作为血液透析的血管通路在临床上的应用非常普遍，经皮下隧道穿刺中心静脉留置涤纶套导管在一部分患者中已作为永久性通路使用。在 10 余年的应用中受到了广泛的欢迎。各个透析中心不断丰富使用经验，改进的新导管也不断涌现，目前市场上有多种不同设计类型的涤纶套导管。

导管在静脉中留置自然存在血栓、流量不足、感染和患者生活不适等问题。由于透析血泵的抽吸负压，经常使得静脉壁吸附在导管顶端，影响血流量，尤其是在导管开口有血栓形成或导管外纤维蛋白鞘形成时。导管开口部位的空隙很小，透析血流量的要求使得导管开口的血液流速增大，进一步增加静脉壁的贴附作用，影响透析过程的完成。因此，解决中心静脉留置导管的这些问题一直是透析学界和医疗材料专家努力研究的课题。

为了保证留置导管保留时间长、透析血流量充足等问题，专家们设想从下列 4 个方面解决：①将导管顶端放入右心房，使导管开孔不会顶在静脉壁上，此时只有导管的一端开口可能贴在心房壁上；②留置导管时将动脉端放置在导管的弯曲内面，可避免动脉开口贴附静脉壁；③使用大口径导管，使导管开口不容易被小血栓或小的纤维蛋白膜堵塞；④采用导管动静脉端壁四周均有开孔的导管，使得透析过程的血液可以从多个开口进出，至少可保证一些开口不会贴附静脉壁。但上述 4 种方法都有其优缺点或难度，因此，临床上只能选择比较好的折衷办法。

第一节　长期留置皮下隧道涤纶套导管的种类和材质

一、种类

目前国际上使用的涤纶套导管至少有 10 余种，它们在设计上各有其优缺点，笔者认为大致可以分为以下 4 类。

第1类：顶端阶梯式（staggered tip）双腔涤纶套导管，包括 Quinton Permcath，Mahurkar，Opti－flow，LifeJet，Dura－Flow，Uldall等品牌的导管。国内绝大多数单位使用美国泰科公司的 Quinton Permcath导管（图4－1－1）。

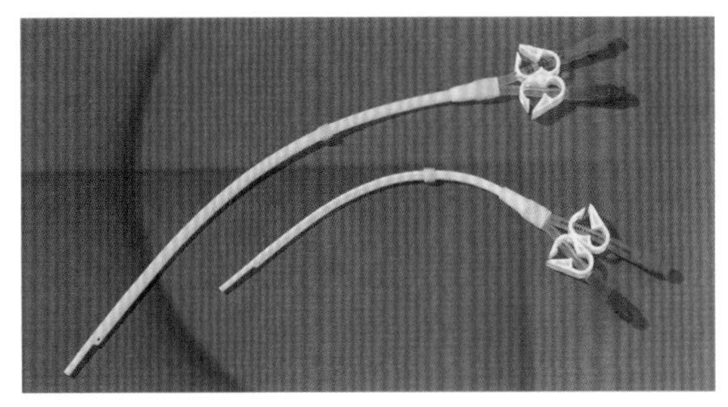

图4－1－1 常用的第一代顶端阶梯式有侧孔的 Quinton Permcath 导管

第2类：顶端分裂式（split tip）双腔涤纶套导管，包括 Hemosplit，Carbothane，Ash Split，Cannon等导管（图4－1－2）。前两种顶端分裂式是预制好的，后两种在使用时临时撕开动静脉顶端。目前国内一些单位开始使用巴德公司的 Hemosplit 导管。

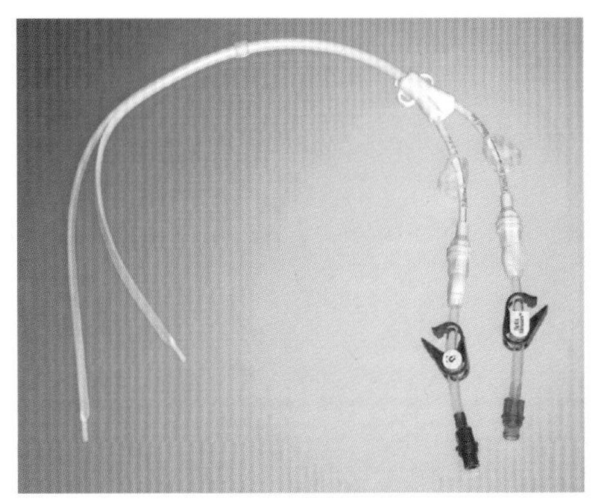

图4－1－2 顶端分裂式涤纶套导管

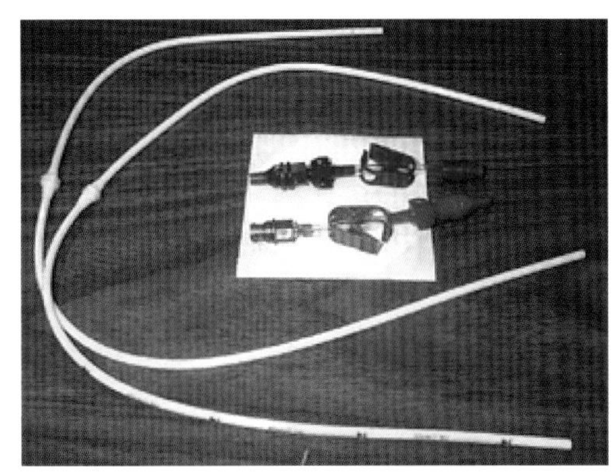

图4－1－3 Tesio导管

第3类：单腔涤纶套双导管（Two single lumen catheters），主要有 Tesio，Tandem－Cath，Canaud，Bio－Flex等品牌（图4－1－3）。Tesio和Tandem－Cath导管涤纶套是固定在导管中间或略偏一端部位，而Bio－Flex等导管的涤纶套是可移动式的涤纶套夹，可以更好适应涤纶套位置的摆放。有些导管的涤纶套被改为金属索环。

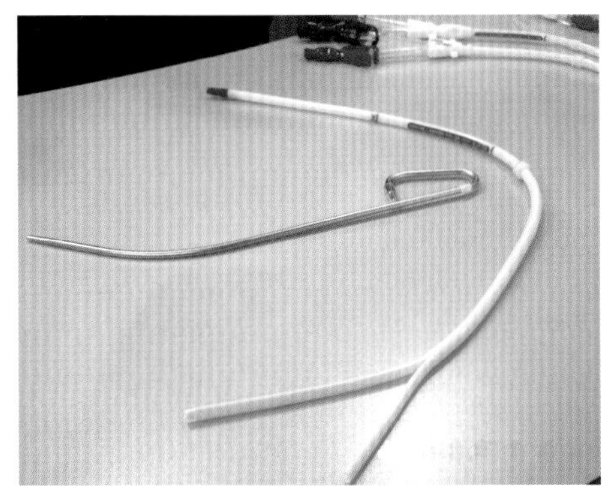

图4－1－4 新型外接头可拆卸导管

第4类：是2009年刚进入中国市场的顶端对称式开口的导管，即 Palindrome 导管，其动静脉两端任何一端都可以作为动脉引血或静脉端回血，再循环率低，不影响透析效果。近年还开发出外接头拆卸导管以及导管表面涂有抗凝药物和抗菌药物的导管（图4－1－4，4－1－5ab）。

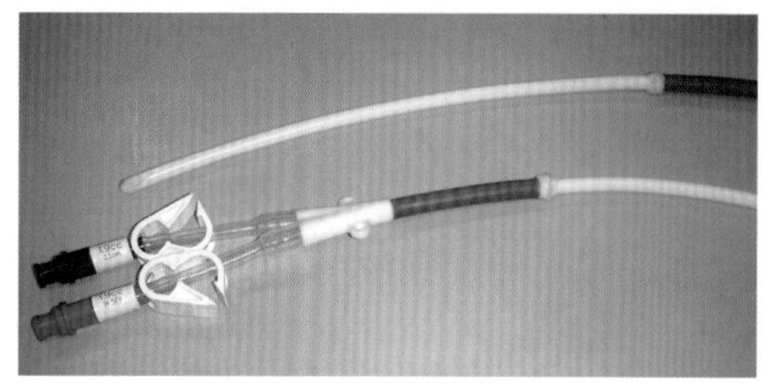

图 4-1-5a　导管外表涂有抗菌药物的导管

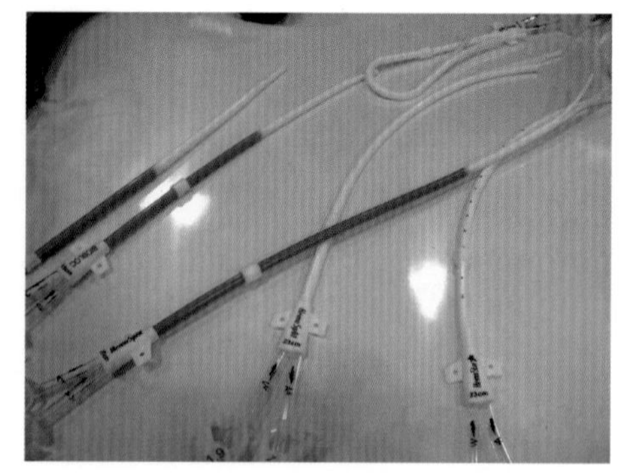

图 4-1-5b　导管外表涂有抗凝药物的导管

第 5 类:完全置入皮下的长期留置导管。这类导管因为已经与皮下装置固定埋入,完全不与外界相通,没有涤纶套(图 4-1-6～4-1-11)。

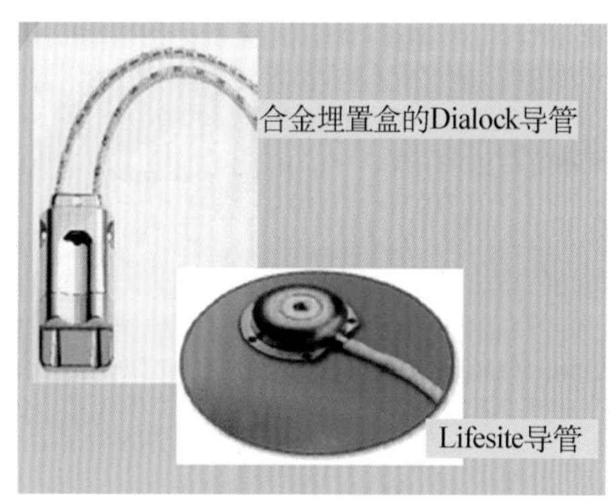

图 4-1-6　皮下埋置盒(Dialock ®)和皮下球型泵(Lifesite ®)实物图

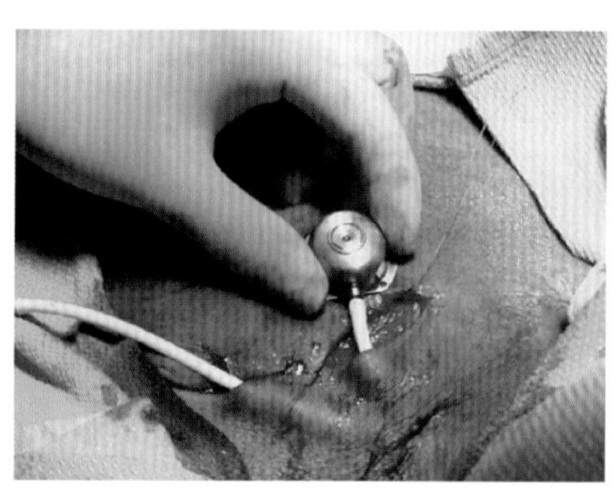

图 4-1-7　皮下球型泵(Lifesite ®)双泵单腔导管留置术后图

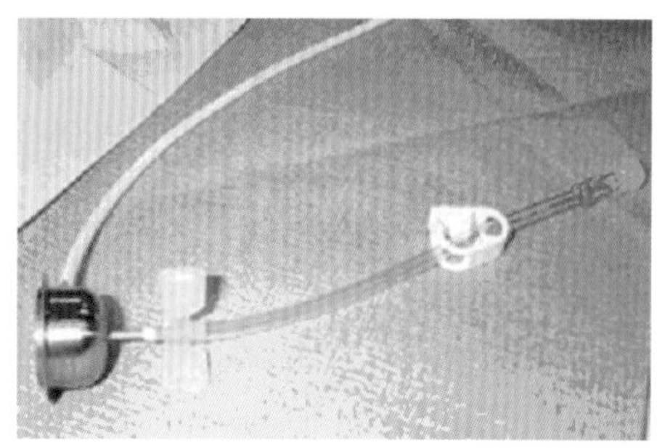

图 4-1-8　皮下球型泵(Lifesite ®)、永久导管和穿刺针连接实物图

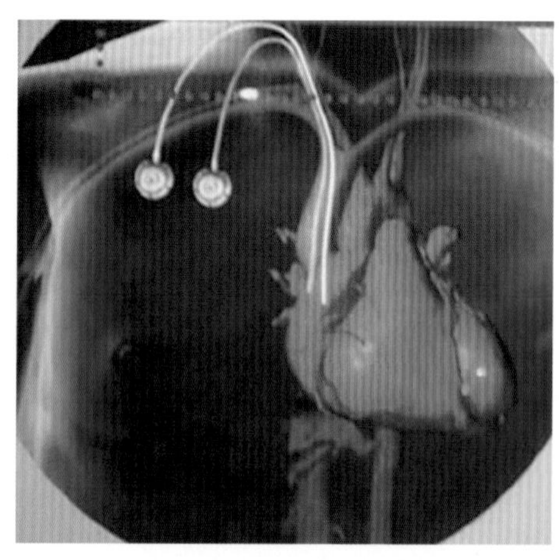

图 4-1-9　皮下球型泵(Lifesite ®)永久导管埋置在中心静脉内的示意图

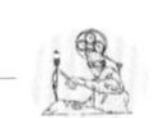

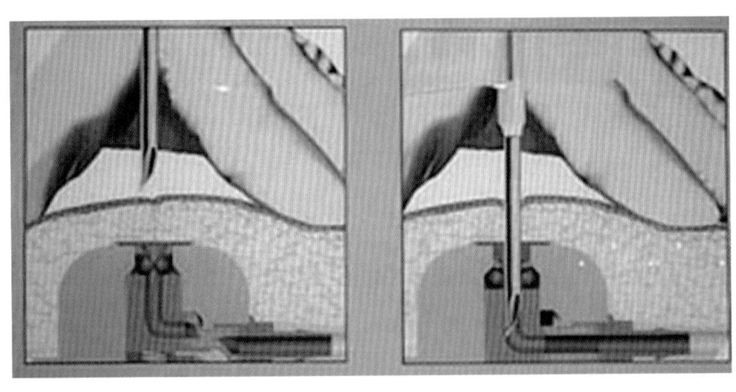

图 4-1-10 皮下球型泵(Lifesite ®)穿刺针工作原理示意图

注：左图为使用 14 号穿刺针，球型泵穿刺前弹簧夹关闭，连接通道错位并断开；右图为穿刺针插入球型泵后弹簧阀门开放，连接口下移，通道接通。这种设计保证病人未透析时通路关闭，可以防止出血和感染。

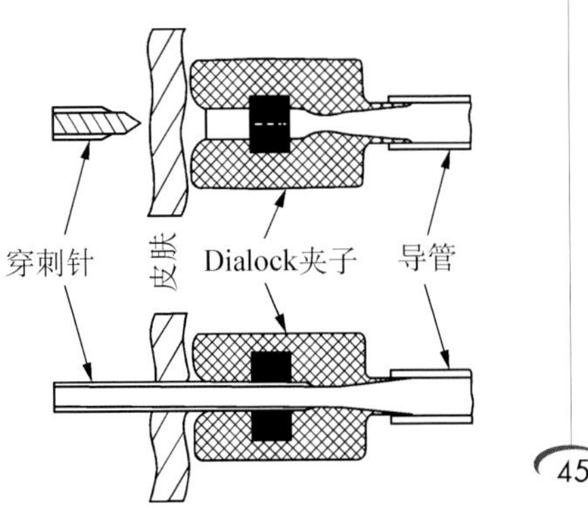

图4-1-11 皮下埋置盒(Dialock ®)穿刺针工作原理示意图

注：穿刺针进入皮肤前，Dialock 夹子关闭，穿刺针进入后，夹子被顶开，血流接通。

二、材质与尺寸

长期涤纶套导管的材质主要是硅胶、聚氨酯，或是聚矽氧烷生物材料，这些材料可以保证导管在体外有一定硬度，在体内比较柔软，既容易插入血管，又不易损伤血管内膜，生物相容性好，减少血栓的形成。上述各种品牌的导管，其导管腔的设计有 4 种管腔截面：半圆形(D 形)、C 形(伴一小圆形)、大小同心圆形和双圆形。根据病人不同身高的需要，导管分别有 28、36、45、60 cm 等长度，而从导管顶端到涤纶套位置长度分别是 15、19、25、40 cm 不等。个别导管甚至达到 100 cm，适用于经下腔静脉途径留置插管。

外源性材料进入血液可导致血小板黏附并聚集于其表面，形成纤维蛋白鞘和凝血块，从而激活凝血机制。其中导管的材料和其硬度是两个重要因素。导管僵硬和表面不规则可促使血栓形成，僵硬不可弯曲的导管可致血管内皮损伤。目前认为最佳的导管材料是聚氨酯，尤其是聚矽氧烷生物材料较好。聚矽氧烷具有热固性，常温下是柔软的。聚氨酯具有热塑性，在体温下变软。目前最常用的是涤纶毡套双腔导管，也有使用两根单腔导管进行双泵透析的。导管通常是不透 X 线或者是导管外表带有不透 X 线的线条。

第二节 使用涤纶套导管的指征

经皮下隧道留置的涤纶套导管可以使用数周到数月，甚至数年。它的安装及更换操作简单，留置后即可使用，无须穿刺，对血流动力学影响不大。根据美国 NKF-K/DOQI 指南，为了减少留置导管的感染率，如果留置导管超过 3 周，建议放置涤纶套导管。由于国内各个地区条件差别比较大，患者应用长期导管的费用相对较高，部分患者有很好的使用指征而没能使用，放任临时导管的长时间留置，造成感染率增加。当然，能够制作内瘘的患者也应该尽量制作自体内瘘，不要对所有开始血透的患者都采用长期涤纶套导管。国内专家认为长期涤纶套导管主要适应证如下。

(1) 永久性动静脉内瘘尚处于成熟期，而需等待 3 周以上(NKF-DOQI)，或者拟行内瘘手术，因病情需要立即开始血透的患者。

(2) 肾移植前过渡期的患者。

(3) 对于一小部分生命期有限的尿毒症患者，尤其是晚期肿瘤合并尿毒症患者。

(4) 不能建立瘘管并不能进行肾移植的患者。

(5) 患有严重动脉血管病的患者，特别是老年患者。

(6) 低血压而不能维持瘘管血流量者。

(7) 反复心力衰竭发作、制作内瘘可能加重或诱发心力衰竭的患者。

(8) 害怕血液透析穿刺的患者。

第三节　涤纶套导管留置方法及注意要点

深静脉留置插管的应用经历了不断深化认识的过程。虽然治疗尿毒症患者的股静脉插管术在 20 世纪 60 年代初最早使用，而锁骨下静脉插管术是在 60 年代末才开始使用，它使患者活动不受限制，感染率也比较低，生活质量提高，故更为可取。然而，由于长期留置导管放置时间比较长，对中心静脉的不良影响就会逐渐表现出来；80 年代中期以后发现锁骨下静脉插管有许多明显的比较严重的远期并发症，如可以引起锁骨下静脉、头臂静脉及上腔静脉的狭窄，在同侧手臂建立血管内瘘，常常会出现狭窄的临床症状和体征。目前，NKF－K/DOQI 指南已经明确建议尽量不选用锁骨下静脉穿刺留置导管。

一、长期留置导管静脉的选择

长期留置导管的穿刺技术是建立在临时中心静脉穿刺基础上的，只有很好掌握中心静脉的穿刺置管术，才可以实施长期留置导管的手术。

1. *常规穿刺的导管入路*　同临时中心静脉留置导管。

2. *采用静脉切开法*　这是长期留置导管的一种可行的方法，最常采用的是颈外静脉切开法。因为颈外静脉表浅，尿毒症患者常常有容量过负荷或者心力衰竭，造成颈外静脉比较扩张，显露比较明显，因此，置管成功率比较高。而且长期留置的导管比较长，比较柔软，送入血管比临时导管更容易，效果更好。有时，也有采用颈内静脉或其他部位静脉切开放置长期留置导管。

涤纶套导管留置需要保留较长时间，要保证充足血流量，留置导管静脉的选择十分重要，无论是 NKF－K/DOQI 指南还是其他文献，都是首选右侧颈内静脉。右侧颈内静脉、上腔静脉到右心房基本保持一直线，导管经右颈内静脉插入后不易打折、异位，导管内血流阻力小(图 4－3－1)。近年来，国外许多文献报道采用右颈内静脉插入大约占 80%，左颈内静脉插入约 20%。因为担心锁骨下静脉狭窄，故很少采用锁骨下插管。但笔者认为，左颈内静脉插入的导管由于经过 2 次弯道，经验少的医生经常没能将导管放到位，导管顶端容易顶在上腔静脉壁上。而经右侧锁骨下静脉或右颈外静脉入路的导管容易到达上腔静脉根部或右心房，所以采用右侧锁骨下静脉上入路穿刺，导管进入的静脉部位在锁骨下静脉和颈内静脉汇合处，损伤锁骨下静脉轻微，摩擦点少，效果与右侧颈内静脉相似。笔者已经使用长期留置涤纶导管 800 余例次，其中经颈内静脉入路 82.2%，锁骨下静脉 10.2%，颈外静脉

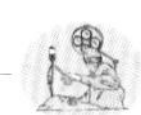

7%，经左颈内、外静脉和左锁骨下等入路仅占总数的5%。经颈内静脉穿刺入路成功率97%，经锁骨下静脉成功率96%，经颈外静脉切开插管成功率81%。有些患者由于以前插管造成的上腔静脉狭窄或其他原因而必须穿刺其他静脉才能留置导管。有人报道采用股静脉插管效果也可行，皮下隧道可以是直的，尾部指向股前，也可以是弯的指向头部，出口在右下腹腹股沟韧带的上方。但是，目前国内所用导管堵管发生率高，不主张采用股静脉插管。

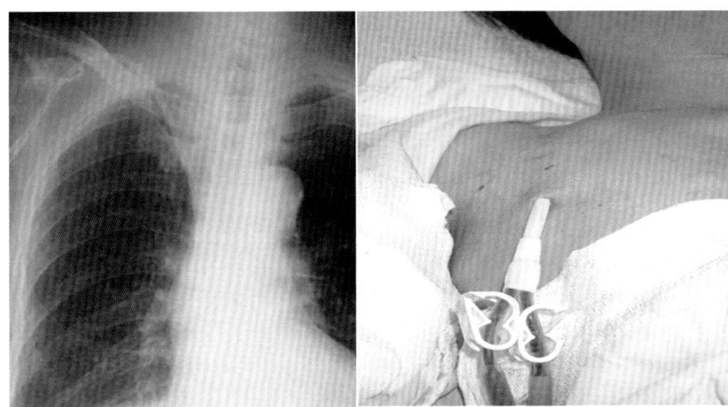

a. 经右颈外静脉留置导管

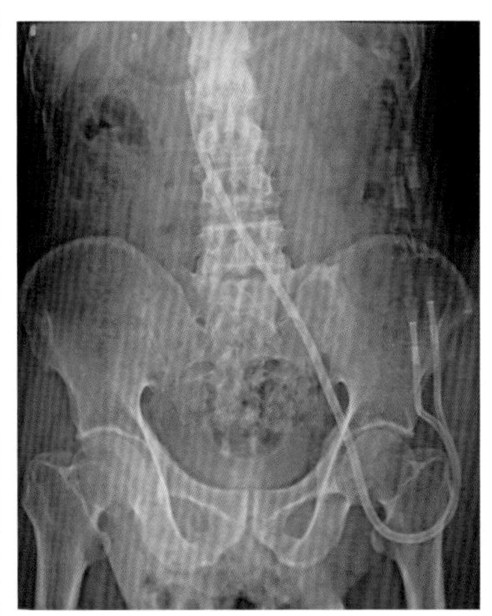

c. 经股静脉留置涤纶套导管

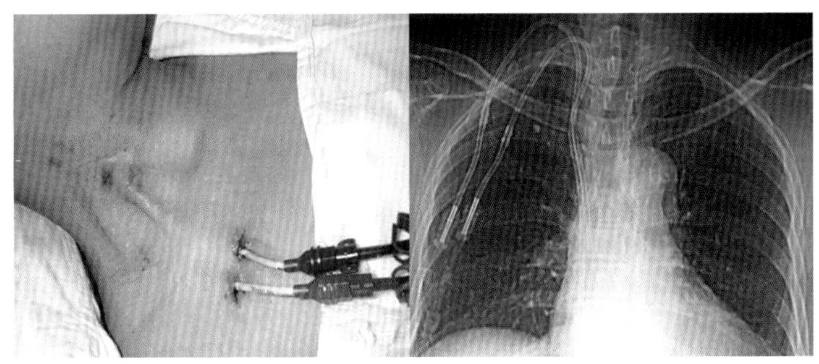

b. 经右颈内静脉留置双根单腔导管

图 4-3-1 留置涤纶套导管的患者照片

二、具体置管手术方法

插管可以在手术室、放射介入室或透析操作室中进行，最重要的是无菌操作。分为穿刺法和切开法。采用静脉切开法时，静脉必须是可游离的，静脉切开后插入导管。

1. *穿刺法* 经皮穿刺法是利用Seldinger技术，通过引导钢丝将导管插入。通常使用两种不同的扩张器，小扩张器与临时性留置导管穿刺相同；大的扩张器带有撕脱型外鞘，留置导管通过撕脱型外鞘送入血管，在送入导管的同时，撕开外鞘管并拉出(图4-3-2)。目前有一种带封闭阀门的撕脱型扩张器，在取出扩张器内芯时可以减少血液的流失，同时可以避免空气意外进入患者体内；也可采用经导丝引导置入长期导管(图4-3-3，4-3-4)。穿刺法的优点是可允许重复使用该部位。

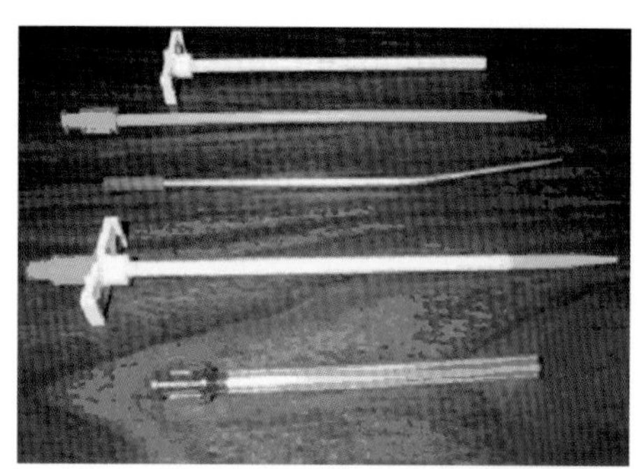

图 4-3-2 留置长期导管使用的皮下隧道通条和扩张器

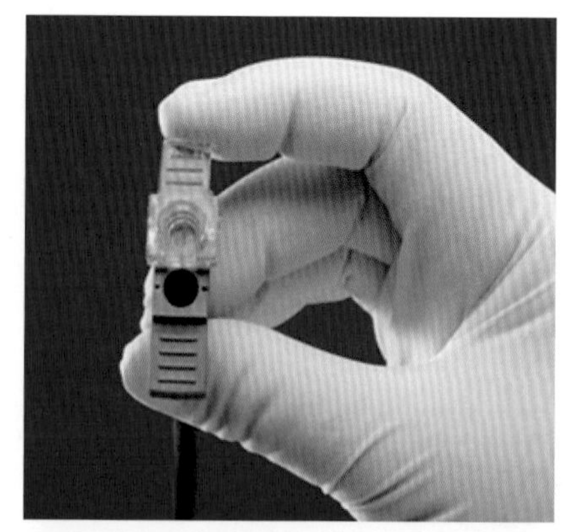

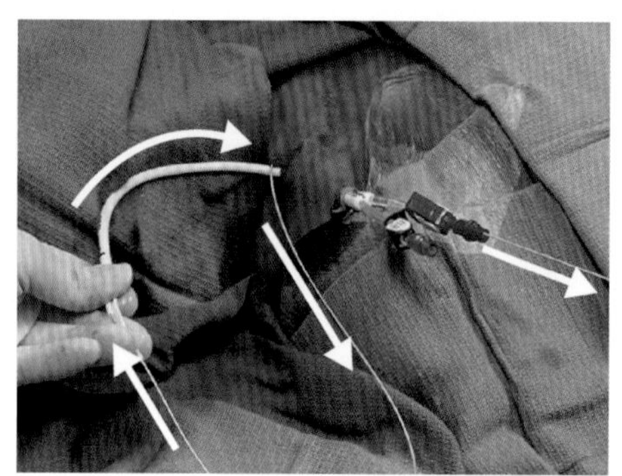

图 4-3-4 采用直接经导丝引导法留置长期导管

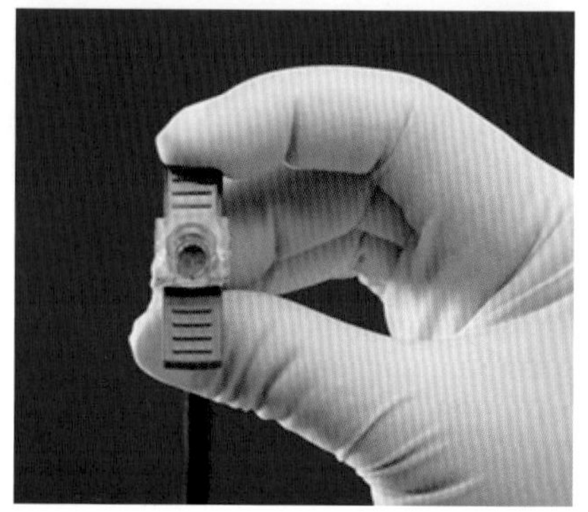

图 4-3-3 新型带阀门的扩张撕脱管照片

超声进行颈内静脉定位大大增加了首次插管的成功率，两种方法中，皮下隧道都是使用细探条打通的，带有轻微弧形的隧道可以减少扭折的发生。隧道不宜太长，以避免导管的端子(即动静脉两端接头部位)进入出口部位；但也需有足够长度，使涤纶毡套距皮肤切开处2～3 cm，必要时用透视或胸片检查以帮助纠正位置。如果患者比较瘦，或者颈项部位肌肉组织比较薄弱，或者原来已经留置过长期导管，此时采用直接经导丝引导法送入长期导管比较顺利。

2. *切开法* 主要用于穿刺失败或颈外静脉比较显露的患者。切开法也可以在颈内静脉切开置管，直接暴露血管后，切开静脉送入导管。切口可以采用荷包缝合，也可以直接结扎颈外静脉远端。

三、导管顶端位置

导管尖头的最终部位应放在上腔静脉根部，也有部分学者建议放在右心房。但是，由于患者体位变化和心脏的跳动影响，患者随年龄和病程发展，身高变短，笔者认为导管顶端到达上腔静脉根部比较好。有些导管被称为“心房导管”，确实头部在右心房的导管效果较好。心房导管存在一些虽少见但可能很严重的并发症，如心律失常、心脏穿孔或心房血栓。绝大部分并发症是由于使用了非聚矽氧烷材料的导管所引起。另外，必须认识到导管的位置会发生潜在迁移也是很重要的。最近的研究表明，48 h 内大多数病人卧位与立位胸片导管位置可离开心房相差数厘米之多。

如果在 DSA 或透视直观下置管可以准确定位，但国内临床实际操作比较困难，而且费用明显增加。体表定位法也是比较可靠和准确的，身高较低者导管顶端达到右侧第 2 肋间隙，身高较长者导管顶端达到右侧第 3 肋间隙，最好术前为患者摄正位胸片，帮助明确右心房和上腔静脉根部与前肋间隙的位置关系，以便手术置管定位。(图 4-3-5)。皮下隧道 8～10 cm 以上，涤纶套距离出口至少 2 cm，隧道内导管必须保持良好的弧度，以免导管打折。导管出口点靠外一些可以减少导管打折概率；颈内静脉穿刺点不宜太高，否则导管从前胸壁隧道出来进入颈内静脉容易成角。预弯导管不易成角，动脉端已经固定好(靠内侧)。普通直管摆放时，完成隧道后必须使动脉外接头靠近中线方向。

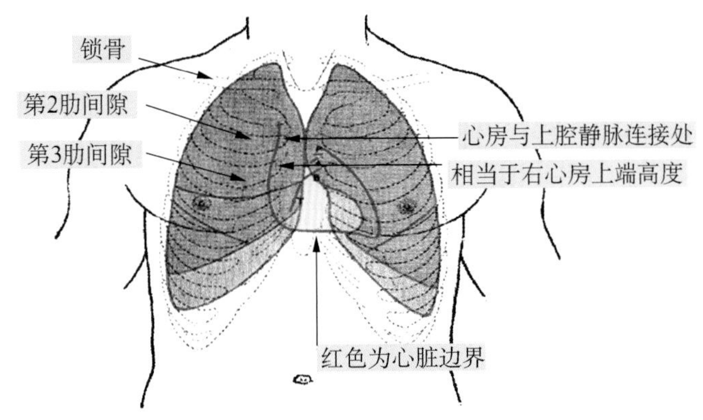

图 4-3-5 根据胸部前肋骨和肋间隙进行导管顶端位置的体表定位

第四节 皮下隧道留置涤纶套导管的临床应用

国外在 20 世纪 80 年代末开始报道皮下隧道留置涤纶套导管的临床使用情况，目前仍然有较高的使用率。根据 2008 年 DOPPS Ⅲ研究报告的结果，在英国和加拿大使用长期涤纶套导管的患者做血透通路达到 30%以上。国内在 90 年代后期开始皮下隧道留置涤纶套导管的临床应用。由于老年患者的不断增加，糖尿病患者的发病率上升，长期导管的使用也在不断增加。特别是国内，因为医保和手术技术的限制，人造血管搭桥内瘘的推广应用不够多，长期导管有其快速使用的优越性，因此使用的比例也在逐渐增加，部分单位已经达到 10%。

一、通畅率

最初报道，涤纶套双腔留置导管内血栓形成或血流不畅发生率为 2.3%透析例次，感染发生率为 1/12.5 个病人月。笔者 2007 年报道，380 例次长期深静脉留置导管临床应用的生存分析，导管的中位生存时间分别为颈内静脉 31±2.8 个月，颈外静脉 30±4 个月，锁骨下静脉 19±2.9 个月。表 4-4-1 总结了国外许多单位的应用情况，供同行们借鉴。理论上讲，这种血管通路技术在合理的时间内作为提供充分透析剂量的一种方法，会被绝大多数医生所采用，同时也需要减少其并发症和降低费用。

表 4-4-1 早期血透病人临床应用涤纶套隧道导管作为长期血管通路研究的比较

作 者	年份	导管类型	使用导管数量	次级通畅率(%,每年)	菌血症发生率(每 100 天导管留置)
Gibson 等	1991	Permcath	64	74	
McLaugblin 等	1997	Vascath	54	82	0.16
Lund 等	1996	Vascath	237	25	0.14
Moss 等	1988	Permcath	62		0.016
Moss 等	1990	Permcath	168	65	
Prabbu 等	1997	Tesio	82		0.29
Shaffer 等	1995	Permcath	98	35	
Shusterman 等	1989	Permcath	22		0.17
Swartz 等	1994	Vascath	118	30	0.29
Suhocki 等	1996	Permcath	121	51	
Tesio 等	1994	Tesio	300	93	
Uldall 等	1993	Uldal	80		0.17
叶朝阳 等	2005	Permcath	190		0.24

留置导管使用寿命也可分为初级通畅率(开放率)、次级通畅率(开放率)。前者是指累积的自发通畅的可能性,后者是指须干预措施后导管通畅的累积可能性。当用导管半寿期来评价其使用寿命时,由于导管的使用目的不同而使导管的存留率有明显差异。

许多研究表明,用作血透长久通路的导管在 12 个月时其次级通畅率差别较大。最近有人报道结果很好,如次级通畅率 1 年为 98%、2 年后 96%、5 年后 93%,这些差异很难只用导管特性不同来解释,感染和功能丧失是最终导致拔除导管的两种最常见的并发症。似乎对于导管的管理也与造成这种差异有关。多个中心的研究表明,颈部插管较锁骨下静脉插管的使用期更长一些。

二、导管的血流量

血流量要达到 250～300 ml/min 才能保证充分透析,高效透析要达到 400～450 ml/min。为了提高血流速度而使用过高的负压会增加导管腔破裂及导管头吸附血管壁的危险。除导管的材料外,导管的长度、内径及远端孔的几何形状将决定导管的内部阻力。有人对目前市场上 3 种不同类型的导管进行了比较,其中包括带侧孔及远端孔的 Vascath 双腔导管、带远端孔的 Permcath 双腔导管及带远端孔和侧孔的单腔双泵 Tesio 导管,后者阻力最小。另有一项调查研究,所有导管均经颈静脉或锁骨下静脉插入,使检测血液通路通畅有可比性,以血流量达到 350 ml/min 或 350 ml/min 以上的患者百分比作为指标;对照组选用动静脉内瘘患者,其内瘘管血流量均达到 350 ml/min 或以上,通路的可靠性近 100%。研究结果表明,所有类型导管的效率均较动静脉内瘘低,Vascath 导管尤为低,其平均流量为(320±62) ml/min, Tesio 管为(396±45)ml/min, Permcath 管为(384±28)ml/min;三者的再循环率相似。假设把可靠性的指标定在 300 ml/min,则 3 种导管的可靠性是相似的。在另外一组

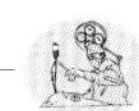

研究中,绝大多数患者的 Tesio 导管血流量均可达到 375 ml/min 以上。

2000 年美国医学科学家研究开发的一种皮下埋置球或埋置盒的导管,避免导管外接头暴露在体外,为双泵单腔导管,导管远端连接一个不锈钢球型泵,球型泵放置在前胸部皮下。一般同时安置两个不锈钢球型泵,即连接两条单腔导管。透析时分别穿刺两个不锈钢球型泵,一个为静脉端,另一个为动脉端。球型泵在穿刺针插入时阀门开放,血液可以流出;穿刺针拔除时,阀门关闭,防止血液流出。根据有限的经验交流,使用 1～2 年的效果良好。经过几年使用发现其局限性仍然比较明显,如血栓发生率比较高,仍然有一定感染率,更换导管代价比较高,手术更加麻烦。因此,最近几年该类型导管逐渐淡出市场。

另外一种已知但不常见的导致导管失功能的原因是血管血流量不足。有人将患者分为导管经常失功组(血流量低于 200 ml/min)和很少失功组,分别测定其血透前的中心静脉压。发现后一组中大部分患者血透前的中心静脉压超过 5 mmHg,这些结果说明临床上很难估计血流状态。由此可见,临床医生应高度警惕低血容量可能成为导管失功能的原因之一。

三、再循环

再循环使透析的充分性受到限制。要减少或停止再循环,必须在两条远端不同的静脉中插入两根不同的导管,显然这种方法并不适合于每天操作。目前常用的导管其流入的动脉孔距流出的静脉孔数厘米,可减少再循环血流量。股静脉导管的再循环血量较锁骨下静脉导管高,特别是较短的股静脉导管,其再循环率可达到 10%,这可能与导管没有插到下腔静脉有关。

最近有研究表明,Twincath 双腔导管在透析血流量达 300 ml/min 时,再循环率平均为 8.5%;血流量 375 ml/min 时为 11%。这进一步证实了以前的一种说法,即当透析血流量达到 300 ml/min 以上时,其所显示的血流量可能较实际通过的血流量要高。临床上常见到由于动脉端血流量低而将导管动静脉两端反接的现象,即血液从静脉端流入导管,透析后从动脉端流回体内。有几项研究表明这种方法可增加再循环血流量,导致治疗效率下降。虽然临床实践中反接几次(有时 1～2 次)后,重新正接即可恢复较理想的血流量,但应该尽量减少反接次数。其根本的问题是解决动脉端不畅通的原因,如采用尿激酶溶栓治疗等。

为了减少长期留置导管的再循环率,最近几年又研究开发了一种新型导管,叫 Palindrome 导管(图 4-4-1)。导管顶端为动静脉对称性 Z 形开口,开口大,导管动脉和静脉顶端的近

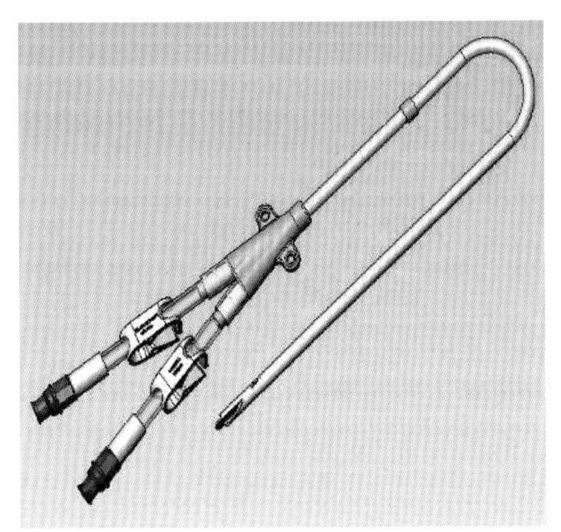
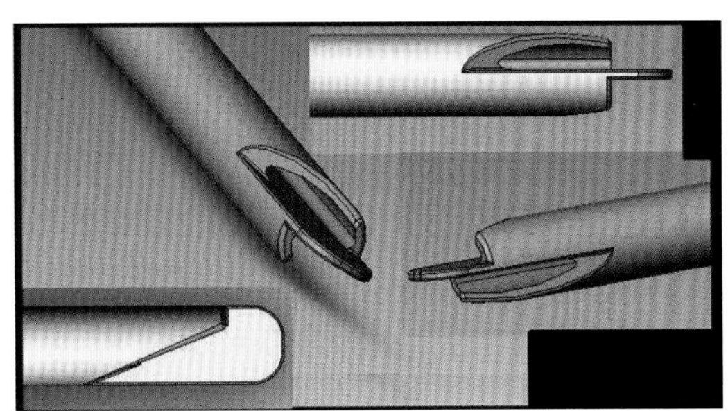

图 4-4-1 Palindrome 导管实物图

心端约 2 cm 处还有一个菱形的激光制作的窗口，保证导管两端的充足血流量；而且在动静脉端反接时减少了再循环。根据对比导管的研究报道，原来远端梯形开口的 Permcath 导管动静脉端反接的再循环率最高达 31%，部分导管反接无法抽出血液，顶端分叉的导管再循环率最高可达到 16%；而新型 Palindrome 导管反接的再循环率最高只有 2%（图 4-4-2）。根据 2006 年 NKF-DOQI 指南的要求，再循环率不应超过 5%，才能保证透析的充分性。

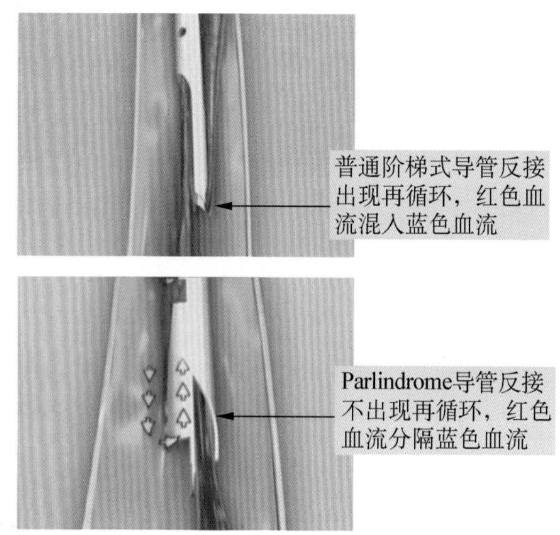

图 4-4-2 Palindrome 导管与其他导管再循环率比较

第五节 涤纶套导管临床应用的并发症及其防治

最重要的导管相关并发症是感染和功能丧失或减退，它们决定了导管的使用寿命。特别是感染，它是导致导管拔除的首位原因。临床应用涤纶套导管的并发症包括插管并发症（急性并发症）和后期并发症。插管术的并发症与普通临时深静脉穿刺插管相同，主要有误穿动脉、气胸、血胸及心律失常等。下面重点讨论后期并发症。

由于涤纶套导管外接管（动静脉端）在体外，血透过程经常接卸，管腔与外界接触机会多，导管长期留置过程可能出现以下并发症。

一、感染

导管相关性感染（catheter-related infection, CRI）包括导管出口处感染、隧道感染、导管腔内感染和导管相关性败血症，以及导管相关性的转移感染，是导管拔除的主要原因之一。导管内细菌定植则是中心静脉留置导管的隐匿性感染。

（一）导管出口感染

导管与外界相通，并不断摩擦皮肤，如果出口局部没有及时清洗，保持透气，出口部位很容易发生炎症或者感染。

1. 诊断 出口部位感染表现为局部红、僵硬皮、渗出(图 4-5-1),而没有全身症状,血培养阴性。需要对该部位的任何导管排出物进行培养。

关于出口部位感染的报道还较少。以插管后每 100 天发生感染的数量作为感染率的指标时,不同报道的出口部位感染率为 0.06～0.495 次/100 天。

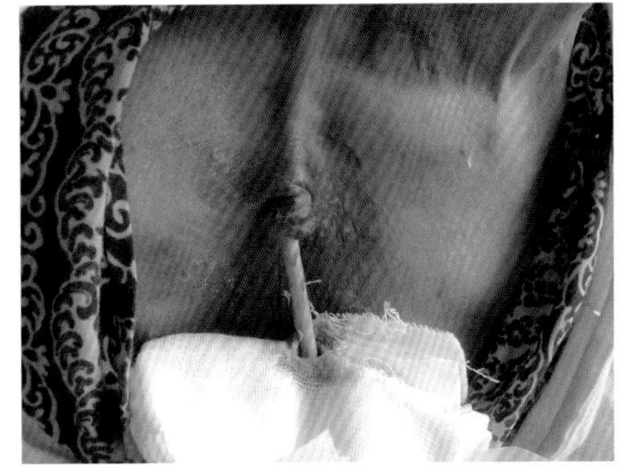

图 4-5-1 导管出口部位感染照片

2. 治疗 多数情况下局部感染经局部使用或口服抗生素后即可控制,而不需拔除导管。

3. 预防 感染率的差异可能部分与透析人员的技术操作有关。美国肾脏病学会透析质量评价标准建议,导管出口部位的感染可局部应用抗生素治疗。在导管出口部位使用带有聚烯吡酮软膏的纱布能减少出口处感染,干纱布较透明膜效果好,后者出口部位感染的发生率高。

留置导管使用期间减少导管相关性感染的措施:①导管操作必须由受过专业训练的工作人员实行。②导管出口应认真检查,每次透析必须更换敷料纱布。③所有操作过程包括导管帽和导管敷料更换,病人应当戴口罩或面罩,工作人员必须戴口罩或面罩及消毒手套。④导管操作或血流出路连接应尽可能减少污染机会,应做到:导管接头和血路接头,必须用碘氟消毒;导管腔不要开放置于空气中,应当盖上帽子或接上注射器;导管腔必须保持无菌。

(二) 隧道感染

导管留置皮下太浅,导管涤纶套露出出口部位或者皮下隧道皮肤有破损,或者导管出口感染没有及时有效处理,比较容易导致隧道感染。表现为导管隧道表面皮肤红、肿、热、痛,导管皮肤下可出现积脓,导管口可同时出现感染症状,流脓或者溢液(图 4-5-2)。挤压导管可使出口部位溢液增加。患者一般出现发热等全身症状,血透时可出现畏寒、寒战等菌血症症状。

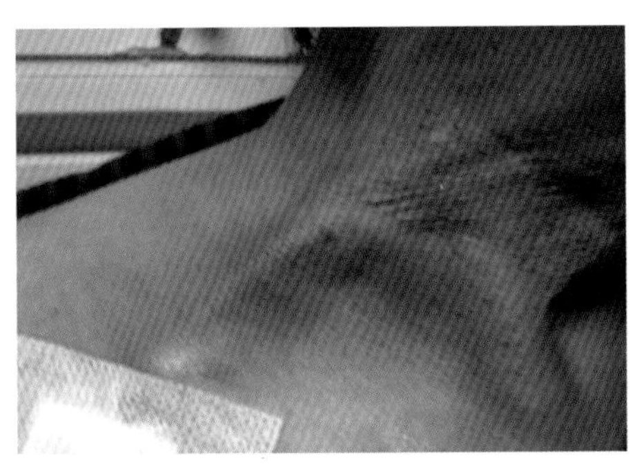

图 4-5-2 长期留置导管隧道感染照片

伴或不伴临床症状的隧道感染和导管相关菌血症都是严重并发症,需做出定位诊断。转移感染率包括感染性细菌性心内膜炎、骨髓炎等。所有病例均应经非胃肠道途径使用抗生素。至于是否需要拔除导管还是一个有争议的问题,由于许多使用皮下隧道涤纶套导管的患者已经不能选择其他类型通路,所以许多临床医生不愿拔除导管。笔者发现 3 例隧道感染,1 例发现较早,经过抗生素治疗保留导管。一般报道隧道感染拔管的为多。

对于非血透使用的永久性导管采用腔内抗生素“锁”已有报道。部分(并非全部)学者认为使用混有抗生素的冲洗液可使导管相关感染率下降,但其数据资料尚少。最近一项研究 38 例永久留置导管,每周用庆大霉素和枸橼酸盐混合液冲洗导管,264 天内无感染发生。

微生物吸附到导管表面在感染发生中是很重要的,进行抗微生物聚集试验很有价值,导管插入前包裹抗生素可减少重症监护病人感染的发生。在临床上采用抗菌或抗微生物药物

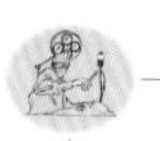

包衣的导管是可行性，磺胺嘧啶银或四环素及利福平可显著减少导管表面细菌的繁殖及导管相关败血症的发生。尚未发现这些药物局部使用的毒性和血液中致病原的耐药性，对于留置导管的血透患者观察尚缺少深入研究。

（三）导管腔内感染及导管相关性败血症

1. *原因* 导管腔内感染可无临床症状或出现菌血症（败血症）。如果无临床症状，可以考虑为导管内细菌定植。研究表明几乎所有的留置导管均有微生物繁殖，引起感染的微生物常从皮肤插管部位进入血流或通过导管开口进入血液，微生物也可通过医务人员的手进入端口。有研究报道，导管内采用抗生素封管，可减少导管感染率。笔者的资料表明，在没有临床症状的 20 例长期导管使用患者，导管内培养细菌阳性率 25％。采用 46.7％枸橼酸封管液后，导管内带菌率明显下降，3 个月转阴性。

2. *导管内感染败血症的典型表现* 透析过程寒战、发热，血象明显升高，血培养阳性。一些患者透析间期体温正常，只在透析过程因导管内血液循环将细菌和毒素带入体内引起发热，体温可以高达 40℃。也有些患者在透析间期持续发热，严重者可能导致败血症低血压、休克和死亡。国外研究导管相关感染的微生物学表明，引起感染的重要微生物为皮肤表面的微生物，革兰阳性菌占多数，特别是表皮葡萄球菌、溶血性链球菌、芽孢杆菌及棒状杆菌等。但国内报道革兰阴性菌感染比例更多。多数研究表明，败血症及隧道感染是最终导致拔除导管的主要原因，糖尿病和免疫缺陷病患者发生感染的危险性也增加。

3. *治疗* 导管腔内感染的治疗最具临床意义，治疗及时与否和能否继续保留导管关系非常密切。应用导引钢丝更换导管合并静脉使用抗生素，可以成功治疗感染。国外有一组报道，用这种方法治疗了 21 例患者，17 例获得成功。另有一组则单用抗生素治疗了 13 例严重导管相关感染均获成功。还有人强调对金黄色葡萄球菌等感染首选更换导管合并应用抗生素。具体做法是在颈部作一小切口，建立一条新的皮下隧道和出口部位，但使用同一中心静脉插入部位，通过导引钢丝更换导管；更换导管后全身应用抗生素 1～2 周。两项更大规模的研究发现，仅全身应用抗生素，只有 25％和 31％的菌血症被控制。还有一项研究对导管相关感染的治疗措施进行了系统回顾，作者报道 38 例患者经救治后仅 12 例获得成功，其成功是以感染发生后导管未拔除仍在原位 3 个月或不是由于感染原因拔除导管作为标准，血培养持续阳性或患者长期发热则认为抗生素治疗失败。菌血症患者中有 22％发生严重并发症，包括骨髓炎、关节炎、心内膜炎或死亡。

国内外对导管腔内感染大多数采用全身用药，或者加用抗生素封管。根据笔者的经验，使用长期导管血透的患者，一旦出现透析过程中发热、寒战等不适症状，特别是开始血透后数分钟至半小时出现症状，首先考虑导管腔内感染。应该立即查血常规、双份血培养，并同时静脉使用抗生素。抗生素尽量从导管内滴注，达到最好杀菌效果，力求使患者不再反复出现症状。以后根据患者的治疗效果和血液培养结果调整用药，疗程至少 2～3 周。建议这类患者使用有效的抗生素导管内封管 3～4 周，导管内药物浓度是常规使用抗生素血浆浓度的 100 倍。不需要用更大浓度的药物封管，否则会造成药物不溶解，容易出现导管内血栓形成。具体做法：①在血透的最后 1 h 内，给予万古霉素负荷剂量 20 mg/kg，静脉给药；然后，在随后每次血透的最后 30 min 内给予 500 mg。②若使用庆大霉素（或妥布霉素），每次透析后给药 1 mg/kg，总剂量不超过 100 mg。③在每次透析后，静脉注射 1 g 头孢曲松，或者头孢唑

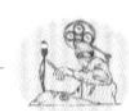

林 20 mg/kg(静注)，可选用达托霉素(daptomycin) 6 mg/kg。

常用封管用的抗生素药物配比是：①万古霉素(5 mg/ml)1 ml＋抗凝剂 1 ml；②头孢唑啉(10 mg/ml)1 ml＋肝素 1 ml；③庆大霉素(4 mg/ml)1 ml＋肝素 1 ml；④其他第三代头孢类抗生素(10 mg/ml)1 ml＋肝素 1 ml。肝素通常为 1 000 U/ml。

至于是否采用抗生素封管液进行预防性封管，目前国内外还有争议。应该强调的是加强无菌操作，不主张常规抗生素长期预防性封管。主要原因是长期导管的患者使用时间长，可能使用长达 10 年，需要避免药物副作用、细菌耐药性以及真菌感染。笔者体会：一些患者导管内感染延迟诊断，甚至使用过激素，静脉滴注效果差，必须改为导管内滴注或加用持续导管内抗生素封管。导管内滴注要维持每天至少 6 h 以上，疗程也需要 2～3 周。

NKF－DOQI 的血管通路指南 2006 年更新版建议，最初针对可疑细菌应用抗生素治疗后，如果患者临床状况稳定，导管仍可留置在原部位；如果患者症状迟缓 72 h 以上无好转，则必须拔除导管。停用抗生素后有许多患者可以再发感染，无隧道感染的患者更换导管可能有助于控制感染。

美国感染病学会对长期留置导管感染作了非常细致的指南，详见图 4－5－3。

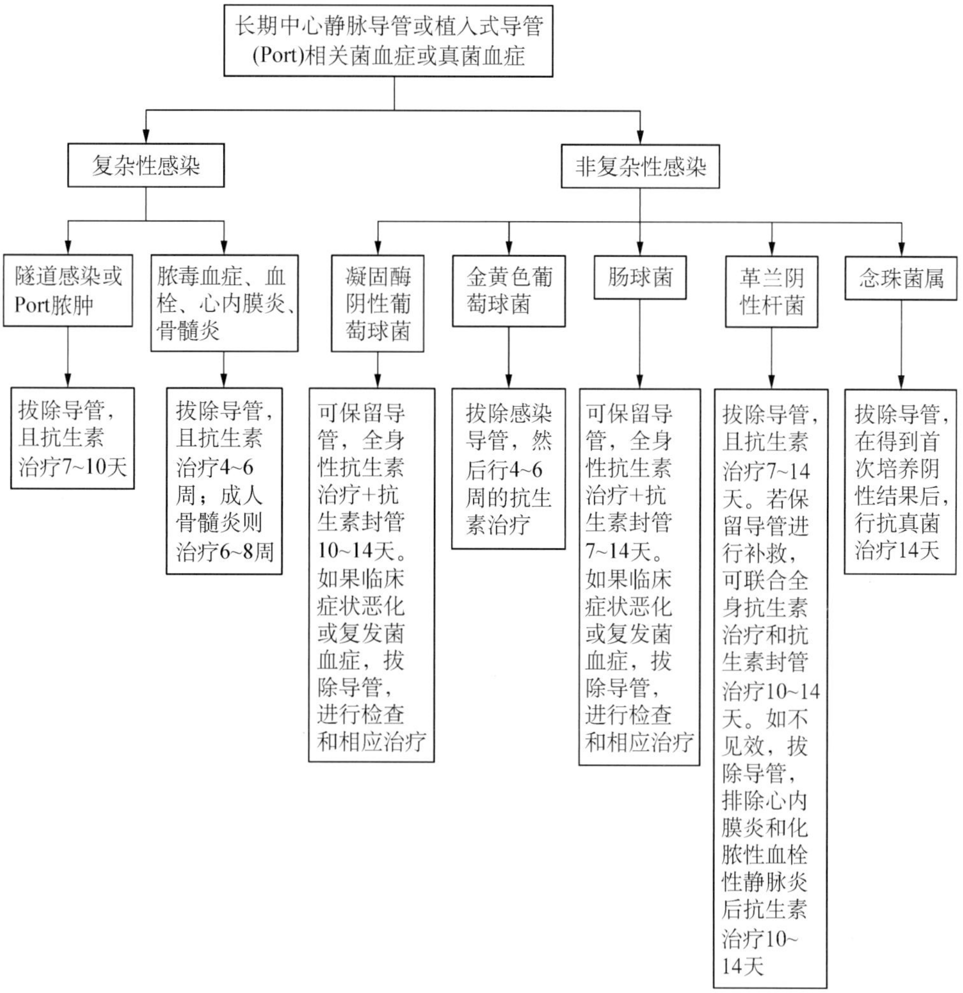

长期中心静脉导管或植入式导管(Port)相关菌血症或真菌血症

- 复杂性感染
  - 隧道感染或Port脓肿 → 拔除导管，且抗生素治疗7~10天
  - 脓毒血症、血栓、心内膜炎、骨髓炎 → 拔除导管，且抗生素治疗4~6周；成人骨髓炎则治疗6~8周
- 非复杂性感染
  - 凝固酶阴性葡萄球菌 → 可保留导管，全身性抗生素治疗+抗生素封管10~14天。如果临床症状恶化或复发菌血症，拔除导管，进行检查和相应治疗
  - 金黄色葡萄球菌 → 拔除感染导管，然后行4~6周的抗生素治疗
  - 肠球菌 → 可保留导管，全身性抗生素治疗+抗生素封管7~14天。如果临床症状恶化或复发菌血症，拔除导管，进行检查和相应治疗
  - 革兰阴性杆菌 → 拔除导管，且抗生素治疗7~14天。若保留导管进行补救，可联合全身抗生素治疗和抗生素封管治疗10~14天。如不见效，拔除导管，排除心内膜炎和化脓性血栓性静脉炎后抗生素治疗10~14天
  - 念珠菌属 → 拔除导管，在得到首次培养阴性结果后，行抗真菌治疗14天

图 4－5－3　美国感染学会建议的长期导管感染处理流程图表

但是，国内专家认为，考虑到血透患者建立通路困难，除真菌感染需及时拔管外，细菌感染可先治疗观察，治疗无效时再考虑拔管。

二、导管失功能

NKF-DOQI 指南认为，导管失功能或称功能不良是指不能获得或维持充分透析的体外循环血流量，通常是指最低血流量不能达到 250～300 ml/min，高效透析时要求达到 400～450 ml/min。但国内一般最低血流量标准为 200～250 ml/min，符合新修订的指南(在儿童和体重小的患者可放宽标准)。

(一) 术后即刻或早期功能丧失

通常是由于置管技术操作问题。常见的原因是导管在皮下隧道成角扭转、结扎过紧导致的狭窄，或导管位置异常，如太深或太浅，远端头部错位、贴壁等(图 4-5-4～4-5-6)。根据不同情况做出调整或重新手术改变导管位置。

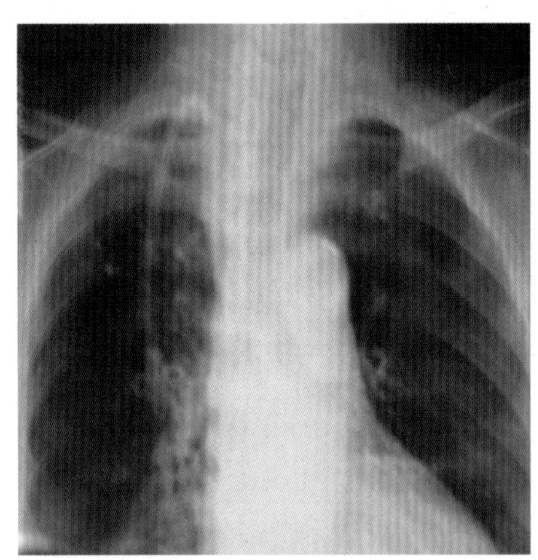

图 4-5-4 导管皮下隧道成角

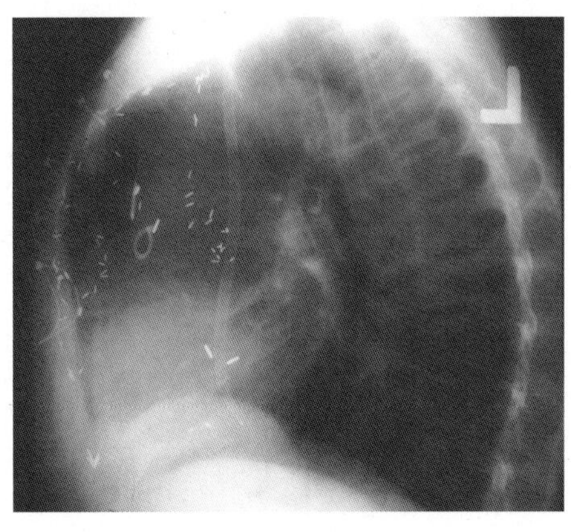

图 4-5-5 导管位置太深，置入心室

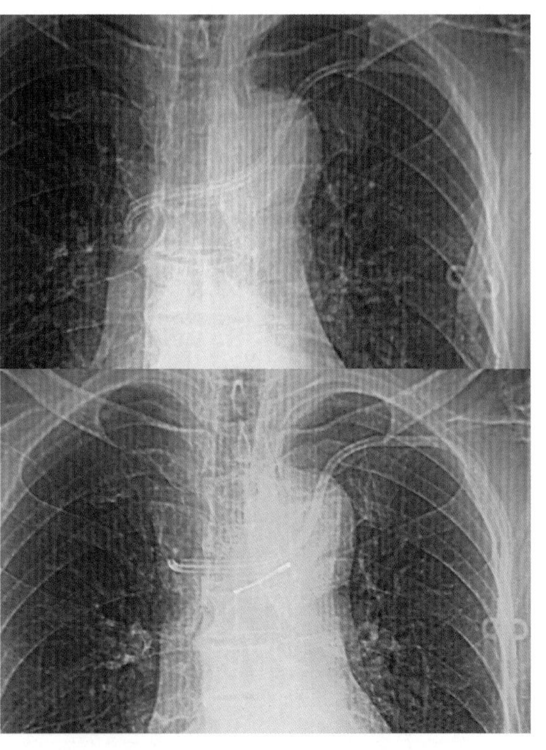

图 4-5-6 导管位置太浅，顶端错位

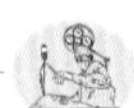

（二）导管晚期功能丧失

1. 诊断　常与血栓形成或纤维蛋白鞘有关。血栓可发生于导管腔内或导管表面形成纤维蛋白袖套及血管内皮损伤形成的附壁血栓，再次错位或扭折也是可能的原因。导管置入中心静脉后，由于插入口的损伤，造成局部纤维蛋白形成，作为异物留置在体内，很容易激活凝血系统并形成纤维蛋白鞘。纤维蛋白最初是在导管进入血管的入口处形成，随着导管留置时间的延长，导管外表面的纤维蛋白就会逐渐扩展并增长增厚，从导管入口处一直延伸到导管开口末段（图 4－5－7）。以往导管动脉端有侧孔，最新研究表明有侧孔导管的肝素封管常常漏出，在透析间歇期间不能达到有效抗凝。由于动脉端开口比静脉端近，所以动脉端管腔先于静脉端被堵塞。另外，有侧孔导管的开口比较粗糙，也比较容易诱发血栓形成。

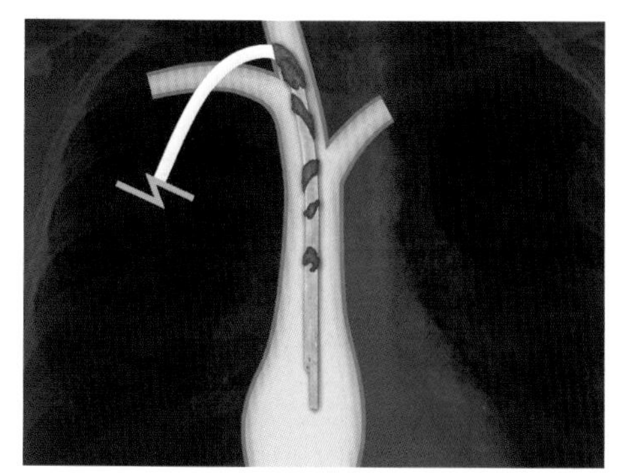

a

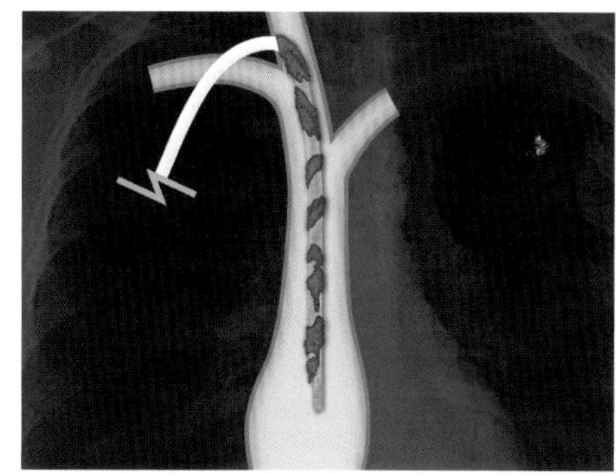

b

c

图 4－5－7　纤维蛋白鞘形成示意图

注：纤维蛋白最初是在导管进入血管的入口处形成，随着导管留置时间延长，导管外表面的纤维蛋白就会逐渐扩展，并增长增厚，从导管入口处一直延伸到导管开口末段。

当使用纤维蛋白溶解药物不成功，并排除了导管错位或扭结时，应当考虑有纤维蛋白鞘或局部附壁血栓形成。注射造影剂有助于诊断纤维蛋白鞘。纤维蛋白鞘的血管造影显像尽管表现多样化，其主要表现包括：①与导管开口有关的充盈缺损；②造影剂经导管纤维鞘的缺损处流出，经近端（动脉端）导管部分反流；③造影剂从近端开口处的侧孔射出；④缺乏造影剂喷射状流入右心房的征象（图4－5－8）。

2. 治疗　导管栓塞大多数采用经导管腔内尿激酶溶栓，效果良好。导管腔阻塞必须缓

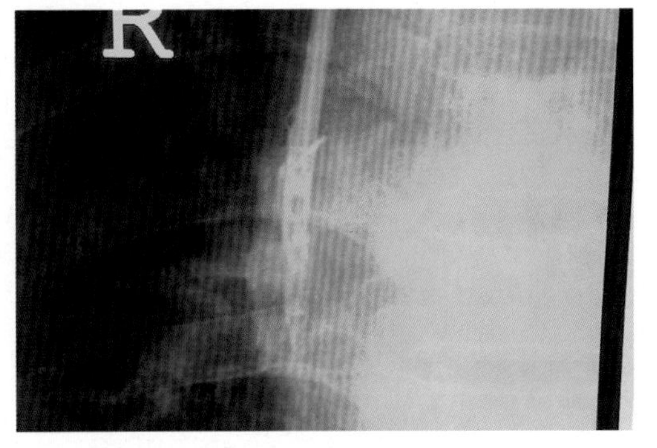

图 4-5-8 中心静脉长期留置导管纤维蛋白鞘形成

慢经导管腔内滴注纤维蛋白溶解药物，溶栓药物在导管腔内要有充足的滞留时间。最为常用的是尿激酶或组织纤溶酶原激活物用于导管血流不畅的溶栓治疗。现提供血透病人长期留置导管功能不良时溶栓药物的使用方法，供大家借鉴。

1）导管腔内一次注入纤维蛋白溶解药物

（1）1997 年 NKF-DOQI 的标准：将尿激酶（5 000 U/ml）保留整个导管腔内，10 min 后加入 0.3 ml 生理盐水，使活性较强的尿激酶达到导管远端。如果需要的话，可重复 2 次或 3 次。

（2）1994 年 Sbrivastava 建议：用 5 000 U/ml 尿激酶保留整个导管腔 1 h。如果仍不通畅，可用相同剂量在导管内保留 24 h。

（3）1993 年 Paulsen 建议：用组织纤溶酶原激活物（2 mg/2 ml）保留在整个导管腔内，至少 1 h。

2）全身应用纤维蛋白溶解药物

（1）1996 年 Lund 等建议：尿激酶每小时 2 万 U，持续 6 h。

（2）1992 年 Haire 等建议：每小时尿激酶 4 万 U，持续 6 h。

（3）1996 年 Twardowski 等建议：在血透过程 3 h 内使用尿激酶 25 万 U。

（4）1993 年 Uldall 等建议：用尿激酶 25 万 U/30 ml，经双腔管每个腔各一次注射 15 ml

国内已有人对高浓度尿激酶（5 万 U/ml）和 5 000 U/ml 溶栓治疗作比较，发现溶栓采用比较高浓度的尿激酶效果好，节省时间。如可以采用 25 万 U 尿激酶，5 ml 生理盐水溶解后（5 万 U/ml），再根据导管腔容量注入后保留 25～30 min，90%以上的导管可恢复通畅。

纤维蛋白鞘可能是血管内导管固有的，在 55 例尸检病例中，留置中心静脉导管患者 100%都存在纤维蛋白鞘。针对纤维蛋白鞘的治疗方法：延长纤维蛋白溶解药物的使用时间，剥离纤维蛋白鞘或采用导引钢丝更换导管。导管血栓或纤维蛋白形成的处理流程参见图 4-5-9。

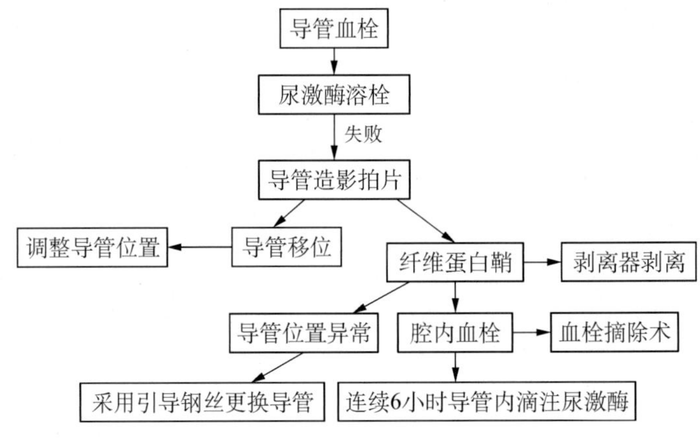

图 4-5-9 导管血栓或纤维蛋白形成的处理流程

如果延长使用纤维蛋白溶解药有禁忌证时，可采用机械剥离法(图 4-5-10,4-5-11)。这种方法采用网状导管从股静脉插入血管腔内，标准导引钢丝从透析导管的静脉端插入，钢丝被套网弄弯曲，并使套网进一步推进，套网绕经导管套住后，轻轻从导管两侧向下推拉，可使纤维鞘剥离，最后从动脉端进行血管造影来验证剥离效果。这种方法通常不会发生严重并发症。一般认为纤维蛋白剥离方法的长期效果较差，而宁愿更换导管。偶尔会发生显著的急性肺动脉栓塞。

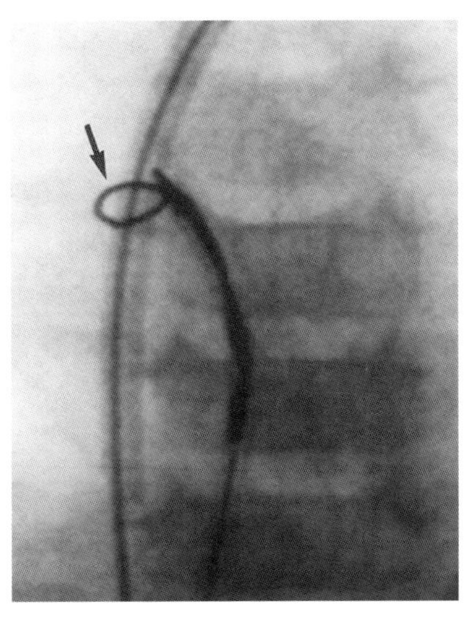

图 4-5-10 采用 Snare 器械行纤维蛋白剥离术

附壁或静脉血栓的诊断比较困难，通常在诊断之前血管已经发生阻塞。血栓形成常无任何临床症状，也可有插管侧肢体水肿、静脉扩张、插管后呼吸困难及静脉置管困难等表现。目前推荐从右颈静脉插管较好，特别是经皮下插管很少引起颈静脉血栓，这已经超声多普勒的长期随访得到验证。

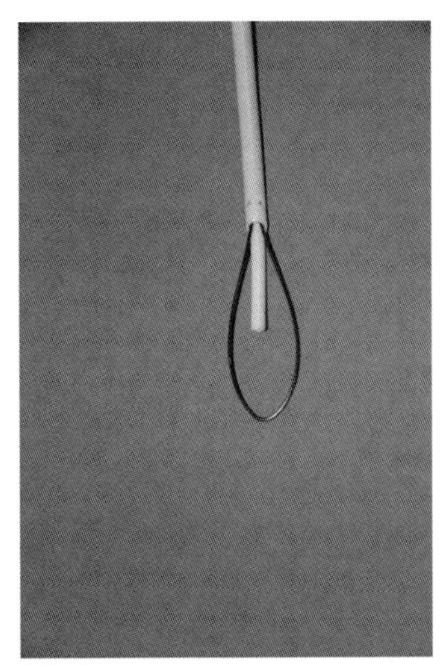

a. 示套网经导管腔伸入

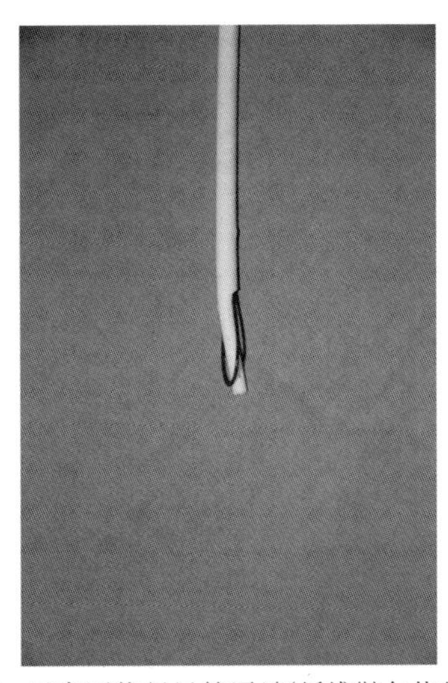

b. 示套网绕经导管远端(纤维鞘包绕处)

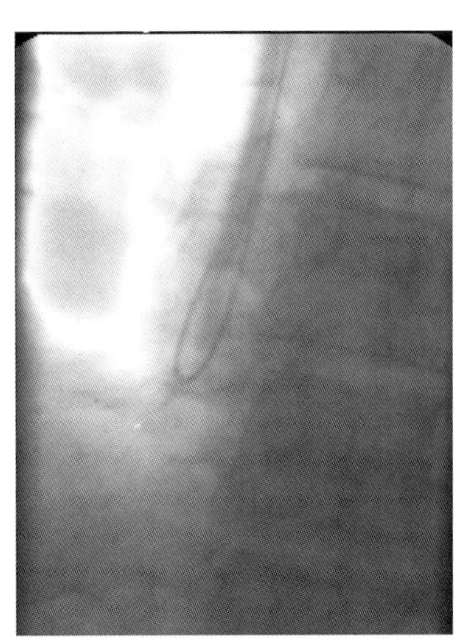

c. 显示DSA实际操作照片

图 4-5-11 采用经导管腔内行导管外纤维蛋白剥离术

3. 预防 预防导管相关血栓形成的关键在于尽量少应用促发血栓形成的物质，并使用最佳插管途径，而且通过药理途径(使用抗凝药)减少血栓形成。最常用的方法是在透析间期用肝素(≥5 000 U/ml)封管。肝素吸附在导管表面，有助于减少血栓形成。这种方法是否有助于减少长期使用的永久性导管的血栓形成，尚有待进一步研究。但肝素留置导管内经过一段时间后可被过滤掉或溶解掉，故口服抗凝剂常被应用于血透患者。在一项随机前瞻性研究中，对于癌症患者每天口服 1 mg 华法林能减少血栓性并发症。

因为美国尿激酶停产，建议用组织纤溶酶原激活物，而国内都用尿激酶。笔者体会，尿激酶 5 万～10 万 U 保留导管腔 25～30 min，溶栓效果好。对于反复发生血流不畅患者，可用 25 万 U 尿激酶加 250 ml 生理盐水缓慢导管内滴注，连续 3～5 天，导管可恢复通畅血流。

对于目前国内无法实行导管纤维蛋白剥离术，又无法更换导管者，笔者体会小心使用导引钢丝解除导管腔血栓性阻塞可以取得一定效果。有人报道采用此方法 24 例中有 21 例获得成功。采用此方法时，必须注意无菌操作，铺巾范围宜大一些；导管外表、接口要认真消毒；如果血栓较大，或导丝进入阻力较大，应慎重。必要时可先用尿激酶溶解，再用引导钢丝通畅管腔。要防止大血栓脱落造成肺、脑等重要脏器栓塞。针对纤维蛋白鞘的治疗方法有：延长溶纤维蛋白药物的使用时间、剥离纤维蛋白鞘及用导引钢丝更换导管。如果延长使用纤维蛋白溶解药有禁忌证时，一般认为纤维蛋白剥离方法的长期效果较差，而宁愿更换导管。

三、中心静脉血栓

中心静脉血栓可以是部分或完全栓塞，或导管尖周围附壁血栓。通常在诊断之前血管已经发生阻塞。血栓形成常无任何临床症状，也可有插管侧肢体水肿、静脉扩张、插管后呼吸困难及静脉置管困难等表现。

有作者应用经食管的超声心动图对 20 例长期使用颈静脉导管的患者进行检查时，发现 6 例有上腔静脉血栓，可用血管成形术和(或)应用纤维蛋白溶解药物治疗。预防中心静脉血栓形成的关键在于尽量减少反复穿刺，减少应用促发血栓形成的物质，并使用最佳插管途径，酌情增加使用抗凝药。最常用的方法是在透析间期采用浓肝素封管，口服抗凝剂(如每天 1 mg 华法林)，能减少血栓性并发症。

四、中心静脉狭窄

中心静脉狭窄较少见，但近几年报道逐渐增多，可能与导管使用增多和留置时间很长有关，可明显影响导管血流量(图 4-5-12～4-5-15)。如为锁骨下静脉狭窄，可改为颈内或对侧血管入路；如是上腔静脉狭窄，可改为下腔静脉入路留置导管。国外 Frampton 等报道反复穿刺插管的患者，各种中心静脉狭窄和栓塞发生率高达 50%。

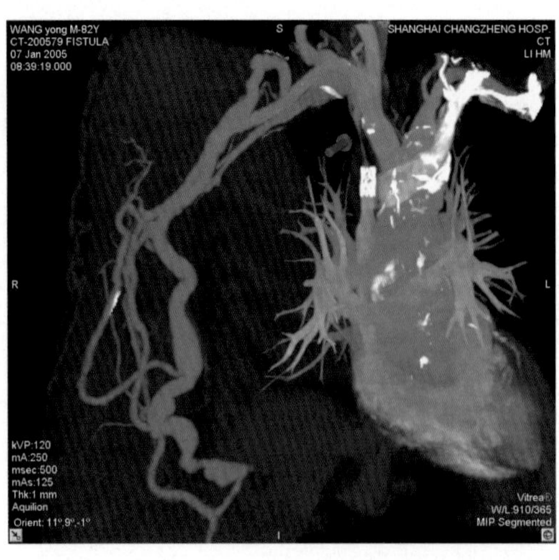

图 4-5-12 严重上腔静脉狭窄造影照片

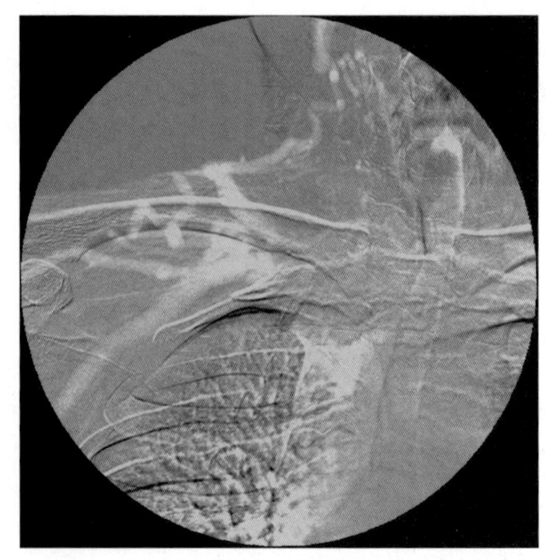

图 4-5-13 锁骨下静脉狭窄：通过 CO_2 造影显示明显的头颈部侧支静脉循环

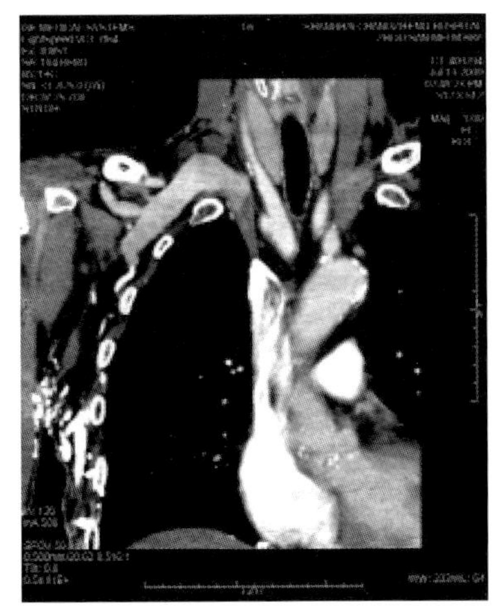
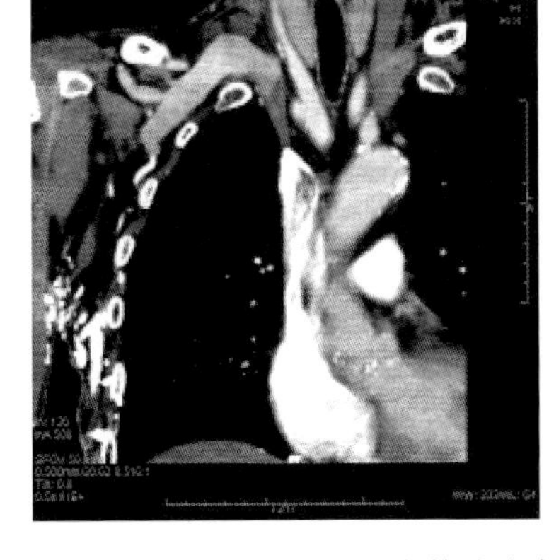

图 4-5-14 CTA 显示无名静脉狭窄

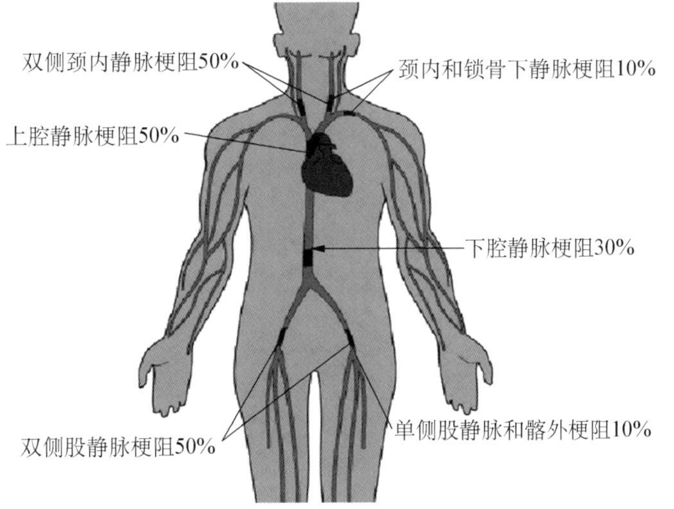

图 4-5-15 中心静脉常见狭窄部位和发生率

五、导管破损

导管破损发生于皮外段，可为导管长期使用后的磨损，也可能是医务人员的针头或锐器损伤。如果是针眼样漏气(打开血泵后导管内气泡)，可以消毒后用粘胶修补。笔者已经修补 5 例次，导管均继续使用。如裂口较大，应通过导丝更换导管。

六、其他并发症

1. 隧道出血　主要见于手术后使用肝素，一般建议手术当日不行血透，局部压迫即可。

2. 心律失常　可以见于病情比较严重患者或扩张导管插入太深刺激心房或上腔静脉根部所致，导丝在心房内也可能诱发心律失常，严重者可导致死亡。穿刺插管时需密切注意患者的感觉，必要时听心律或心电监护。轻度异常可暂停插管，严重者需积极抢救。

3. 淋巴管漏　可见于锁骨下静脉插管的患者，只能更换位置。

4. 气胸或血气胸　防治方法同临时插管。

总之，正如人们所言："讨厌带着导管生活，没有导管却无法生活"。尽管 NKF-DOQI 指南主张首选自体内瘘，长期涤纶套中心静脉留置导管仍是维持性血透患者的理想通路之一，管理好导管可使之效果与内瘘相似。当然，临床上不应滥用涤纶套导管，应掌握好指征。

(叶朝阳)

参考文献

[1] Ash SR. Chronic central venous catheters for dialysis and the Ash Split catheters: rationale and clinical experience. In: Ronco C, Levin NW, eds. Hemodialysis vascular access and peritoneal dialysis access. Karger: Contrib Nephrol Basel, 2004:128-152

[2] Ash SR. The evolutin and funtction of central venous catheters for dialysis. Semin Dial, 2001,14:

416 - 424

[3] Richard H, Hastings G, Boyd - Kranis R, et al. A randomized, prospective evelution of the Tesio, Ash Split, and Opti - flow hemodialysis catheters. J Vasc Interv Radiol, 2001,12:431 - 435

[4] Gloukhoff W. Hemodialysis catheters: materials, design and manufactureing. In: Ronco C, Levin NW, eds. Hemodialysis vascular access and peritoneal dialysis access. Karger: Contrib Nephrol Basel, 2004:112 - 127

[5] 叶朝阳主编. 血液透析血管通路的理论与实践. 上海:复旦大学出版社,2000

[6] Cetinkaya R, Odabas A, Unlu Y, et al. Using cuffed and tunneled central venous catheters as permanent vascular access for hemodialysis: a prospective study. Ren Fail, 2003,25:431 - 438

[7] 叶朝阳,张玉强,张黎明,等. 190 例次涤纶环深静脉留置导管应用回顾性分析. 中国血液净化,2005,4(3):142 - 145

[8] Di Iorio B, Lopez T, Procida M, et al Successful use of central venous catheter as permanent hemodialysis access: 84 - month follow - up in lucania. Blood Purif, 2001,19(1):39 - 43

[9] Elseviers M, Van Waeleghem JP. Identifying vascular access complications among ESRD patients in Europe. Neprol News Issues, 2003,17(8):61 - 99

[10] Hakim R and Himmmelfarb J. Hemodialysis access failure: a call to action. Kidney Int, 1998,54:1029 - 1040

[11] Chang JM, Tsai JC, Hwang SJ, et al. Treatment of Permcath - related sepsis in uremic patients. Kaohsiung Med Sci, 1997,13(3):155 - 161

[12] 欧阳凌霞,张萍,何强,等. 庆大霉素封管预防透析导管相关性菌血症的随机对照研究. 中华肾脏病杂志,2007,23(1):23 - 27

[13] 戎殳,叶朝阳,孙丽君,等. 46.7%枸橼酸钠溶液在血液透析患者长期留置导管封管的应用. 中华肾脏病杂志,2007,23(2):110 - 112

[14] Jean G, Vanel T, Chazot C, et al. Prevalence of stenosis and thrombosis of central veins in hemodialysis after a tunneled jugular catheter. Nephrology, 2001,22(8):501 - 504

[15] Grote J, Lufft V, Nikutta P, et al. Transesophageal echocardiographic assessment of superior vena cava thrombosis in patients with long - term central venous hemodialysis catheters. Clinical Nephrol, 1994,42:183 - 188

[16] William S, Jone J, Timothy W, et al. Percutaneous transhepatic venous access for hemodialysis. Vascu Interv Radiol, 2003,14:1187 - 1190

[17] Reddy A, Elvira VL, Cutts J, et al. Fibrin sheath removal from central venous catheters: an internal snare manoeuvre. Nephrol Dial Transplant, 2007,22:1762 - 1765

[18] Kakkos S, Sarbeti M, Haddad G, et al. Percutaneous rheolytic thrombectomy for thrombosed autogenous fistulae and prosthetic arteriovenous grafts: outcome after aggressive surveillance and endovascular management. Endovasc Ther, 2008,15(1):91 - 102

[19] Schwab S, Beathard G. The hemodialysis conundrum: hate living with them, but can't live without them. Kidney Int, 1999,56:1 - 7

[20] Mermel AL Allon M, Bouza E, et al. Clinical practice guidelines for the diagnosis and management of intravascular catheter - related infection: 2009 update by the infectious diseases society of American. Clin Infect Dis, 2009,49:1 - 38

[21] Frampton A, kessaris N, Hossain M, et al. Use of the femoral artery route for placement of temporary catheters for emergency hemodialysis when all usual central venous access sites are exhausted. Nephrol Dial Transplant, 2009,24:913 - 918

第五章 自体动静脉内瘘

第一节 概 述

一、定义

自体动静脉内瘘是在皮下将动静脉直接吻合,没有皮肤外露,减少了感染机会,血栓形成的发生率低,每次穿刺后也不需要结扎血管,成为维持性透析患者最安全、使用时间最长的血管通路。

自体动静脉内瘘吻合术是将动静脉在皮下直接吻合而形成血管通路的操作技术。

二、动静脉内瘘的要求

(1) 自然血流量 500～800 ml/min;透析血流量充分,能达到 300 ml/min 以上。

(2) 血管口径足够大,方便穿刺。

(3) 有足够长度,至少 10 cm 以上,便于行双针穿刺。

(4) 感染和血栓等并发症少。

(5) 有尽可能长的使用寿命。

(6) 局麻下手术,简单迅速。

三、动静脉内瘘通路的建立时机

(1) 根据 2006 年 NKF - DOQI 指南,对于非糖尿病患者 Ccr＜15 ml/min,Scr＞6.0 mg%,糖尿病患者 Ccr＜25 ml/min, Scr＞4.0 mg%或预计 1 年内需透析的慢性肾脏病患者,应考虑外科手术建立自体动静脉内瘘。在建立动静脉内瘘之前,应当根据肾脏专家的意见,制订终末期肾脏患者最合适的治疗方案,包括血透、腹膜透析、肾移植等。

(2) 新建立的自体动静脉内瘘成熟时间最少 1 个月,最好 3～4 个月后再开始使用。

(3) 不准备做自体动静脉内瘘的患者,移植物建立动静脉内瘘应当在开始血透前 3～6 周置入。

第二节 自体动静脉内瘘适应证与禁忌证

一、适应证

(1) 慢性肾衰竭需长期行血透治疗的患者。

(2) 糖尿病肾病患者少尿或无尿,需长期单纯超滤治疗的患者。

(3) 顽固性心力衰竭,需长期单纯超滤治疗的患者。

(4) 腹膜透析失败,需改为血透的患者。

(5) 肾移植失败,需行血透治疗者。

二、禁忌证

(1) Allen 试验阳性,尺动脉与桡动脉的交通支闭塞,会导致术后手掌动脉弓缺血。此时禁忌采用桡动脉做内瘘行端端吻合。

(2) 术区部位皮肤存在感染、大面积烧伤等。

(3) 患者有明显凝血功能障碍、出血倾向。

(4) 有心力衰竭、心律失常等基础心脏病,预计对内瘘短路导致的心输出量增加难以耐受的患者。

(5) 意识障碍不能配合手术者。

第三节 自体动静脉内瘘的吻合血管

一、制作自体动静脉内瘘选择血管的原则

制作自体动静脉内瘘选择血管的原则是:先非惯用手,后惯用手,先远端后近端。选择血管的标准如下。

(1) 静脉:静脉直径>2.5 mm,用于血管搭桥内瘘的静脉>3 mm,静脉没有狭窄或阻塞,深静脉通畅,同侧中心静脉没有狭窄或阻塞。

(2) 动脉:双侧上肢动脉压差<2.66 kPa(20 mmHg),动脉内径>2.0 mm,掌动脉弓血流通畅。

二、常用的吻合血管

(一) 前臂自体动静脉内瘘的吻合血管

1. 腕部或鼻咽窝内瘘　腕部内瘘吻合血管主要是桡动脉-头静脉。正常成人桡动脉口径为 3～4 mm,头静脉在充盈情况下口径为 5～6 mm,这两条血管完全符合内瘘术要求,故桡动脉-头静脉端侧吻合术是动静脉内瘘术的首选术式。

标准的自体内瘘都是建立在腕关节以上。一旦内瘘闭塞,必须在高于原位内瘘的部位

重建,这样使可穿刺的血管越来越短,不符合动静脉内瘘应从“先远端后近端”的原则。因此,有人选用鼻烟窝。其优点是:①此部位是上肢最远端的内瘘,可穿刺的范围大,延长了内瘘使用的时间,可保证长期使用。一旦闭塞或手术失败,可改为标准内瘘,为双上肢增加了两个建立内瘘的部位。②静脉变异少,桡动脉与头静脉位置靠近、表浅,易于吻合。③血流量适中,手术部位离心脏相对较远,对心血管影响小。④对手的血供影响小。该部位动静脉端侧吻合,吻合的动脉无断流,保持了桡动脉的连续性。⑤切口小且顺皮肤纹理方向,愈合后不易被觉察,不影响美观,不易发生窃血综合征。⑥切口肿胀轻,静脉充盈好,并发症少。但也有不足之处,主要缺点是:①静脉的动脉化障碍导致不能提供充分透析需要的血流量。②提供的血流量较其他部位少,成熟时间较长,需要 1～4 个月后才能使用。因此必须在开始透析前数月建立或先建立暂时性血管通路等待内瘘的成熟。③在某些患者,静脉穿刺比动静脉移植物穿刺困难。④在前臂可见扩张的静脉。由于以上缺点,鼻烟窝内瘘无法成为标准自体内瘘。

2. 腕部以上及前臂正中部位　腕部以上及肘部内瘘是血管通路的第二选择,吻合血管有桡动脉-头静脉、桡动脉-贵要静脉、尺动脉-贵要静脉和尺动脉-头静脉。其优点是:①比腕部内瘘提供的血流量大;②肘部静脉穿刺容易,而且穿衣服后可以遮盖,比较美观。其缺点是:①比腕部手术困难;②比腕部内瘘更容易引起水肿;③比腕部内瘘引起更多的盗血现象。

(二) 上臂自体动静脉内瘘的吻合血管

1. 肘部肱动脉-头静脉　肱动脉是腋动脉的直接延续,起自大圆肌下缘,经肱二头肌内侧沟下行至桡骨茎水平分为桡动脉和尺动脉。肱动脉上部位于肱骨内侧,中部居于肱骨前内方,下部走行于肱骨前方。

头静脉在肘窝下方分出肘正中静脉,斜向与贵要静脉相连,于肘窝外侧继续上行,经肱桡肌与肱二头肌之间,继之沿肱二头肌外缘上行,至上臂的上 1/3 位于三角肌与胸大肌之间的沟内,然后注入腋静脉或锁骨下静脉,也有的注入颈外静脉。从走行看,上臂肱动脉距离头静脉较近,是上臂常用的一对吻合血管(图 5-3-1,5-3-2)。

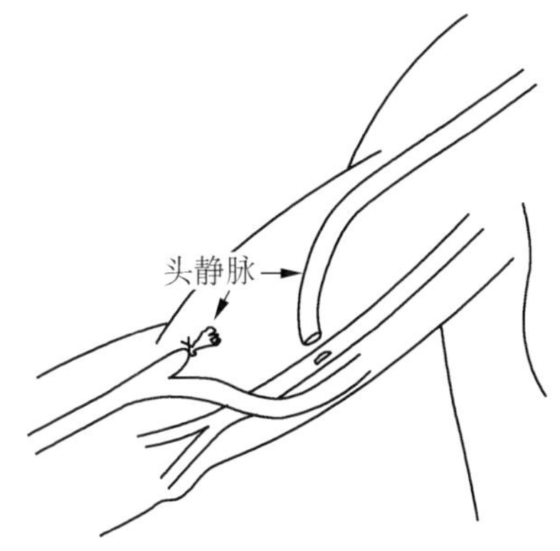

图 5-3-1　上臂内瘘吻合血管示意图

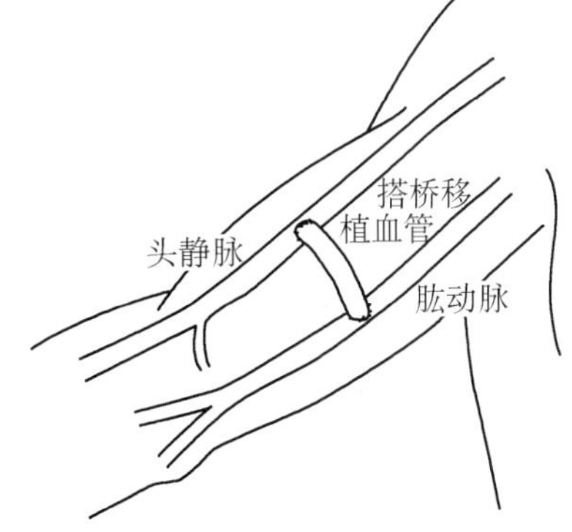

图 5-3-2　头静脉与肱动脉搭桥式吻合内瘘示意图

2. 肱动脉-贵要静脉　贵要静脉在肘窝下位于内上髁前方,接受肘正中静脉,沿肱二头肌与旋前圆肌之间的沟内继续上行,至上臂中点稍下方穿过固有筋膜至臂深部,在肱动脉内侧上升，于大圆肌下缘移行为腋静脉。由于贵要静脉走行于上肢的尺侧面，穿刺不方便，且与肱动脉的距离较远，故一般不作为建立动静脉内瘘的首选静脉。但如果头静脉条件不合适，则需考虑行贵要静脉移位-肱动脉吻合。

3. 肱动脉-肘正中静脉或穿静脉　肘正中静脉自头静脉分出后，斜向上注入贵要静脉。肘正中静脉在肘窝中与深静脉之间有交通支。该静脉位置较固定，也是上臂动静脉内瘘常用的吻合血管(图 5-3-3～5-3-5)。

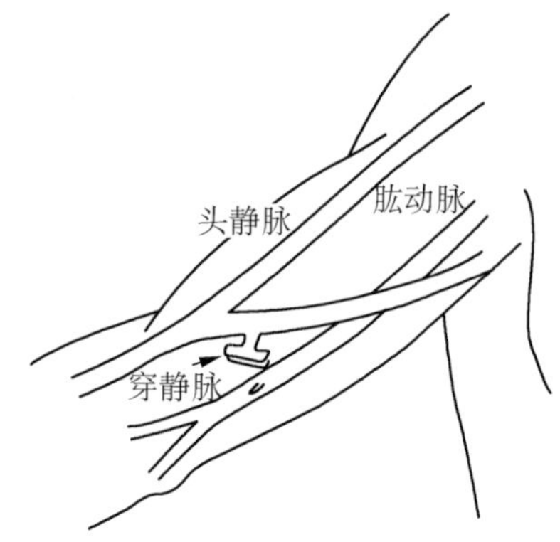

图 5-3-3　肘正中静脉交通支与肱动脉吻合示意图

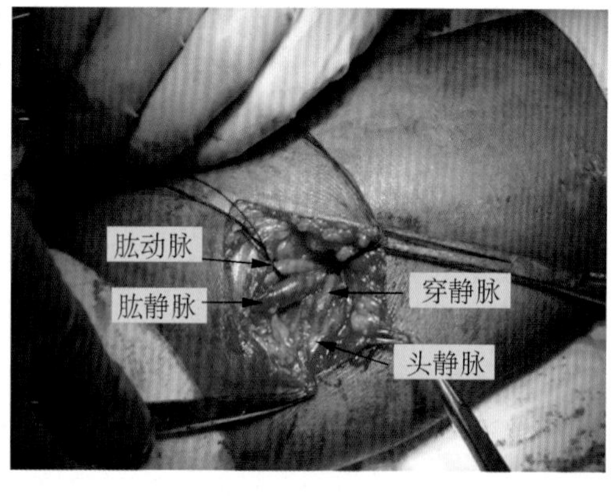

图 5-3-4　采用穿静脉吻合肱动脉制作内瘘

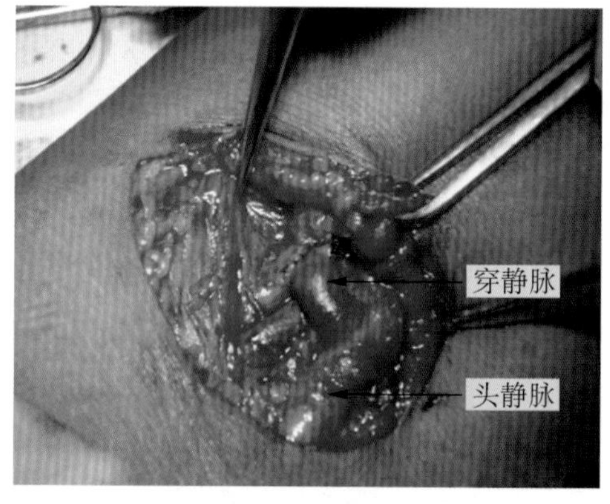

图 5-3-5　上臂内瘘穿静脉与肱动脉吻合吻合(H 型)，吻合成功后静脉充盈明显

第四节　自体动静脉内瘘手术技术

一、吻合方式

常用的吻合方式有侧侧吻合或端端吻合或端侧吻合。端侧吻合即静脉端、动脉侧吻合，是目前国内外比较流行的方法。端端吻合会带来许多问题，尤其是老年病人和糖尿病患者，手术技巧相对简单，但对手的血供影响较大。

笔者通常采用缝合法进行端侧吻合术，若遇到血管条件较差者，也选择行端端吻合术。一般是将动静脉先行侧侧吻合，然后再将静脉远端结扎，形成端侧吻合。目前多数吻合采用缝合法，用钛轮钉只能做端端吻合术，虽然较易操作，但如钛轮钉脱落则很难处理，而且有的内瘘成熟后血流量达不到血透的要求。钛轮钉对病人血管条件要求也较高，只适用于部分患者，而能做钛轮钉吻合的都可以进行缝合。随着血透患者存活期的延长，因长期穿刺导致血管状态差又需反复行内瘘成形术的问题愈发突出。缝合方法可以结合病人的具体情况，采用端端、端侧、侧侧等不同的吻合方式。另外，钛轮钉本身还存在价格较高、不易采购等问题。所以，目前普遍采用的吻合方法是缝合法。

二、吻合口要求

吻合口口径多大最为合适，目前尚无统一标准。吻合口＜5 mm 时，有部分患者经常出现透析过程血流量不足，且容易出现内瘘血管并发症。吻合口达到 5 mm 时，内瘘血流量在 200 ml/min 以上，可达到透析要求。但也不是吻合口越大越好。有文献报道，内瘘口径和内瘘血流量与心输出量和心脏指数呈直线正相关系，与心力衰竭的发生有一定的关系。当吻合口径＞8 mm 时，可致充血性心力衰竭。吻合口达到 5 mm，实践证明其内瘘血流量符合血透要求；另一理由是头静脉即使术中液压扩张，其管径常不能达到 5～6 mm 以上。

三、术前准备

制备一个高质量、长期有效的动静脉内瘘是维持性血透患者顺利进行有效血透治疗的前提，因此，在手术前应充分考虑每位患者的实际情况，如年龄、原发病、血压心脏功能、血管弹性、所选动静脉管径大小及缝合方式等，做出合理评估（表 5-4-1）。

表 5-4-1　血管通路建立前对患者的评价

可能的影响因素	关　联
(1) 病史	
患者惯用手	非惯用手建立通路不影响患者生活
严重充血性心力衰竭病史	血管通路可能导致心力衰竭
外周动脉或静脉插管病史	可能损伤相应血管
糖尿病	若有血管损伤，内瘘不易成活
止血药物使用史或高凝状态	导致血管通路堵塞
合并疾病，如肿瘤、冠心病	与通路有关的并发症发病率和死亡率升高
血管通路病史	可用的部位减少及通路再次失败的可能（如果导致失败的原因没有解除）
心脏瓣膜疾病或修补术	某些通路的感染率增高
上肢、颈部、胸部手术或外伤史 将要肾移植	与之相关的血管损伤限制了可行的通路点 可建立暂时血管通路
(2) 体格检查	
外周血管脉搏 Allen 试验	帮助选择通路部位 流向手的动脉血流异常是桡动脉-头静脉内瘘端端吻合的禁忌

（续表）

可能的影响因素	关　联
双侧上肢血压	确定上肢内瘘的可行性
水肿的评价	表明静脉回流障碍
双上肢粗细的比较	大小不一致表明静脉流量不足或梗阻
束止血带显现静脉	选择理想的静脉
侧支静脉的显现	表明静脉堵塞
查找中心静脉或外周静脉插管的迹象	插管导致静脉狭窄
上肢、胸部、颈部手术或外伤的迹象	可能存在血管损伤、中心静脉狭窄
检查有无心力衰竭的证据	通路可能影响心输出量

1. *术前准备*　对行动静脉内瘘手术的患者，应提前保护好内瘘侧肢体血管。避免在该侧肢体穿刺输液、抽血及行锁骨下静脉置管，以免损伤血管或导致皮下淤血，给寻找浅静脉造成困难。

2. *选择血管*　术前应对患者病史如糖尿病病史、既往血管通路建立史等以及静脉条件有充分的了解，才能做出准确的评估。例如，造瘘前仔细进行静脉系统检查，上止血带检查静脉走行及静脉触诊，选择理想的造瘘静脉，必要时行静脉造影或多普勒超声检查。同时，对选择好的血管要加以保护，禁忌行动脉和静脉穿刺。

3. *血管功能评估*

（1）肉眼观察：若静脉较细，直径＜3 mm或有多处细小分支或近端加压后充盈较差，术后通畅率可受影响。

（2）触诊：了解动脉搏动情况。如动脉搏动较弱或摸不清，提示可能存在血供不足，术后可能会出现动脉血管痉挛、静脉充盈不良等。

（3）X线片：有血管钙化者易发生栓塞。

（4）Allen试验：用于了解手掌动脉弓通常情况及预测术后缺血的可能。方法：在腕关节附近阻断桡、尺动脉血流，通过握拳动作将手部的血液驱出，然后放开任一动脉，如在6 s内从手掌到手指可见充血，则提示有健全的手掌动脉弓存在，有较低的感染率、栓塞率和弃用率。检查动脉时如果手的血供3 s之内没有恢复，表示尺动脉与桡动脉的交通支闭塞，此时禁忌采用桡动脉做内瘘行端端吻合。肱动脉是桡动脉与尺动脉的上行总支，如有远端动脉血供不足的问题，要慎用肱动脉。

4. *药品及手术器械*　2%利多卡因20 ml，肝素12 500 U，生理盐水250 ml，罂粟碱40 mg；手术刀柄及刀片、巾钳、持针钳、血管钳、眼科剪、线剪、静脉拉钩、显微器械（显微镊、显微剪、显微持针钳各1把）、7－0无损伤缝线、止血纱布等。

四、手术过程

（一）鼻咽窝自体动静脉内瘘

以左手鼻咽窝自体动静脉内瘘术为例。患者取平卧位（如平卧困难也可取坐位）术侧肢体外展，与身体中轴成直角。常规应用碘酒进行皮肤消毒，乙醇脱碘。消毒范围从肘上

5 cm 至左掌指尖末梢。铺无菌巾，以小巾分别包裹手掌及肘上部分。

将 2%利多卡因稀释成 1%浓度，于术区皮下局麻。切口选择在鼻咽壶部，取平行头静脉之横切口长 1.5～2.0 cm。依据患者皮肤厚薄程度施力切开皮肤，注意避免刀切过深而伤及静脉。以血管钳钝性分离皮下组织(注意头静脉与浅表神经的鉴别，静脉颜色常呈淡粉色，较软，弹性好，以血管钳挑起后可见血流通过；神经则呈灰白色，较韧)，寻及头静脉后以细皮条牵拉两端，分别向其远心端、近心端游离，剥离周围软组织，结扎细小的分支，通常需将头静脉游离出 2～3 cm 的长度(图 5-4-1)。

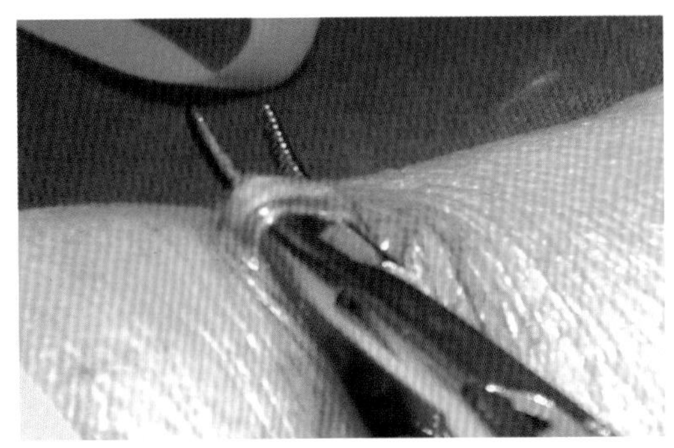

图 5-4-1 切开皮肤，寻及头静脉

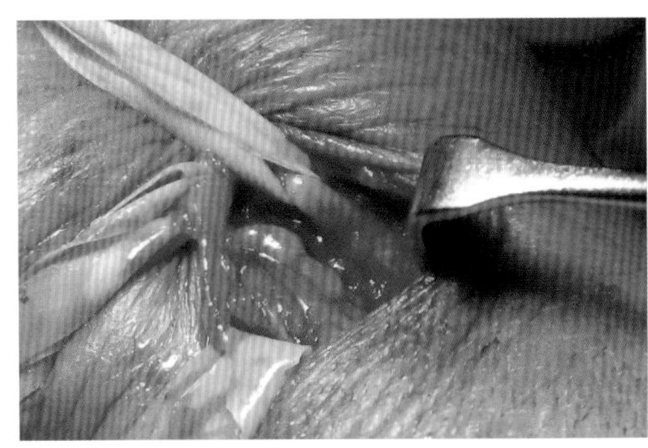

图 5-4-2 寻找到桡动脉，以软皮条牵拉，向两端游离

再沿桡侧屈腕肌外缘寻找桡动脉。可先触摸到动脉搏动后依此位置寻找。动脉位置较深，应依次分离其上软组织，对可能影响其血供的筋膜应以离断。寻找或游离桡动脉过程中注意避免损伤其伴行静脉，以免出血。寻及桡动脉后如同前述，游离其近心端、远心端，游离长度 2～3 cm，结扎其分支(图 5-4-2)。

寻找到桡动脉及头静脉并游离完毕后，下一步是剥离动静脉表面被覆筋膜(图 5-4-3)。以软皮条牵拉头静脉，运用显微镊、显微剪剥离静脉表面筋膜。尤其应注意将近心端剥离干净，以免影响静脉回流，同时要避免损伤静脉壁。然后牵拉并固定动静脉两端皮条阻断动静脉血流(图 5-4-4)。以 7-0 无损伤缝线将动静脉远近两端缝合固定在一起(图 5-4-5，5-4-6)，两针间距约 0.8 mm。注意尽量减少近心端头静脉缝合截面积，以免缩小血管管径，影响血流通畅。

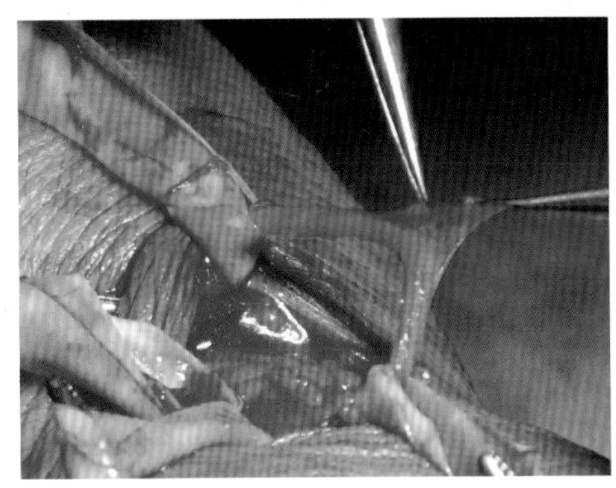

图 5-4-3 剥离桡动脉表面被覆筋膜

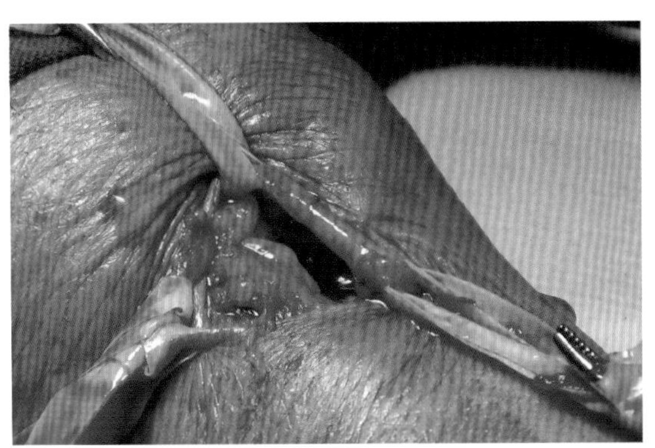

图 5-4-4 拉紧皮条，阻断动脉血流

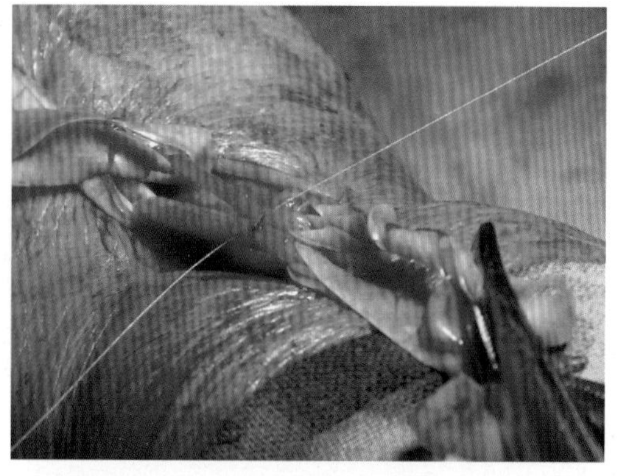

图 5-4-5 以 7-0 无损伤缝线缝合固定桡动脉及头静脉

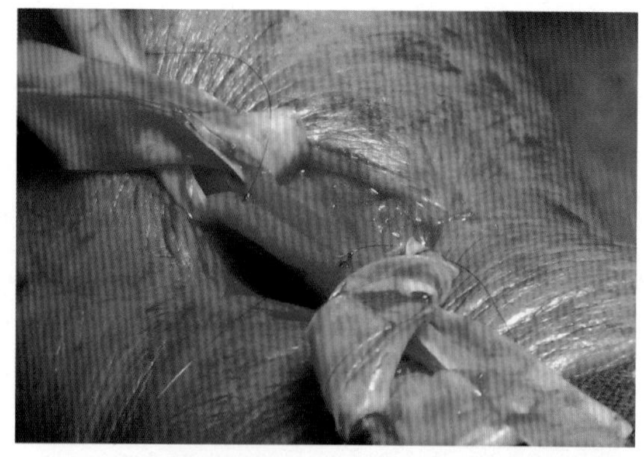

图 5-4-6 动静脉缝合固定

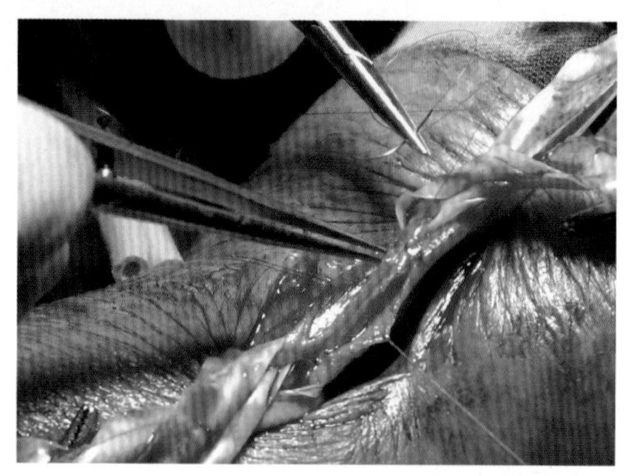

图 5-4-7 分别切开动静脉管壁,准备缝合

应用角针分别刺破动静脉相对两壁后(注意避免贯穿血管壁),以显微剪相对、纵行切开动静脉壁约 0.8 mm。然后分别于切开的动静脉外壁中间位置缝牵引线,充分暴露血管切口(图 5-4-7)。以肝素盐水冲洗近心端血管腔,检查头静脉通畅程度。如头静脉通畅,则可以进行血管侧侧吻合。首先缝合后壁,由远端开始行连续锁边缝合。开始第一针要紧贴头静脉纵切口端点由其外壁进针,缝线斜跨过动静脉后壁,再由桡动脉内壁进针、头静脉内壁出针锁边缝合,可有效地防止该处吻合口外膜内翻、渗漏。此后每针从桡动脉内壁进,头静脉内壁出,针距约 0.15 mm,最后一针与近心端固定线结扎(图 5-4-8,5-4-9)。

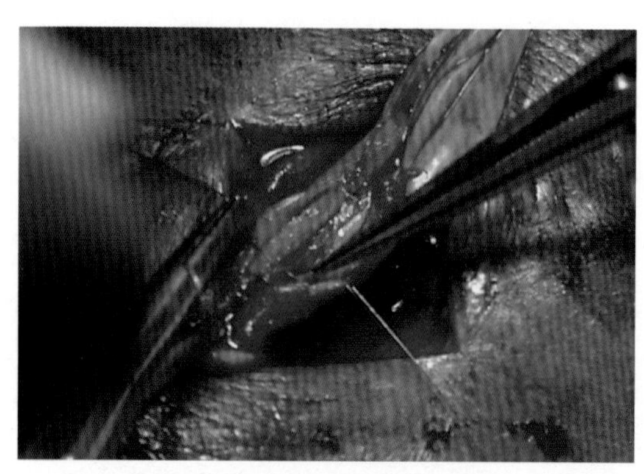

图 5-4-8 连续缝合后壁

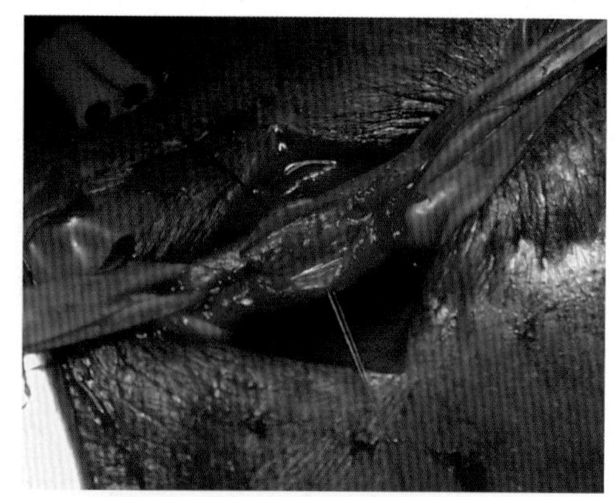

图 5-4-9 后壁缝合完毕

接着做前壁间断吻合。通常针距约 0.15 mm,为 8 字吻合。由桡动脉外壁进针,头静脉

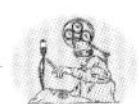

外壁出针后交叉到对侧，再继续以上述方式缝合(图 5－4－10)。注意动静脉切口两端应紧贴顶点缝合，以免漏血。

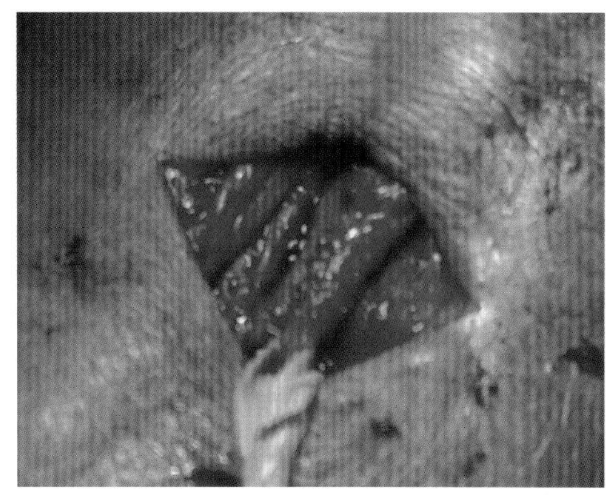

图 5－4－10 前壁缝合完毕

如需行头静脉、桡动脉端侧吻合，则要按以下方式。将头静脉横断，将断端剪成 45°～60°的斜形断面，桡动脉前壁纵行剪开 0.5～0.7 mm(相当于静脉端外径长度)。于血管的钝角端，相当于 3 点钟处，用水平褥式法缝合第一针；于血管锐角端，相当于 9 钟点处，用水平褥式法缝合第二针；相当于 6 钟点位，用水平褥式法缝合第三针；再于 3 及 6 点钟间、6 及 9 钟点间分别缝第四针和第五针；血管翻转 90°，在 12 点钟位用水平褥式法缝第六针；冲洗管腔后于 12 点钟和 3 点钟间缝第七针；在 9 及 12 点钟间缝第八针。然后按照侧侧吻合的方式进行吻合。

动静脉吻合好后依次放开头静脉近心端、远心端，桡动脉远心端、近心端的皮片，恢复血流供应。检查吻合口是否通畅，静脉侧血管是否充盈。特别应注意静脉近心端有无狭窄，尽量将可能影响静脉回流的不利因素消除。同时注意吻合口周围有无出血点。吻合成功的标志是吻合口附近可触及震颤，听诊有吹风样或枪击样杂音。如为侧侧吻合，此时可将头静脉远端结扎，缝合皮肤。手术结束。

(二) 腕部自体动静脉内瘘

一般在老年患者、血管条件差，预计鼻咽窝部位效果不佳时可于此部位手术。首选为桡动脉与头静脉。具体步骤同鼻咽窝部手术。要注意桡动脉的走行与鼻咽窝不同，该部位桡动脉往往移行于头静脉内侧，游离两条血管时要注意理顺其位置关系，以保证其远心端与近心端走行顺畅为原则。

如头静脉条件差，可考虑选用贵要静脉或者前臂正中静脉。通常情况下这两条静脉管腔内径要小于头静脉，而且距离桡动脉较远，需要游离的长度较长，必要时可做端侧吻合。

如桡动脉条件差，则可选择尺动脉。该处手术及日后穿刺位置较困难。由于与头静脉的距离较远，故常选择贵要静脉或者前臂正中静脉与之吻合。

(三) 前臂中部自体动静脉内瘘

以桡动脉-头静脉吻合为例。于该部位手术者，多为重复手术，内瘘闭塞需重做，或远端血管条件差。同时，由于此部位血管走行不同于鼻咽窝较固定，头静脉及桡动脉走行情况因人而异，变化较大，故术前应充分评估，定好位置(笔者常规行双上肢前臂动静脉超声检查)。此处头静脉基本延续鼻咽窝部头静脉的走行，但应注意分支比较多。桡动脉走行于肱桡肌之下，位置有时变异较大。

(四) 肱动脉-上臂静脉内瘘

以肱动脉-头静脉吻合为例。术侧肢体外展，注意消毒范围应扩大至切口以上约 10 cm。

确定好肱动脉与头静脉的位置后，切开皮肤。钝性分离皮下组织，分别游离出头静脉及肱动脉，并离断结扎其分支。充分剥离动、静脉表面的被覆筋膜。注意将血管近心端剥离干净，以免影响血供和回流，同时要避免损伤动、静脉壁。然后牵拉动动、静脉两端皮条，以阻断血流。以 7－0 无损伤缝线将动、静脉远、近两端缝合固定在一起，两针间距约 0.6 mm。注意尽量减少近心端头静脉缝合截面积，以免影响血流通畅。应用角针分别刺破动、静脉壁后，以显微剪相对、纵行切开动、静脉壁约 0.6 mm。然后分别于切开的动、静脉外壁中间位置缝牵引线，充分暴露血管切口。以肝素生理盐水冲洗近心端血管腔，检验头静脉通畅程度。如头静脉通畅，则可以进行血管侧侧吻合。

动脉与静脉吻合好后依次放开头静脉近心端、远心端，以及肱动脉远心端、近心端的皮片，恢复血流供应。检查吻合口是否通畅，静脉侧血管是否充盈。特别应注意静脉近心端有无狭窄，尽量将可能影响静脉回流的不利因素消除。同时注意吻合口周围有无出血点。吻合成功的标志是吻合口附近可触及震颤，听诊有吹风样或枪击样杂音。此时可将头静脉远端结扎，形成功能上的端侧吻合。术后缝合皮肤，手术结束。

（五）贵要静脉移位-肱动脉内瘘

贵要静脉多数起于手背尺侧缘，然后沿前臂尺侧皮下上行，在肘窝下方转向前面。接收肘正中静脉后，经肱二头肌内侧沟上行至臂中部，穿深筋膜汇入肱静脉。在肱二头肌肌腱的内侧(肘窝向上 2 cm 臂内侧)，腋动脉在背阔肌下缘易名为肱动脉。在臂部伴正中神经行于肱二头肌内侧沟，肱动脉上段居于正中神经内侧，经正中神经的后方转到其外侧，再经肱二头肌腱膜深面至肘窝，在桡骨颈高度分为桡动脉和尺动脉。肱动脉在肘窝位置表浅，能清楚地摸到搏动。如患者头静脉条件不好如狭窄、闭塞，或者多次行内瘘成形术导致头静脉耗竭，可选择将条件较好的贵要静脉移位与肱动脉吻合。手术通过皮下隧道将游离的贵要静脉移行至肱动脉处行端侧吻合(图 5－4－11)，具体手术过程如下。

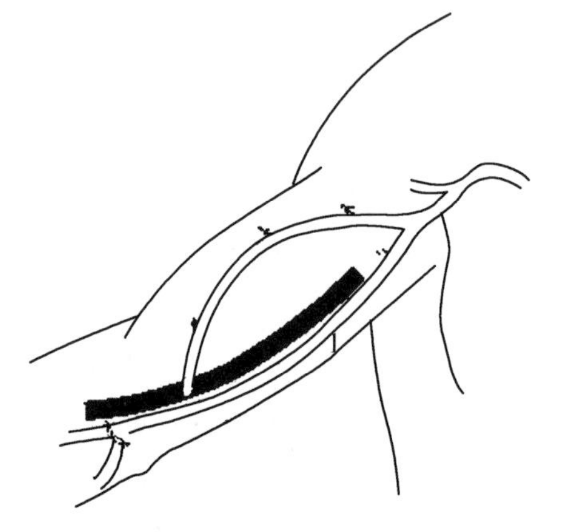

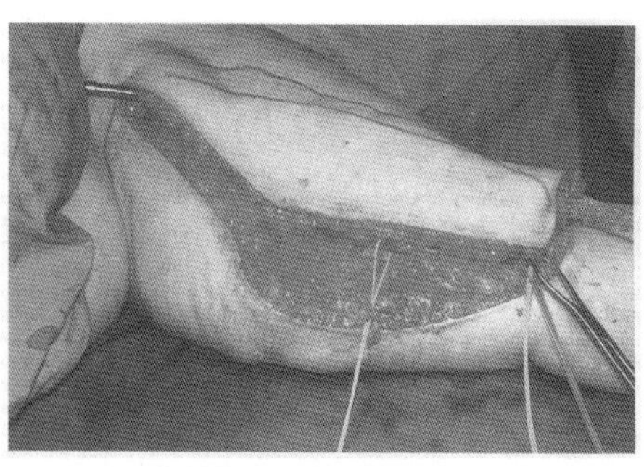

图 5－4－11　上臂贵要静脉转位制作内瘘(左图为手术示意)

(1) 术前充分了解血管状况，定位并标记肱动脉及贵要静脉的走行，明确贵要静脉游离的长度及隧道的路径。

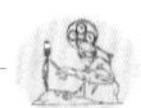

(2) 患者取平卧位(如平卧困难,也可取坐位)。一般仍采用局麻,但切口较其他内瘘术式要长,故也可选择臂丛麻醉。

(3) 沿贵要静脉走行纵行切开皮肤,切口长度依据所要取用的贵要静脉长度决定。也可采用间断切口,以避免切口过大。切口过程中注意避免刀切过深而伤及静脉。以血管钳钝性分离皮下组织。寻找到贵要静脉后,以细皮条牵拉,分别向其远心端、近心端游离,剥离周围软组织,结扎细小的分支,通常需将贵要静脉游离出 10 cm 的长度,将其远端离断。以肝素生理盐水冲洗管腔,备用。

(4) 再于肘部肱动脉处切开皮肤 3～4 cm,以血管钳钝性分离皮下组织。寻找到肱动脉,以软皮条牵拉两端,分别向两端游离。寻找或游离肱动脉过程中注意避免损伤其伴行静脉。如肱动脉位于肌腱下,要注意切开肌腱时的宽度不可超过 1/3,以免影响手指功能。

(5) 用血管钳做 U 形皮下隧道,将贵要静脉的游离端由此穿过,从动脉切口处穿出。

(6) 剥离动、静脉表面被覆筋膜。以软皮条牵拉贵要静脉,采用显微镊、显微剪剥离静脉表面筋膜。按同样方法对肱动脉壁被覆筋膜进行剥离。

(7) 修剪贵要静脉游离端,将肱动脉两端皮条拉紧,阻断其血流。于肱动脉侧面切口,切口长 5～6 mm,以 7－0 无损伤缝线行端侧吻合。

(8) 动脉与静脉吻合好后依次放开贵要静脉近心端、远心端,以及肱动脉远心端、近心端的皮条,恢复血流供应。检查吻合口是否通畅,静脉侧血管是否充盈。特别应注意静脉近心端有无狭窄,同时注意吻合口周围有无出血点。吻合成功的标志是吻合口附近可触及震颤,听诊有吹风样或枪击样杂音。缝合皮肤,无菌敷料包扎。

五、手术注意事项

(1) 患者体位的选择:常规为仰卧位,要注意床位高度略高于手术操作台,保证术侧肢体自然伸展,避免长时间的制动使术侧肢体血供不足,从而影响内瘘的通畅。

(2) 术者位置选择的原则:通常是其惯用手靠近患者肢体的远端,较利于进行血管近端的游离、吻合等操作。

(3) 静脉血管选择较粗、分支较少和弹性较好的血管。若两侧血管条件相似,则选用非惯用手。

(4) 手术切口应从鼻烟窝中点桡动脉搏动最明显处开始,向远端切开分离,因为此处动脉浅,易分离。

(5) 手术过程中的操作切忌粗暴,尽量清理动、静脉血管游离端邻近的下分支及周围组织,以免牵扯致吻合口成角,影响血流量。留在静脉的分支双重结扎,保证内瘘有充足的血流量。而动脉两侧的伴行静脉尽量保留,同时避免血管周围神经的损伤。

(6) 游离动脉时注意避免损伤其伴行静脉。如有损伤,应仔细查找出血点,行止血处置。

(7) 游离血管长度一般以 3～4 cm 为宜。过短会使血管间牵拉张力过大,使管壁弹性减小,局部狭窄甚至撕裂;过长则易折叠成角,易形成血栓,最终导致内瘘失败。

(8) 剥离静脉外膜时忌剥除过多,以免造成静脉壁菲薄,吻合口漏血。尽量减少创面渗血,以免形成血肿压迫吻合口。

(9) 当切开动脉发现动脉内膜分层或有硬化，要松开血管夹观察有无喷血，注意将硬化的内膜剥除。

(10) 吻合时，头静脉不能扭曲；手术要熟练，操作要轻柔，减少损伤及机械刺激。

(11) 吻合过程中，应尽量剥离吻合口边缘的血管外膜，并将血管内皮对合整齐，勿使外膜卷入吻合口内，防止吻合口狭窄，吻合最好一次成功。

(12) 术中经常用肝素盐水冲洗血管，防止血栓形成及血管痉挛。

(13) 开放吻合口血流时先开放静脉端，再开放动脉端。如有动脉痉挛，可予罂粟碱或利多卡因局部喷洒解痉。

(14) 缝合皮肤前观察有无活动性出血、血管张力、血管走行，适当松解邻近组织，提起皮肤轻轻对合观察是否严重压迫吻合血管，适当修剪，注意避免缝皮针损伤吻合口的血管。

(15) 在保证手术质量的前提下，尽量缩短手术时间，减少可能引起动脉痉挛的刺激因素。

(16) 术后一般不需用抗凝药和抗血栓药，也不用抗菌药，多数患者术后 10 天左右拆线。糖尿病患者需根据切口愈合情况，可适当延长拆线时间。

六、术后护理

(1) 术后因静脉压力升高，淋巴回流受阻，手部及前臂可有不同程度的肿胀。术侧手部应适当抬高，以促进静脉回流，减轻肿胀。

(2) 每天检查血管吻合口是否通畅，如静脉侧扪到震颤，听到血管杂音，表示瘘管通畅，否则应怀疑血栓形成，需与医生取得联系并及时处理。

(3) 术肢勿测血压、穿刺及压迫。

(4) 内瘘使用时穿刺针应距吻合口 3 cm 以上，静脉针与动脉针相距 5 cm 以上。

(5) 尽量避免定点穿刺，以免形成假性动脉瘤及血栓，导致感染。

(6) 透析穿刺后压迫止血的压力要适当，以免出血及血栓形成，阻塞内瘘。

七、患者的自我保护

为了确保内瘘的使用寿命，病人在日常生活中应进行自我保护及必要的日常护理，以下几点可供参考。

(1) 新做内瘘的病人，术后手部通常有轻度水肿，抬高内瘘侧肢体或增加手部活动，可增加静脉回流，减轻水肿。

(2) 为促使内瘘成熟，术后 4～5 天可将患侧的肢体浸入温热水中热敷，并用手指短时间间断压迫吻合口上方的静脉，促使血管扩张。

(3) 每天应检查内瘘是否通畅，静脉能否触到震颤、听到杂音，在低血压或透析脱水过多的情况下更应注意。如发现震颤由强变弱，应立即通知医生进行处理。

(4) 切不可在内瘘侧肢体输液、测血压以及长时间向该侧卧位，以免因压迫、扭曲内瘘血管，造成内瘘阻塞。

第五节 自体动静脉内瘘的并发症及处理

一、出血与渗血

1. *术后早期轻微渗血* 可给以局部换药,适度压迫(以不阻塞血流引起闭塞为宜);如仍出血不止或出血量较大,应拆线,找到出血部位,进行缝扎。如吻合口缝合严密,无确切出血点,多处弥漫性出血,可采用吸收性明胶海绵或止血纱条等医用生物蛋白胶局部填塞。上臂血管管径粗,血流大,管腔内压力也高,较之前臂更易出血。为改善患者凝血功能,应尽量避免手术当天行血液透析治疗。另外还需预防感染,切口感染时会导致愈合不良,甚至吻合口破裂出血。

2. *晚期出血*

(1) 内瘘的过早使用:一般内瘘成熟需 4 周以上,过早使用因静脉壁较薄,即使穿刺针的位置和穿刺方法正确,也容易发生出血。原则上应待内瘘完全成熟再开始使用。

(2) 穿刺方法不当:反复穿刺同一部位,甚至同一针眼,进针角度小,特别是皮下脂肪薄的患者都容易引起出血。应注意经常更换穿刺点。穿刺时调整进针角度,刺入皮肤后可在皮下潜行 0.5 cm 左右,成角度斜刺入静脉腔。如遇穿刺失败时,应立即压迫止血,止血后选择其他部位重新穿刺。

(3) 穿刺针脱出:透析过程中如穿刺针脱出,应立即停止血泵运转,及时压迫止血。透析前对有躁动或配合不好的患者应加强监护,必要时要留护理人员,对穿刺针及透析管路一定要固定好。

(4) 拔穿刺针后压迫止血不充分:透析结束后一般需压迫止血 30 min 左右,不少于 15 min。凝血功能差的患者,需延长压迫止血时间。

(5) 其他:应用肝素剂量过大,一般延长压迫止血时间即可,必要时要用鱼精蛋白中和。动脉瘤破裂,此时出血很凶险,应立即用力压迫止血,并急诊手术修补。

二、血管非血栓性狭窄

血管非血栓性狭窄是动静脉内瘘常见并发症之一。主要表现为内瘘血流量不足,最终可导致动静脉内瘘血栓形成和闭塞。狭窄易发生于吻合口,尤其在距吻合口静脉端数厘米内或反复穿刺的部位。

1. *病因* 常见于在同一部位反复穿刺、感染侵犯血管壁、血肿及血肿机化引起的血管狭窄、静脉内膜增生等。

2. *处理* 如果内瘘的血管内径狭窄大于 50%,并且有下列异常情况,应当进行经皮腔内血管成形术(PTA),或请血管外科处理:①血管通路此前发生过血栓;②透析时,静脉压力明显升高;③再循环测定明显异常;④体格检查异常;⑤无法解释的透析剂量下降;⑥血管通路血流量下降。早期发现后可行血管气囊扩张术或 PTA,有些弹性狭窄还可以放置支架,而国内大多直接采用手术修复。

无血栓形成的狭窄行 PTA 或外科手术治疗的合适对象是:①PTA。6 个月时 50%的通路可以继续使用(证据);术后残余狭窄不超过30%,且无生理指征的狭窄。②外科手术。1年时50%的通路可以继续使用。如果患者3个月内需要进行2次以上经皮血管成形术,在病情许可的情况下,建议行外科手术治疗。如果经皮血管成形术失败,在某些情况下放置支架是有用的,例如没有合适的其他部位可以建立通路时、外科难以处理或有外科禁忌证的患者。

三、血栓形成

血栓形成是引起动静脉内瘘闭塞、丧失功能的常见并发症。

1. 原因

(1) 自身血管条件差:常见于高龄、糖尿病、反复静脉穿刺、高血压等因素导致的血管硬化和破坏,或静脉较细、直径<2 mm等。

(2) 手术操作问题:手术过程中损伤血管内膜,或因动作粗暴引起血管痉挛;吻合口动静脉对位不齐,导致静脉成角扭转;静脉瓣靠近吻合口;吻合时缝合血管尺寸过大,漏血补针缝合导致狭窄等。

(3) 局部压迫:包扎过紧、局部血肿压迫、体位不当致内瘘受压等。

(4) 内瘘使用不当:如过早使用,反复穿刺同一部位,造成静脉壁损伤;透析后压迫止血方法不当、包扎过紧或压迫时间过长。

(5) 其他:过度脱水、低血压、局部感染引起的浅表静脉血栓性静脉炎、血液高凝状态、静脉内膜增生等。

2. 处理　应用多普勒超声可准确测定血栓的部位。处理上可行PTA或血管内扩张术、血管内溶栓术及用带气囊的导管或手术取栓。但自体动静脉内瘘血栓的治疗比较困难,无论行PTA或外科手术效果都不理想。

3. 预防　避免吻合口静脉与动脉成角,避免术中对血管内膜的损伤以及防止感染等。

四、肢体缺血——窃血综合征

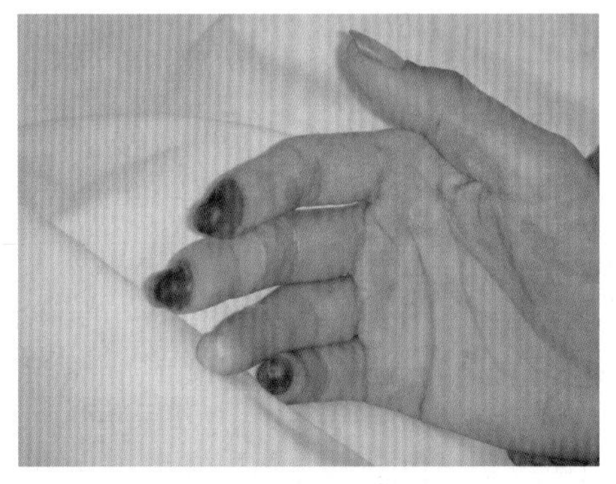

图5-5-1　窃血综合征造成手指远端坏死

窃血综合征是指动静脉内瘘成形术后动脉血液向血流压力较低的静脉系统分流过多,导致肢体末端血供不足,出现苍白、麻木、发凉、疼痛、坏死等一系列缺血的表现(图5-5-1)。常见于患者本身存在血管循环障碍,如全身性动脉硬化及糖尿病患者。发生率较低,约1%的动静脉内瘘患者可出现此并发症。

1. 机制　肱动脉于肘关节以下分为桡动脉和尺动脉,桡、尺两条动脉在手掌形成掌深弓和掌浅弓,供应手指末端的血液。桡动脉与头静脉作侧一侧吻合时,除桡动脉大部分血液流入压力较低的头静脉,尺动脉的血液也可经掌动脉弓直接回流到头静脉,由此造成指端发冷、无力、麻木及疼痛,甚至坏死,检查时发现手背水肿或发绀。因此,对于有高危因素的人群(糖尿病、老人、在同侧肢体多次进行内瘘成形手术)手术

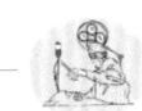

后 24 h 内应当严密监测肢体的缺血情况：①患者的自觉症状，包括肢体发冷、麻木、针刺样感觉、运动障碍(非手术疼痛引起)；②客观的检查，包括皮肤温度、感觉功能检查、运动功能检查、远端动脉搏动，与对侧比较；③教给患者如果有发冷、不能运动、感觉异常应当立即报告医生。对于此类患者手术前亦应充分评估，宜选择端端或端侧吻合。若做侧侧吻合，其吻合口应小于 8 mm。

2. 处理

(1) 缺血症状较轻：不需立即手术治疗，可嘱患者进行适当的手腕部运动如攥握力器等，并注意手部保暖，观察数周，如症状缓解则无需进一步治疗。

(2) 缺血症状较重(感觉减退、缺血性疼痛)：此时需行手术治疗，以免组织坏死。手术方法：如彩超检查发现桡动脉吻合口近心端与远心端血流方向相反，提示存在尺动脉窃血，可将吻合口远端桡动脉结扎；动静脉内瘘为侧侧吻合者，可将远端静脉结扎，形成功能性端侧吻合。如以上方法仍难以改善缺血症状，应考虑弃用此处内瘘，可将吻合口近心端静脉结扎、截断。

五、肿胀手综合征

动静脉内瘘术后术侧前臂远端尤其是手背部常见有轻度水肿，数日后多可自行缓解。若动脉血进入静脉引起远端静脉压增高，静脉回流受阻，导致毛细血管内压力升高，则产生持续性、进行性重度水肿，可伴疼痛、冻疮样改变或手指淤血等临床表现，称为肿胀手综合征(图 5-5-2,5-5-3)。如静脉高压累及拇指，导致其肿胀、紫绀、疼痛，则称拇指痛综合征。

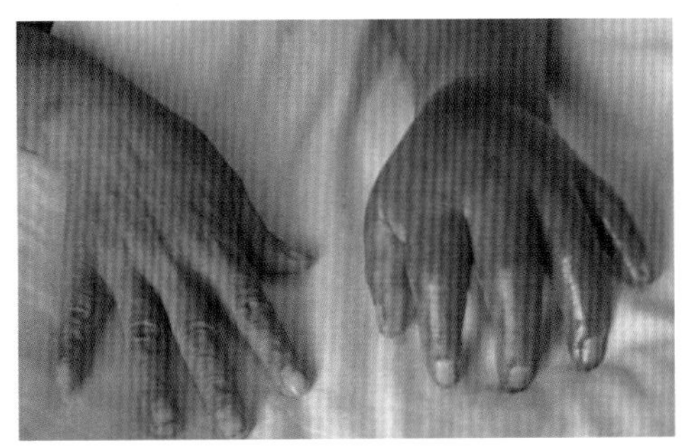

图 5-5-2 同一患者两只手比较，左手为严重肿胀手

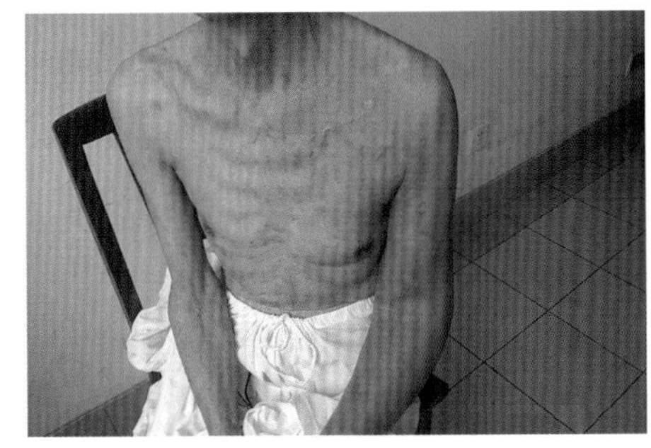

图 5-5-3 左上肢肿胀手综合征，可见左前胸壁静脉曲张

1. 机制 由于回流静脉被阻断或者动脉血流压力的影响，侧支循环未完全代偿，造成肢体远端静脉回流障碍。多在侧侧吻合时或近心端静脉狭窄(尤其是曾行锁骨下静脉置管或颈内静脉置管者)、闭塞、血栓形成、静脉炎、血肿压迫或有心包积液时出现。上臂内瘘比前臂内瘘发生肿胀手综合征的概率要大。

2. 处理 早期可以通过握拳增加回流，减轻水肿；长期肿胀必须行手术治疗。如侧侧吻合术式引起，可将内瘘远心端静脉结扎，同时需注意将吻合口附近未结扎的静脉分支结扎；如吻合口静脉近心端狭窄，可采用扩张法或旁路分流法解除近心端狭窄，使回心血流通畅。

如以上方法难以奏效，需重新制作内瘘。

3. 预防　于腕部做内瘘时避免侧侧吻合的术式，避免锁骨下静脉置管或颈内静脉置管过久，穿刺时避免内瘘感染、出血。

六、动脉瘤

内瘘术后数月或数年吻合口的静脉端扩张，隆起于皮肤表面并伴有搏动，称之为动脉瘤。其中动脉化的静脉局部发生扩张，伴有搏动，称为真性动脉瘤或动脉瘤样扩张。由于穿刺出血，在血管周围形成血肿，血肿壁机化后又与内瘘相通，伴有搏动者称为假性动脉瘤(图5－5－4～5－5－7)。

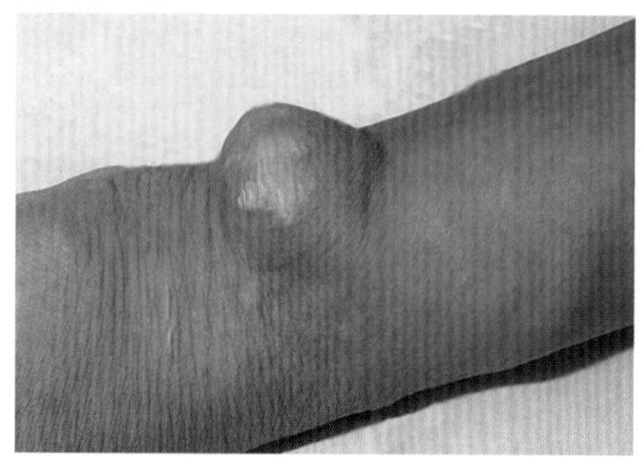

图 5－5－4　前臂内瘘瘘口动脉瘤

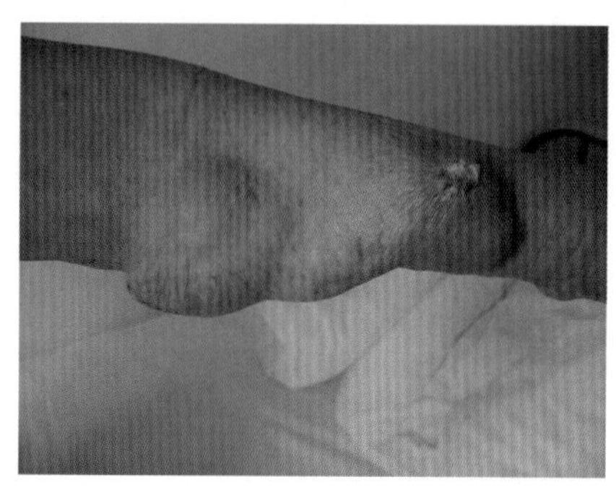

图 5－5－5　前臂内瘘动脉瘤表面皮肤破损

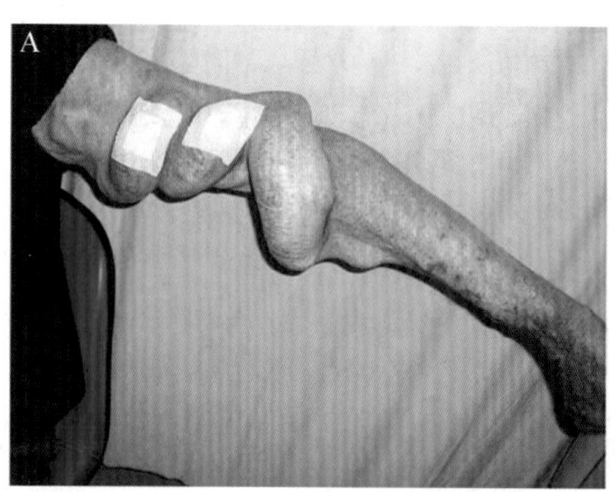

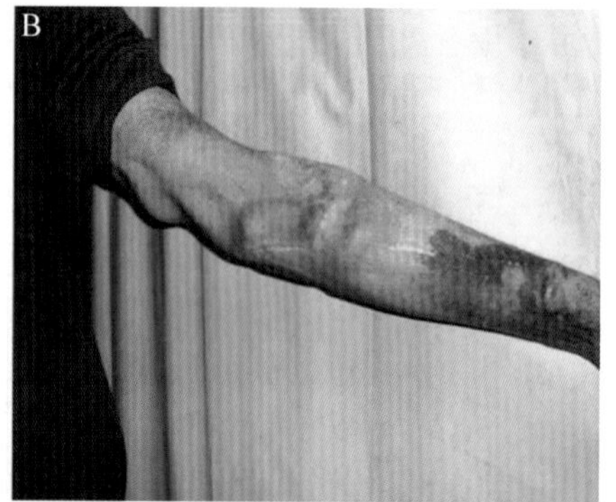

图 5－5－6　上臂内瘘动脉瘤

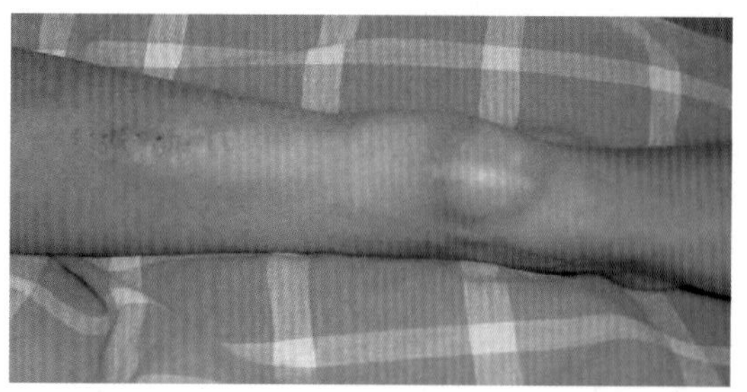

图 5－5－7　前臂内瘘假性动脉瘤

1. 原因

(1) 持续高血压、动脉硬化或静脉压增高。

(2) 手术位置的选择,鼻咽窝处动脉位置较深,与静脉吻合易形成角度。

(3) 吻合口过大致瘘口血流流速高,压力大,使内瘘静脉局部膨出。

(4) 静脉外膜剥离过多,吻合时缝合不充分,伴有包裹性出血。

(5) 内瘘未成熟时过早使用,容易损伤血管。

(6) 穿刺技术不良,反复穿刺形成血肿。

(7) 长期定点穿刺或小范围内反复穿刺,使血管壁损伤,弹性差,易于膨出。

2. 处理

(1) 动脉瘤直径<3 cm 的保守治疗即可,一般不需要手术。可采用弹性绷带保护,并禁止在动脉瘤部位穿刺,避免局部皮肤感染,避免抓挠、碰撞损伤动脉瘤。

(2) 动脉瘤直径>3 cm,伴神经、静脉的压迫症状、瘤体感染或动脉瘤壁薄易破裂者需行手术治疗。如无需继续使用内瘘,可直接将流入与流出静脉结扎、离断,再将瘤体取下。如需保留内瘘,有侧支循环且血流量足够,则可直接将内瘘静脉两端结扎、离断,将瘤体取出,不需要重新做内瘘;如动脉瘤靠近吻合口或结扎后血流量降低而无其他侧支循环者,则需在瘤体近心端重建内瘘。此外,尚可应用自体、尸体血管或人造血管对距离较远的内瘘动静脉行间插性搭桥吻合。

3. 预防　内瘘使用时间不宜过早,至少 4 周;正确的穿刺技术,变换部位穿刺,防止内瘘部位血栓形成;控制高血压。

七、充血性心力衰竭

高输出量性心力衰竭偶见于少数原有心脏疾病的患者,包括各种心力衰竭、高血压、冠心病。动静脉短路导致过多的血流(自体动静脉内瘘自然血流量可达 800～1 200 ml/min,占心输出量的 20%～50%)通过内瘘时,可增加回心血流,引起心脏前负荷增加,心脏舒张末期容积增大,每搏排血量随之增多。前臂特别是腕部的内瘘引起的心力衰竭少见。

1. 诱发因素　内瘘可增加心输出量 10%～20%,如心脏代偿功能良好,一般很少引起心力衰竭。下列因素可诱发心力衰竭:①吻合口过大,分流量过多,超过心输出量的 20%～50%;②同时存在两个以上的内瘘;③严重贫血,容量超负荷;④原有心脏病变,如高血压、冠心病、心律失常等。

2. 处理

(1) 缩小吻合口。其手术难度较大,可在吻合口近心端重做内瘘。

(2) 降低内瘘的血流量,易形成血栓,效果不理想。

(3) 如建立新的内瘘,应同时结扎原有内瘘,可应用临时性中心静脉插管作为新瘘成熟前的过渡。

(4) 对于不能耐受增加心排血量的严重心脏病患者,需结扎内瘘血管,采用半永久性中心静脉置管作为血管通路,或改为腹膜透析。

八、感染

1. 易感因素　一般内瘘的感染发生率较低,多与透析患者高龄、免疫功能低下、营养不良、糖尿病、无菌操作不严格等易感因素有关。

2. 临床表现

（1）局部表现：表浅皮肤炎症、蜂窝织炎或脓肿形成，局部可表现为红、肿、热、痛，可有脓性或血性渗出液。侵犯血管壁时可致血管破溃出血。炎症也易导致血栓形成，引起血管闭塞。

（2）全身表现：毒血症和菌血症，常表现为透析后一过性发热，血培养阴性；而败血症常表现为透析结束前发热，之后持续高热，伴有寒战和大汗，全身状况恶化。血白细胞升高，血培养阳性。

3. 处理　应暂停使用内瘘，改用暂时性血管通路。有脓肿形成时应及时切开引流，用抗生素冲洗。局部感染无菌血症者，静脉应用抗生素 2 周（用药前常规做血培养及药敏试验）；有菌血症而无感染并发症者，抗生素静脉应用 4 周；合并有心内膜炎、败血症血栓、脓肿等情况抗生素需应用 4～6 周。在多数情况下自体动静脉内瘘对抗生素的反应很好，除非内瘘脓栓形成，一般不用切除感染的内瘘。如果血管发生感染应将血管结扎。如果有脓栓形成，应当放弃内瘘。

4. 预防　严格执行无菌操作，穿刺时皮肤消毒要严格，尽量不重复使用穿刺针，保持内瘘周围皮肤清洁等。

（姜书宇　赵久阳）

参考文献

[1] 叶朝阳. 血液透析的血管通路. 见：王质刚主编. 血液净化学. 第二版，北京：北京科学技术出版社，2003：99－116

[2] 王梅主译. 牛津透析手册. 北京：人民卫生出版社，2006：84－101

[3] 沈清瑞主编. 血液净化与肾移植，北京：人民卫生出版社，1999：48－60

[4] 王笑云. 血液透析血管通路进展. 中国血液净化，2003，2(8)：407－410

[5] 王笑云. 慢性血管通路选择和并发症防治. 中国血液净化，2006，5(4)：216－219

[6] 王玉柱主编. 血液净化通路. 北京：人民军医出版社，2008：78－109

[7] 赵青艺. NKF－K/DOQI 血管通路的临床实践指南. 中国血液净化，2007，6(6)：338－347

[8] 李月红，于仲元，王玉柱. 自体动静脉内瘘在血液透析中的应用. 临床内科杂志，2003，20(8)：408－410

[9] National Kidney Foundation：NKF－DOQI clinical practice guidelines for vascular access，2000. Am J Kidney Dis，2001，37：137－181

[10] Reddan D，Klassen P，Frankenfield DL，et al. National profile of practice patterns for hemodialysis vascular access in the United States. J Am Soc Nephrol，2002，13：2117－2124

[11] Huber TS，Carter JW，Carter RL，et al. Patency of autogenous and PTFE upper extremity arteriovenous hemodialysis accesses，a systematic review. J Vasc Surg，2003，39：491－496

[12] Hurlbert SN，Mattos MA，Henretta JP，et al. Long－term patency rates，complications and cost－effectiveness of polytetrafluoroethylene（PTFE）grafts for hemodialysis access：a prospective study that compares Impra versus Gore－tex grafts. Cardiovasc Surg，1998，6：652－656

[13] Ethier JH，Lindsay RM，Barre PE，et al. Clinical practice guidelines for vascular access. J Am Soc Nephrol 1999，10(13)：297－305

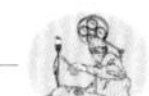

[14] Pastan S, Soucie JM, McClellan WM. Vascular access and increased risk of death among hemodialysis patients. Kidney Int, 2002,62:620 - 626

[15] Jean E, David CM, Stacey JE, et al. Vascular access use and outcomes: an international perspective from the dialysis outcomes and practice patterns study. Nephrol Dial Transplant, 2008,23:3219 - 3226

[16] Di Iorio BR, Bellizzi V, Cillo N, et al. Vascular access for hemodialysis: the impact on morbidity and mortality. J Nephrol, 2004,17:19 - 25

[17] VonBibra T. The surgical management of high output due to AVF. Eur J Vasc Surg, 2000, 19: 577 - 581

[18] Anel RL, Yevzlin AS, Ivanovich P. Vascular access and patient outcomes in hemodialysis: questions answered in recent literature. Artif Organs, 2003,27(3):237 - 241

第六章

移植动静脉内瘘

第一节 概 述

血管通路(vascular access)是进行维持性血液净化治疗的先决条件,永久性血透通路(包括自体血管内瘘、移植血管内瘘)是慢性肾衰竭尿毒症患者赖以生存的“生命线”,一个良好的血管通路是透析质量和透析生命的最基本的保证。

自1966年由美国学者Brescia和Cimino等首次创立了上肢动静脉内瘘术以来,开创了血管内瘘建立的新纪元,利用患者前臂头静脉与桡动脉在皮下直接吻合,使浅表静脉动脉化,便于血透时可用内瘘针经皮直接进行穿刺,主要用于长期维持性血透。这种动、静脉在皮下吻合建立的血透通路被称为动静脉内瘘(arteriovenous fistula, AVF),也称Brescia-Cimino血管瘘。目前被视为“标准内瘘”或“常规内瘘”,是目前临床最为常用的永久性透析血管通路。随着血液净化技术的发展,慢性肾衰竭原发病疾病谱的变化,糖尿病肾病、原发性高血压病及肥胖患者的逐年增加,透析寿命的延长、透析患者老年化、自体血管内瘘并发症的不断增加等,给自体动静脉内瘘的建立带来了新问题。仅依靠标准内瘘已经远远不能满足长期血透治疗的需求。近年来,动静脉内瘘手术方法也在不断地改进和发展。据文献报道,制作疑难内瘘的方法和部位也逐渐增多,手术部位除在上肢前臂外,也可在肘窝、上臂、腋窝、下肢、颈部、胸壁等,血管移植通路(graft vascular access)的应用为永久动静脉内瘘的建立提供了新的途径。

美国2006年在补充和修订后的最新血管通路指南中提出“自体血管内瘘第一”的观点,要求自体血管内瘘的建立应达到50%,至少应为40%,到2009年自体血管内瘘的比例应达到65%。在我国,由于受到医疗保险及患者经济状况的限制,一直是首选自体血管内瘘。据上海市2008年统计,自体血管内瘘占82.56%,移植血管内瘘为1.63%,隧道式深静脉导管留置5.01%。故对美国所制定的指南我们只能作为临床参考。

据文献报道,在美国采用人造血管(E-PTFE)建立移植动静脉内瘘占65%,有的透析中心已达到80%。加拿大为35%。国内开展血管移植动静脉内瘘较好的透析中心其所占比例为10%左右,多数不足2%。在国内推广应用血管移植建立动静脉内瘘的任务仍十分艰巨,存在经济、医疗保险、手术技术、移植血管材料等诸多问题,需透析医生和相关外科医生共同努力。

一、透析血管通路的分类

目前临床上根据透析血管通路的用途和使用寿命分为临时性血管通路、长期性血管通路和永久性血管通路三大类。

1. 临时性血管通路 主要包括：浅表动静脉血管直接穿刺，如桡动脉、肱动脉、足背动脉等。经皮深静脉导管留置，如颈内静脉、锁骨下静脉、股静脉。用于急性肾衰竭、慢性肾衰竭尚未建立永久性血管通路时的过渡透析、腹膜透析和肾移植术后等因病情需要临时紧急血透，以及血浆置换治疗、血液灌流、免疫吸附、血脂吸附等血液净化治疗的患者。

2. 长期性血管通路

(1) 隧道式导管深静脉留置：近年来，采用手术切开或经皮插管的方法将带涤纶套隧道式留置导管，经过一个长 5～10 cm 的皮下隧道置入颈内静脉、颈外静脉、锁骨下静脉或股静脉内，并将涤纶套固定于皮下，这样形成一个物理屏障，阻止细菌的侵入。主要特点是对血流动力学影响小、留置时间长(可达 1～2 年或更长)、感染率低、活动不受限，是需作较长时期过渡透析患者的理想血管通路。

(2) 动静脉外瘘：由 Scribner 和 Quinton 在 1960 年首创，被称为 Scribner 分流。起初是为长期血透患者而设计的透析通路，1966 年后随动静脉内瘘的发明及临床应用，动静脉内瘘的制作技术不断完善，现动静脉外瘘被归为长期性血管通路范围，也有作者将其划入临时性血管通路范畴。动静脉外瘘具有血流量充足、留置时间较长、血透时操作方便等优点。但在制作时损伤一对血管，影响日后自体血管内瘘的建立，目前已经基本被淘汰。

(3) 皮下埋置导管装置：如 Dialock Port 和 Life Port 系统等。

3. 永久性血管通路 目前分为直接动静脉内瘘(direct arteriovenous fistula, DAVF)和移植动静脉内瘘(graft arteriovenous fistula, GAVF)两大类。前者是目前临床应用最为广泛的透析血管通路，作为永久性血管通路的首选。而后者近年也发展迅速，给永久性血管通路带来了生机。

二、AVF 制作的原则

1. 先上肢后下肢 为了方便血透患者日常生活和透析治疗的便利，动静脉内瘘手术拟选用的血管应从上肢开始。一般在上肢血管无法使用或由于前期内瘘手术将血管全部耗尽再利用困难时，才考虑选用下肢或其他部位的血管。

2. 先远端后近端 选择血管应遵循先远后近的原则，即从肢体远端开始，逐渐向近端移行，这样可提供较多的手术部位和透析穿刺点，并可减少肢体远端缺血的危险性，为患者长期维持性血透创造条件。

3. 先非惯用侧后惯用侧 主要是方便患者参与工作或从事日常生活活动，如进餐、写字、洗漱等。

4. 先桡侧后尺侧 桡侧的桡动脉与其邻近的头静脉是透析患者制作 AVF 的第一选择，其优点是穿刺点多、动静脉距离近、位置表浅、口径接近、手术显露方便及容易吻合。尺动脉建立的内瘘透析血流量较低，必须在桡动脉连续性未遭到破坏时才能使用，否则可引起手指远端缺血，临床应用不多。

5. 先自身血管后移植血管 动静脉内瘘手术通常先选用患者自己的血管作为直接动静

脉内瘘，也称自体血管内瘘。当自身血管无法再利用时才考虑作移植动静脉内瘘。

6. 先易后难 按照上述原则，当上、下肢常规血管通路部位均不能建立正常的AVF时，可考虑在特殊部位建立移植动静脉内瘘，如锁骨下、腋下和颈部血管经前胸壁皮下隧道做移植血管直桥式吻合，腋窝部血管与髂血管经胸壁皮下隧道做移植血管搭桥等。这些手术难度大，需技术熟练的专科医生才能完成，目前临床应用较少。

7. 建瘘顺序 首先是腕部桡动脉-头静脉初始动静脉内瘘，以后依次为前臂中部桡动脉-头静脉或正中静脉内瘘、前臂贵要静脉转位内瘘、肘部肱动脉-正中静脉或头静脉内瘘、上臂肱动脉-头静脉内瘘、上臂肱动脉-贵要静脉内瘘(包括贵要静脉直接内瘘和贵要静脉浅置移位内瘘)；如无法建立上述内瘘，可制作前臂或上臂移植血管内瘘；最后是下肢内瘘。

美国2006新版NKF-DOQI血管通路指南提出，当肾衰竭患者选择血透作为肾脏替代治疗模式时，优先选择动静脉内瘘作为血管透析通路。其内瘘制作部位的顺序是：最初是腕关节部位内瘘(A)，其次是肘关节部位内瘘(A)、贵要静脉转位内瘘(B)。可以考虑的血管通路是：动静脉移植内瘘，如人造血管、生物材料血管(B)，前臂袢式移植、直桥式移植，上臂血管移植。在上肢无法选择时，才考虑使用胸壁或颈部人造血管移植、下肢血管内瘘或移植内瘘。

第二节 移植血管的种类及选择

一、移植血管的种类

1. 生物性血管

(1) 自体血管：如大隐静脉，取材方便，无抗原性，长度和直径较合适，目前临床多用于常规动静脉内瘘并发症的处理。

(2) 同种异体血管：如活体或尸体大隐静脉、股动脉、髂动脉、股动脉和胎盘脐静脉等(图6-2-1)。

(3) 异种血管：如牛颈动脉，取材容易，抗原性强，血管制作程序复杂，临床极少使用。

2. 非生物血管 主要是人造血管，有各种长度及直径的成品可供选择，用于移植动静脉内瘘(graft arteriovenous fistula，GAVF)的材料主要有膨体聚四氟乙烯(expanded polytetrafluoroethylene，E-PTFE)和聚醚-氨基甲酸酯(PEU)，使用较为广泛(图6-2-2)。

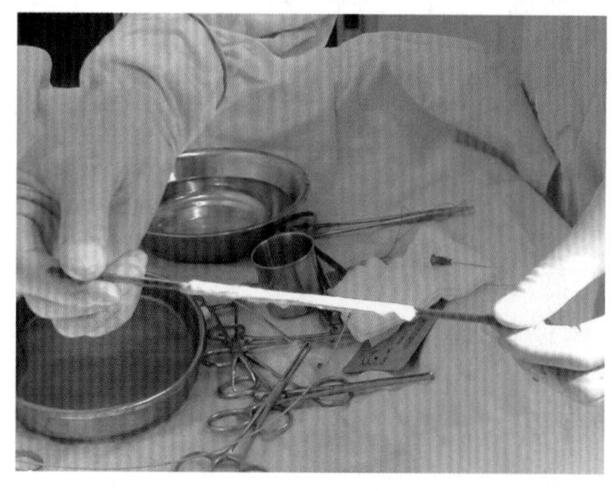

图6-2-1 冻干辐射人尸血管

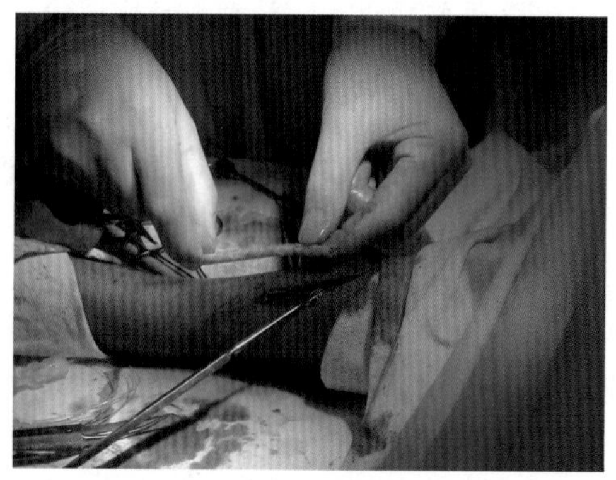

图6-2-2 人尸血管搭桥制作内瘘

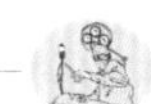

二、移植血管的选择

美国新版 NKF－DOQI 指南提出，合成及生物血管材料应根据外科医生的经验和偏爱来选择，合成和生物材料的选择应考虑个人经验、技术和费用(B)；没有证据支持锥型血管要优于均一型血管，有外支撑环好于无支撑环的，有弹性的好于无弹性的(A)；以往所做的人造血管移植大多数材料是使用聚四氟乙烯(PTFE)，其他还有聚氨基甲酸酯(PU)及生物血管如牛血管，在初期通畅率有相同的结果(B)。

1. 人尸动脉　具有血管壁厚、弹性好、支架作用强、组织相容性好、来源容易、价格低廉等优点。其处理方法有物理方法(冷冻辐射法)和化学方法(乙醇乙醚法)两种。

(1) 物理法：选择无传染病、血管疾病(如动脉硬化、血管炎等)、无恶性肿瘤的年轻新鲜人尸体，在无菌技术操作下切取所需血管(如髂动脉、股动脉、肱动脉等)，长 20～40 cm，立即浸泡于 0.2%肝素生理盐水中，反复冲洗管腔，彻底冲净残留血和血凝块，剥净血管周围结缔组织。结扎并切断所有分支，根据血管直径和长度套入相应的玻璃棒上，放入冰桶中保存带回，置于普通冰箱冷冻室内 24～48 h，然后在－70～－80℃低温冰箱中速冻 24 h，再置入－70℃、6.67×10^{-4} kPa 的干燥冷冻箱内 6 h 作冷冻干燥处理。用包装袋封装后以^{60}Co 25 kGy 照射消毒，置常温下保存待用，并标注辐射日期、血管种类、长度和直径。一次辐射消毒通常可保存 1～2 年。在血管植入前，需先将血管浸泡于生理盐水中进行复水并做注水实验，以确定血管是否漏水和移植静脉的方向。经该法处理的血管具有保存时间长、携带方便等特点。但其长度和口径受到一定限制，特别是做上肢袢式血管移植内瘘时，往往长度不足，常需要两条或两条以上移植血管。长期通畅率及穿刺使用时间均不如人造血管，而且血管瘤发生率高于人造血管。

(2) 化学法：将切取的血管经 0.02%肝素生理盐水冲洗，剥离血管周围结缔组织，应避免损伤血管内膜。置于乙醚中脱脂 1～2 h，95%乙醚中固定 96 h，除去血管的抗原性，最后浸泡于 75%乙醇中，置 4℃冰箱中保存备用，其保存时间为 1 个月。在使用前应做注水实验，以确定血管瓣膜方向和是否存在破口、漏液。如有漏液，可选用 7－0 无损伤缝线做术前修复，用生理盐水冲洗浸泡后方可使用。经化学法处理的血管保存时间短，手术后存在钙化、变性及瘤样扩张等问题。经物理、化学处理的血管在移植后一般不需要使用任何抗排斥药物。

2. 人造血管(E－PTFE)　人造血管具有组织相容性好、长期通畅率高、血流量大、口径和长度可任意选择、能用于反复穿刺及使用时间长等优点。缺点是价格昂贵、手术难度高、术后易发生血清性水肿等并发症。

3. 同种异体和自体大隐静脉、人尸静脉、胎盘脐静脉　异体静脉的处理方法与人尸动脉处理相同，它们具有共同的缺点：血管壁薄易塌陷、直径小、支架作用不如异体动脉，因穿刺部位内膜增生硬化而致的弥漫性狭窄发生率高，长期通畅率低。自体大隐静脉切取后不需要做任何处理，可直接用于移植血管内瘘手术，手术过程较为复杂，破坏了大隐静脉的连续性，临床上多用来做短距离移植血管搭桥或处理自体血管内瘘并发症。

4. 异种血管　小牛颈动脉切取后经蛋白酶消化平滑肌和弹性组织处理，使其失去抗原性，增加生物相容性，移植人体后可减少排斥反应的发生。具有管壁厚、支架作用强、口径大、易穿刺等特点。但易发生变性糜烂和动脉瘤，感染发生率高，长期通畅率低，制作工序复杂等,目前在我国基本已被人造血管及人尸血管所取代。

三、移植部位及配对动、静脉的选择

(1) 上肢前臂腕关节上 2～4 cm 处,桡动脉与肘窝处贵要静脉或肘正中静脉,直桥式血管移植。

(2) 上肢前臂肘窝下 2～4 cm 处,桡动脉起始部与肘窝处的头静脉、贵要静脉、正中静脉,袢式 U 形血管移植。

(3) 上肢上臂肘窝处,肱动脉与头静脉或贵要静脉、正中静脉、肱静脉、腋静脉,U 形移植和直桥式 J 形移植。

(4) 上臂中段(肘窝上 2～4 cm),肱动脉与贵要静脉或头静脉、肱静脉,U 形移植,移植血管袢由上臂延伸至前臂。

(5) 上肢腋窝,腋动脉与腋静脉或贵要静脉,上臂袢式 U 形移植。

(6) 上臂腋窝,腋动脉与肘窝处正中静脉或贵要静脉,上臂直桥式移植。

(7) 下肢大腿,股动脉与大隐静脉根部或股静脉,下肢大腿袢式 U 形移植。

(8) 特殊部位,如移植血管通过胸壁皮下隧道在腋动脉与髂静脉、股动脉与腋静脉之间行直桥式搭桥,颈部选用左锁骨下动脉与对侧锁骨下静脉做“项链式”弧形移植血管搭桥。

第三节　血管移植的方式

一、直桥式(J 形)移植

所选动脉与静脉相距大时可采用该术式。移植血管皮下隧道呈直形、弧形、C 形、J 形等,移植血管两端与自体血管通常做端侧吻合或端端吻合,应根据所选血管的血供情况而定。如选择肱动脉、腋动脉、锁骨下动脉、下肢股动脉、肱静脉、腋静脉、锁骨下静脉、股静脉、髂静脉必须做端侧吻合,移植的血管可供透析穿刺使用。移植部位可选择上肢前臂和上臂等,移植血管的材料可选用人尸动脉、静脉和人造血管。直桥式血管移植临床较常用。

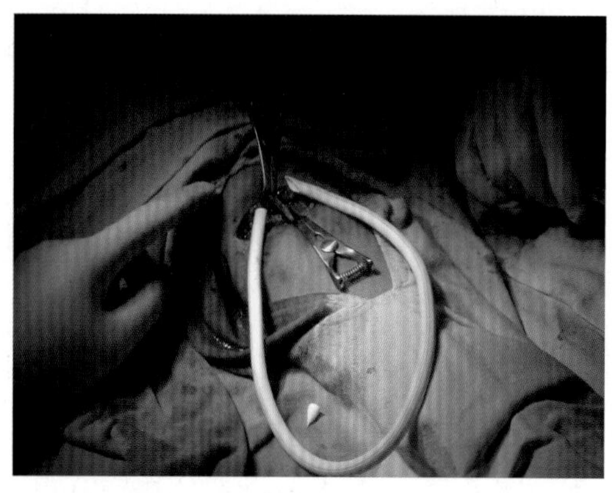

图 6-3-1　前臂袢式人造血管搭桥内瘘术

二、袢式(U 形)移植

该术式最为常用,手术部位多选择四肢,在前臂、上臂或大腿处的移植血管通过 U 形皮下隧道,将其两端分别与所选的动、静脉做端侧或端端吻合(图 6-3-1)。除上述所选择的血管必须进行端侧吻合外,对于可以使用端端吻合方法的血管,在 U 形血管移植中建议也采用端侧吻合。术后透析穿刺点可选择在移植血管袢上,主要选用人造血管和人尸动脉作移植血管材料。

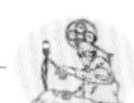

三、间插式移植

多用于动静脉内瘘并发症的治疗，将失功能的DAVF或GAVF上的病变部分如血栓形成、狭窄、堵塞、感染及局部动脉瘤形成等做节段性切除后，选用相应长度的移植血管在两个断端间插入搭桥。可选用自体大隐静脉、同种异体大隐静脉、人尸动静脉及人造血管。

四、跨越式移植

与间插式不同的是，该术式不切除病变部分，在其两端选择相应长度的移植血管跨越失功能动静脉内瘘病变部位进行血管移植搭桥。跨越的移植血管皮下隧道应与原来内瘘血管保持一定距离，可呈直形，也可为弧形(图6-3-2)。移植血管应选择来源方便的血管，如自体血管、人造血管等。

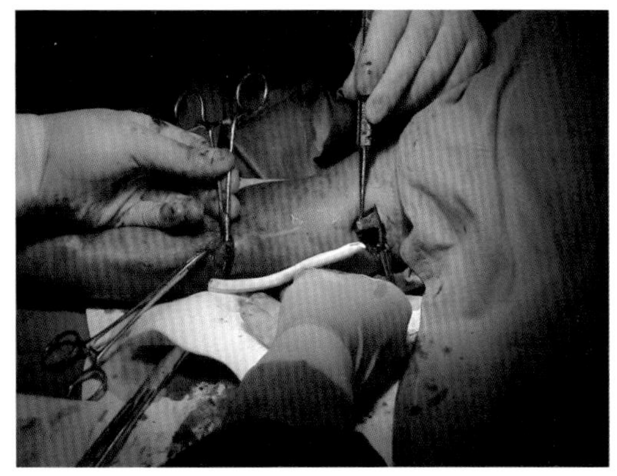
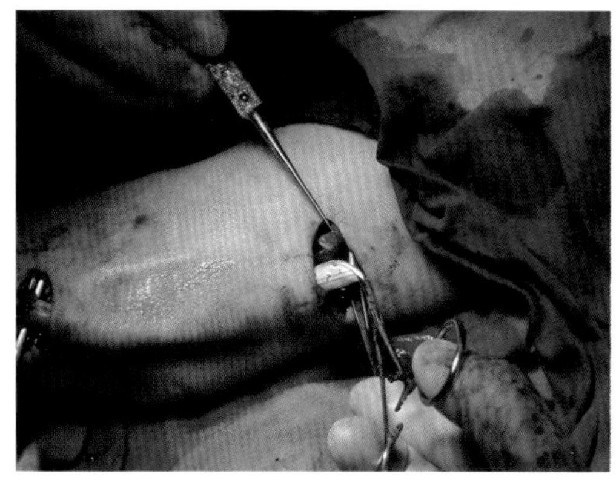

图6-3-2 跨越式人造血管搭桥内瘘术

第四节 血管移植的手术方法与步骤

一、术前准备

1. 需要了解的病史 ①在手术前应了解下列病史情况，既往中心静脉导管留置史，特别是锁骨下静脉插管史，近心端起搏器安装史，上肢近心端、颈部、胸部手术或外伤史，这些都可能引起中心静脉狭窄。②患者上肢的优势侧，在非优势侧制作内瘘不影响患者日常生活。③如患者存在严重充血性心力衰竭，制作内瘘可能导致心力衰竭。④了解既往动静脉内瘘手术史、内瘘失功能的原因、导致内瘘手术失败的原因，有无糖尿病和系统性红斑狼疮史、有无使用止血药物史及高凝状态，这些情况会降低手术成功率和导致内瘘堵塞。

2. 手术前检查 凝血功能(包括出血时间、凝血时间、凝血酶原时间、纤维蛋白原、血红蛋白、血小板等)、心脏功能的评估(胸片、心胸比例、心动超声等)、血管影像学检查(血管造影、彩色多普勒超声、磁共振等)。体格检查应包括双侧上肢血压，以确定内瘘手术的可行性；外周血管脉搏的强弱，以帮助选择手术部位；Allen试验，以确定血管吻合的方式及避免肢体远端缺血性坏死；上肢水肿情况，以判定静脉回流是否有障碍，提高手术的成功率。

3. 慢性肾衰竭4～5期的患者　前臂或上臂合适制作血管通路的静脉不能用于静脉穿刺或放置输液留置导管、锁骨下导管、外周及中心导管的置入。合适的长期透析通路类型和部位有助于通路存活和减少并发症，永久性血管通路一般尽可能放置在上肢的远端。首先考虑自体血管内瘘。如不能制作自体内瘘，可考虑人造血管移植。应避免将导管作为长期透析通路使用，只有在其他办法无效时才被考虑。

二、血管移植部位的顺序

首先选择非惯用侧上肢前臂，然后依次为惯用侧上肢前臂、非惯用侧上肢上臂、惯用侧上肢上臂、下肢大腿，最后选特殊部位如颈部、胸壁等。

三、麻醉选择

移植动静脉内瘘手术多由外科医生完成，目前国内也有一些透析中心是由肾内科或透析医生制作的。

根据手术部位可选用臂丛阻滞麻醉、局部浸润麻醉、硬膜外麻醉（主要用于下肢血管移植）和全身麻醉等，前两种方法临床较为常用，后者主要适用于儿童和手术不配合的病人。

四、切口设计与选择

根据血管移植术式和拟做吻合的动、静脉位置选择皮肤切口，通常可做一个或多个切口。切口的形状和长度则应根据动、静脉的走行、皮下隧道的位置及形状来选择。以前臂袢式U形人造血管移植为例，可选择肘窝下或上2 cm处做横切口，长度以能暴露肱动脉和静脉（如肘正中静脉、头静脉、贵要静脉或肱静脉）为准。作为血管吻合口的皮肤切口，根据移植血管长度，在前臂远端做1个或2个小切口，以便移植血管经皮下隧道置入。选择2个切口可使U形移植血管底部宽大，防止移植血管转弯时形成锐角。

五、游离和暴露血管

钝性分离皮下组织，分别暴露和游离一段2～3 cm准备做吻合的动脉和静脉。分离血管操作应轻柔、仔细，不要过度牵拉，以防止血管痉挛；切勿损伤血管内膜及血管周围的神经，尽量避免不必要的组织损伤；结扎并切断血管吻合口附近的小血管分支，有利于移植内瘘的成熟；在剥离下肢股动脉时应将其周围结缔组织一一结扎，以防止腹股沟发生淋巴漏。

六、冲洗血管腔

将游离好的动脉和静脉用血管夹分别阻断其血流，如为端侧吻合，在血管壁上做一纵形切口，长度与移植血管直径相当。端端吻合则将吻合血管远端结扎切断，以0.02%肝素生理盐水反复冲洗动脉和静脉管腔，起到清除残留血液和血凝块、扩张血管及保持血管组织湿润等作用。动、静脉吻合口比例为1∶1.5。

七、移植血管的处理

人造血管由包装盒取出后勿需作任何处理即可直接使用。对于经化学法处理的同种异体血管，将移植血管从75%乙醇中取出，浸泡于生理盐水中约10 min，并冲洗干净。物理法处理的血管由包装袋里取出同样放入生理盐水中(15～20 min)，待变软后由玻璃棒上轻轻取下。如移植材料为静脉，应作加压注水实验，以确定瓣膜方向及其分支位置，一一结扎所有分支。移植血管时要确认瓣膜方向，应由远心端流向近心端，绝对不能倒置，否则会引起血流受阻而导致手术失败。选用自体血管移植时，应先做移植血管取出术，将所需长度的自体血管取出后浸入生理盐水中备用(多选择静脉)，其后处理与同种异体静脉处理方法相同。

八、皮下隧道

用专用皮下隧道器制作袢式U形或直桥式J形、弧形、C形皮下隧道，深浅要适中，过深不易穿刺，过浅可发生感染或局部皮肤坏死。移植血管穿过隧道时应避免扭曲、成角和受压(图6-4-1)。

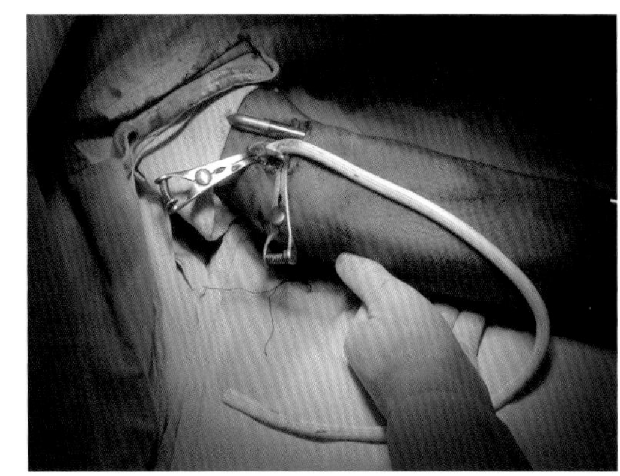

图6-4-1 前臂人造血管搭桥术制作皮下隧道

九、吻合血管

移植血管与自体动脉、静脉作端侧吻合时，可将移植血管剪成斜面，以增加吻合口长度，防止术后狭窄。吻合血管可选用6-0～7-0双针无损伤缝线缝合。血管缝合方式如下。

(1) 单纯间断缝合法：该法简单，止血充分，不易造成吻合口狭窄，用于血管的端端吻合，也可用于端侧吻合时血管前壁的缝合。

(2) 单纯连续缝合法：其优点是缝合速度快、吻合口漏血少，可预防吻合口扩张，血流量较恒定，适合血管吻合口直径在5 mm以上的血管吻合，端端、端侧、侧侧吻合均可使用(图6-4-2)。

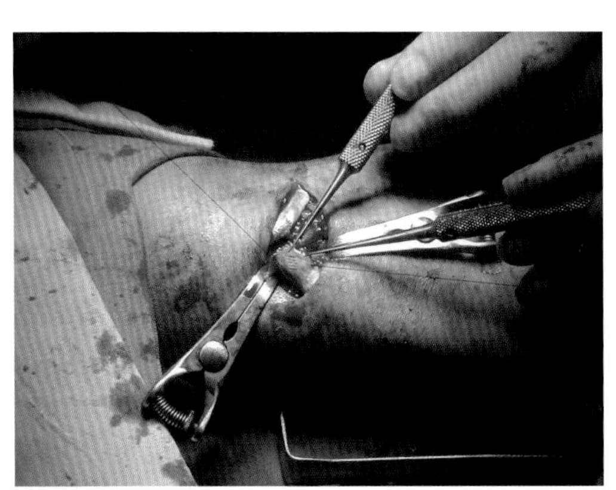

图6-4-2 前臂人造血管搭桥术(在肘窝部位血管的端侧吻合)

(3) 水平褥式间断缝合和水平褥式连续缝合法：具有血管壁外翻充分、内膜对合良好、血液不接触缝合材料等优点。但缝合难度较大，易形成吻合口狭窄，适用于较大的血管吻合。

(4) 太齿轮钉吻合法：其直径有3.0 mm、4.0 mm、5.0 mm等多种规格。该法操作简单、外翻式对合好、吻合口恒定，仅适用于生物材料移植血管与自体动、静脉端端吻合。

十、开放血流

一般先开放动脉端，待移植血管内空气由静脉端吻合口针眼排尽后再开放静脉血流，对吻合口漏血或针眼渗血可先采用干纱布或热盐水纱布压迫数分钟，通常可以止血。如有喷射状出血或经压迫止血无效时再作必要的修补。在吻合口附近触及明显的血管震颤，证实血流通畅后间断缝合皮下组织和皮肤。可采用垂直褥式缝合法、水平褥式缝合法和间断缝合法。前两种方法皮肤对合较好，对于皮下组织较多的患者应先间断缝合皮下组织。缝合皮肤不宜过紧，以免压迫血管。

十一、术后处理

手术后常规静脉推注或静脉滴注有效抗生素 3～5 天，选择抗生素应考虑对残余肾功能的保护。对有高凝状态的患者，可使用低分子肝素 3 000～5 000 U 皮下注射或加 0.9%氯化钠溶液 100 ml 静脉滴注，每天 1 次，连续 3 天。根据凝血功能改善情况，可调整为隔日 1 次，直至控制高凝状态，或采用口服华法林、肠溶阿司匹林抗凝治疗 1～2 周。如高凝状态仍未纠正，抗凝治疗可延续至1～2个月。抬高术侧肢体，避免受压迫。一般 4～8 周在血清性水肿完全消退后开始穿刺使用。

第五节 移植动静脉内瘘的常见术式

一、前臂直桥式桡动脉与贵要静脉端侧或端端吻合

前臂直桥式桡动脉与贵要静脉（或头静脉、正中静脉、肱静脉）端侧或端端吻合，在直桥式移植血管吻合中最为常见。通常选用人尸动脉、静脉和 E－PTFE。多以移植血管的端与自体血管的侧相吻合，如口径接近也可采取端端吻合。当浅静脉不能使用时，可选用深部的肱静脉，但必须做端侧吻合，以保持肱静脉的连续性，防止静脉回流障碍。动脉吻合口大小控制在 5～8 mm，静脉端吻合口大小控制在 10 mm 左右。移植血管如需经过肘关节，皮下隧道应从其侧面通过，以免肘关节屈曲时压迫血管而闭塞。这种血管移植方式所提供的透析穿刺部位较袢式移植少，且移植血管不宜过长，一般在 15～30 cm，否则会降低其通畅率。

二、前臂袢式桡动脉起始部与贵要静脉端侧或端端吻合

前臂袢式桡动脉起始部与贵要静脉（或头静脉、正中静脉）端侧或端端吻合目前临床较为常用，一般选用 E－PTEE 和人尸动脉。其主要优点是前臂及手血供不足的危险性小，可提供再次血管移植的部位，无需跨越肘关节，血流量充足。皮肤切口选择在肘关节下 2～3 cm，游离暴露出桡动脉与尺动脉分叉部，将吻合口选择在桡动脉起始部，先做移植血管与静脉吻合，再制作皮下隧道，最后是吻合动脉。也可以先做皮下隧道，将移植血管置入，然后吻合静脉端，再吻合动脉端。动脉吻合口纵向切开长度 0.8～1.0 cm，静脉端可选择 1.2～1.5 cm。在制作前臂皮下隧道时应注意以下几个问题：①吻合口远端的转弯要保持一定的弧度防止移植血管隧道内打折；②使用专用皮下隧道器减少组织的损伤；③隧道深浅适中，过深术后穿刺困难，过浅可发生皮肤坏死；④移植血管穿过隧道时应避免扭曲、成角，缝合皮下隧道皮肤切口时应注意避免隧道内移植血管外露，建议采用垂直褥式缝合法，可明显减少术后移植内瘘感染的发生。

三、前臂袢式肱动脉与贵要静脉端侧吻合

前臂袢式肱动脉与贵要静脉(或头静脉、正中静脉、肱静脉)端侧吻合方式，主要选用E-PTEE，其次是人尸动脉。在肘窝或肘窝上2～3 cm作4～5 cm皮肤横切口，分离皮下组织暴露出一段肱动脉和贵要静脉长约3～4 cm，袢式U形皮下隧道建立在前臂，选用6-0无损伤缝线作连续缝合。凡选用肱动脉和肱静脉与移植血管吻合必须使用端侧吻合方法，这样可避免肢体远端缺血和静脉回流高压，而浅表静脉如口径与移植血管接近的可以做端端吻合。这种血管移植方式具有通畅率高、血流量大、透析穿刺部位多等优点，目前临床使用最多。

四、上臂袢式肱动脉与贵要静脉端侧吻合

上臂袢式肱动脉与贵要静脉端侧吻合的术式是将血管吻合口建在上臂中段(肘窝上5～10 cm)，移植血管袢则建在上臂，可呈U形或C形，也可跨越肘关节。移植材料以E-PTEE首选，主要用于前臂肘窝处血管不能利用的病人。其优点同前臂袢式肱动脉与贵要静脉端侧吻合，所不同的是当移植血管跨越了肘关节，在血管受压和肘关节活动方面存在互相影响，但仍是目前较为常用的方法。

五、上臂袢式腋动脉与腋静脉(或贵要静脉)端侧吻合

上臂袢式腋动脉与腋静脉(或贵要静脉)端侧吻合，皮肤切口选在腋窝下2～3 cm，作4～5 cm横切口，分离皮下组织，分别游离暴露出一段长约3 cm腋动脉和腋静脉。在分离深部组织和血管鞘时应采用纵向剥离，以减少腋窝淋巴管的损伤而引起的术后肢体高度肿胀。U形移植血管袢建立在上臂，不跨越肘关节(图6-5-1～6-5-3)。由于吻合口距离心脏较近，可选择锥形E-PTFE作移植材料。小口径端(直径4 mm)与动脉作端侧吻合，大口径端(6 mm)与静脉端侧吻合，或采用均一型人造血管时将动脉端吻合口大小控制在8～10 mm，静脉端吻合口为10～12 mm。目前还没有资料显示锥形人造血管优于均一型。

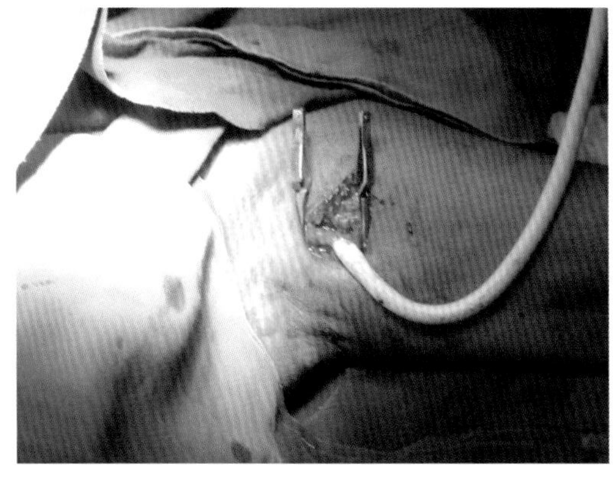

图6-5-1 PTFE腋窝部位U形搭桥吻合一端

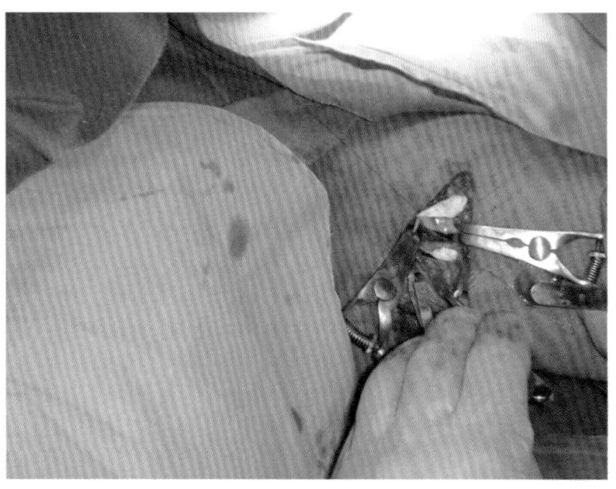

图6-5-2 腋窝部位U形吻合成功

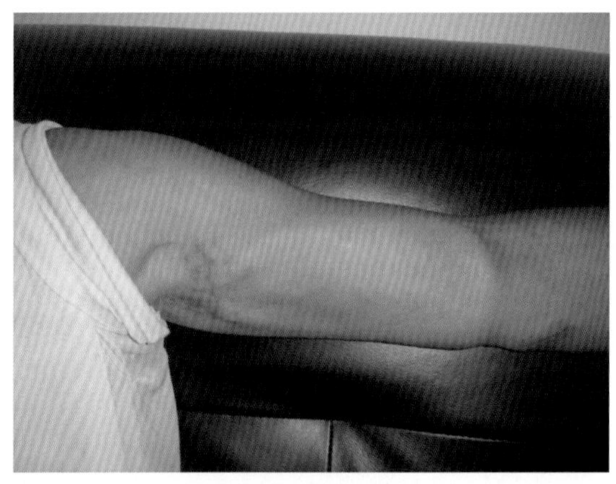

图 6-5-3 上臂 U 形人造血管搭桥术后，准备穿刺使用

六、上臂直桥式肱动脉与腋静脉端侧吻合

分别在肘窝和腋窝处作 3～4 cm 皮肤横切口，游离出一段肱动脉和腋静脉，人造血管经上臂皮下隧道分别与肘窝处的肱动脉和腋窝处的腋静脉做端侧吻合，选用 6-0 无损伤缝线作连续缝合。动脉端吻合口大小可控制在 10～12 mm，静脉端吻合口为 15 mm 左右。在制作皮下隧道时应有适当的弧度，以增加穿刺部位，甚至可以将皮下隧道做成 C 形。主要用于肘窝处静脉无法利用的病人。

七、上臂直桥式腋动脉与贵要静脉端侧吻合

选用腋窝处的腋动脉与肘窝处的贵要静脉做端侧吻合，移植血管皮下隧道建在上臂，呈直形、弓形或 C 形。用于肘窝处肱动脉利用困难的病例。

八、大腿袢式股动脉与股静脉端侧吻合

大腿袢式股动脉与股静脉（或大隐静脉）端侧吻合，这种术式只在两侧上肢制作移植血管通路的自身血管无法利用时方才采用。由于股动脉压力高，应选用锥形人造血管。口径小的一端与动脉作端侧吻合，并将吻合口大小控制在 5～6 mm；口径粗的一端与静脉吻合，其吻合口直径为 6～8 mm。因为尿毒症患者特别是糖尿病患者常合并血管病变，累及下肢血管后易发生肢体远端缺血，血管移植内瘘分流后增加肢体远端缺血的危险，手术设计时应避免选用股浅动脉，因为股浅动脉分流后容易引起肢体末端缺血坏死。大腿的移植血管吻合口的皮肤切口距腹股沟近，感染发生率高于上肢，不做常规使用。

九、其他

颈内静脉或锁骨下静脉与腋动脉做端侧袢式吻合，其 U 形移植血管袢建立在上臂；腋动脉与髂外静脉做端侧直桥式吻合，其移植血管皮下隧道建在胸壁上；锁骨下动脉与对侧锁骨下静脉做端侧吻合，皮下隧道制作在前胸呈“项链式”。这些特殊术式的手术难度高、专业性强，目前临床应用经验有限。

第六节 移植动静脉内瘘的常见并发症及处理

一、血栓形成

据文献报道移植血管内瘘血栓形成的发生率为 9%～19.8%，分为早期血栓形成和晚期血栓形成。一般认为术后 1 个月内发生的血栓，称早期血栓形成。但也有作者认为术后 3 个月内出现的血栓归为早期血栓形成。术后 1 个月以上或开始穿刺使用作常规透析后出现的血栓，称晚期血栓形成。血栓形成是移植血管内瘘失功能最为常见的原因。

1. 早期血栓形成的常见原因 ①吻合口狭窄，尤其是静脉端吻合口狭窄导致移植血管内瘘流出道狭窄，一般与手术医生的设计和吻合技术有关；②移植血管皮下隧道内扭曲、成角、受压；③术中血管内膜损伤，特别是使用血管探条及球囊导管作扩张血管时容易损伤血管内膜；④术后移植血管周围血肿形成、血清性水肿及术后体位不当压迫移植内瘘；⑤解剖因素，如所选自身血管直径过小，血管直径小于 3 mm，血管走行异常、近心端血管狭窄和闭锁，动脉狭窄导致流入道血流量不足，静脉狭窄则引起流出道血流不畅；⑥吻合血管时内膜外翻不足或有外膜组织翻入血管内膜；⑦术前存在高凝状态；⑧各种原因引起的低血压状态，如血透中超滤量过大、过快，慢性心力衰竭；⑨血管内膜病变，如糖尿病、系统性红斑狼疮引起的周围血管病变等；⑩手术侧肢体近心端有中心静脉导管留置史、特别是锁骨下静脉留置史和隧道式长期导管留置史、外伤史、手术史，导致其狭窄甚至闭锁；⑪术后使用止血药不当也是导致早期血栓形成的原因。

2. 晚期血栓形成的原因 ①吻合口内膜过度增生所致的狭窄，多发生于术后数月或数年。②穿刺使用不当，如过早使用、反复定点式穿刺、透析后压迫止血力量过大、加压包扎太紧及时间过长。正确的做法是，透析结束后穿刺点压迫力度以穿刺点不出血而又可以触及血管震颤或闻及血管杂音为宜。弹性绷带加压止血持续时间应不超过 1 h，应每 15～20 min 松解一次，1 h 后完全放开。如仍有出血，加压止血时间可延长至 2 h。提倡人造血管内瘘在手术后 6～8 周开始使用，或血清性水肿完全消失后可以考虑使用，并推崇使用阶梯式穿刺方法，而避免定点式穿刺。③移植血管内瘘流出道内膜增生性狭窄，是导致晚期血栓形成的主要原因。人造血管内瘘反复穿刺使其周围纤维组织逐渐覆盖人造血管内壁，一般在穿刺使用 1～2 年可以完全覆盖整条血管，以流出道和穿刺点附近的内膜增生最为明显。④应用促红细胞生长素不当引起的血液黏度增高，血红蛋白值往往＞130 g/L。⑤反复发生的透析低血压、心脏功能衰竭。⑥血栓性静脉炎。

近年来有研究表明，血管内膜的过度增生已经成为引起移植内瘘失功能的重要原因，其形成因素包括：手术创伤、物理机械原因、反复穿刺、移植血管的生物不相容性、内皮功能不全等。

3. 处理

(1) 预防：首先是针对其各种形成的原因采取相应措施进行预防。防治血管内膜增生最重要的是避免或者最大限度地减少内皮细胞的损伤，手术操作提倡最大限度地减少手和器械与血管的接触。药物防治内膜增生当前也是研究的热点，结果表明有一定的优势，具有成本较低、较少引发免疫反应、给药途径方便等优点。经动脉损伤动物模型实验证实，抑制内膜增生有效的药物如西罗莫司(雷帕霉素)、紫杉醇(PTX)、双嘧达莫、伊马替尼等，其中有些药物也在动静脉人工血管(AGVF)动物模型中进行了研究。给药途径包括全身用药和局部用药。一般增生性狭窄多为局灶的，局部用药往往可以获得较高的药物浓度，并能减少全身不良反应。局部给药方式包括药物涂层人工血管内壁、植入经药物涂层的支架、血管吻合处注入药物、放置或注入含有药物的聚合胶等。

(2) 药物溶栓法：在血栓形成 4 h 内可采用东菱克栓酶、尿激酶及纤溶酶原激活物等药物静脉注射。东菱克栓酶首剂为 10 U，而后 5 U，每日 1 次，总量 20～30 U。尿激酶 20 万～30 万 U 加生理盐水 100 ml，静脉滴注；同时做人工血管内瘘局部注射溶栓，以 10 万 U 尿激酶或 5 万 U 东菱克栓酶加生理盐水 5 ml，缓慢注入人工血管栓塞段，每日 1 次，可用 2～3 次。通常在使用 2 次后无效即可停止使用，以防止出血并发症的发生。临床治疗成功率不高，有再次栓塞的可能，药物溶栓原则上是越早越好，栓塞时间超过 8 h 不考虑药物溶栓。

(3) 球囊(Fogarty)导管取栓法：是目前较为常用及有效的方法，在栓塞发生 8 h 至 2 周后均可使用。笔者的手术成功率为 68%。术前采用彩色多普勒血管 B 超或血管造影确定血栓部位及范围，多数病例表现为端侧吻合的自体动脉血管保持通畅，自体静脉段栓塞高于动脉，吻合口以下的移植血管堵塞。

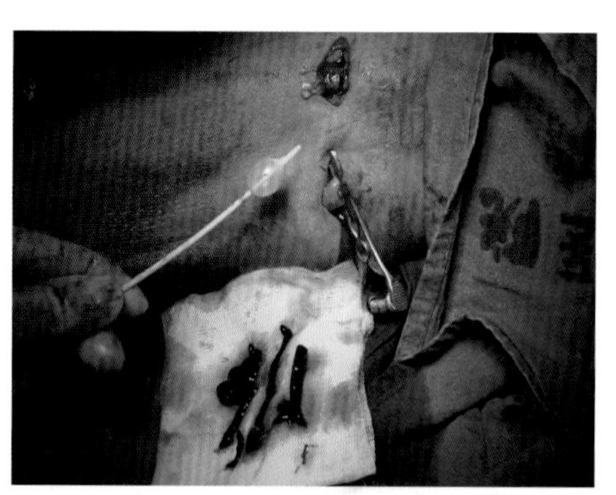

图 6-6-1 人造血管血栓，采用 Fogarty 球囊导管取栓术

手术方法：采用臂丛麻醉或局部麻醉，气压止血带阻断近心端血流，在吻合口远端 1 cm 处跨越移植血管作一横向皮肤切口。分别暴露游离长 3～4 cm 的移植血管动脉段及静脉段，在移植血管前壁上作 0.5 cm 横切口，选择 7F 球囊导管由切口插入，其深度应越过血栓部位，拔出内芯导丝，在所用导管规定的最大容量范围内，向球囊中注入生理盐水，保持球囊扩张状态并缓慢将血栓拉出。先取静脉段血栓，后取动脉段，可反复多次，直到认为血栓被完全清除为止，并用 0.02%肝素盐水反复冲净管腔。间断缝合血管切口，由动脉端注入尿激酶 5 万 U 加生理盐水5 ml，以溶解残留血栓，开放血流(图 6-6-1)。

(4) 手术切开取栓术：通常在血栓部位明确、栓塞范围较小、栓塞时间较长时使用，是球囊导管取栓法的一种补充。在臂丛麻醉或局部麻醉下切开血栓部位皮肤，分离并游离移植血管，阻断近心端血流。在血管上做一个横行小切口，在直视下以取栓钳将血栓取出，用肝素生理盐水冲洗干净后间断缝合血管切口，开放血流。

(5) 间插式血管移植术：对于移植血管栓塞段已完全机化、栓塞段范围明确，又不能采用球囊导管和手术切开法取栓的病例，即可做节段性切除移植血管栓塞段，配合球囊导管疏通动脉和静脉血流，采用相应长度的移植血管搭桥。一般多选用人造血管，因人造血管来源容易，在能找到其他移植血管的前提下也可以选用。移植血管与切除栓塞段后所留下的两个移植血管断端做端端吻合。

(6) 跨越式血管移植：对于确定为吻合口狭窄的病例，选用一段移植血管，不需切除狭窄部分，将移植血管跨越狭窄的吻合口与其两端的血管吻合，新移植的血管与原来内瘘移植血管段做端端吻合，与自体血管段做端侧吻合。

(7) 移植物补片术：主要是用于吻合口狭窄和移植血管内瘘由于血栓机化而引起的局限性狭窄，往往是一个小小的补片可以挽救整条移植血管内瘘。补片应选择专业厂家生产的产品，切勿将人造血管材料作为补片使用，因专用补片与人造血管纤维排列顺序、方向、层数都不尽相同，使用人造血管作为补片可能发生缝合困难、补片脱落而引起大出血。

手术方法：在臂丛麻醉或局部麻醉下切开皮肤，暴露并适当游离狭窄的移植血管吻合口，阻断自体血管及人造血管的血流，在其前壁沿移植血管方向做纵向切口，其长短应略长于狭窄范围的长度。在直视下适当切除血管内壁增生的纤维组织，以相应大小的血管补片做间断或连续缝合，将血管切口封闭。

(8) 经皮球囊导管扩张术：目前国内外均有报道，但治疗费用昂贵，再狭窄发生率高，国内临床应用较少。

(9) 重建移植血管内瘘：这是处理血栓形成内瘘堵塞并发症的最后方法，血栓及移植血管完全机化、变硬无法再通时可以考虑使用。

二、感染

根据文献报道，移植血管内瘘感染的发生率为5.3%～22%，常可导致GAVF功能丧失，还可以引起菌血症、脓毒血症、败血症和细菌性心内膜炎等严重并发症而危及生命。一旦发生难以控制的移植内瘘感染，应迅速将移植血管摘除。

1. 常见原因

(1) 移植血管的材料：所选择的移植血管材料不同其感染的发生率也不同，异种血管移植感染率最高，其感染率达9.6%，依次是人尸血管(7%)、人造血管(4.1%)、自身血管(2%)。

(2) 移植部位：上肢移植内瘘感染率低于下肢，特别在下肢腹股沟部的血管移植其内瘘感染的机会增加(图6-6-2)。

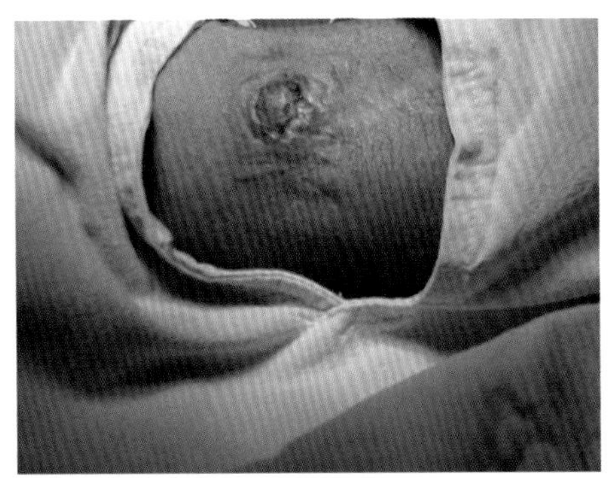

图6-6-2 人造血管内瘘感染，移植物露出皮肤

(3) 手术及穿刺污染：手术、穿刺内瘘无菌操作不规范，术后1周内护理不当，如敷料脱落、伤口外露未及时更换和处理。建议对于移植血管内瘘手术后使用绷带将切口完全覆盖包扎，2～4天换药一次，如有较多的渗出或出血应随时更换。

(4) 过早使用：血管移植术后2周内开始穿刺使用可增加感染的发生率，一般在术后6～8周或更长、等血清性水肿完全消退后再开始穿刺使用。

(5) 抗生素使用不足：在围手术期没有常规应用有效抗生素，或抗生素选择不适当、剂量不足。移植内瘘感染一般以革兰阳性菌为主，目前资料表明革兰阴性细菌感染同样存在。在围手术期应静脉注射有效、抗菌谱较广、足量的抗生素3～5天，能有效地预防感染的发生。

2. 处理　除局部表浅的皮肤感染或移植血管内瘘周围轻度感染，可局部抗菌药物涂搽、湿敷及静脉使用抗生素治疗外，对无法控制的感染应尽快摘除移植血管。感染部分切除后通常需要做内瘘修复手术，间插式及跨越式移植血管搭桥是常用方法，并同时静脉注射有效抗生素，治疗及时可挽救部分 GAVF。部分患者在感染病灶切除后不能立即修复内瘘，可做二期手术，待感染完全控制后再考虑重建 AVF。间插式移植血管搭桥仅适用于可彻底清除感染病灶的伤口、摘除感染血管后切口创面非常干净的病例。对疑有感染组织残留、切口内感染组织无法完全清除处理的病例考虑采用跨越式移植血管搭桥。移植血管周围组织感染，待脓肿形成变软后切开引流，将有助于感染的治疗。一旦移植血管出现外露，感染则很难控制，建议将其摘除。吻合口附近的明显感染应将感染区域内的移植血管摘除干净，不留任何异物，以防术后吻合口大出血。笔者曾遇到这种情况，为了方便吻合口的缝合与修补，减少血管狭窄发生的可能性，在吻合口处残留了约 3 mm 人造血管，结果在术后 15 天反复发生大出血，先后 3 次紧急手术作血管修复止血，并彻底清除残留的异物，最终感染才被完全控制。

预防感染的措施：材料选择人造血管和自体血管为移植材料，部位选择以上肢为手术部位，围术期应用有效抗生素，术后正确护理和穿刺使用均能起到积极的预防作用。

三、动脉瘤

动脉瘤（又称内瘘血管瘤）有真性动脉瘤和假性动脉瘤之分，前者多发生于自体静脉或异体血管移植内瘘；后者则主要发生于人造血管移植内瘘和异体动脉移植内瘘。两者主要区别在于瘤体与血管的关系，瘤体属血管的膨大部分，其内壁为血管内膜组织（内皮细胞），称为真性动脉瘤；瘤体与血管相邻并相通，内壁为纤维组织（成纤维细胞）是假性动脉瘤。血管 B 超及造影可以确诊（图 6－6－3，6－6－4）。

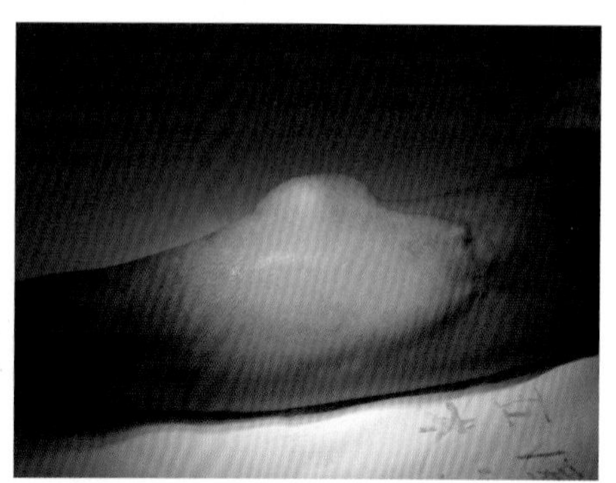

图 6－6－3 前臂人造血管搭桥内瘘动脉瘤形成

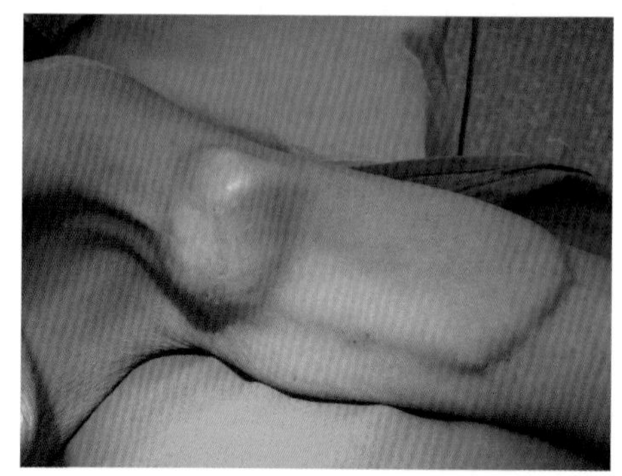

图 6－6－4 上臂人造血管搭桥内瘘动脉瘤形成

1. 常见原因　近年来随着内瘘穿刺使用的时间不断延长，其发生率有明显增加趋势。动脉瘤多发生于透析穿刺后数月或数年，真性动脉瘤发生部位多在血透穿刺点远端，其形成原因包括持续性内瘘局部高压、近心端血管狭窄或闭锁、吻合口过大引起的高速血流、内瘘的过早使用、透析定点式穿刺等，而假性动脉瘤的发生多由血透结束后穿刺点压迫移位造成，以人造血管移植内瘘最多见。

2. 处理　对于直径小于 3～4 cm、瘤壁较厚的动脉瘤，一般不需作特别处理，只要选用松紧适度的弹性护腕将其保护即可，避免直接在血管瘤体上作穿刺透析。当血管瘤壁变薄、估计有破裂出血危险、瘤体直径大于 5 cm 并影响患者生活、感染、压迫血管和神经引起剧烈疼痛及肢体末端严重缺血时应进行手术干预，应保留或修复移植血管内瘘功能。

手术方法：在臂丛麻醉下，连接上气压止血带备用，暂不阻断动脉血流，只是当术中突然发生瘤体破裂时使用。在动脉瘤充盈状态下于瘤体近心端 2～4 cm 处选用电刀做纵向皮肤小切口，游离出 1～2 cm 的动脉，用橡皮胶带穿过，以防瘤体破裂时可控制其近心端血流，在动脉瘤远心端做同样操作。在 2 个小切口之间沿瘤体切开皮肤并与小切口相连接，小心分离皮下组织，完全游离和暴露出血管瘤。对假性动脉瘤一直剥离至瘤体蒂部，阻断血管瘤两端血流，摘除动脉瘤体。采用双极电凝对瘤体床仔细止血，以肝素盐水冲洗血管残留段。假性动脉瘤切除后可直接做血管修补，通常做“8”字缝合关闭血管上的破裂口即可。如破口较大不宜直接缝合或判断直接缝合极可能导致血管狭窄时，应考虑利用周围组织或切除的动脉瘤壁或专用血管补片做破裂口修补。真性动脉瘤则需选用移植血管材料进行修复，一般多选用来源容易的自体血管和人造血管，取相应长度的移植血管在两个血管残留端之间做间插式搭桥。血管吻合成功后开放血流，确认吻合口无漏血、渗血后，缝合手术切口。对确实无法修复的血管内瘘，可先结扎两个残留的血管断端，关闭切口考虑做二期手术重建血管通路。术后静脉使用抗生素2～3天(图 6-6-5,6-6-6)。

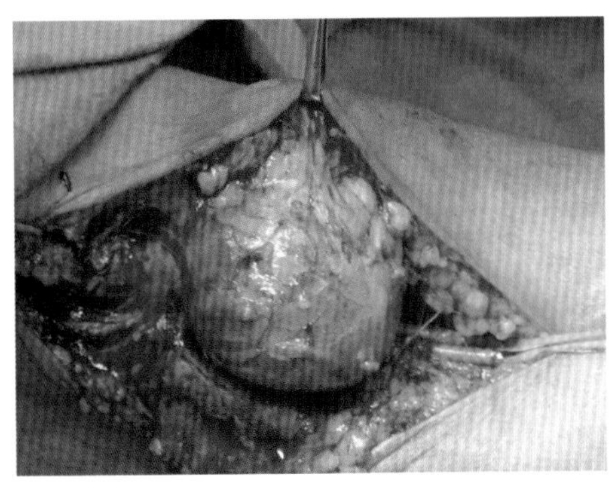

图 6-6-5 人造血管假性动脉瘤手术分离

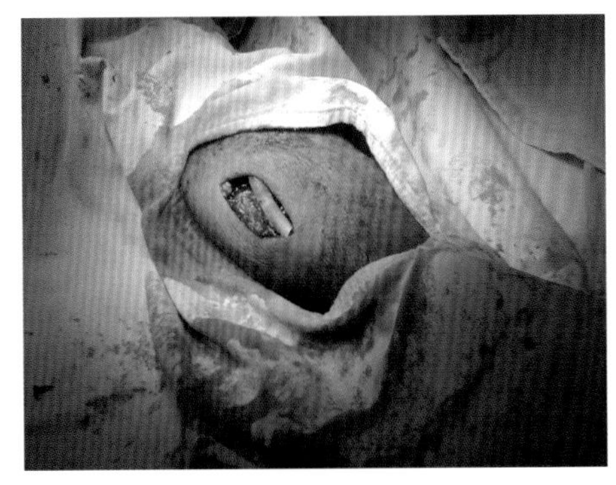

图 6-6-6 人造血管假性动脉瘤手术切除术后，并行直桥式血管搭桥修补术

四、瘤样扩张

1. 常见原因　瘤样扩张多发生在开始透析穿刺使用后数月或数年，随着透析患者生命的不断延长，该并发症的发生率也逐年增高，笔者的资料显示其发生率为 5.6%，成为移植血管内瘘主要远期并发症之一，多见于自体、异体静脉移植内瘘。常见部位是吻合口附近和透析动脉穿刺点远端，其扩张段可发生在移植血管，也可出现在自体血管段。其主要原因与 GAVF 过早使用、内瘘近心端狭窄引起的持续静脉回流高压、反复固定点穿刺、穿刺点近心端内瘘流出通道狭窄、持续性高血压、吻合口直径过大等有关。

2. 处理　一般的内瘘瘤样扩张无需处理，与动脉瘤一样应选用弹性适中的护腕、护肘进行防护。在下列情况应考虑手术干预：血管壁变薄有破裂出血危险、回心血流速度加快影响心脏功能、瘤样扩张侧手臂剧烈疼痛、肢体远端缺血、肢体运动受限制、影响患者日常生活、严重影响患者美观。

手术处理方法包括：①直接结扎移植内瘘血流入口即扩张段的血液流入通道，并对扩张段血管加压包扎，促使其闭合。结扎手术简单，在局部麻醉下操作即可。但该手术关闭了内瘘，需做血管通路的重建。②在臂丛麻醉下切除明显扩张段血管，该方法适用于血管扩张范围相对较小的患者，对范围极广的病例建议直接做结扎术、部分切除术及跨越式移植血管搭桥术。与切除动脉瘤手术一样，术中需要先控制扩张段血管两端的血流，然后再小心分离组织，剥离游离出瘤样扩张段，阻断其两端血流后作切除，选择相应长度的人造血管作间插式血管移植。③扩张内瘘缩窄术，仅适用于扩张范围较小的病例。在局部麻醉下切开皮肤，游离出内瘘扩张段，用血管夹阻断扩张血管两端血流，在其前壁做一个纵向梭形切口，长度视扩张段范围而定，通常略长于扩张段。梭状切除部分血管壁，以缝合血管后其直径缩小至4～6 mm为好，不宜切除过多，以免缝合后狭窄。用0.02%肝素生理盐水冲洗干净后，用7-0无损伤缝线连续或间断缝合，开放血流。④移植血管跨越式搭桥，主要用于扩张范围较大的患者，一般选用人造血管作材料。在臂丛麻醉下取合适长度的移植血管，经皮下隧道跨越瘤样扩张段在其两端做端端吻合，结扎远心端，驱出扩张段内血液后再结扎近心端。术后可适当加压包扎。

五、血清性水肿

血清性水肿主要发生于人造血管移植，国内资料显示，上肢袢式(U形)移植的发生率可高达95%以上，国外报道的发生率只有15%～32%。在使用相同材料情况下存在如此大的差别，可能与人种有关。表现为移植血管周围弥漫均匀性肿胀(也称为均质性水肿)，血清性水肿多发生在术后1～3天，一般持续3～6周常可自行消肿。

1. 形成原因　①人造血管材质及纤维排列方向、顺序、密度，经动物实验证实，当血液流经人造血管时，血清可以由血管壁网眼渗出。②人造血管内压力增加。③严重贫血、低蛋白血症、凝血功能异常引起的血黏度降低。笔者曾遇到2例患者水肿时间长达6～15个月，最短1例在术后2周后血清性水肿完全消退。随着人造血管制造技术的改进和质量的不断提高，如美国戈尔公司生产的延伸型和血管壁加强型膨体聚四氟乙烯人造血管等，血清性水肿持续时间逐渐缩短。

2. 处理　一般无需特殊处理，在术后尽量抬高术侧肢体有利于水肿的消退；对消退缓慢的患者，可采用红外线照射，每天2～3次，每次20～30 min。手术1周后在非血透日可作热敷及硫酸镁湿敷。2周拆线后，做手部握拳及肘关节屈曲运动有助于肿胀的消退，必要时可输注人体白蛋白提高血浆胶体渗透压。术后1周内血透肝素化可加重血清性水肿，此时透析应尽量采用无肝素或低分子肝素透析，在肿胀期间应避免穿刺使用。但对于长时间不消肿的患者，可以延长成熟期，在术后3个月才考虑使用。美国2006年最新血管通路指南中指出，人造血管内瘘应在手术后15天待与周围组织粘连后再开始用于透析穿刺，国内还没有术后15天投入使用的报道。笔者的病例多数在术后2个月开始用于血透，最短也是在1个月后穿刺使用。对于6个月以上仍有明显水肿的病例，可能存在近心端深静脉狭窄或栓塞导致血液回流障碍情况，可进行血管B超或造影检查明确诊断。这种情况多与深静脉导管留置史相关，故在术前对近心端血管的评估极为重要。

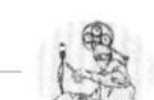

六、充血性心力衰竭

由于移植动静脉内瘘血液分流，可引起回心血量增加，舒张末期容积扩大，每搏心排量增加，这种情况在血透治疗中得到缓解，因为血透具有纠正高血容量状态、控制容量性高血压、清除尿毒症毒素、纠正酸碱失衡和电解质紊乱等稳定血流动力学的作用，从而缓解了移植内瘘分流所带来的心脏负荷。目前已有循证医学证据表明动静脉内瘘的制作对心脏功能存在影响，而血管通路的类型与患者心血管死亡事件无关。

1. 主要原因　有研究认为血管内瘘吻合口直径的大小和潜在器质性心脏疾病是决定充血性心力衰竭发生的两个因素。在手术设计中吻合口大小的控制没有统一标准，原则上是内瘘血流量既能满足维持性血透需求，又不明显影响到心脏功能。有作者建议，内瘘的自然血流量应低于 1 600 ml/min，可在心脏功能代偿能力范围内，对于移植内瘘而言，其吻合口大小控制标准的掌握要难于自体血管内瘘，较多作者认为吻合口直径在 5～7 mm 最适合。如果移植内瘘也采用该标准则吻合口狭窄、堵塞的发生率将会明显增高，因为其内膜过度增生的发生速度显著高于自体血管内瘘，故在手术设计时就有意识地增大吻合口直径，特别是上肢前臂人造血管袢式 U 形移植。而对于上肢上臂如腋窝、下肢大腿腹股沟的血管移植其吻合口的直径应注意控制，选择这些较大动脉与静脉系统制作移植内瘘时，心脏的排血量可以增加 10%～50%，如上臂腋动脉与腋静脉或贵要静脉的袢式人造血管移植，血管吻合口距离心脏较近，可因为回心血流量的剧增而加重心脏负担。此时如果通过移植内瘘的自然血流量低于 1 600 ml/min，通常多数患者心脏可以代偿，当高于这个标准时发生充血性心力衰竭的概率则明显增大。特别是对已经存在冠心病、心律失常、高血压性心脏病、心肌炎等器质性心脏疾病、高容量负荷及高龄患者则有可能引起心力衰竭的发生。但临床上并不多见，笔者认为潜在的心脏疾患是决定性因素，多数尿毒症患者心力衰竭的发生往往与其心脏疾病本身及过多的水负荷相关。

2. 处理　当患者反复发生心力衰竭时，首先应排除和纠正内瘘分流以外的原因，如患者是否达到干体重状态、存在顽固性高血压、严重营养不良和贫血、心肌明显缺血、器质性心脏疾病引起的心律失常等，不要将内瘘分流作为首要因素来考虑，真正由内瘘分流导致的心力衰竭临床上少见。在除外其他原因后可作如下处理及治疗：①移植内瘘缩窄术，包括手术缩小和固定直径环状物套入术，前者在瘤样扩张并发症处理章节中已作详细描述。后者是将一个固定直径的金属环或其他材料环如聚四氟乙烯等套在移植内瘘流入道，以减少回心血量。但这两种方法将内瘘直径缩小到什么范围，既能控制心力衰竭的发生，又不影响透析使用，目前没有统一标准，难以掌握。血管缩窄过小存在内瘘狭窄、血栓形成的可能性，测量内瘘血流量对手术有明显的指导意义。②间插式血管移植，移植一段小口径锥形人造血管(3～5 mm)或其他材料小口径血管，以缩小内瘘直径，减少血流量。③直接结扎关闭内瘘，对于心力衰竭难以控制可考虑内瘘结扎术。④建立无分流透析通路，在结扎内瘘术后实施，包括肢体动脉浅置术(如桡动脉、肱动脉、股动脉浅置等)、隧道式长期导管深静脉留置、皮下埋置导管装置(如 Dialock Port 和 Life Port 系统等)、腹膜透析。⑤预防措施，对存在潜在器质性心脏疾病的患者，手术前准确评估心脏功能，纠正或明显改善影响心脏功能的不利因素，在手术设计 GAVF 时应尽量远离心脏，选择腋动脉、股动脉以外的血管，掌握控制适合的血管吻合口直径。

七、窃血综合征

窃血综合征临床上偶有发生，属少见并发症之列。一般在手术后数周出现临床症状，多见于伴有血管病变的患者，如糖尿病、高血压性血管硬化、红斑狼疮、血管炎等。一旦发现应及时处理，否则会因为肢体末端长期缺血而引发缺血性坏死等严重后果。其基本机制是指由于动静脉内瘘成形术后，手术所利用动脉和非手术动脉的血液通过内瘘直接流入低阻力的静脉侧，引起术侧肢体末端血供不足或缺血。多见于内瘘侧侧吻合、端侧吻合的手术方式，特别是前者可因肢体远端静脉回流高压形成而加重缺血。如前臂腕关节上桡侧选择头静脉与桡动脉做侧侧吻合或端侧吻合，内瘘形成后头静脉压力最低，尺动脉的血液就会经过掌深弓和掌浅弓动脉分流至桡动脉，再经吻合口流入头静脉，引起由掌深弓及掌浅弓血管分布肢体末端的血供严重不足，导致缺血性坏死。也可以狭义理解为桡侧的内瘘通过掌深弓和掌浅弓窃取了一部分尺动脉血流。当然，该并发症的发生与吻合口的设计、吻合方式、吻合口直径、手术对侧血管是否畅通等密切相关。目前临床已基本废除前臂血管侧侧吻合方式，多采用端端吻合、端侧吻合或改良式侧侧吻合(血管吻合完成后结扎吻合口远端静脉，形成实际上的端侧吻合)。为了保持动脉的连续性，现在提倡或主张使用端侧吻合。笔者初步观察 300 余例移植血管内瘘(包括部分自体血管内瘘)，采用该术式的患者中仅 1 例移植内瘘出现肢体末端缺血表现，患者为女性，前臂袢式 U 形人造血管移植，术后 3 周出现症状，结果是结扎移植内瘘，3 天后症状完全消失。临床上由内瘘分流引起的窃血综合征发生率并不多见，术前血管超声、造影、Allen 试验检查对非手术侧动脉通畅程度的判断和评估是必不可少的，可以预防、减少及避免该并发症的发生。

其临床主要表现为：术侧肢体远端手指苍白、发绀、皮温降低、剧烈疼痛、麻木、肌肉萎缩等。彩色多普勒 B 超或血管造影检查可以明确诊断。一旦确诊应尽快处理，对缺血较轻者采取肢体末端保暖，适当运动如甩手、握力球、肘关节屈曲、肢体下垂等。严重者应手术干预，手术方法包括：①改变吻合方式，使掌弓血管内血液不流入内瘘，即对端侧吻合的血管结扎吻合口远端动脉，使其变为功能性的端端吻合。对侧侧吻合者可先结扎吻合口远端静脉，使其变为功能上的端侧吻合。如仍不能改善缺血状况，则可进一步结扎吻合口远端的动脉，成为实际上的端端吻合。上述方法仅限于肱动脉以下血管。②吻合口缩窄术，减少内瘘分流的血流量。③恢复或改善手术对侧动脉的通畅性，对于术后 1 个月发生的缺血表现，应考虑对侧动脉供血可能存在问题，如血栓形成、痉挛、狭窄等，可进行血管 B 超及造影检查确诊，并采取相应的修复措施，以改善肢体末端血供，往往可以保留内瘘。④完全结扎或摘除移植内瘘，设法重建其他血管通路，但应在前述几种方法无效时才被考虑使用。

八、肿胀手综合征

肿胀手综合征主要是指在 GAVF 术后，由于静脉回流障碍、毛细血管内压升高，使手部出现持续性肿胀，临床并不多见。发生原因与下列因素有关：①内瘘吻合方式选择不适当，如侧侧吻合时，动脉血经吻合口直接逆向流入手部回流静脉系统，形成回流高压，出现回流障碍；端侧吻合的内瘘，因吻合口附近手部静脉回流主干未做结扎，以至于手术后逐渐形成静脉回流高压，这种情况也可以发生在少数做端端吻合的病例。②手部静脉回流障碍，如静脉近心端狭窄、闭锁，常见于术侧有深静脉导管留置史的患者，特别是锁骨下静脉最为多见。

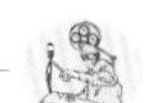

鉴于锁骨下静脉狭窄给内瘘建立带来诸多的不利，建议在制作临时或长期静脉导管留置时，对今后考虑需要建立上肢血管内瘘的病例避免选择锁骨下静脉，有作者主张以选择下肢股静脉为主。但近期内等待肾脏移植的患者除外，因股静脉导管留置可以引起股静脉、髂静脉血栓形成，影响下腹髂窝的肾移植手术。③器质性心脏疾病，如缩窄性心包积液、前负荷性心力衰竭等，形成回流心脏时的高阻力。④静脉瓣膜功能障碍。

临床主要表现为术侧手部持续性肿胀、静脉曲张、手指颜色变暗、阵发性疼痛、肿胀皮肤糜烂甚至出现局部坏死。肿胀的范围由于原因的不同而不一样，心脏疾病和深静脉狭窄、栓塞导致的肿胀可以蔓延到内瘘手术切口的近心端，乃至上臂和整个上肢，并可能出现前胸壁的静脉曲张，血管B超及造影可以明确诊断。

处理：①重在预防，重视术前血管和心脏功能的评估，特别要了解术侧肢体近心端深静脉的导管留置史、胸部手术史、外伤史、起搏器安装史、深部静脉介入治疗史等。手术时应避免使用血管侧侧吻合，结扎吻合口附近较大静脉分支，或直接在较大分支近心端手术。②结扎侧侧吻合口静脉侧的远心端。③明确静脉狭窄及堵塞部位，选用移植血管作跨越式搭桥、血管补片。④对于锁骨下静脉狭窄，可考虑放置血管支架，但费用远远高于结扎内瘘作血管移植重建。⑤严重者应关闭移植内瘘，另侧肢体重建或建立其他血管通路。

九、其他少见并发症

1. 心内膜炎　主要继发于移植血管内瘘的细菌感染，临床并不多见，一般与穿刺、护理等无菌技术操作不当相关。一旦发生，首先进行有效、足量、足程抗生素治疗。如不能控制，应及时摘除感染的GAVF。

2. 缺血性神经改变　多发生在糖尿病患者，以肌肉麻痹、肢体疼痛乏力、而术侧肢体末端并无缺血症状为主要临床特征，严重者经肌电图等检查确诊后关闭移植内瘘。

3. 移植血管变性、糜烂、坏死　非常少见，主要发生在使用异种异体、同种异体生物血管移植病例。

4. 移植血管排斥反应　罕见，目前人造血管移植还未见排斥反应的报道，偶尔发生于生物血管移植。多与血管的处置不当导致抗原性残留有关。

第七节　穿刺技术与穿刺针对移植动静脉内瘘的保护作用

穿刺针的选择及穿刺技术对移植内瘘（包括自体血管内瘘）的使用寿命有着直接影响。目前，在我国绝大多数血透单位均使用带翼金属内瘘针，规格包括15G、16G、17G和18G。这种针对内瘘的穿刺存在下列不足：①穿刺疼痛感明显，患者普遍存在穿刺恐惧心理，拒绝在内瘘上开辟新穿刺点，使阶梯式穿刺原则执行困难，而出现由于定点穿刺引起的并发症；②与组织间摩擦力小，进入内瘘血管内的部分较短，在内瘘高压及静脉回流高压时自然滑出率较高，导致大量失血，引发医疗纠纷，甚至危及患者生命；③对内瘘血管内膜刺激明显，容易导致内膜增厚，引起狭窄；④穿刺并发症发生率较高，如穿刺点及周围组织血肿、皮下淤血、大面积瘀斑、动脉瘤、瘤样扩张、假性动脉瘤形成等；⑤影响内瘘的使用寿命；⑥技术培训需较长时间，操作者心理压力大。

套管式内瘘留置针的临床应用克服了上述不足，配合良好的穿刺技术和B超引导下穿刺明显降低了穿刺相关并发症的发生率，在国外应用较为广泛。

据日本东京大学医学部附属病院资料显示：1997年开始应用套管式内瘘留置针以来，每年穿刺5 000～6 000例次，操作成功率为90%；穿刺显著疼痛发生率为10%左右，患者普遍无内瘘穿刺恐惧感；穿刺操作方便，穿刺者心理压力小；内瘘针自然滑出在10余年间仅发生1例，并且是患者在透析治疗中因烦躁、穿刺侧肢体不配合而意外发生；穿刺相关并发症发生情况，穿刺点血肿、皮下淤血平均每月发生2～3例，假性动脉瘤每年发生1～2例，由穿刺引发的内瘘血管内膜增厚、狭窄每年3～4例；没有发生1例因穿刺导致的内瘘感染；通过内瘘留置针的血流量为150～250 ml/min，最高可以达到300 ml/min。无内瘘长期通畅率的统计数据。

日本生产的套管式内瘘留置针，主要包括：株式会社生产的幸福牌内瘘针，材质为聚苯烯，内针长度为38 mm，外针为32 mm。规格有外针直径17G(1.5 mm)、16G(1.7 mm)、15G(1.9 mm)。另一种是由シャウッド株式会社生产的メディカット牌内瘘针，材质也是聚苯烯，外针长度为32 mm，规格有外针直径18G(1.6 mm)、17G(1.4 mm)。其主要特点有，防止操作者误刺结构设计，当拔除内针(针芯)后同时针尖部保护结构附着(图6-7-1)；门帘式设计抑制内针里的血液向外飞溅，当内针拔出通过门帘后，门帘立即自动关闭；外针尖端部侧孔设置确保充足的血流量；内针独特的研磨方法，异常锋利；刺入血管后确认容易；内针拔出时留置针(外针)单向阀设置，防止血液喷出或漏出；启封后有明显的识别标记设置，防止穿刺污染；操作简便，容易固定，与组织间的摩擦力较大不易自然滑出。

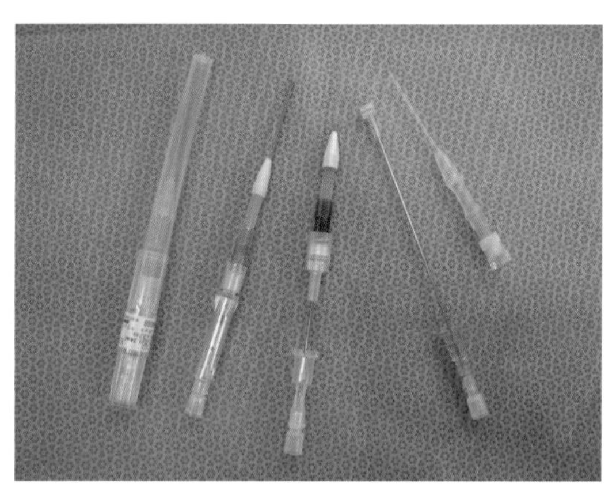

图6-7-1 套管式内瘘穿刺针

穿刺方法：与带翼金属针的穿刺方法一样，先消毒穿刺部位皮肤，严格无菌操作技术，持针姿势主要有3种，包括推注式、反刺式、抓握式(图6-7-2)。用止血带阻断穿刺点近心端

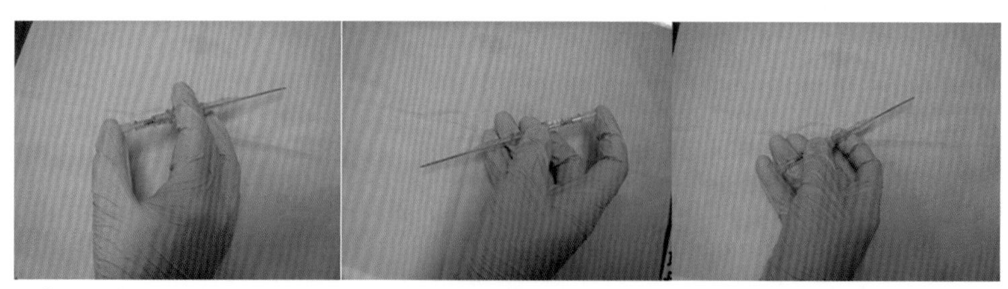

推注式穿刺　　反刺式穿刺　　抓握式穿刺

图6-7-2 血透套管式穿刺针3种不同穿刺法

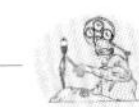

血液回流，使血管充盈，对于人造血管移植内瘘无须使用止血带。分别穿刺内瘘动脉端及静脉端。持针与皮肤呈20°～40°进针，当刺入血管后有轻微突破感，并可以看到针尾部及内针与外针之间出现回血，稳住穿刺针，再进针2～3 mm。一边轻轻将留置针(外针)送入血管，一边缓慢拔出针芯(内针)。确认及判别是否进入血管，如穿刺血管为动脉、移植内瘘或自体血管内瘘，在针尾可以看到明显的血液搏动。非内瘘自体静脉穿刺则可以观察到针尾血液缓慢充盈，然后固定留置针。当对留置针的位置有疑问时(如动脉端血液搏动小或静脉端血液回流慢或无回流)，可用5 ml注射器抽2～3 ml肝素盐水做推注试验，先用手指捏紧留置针以阻断血流，拧开具有单向阀作用的外盖连接注射器，回抽及推注时血液流畅，表明留置针已完全进入血管，反之则表明其位置有偏差，此时可根据临床经验作适当调整和修正，或利用便携式B超进行探测，以确定留置针的具体位置，并在B超监视下作必要的校正。确认及调整完成后，分别与血透管路动脉端和静脉端连接，开始血透治疗(图6-7-3)。对于内瘘及血管位置较深、穿刺比较困难的患者，采用B超引导下穿刺(图6-7-4)，其方法有长轴法和短轴法。前者显示血管的纵切面，多用于留置针的确认。后者显示血管的横切面，主要用于穿刺引导。B超可清晰显示留置针在血管内的位置，以显著提高穿刺成功率。

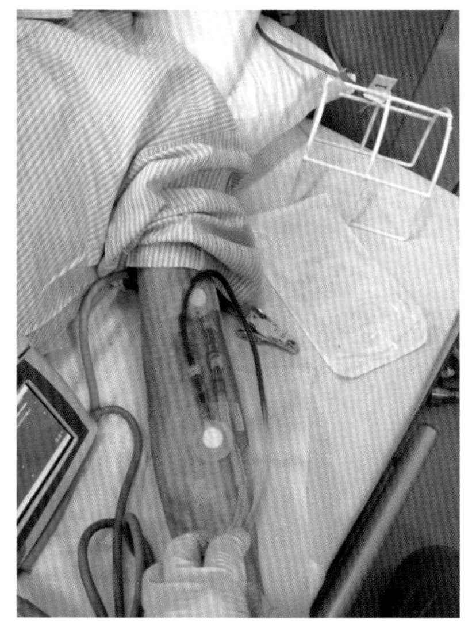

图6-7-3 套管穿刺针穿刺后连接血管

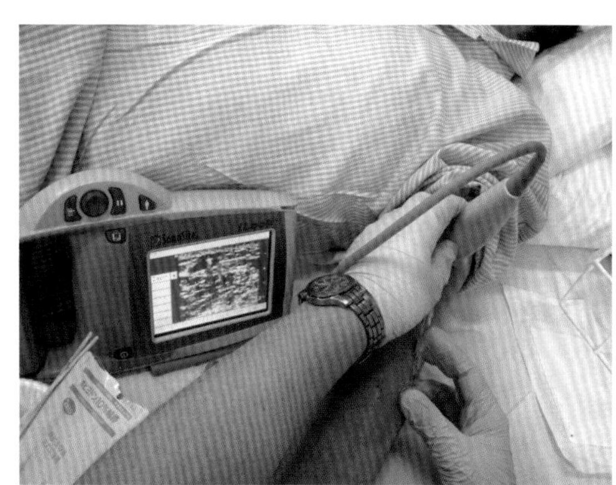

图6-7-4 超声波引导下内瘘穿刺

由穿刺针和穿刺技术引起的内瘘并发症日渐增多不容忽视，因为它可以直接损伤内瘘血管而影响其使用寿命。如何选择穿刺针和提高穿刺技术、将穿刺针引发的意外事件控制在最低水平、降低内瘘针穿刺的相关并发症，越来越受到血液净化专家的关注，也可能成为今后临床研究的新课题(致谢：日本东京大学医学部附属病院血液净化疗法部，野入英世教授、花房规男先生提供的相关临床资料)。

(陆　石)

参考文献

[1] Dawidson I, ArRajab A, Melone LD, et al. Early use of the GOER－TEX strech graft. In: Henry ML, Ferguson RM, eds. Vascular access for hemodialysis－Ⅳ. Chicago: Gore & Associates Inc and Precept Press, 1995:109－117

[2] Steven B, Robert L, Anthony D, et al. Vascular access for hemodialysis. Ann Surg, 1995,202(2): 235－238

[3] 叶朝阳,梅长林,Dhiraj Shah,等.用聚四氟乙烯人造血管建立血透通路7例报告.第二军医大学学报,1995,16(3):293－294

[4] Cinat ME, Hopkins J, Wilson SE. A prospective evaluation of PTFE graft patency and surveillance techniques in hemodialysis access. Ann Vasc Surg, 1999,13(2):191－198

[5] Miller PE, Carlton D, Deierhoi MH, et al. Naturl history of arteriovenous graft in hemodialysis patients. Am J Kidney Dis, 2000,36:68－70

[6] Vogel KM, Martino MA, Brien SP, et al. Complications of lower extremity arteriovenous grafts in patients with end stage renal disease. South Med J, 2000,93:593－595

[7] Revanur VK, Jardine AG, Hamilton DH, et al. Outcome for arteriovenous fistula at the albow for hemodialysis. Clin Transplant, 2000,14:318－320

[8] 陆石,张金元,韩国锋等.血管移植在血液透析中的应用.肾脏病与透析肾移植杂志,1999,8(6):536－538

[9] 陆石,张金元,韩国锋等.人造血管透析通路常见并发症及其对策.临床肾脏病杂志,2000,4(1):10－12

[10] 陆石,张金元,韩国锋等.冻干辐射人尸血管移植建立透析通路的研究.临床泌尿外科杂志,2000,10(15):451－453

[11] 陆石,张金元,韩国锋等.人造血管移植建立透析通路的临床研究.透析与人工器官,2001,1(12):1－4

[12] Murphy GJ, Saunders R, Metcalfe M, et al. Elbow fistular using autogeneous vein: patency rates and results of revision. Postgrad Med J, 2002,78:483－486

[13] Tsai YT, Lin SH, Lee GC, et al. Arteriovenous fistula using transposed basilic vein in chronic hypotensive hemodialysis patiens. Clin Nephrol, 2002,57:376－380

[14] Garcia－Pajares R, Polo JR. Flores A, et al. Upper am polytetrafluorethylene grafts for dialysis access. Vasc Endo vascular Surg, 2003,37:335－343

[15] 李月红,于仲元,王玉柱等.聚四氟乙烯人造血管(PTFE)内瘘在血液透析中的应用.北京医学,2003,25(1):212－241

[16] 陆石,田军,韩国锋等.前臂血管转位建立自体动静脉内瘘的临床研究.中国血液净化,2003,10(2):543－546

[17] 陆石,韩国锋,胡大勇等.上臂人工血管移植透析内瘘的建立及应用.中华泌尿外科杂志,2008,29(8):550－552

[18] 王浩,陆石.透析人工血管内膜增生防治进展.中国血液净化杂志,2009,6(8):335－338

[19] Flarup S, Hadimeri H. Arteriovenous PTFE dialysis access in the lower extremity: a new approach. Ann Vasc Surg, 2003,17:581－584

[20] Matsuda H, Miyazaki M, Oka Y, et al. A polyurethane vascular access graft and a hybrid polytetrafluoroethylene graft as an arteriovenous fistula for hemodialysis: comparison with an expanded polytetrafluoroethylene graft. Artif Organs, 2003,27:722－727

[21] Miller CD, Robbin ML, Barker J, et al, Comparison of arteriovenous grafts in the thigh and upper

extremities in hemodialysis patients. J Am Soc Nephrol, 2003,14:2942 - 2947

[22] Garcia Pajares R, Polo JR, Flores A, et al. Upper arm polytetrafluorethylene grafts for dialysis access. Vasc Endovascular Surg, 2003,37:335 - 343

[23] Modarat B, Dasgupta P, Taylor J, et al. Follow up of polytetrafluorethylene arteriovenous fistulae for hemodialysis. Int J Clin Pract. 2005,59:1005 - 1007

[24] NKF - K/DOQI Vascular Access 2006 Work Group. Clinical practice guidelines for vascular access. Am J kidney Dis, 2006,48(Suppl 1):188 - 191

[25] Kuji T, Masaki T, Goteti K, et al. Efficacy of local dipyridamole therapy in a porcine model of arteriovenous graft stenosis. Kidney Int, 2006,69(12):2179 - 2185

[26] Kohler TR, Toleikis PM, Gravett DM, et al. Inhibition of neointimal hyperplasia in a sheep model of dialysis access failure with the bioabsorbable vascular wrap paclitaxel - eluting mesh. J Vasc Surg, 2007,45:1029 - 1037

[27] ElChoufani SE, Bolin P, Waien S, et al. Platelet adhesion testing may predict early hemodialysis arteriovenous graft and fistula failure in end stage renal disease patients. Clin Appl Thromb Hemost, 2008,14(4):399 - 409

第七章

疑难病人的永久血管通路

越来越多的患者依赖透析维持生命，老年患者和长期血透后血管通路再制作困难患者的数目不断增加；血透患者的生存时间延长，平均年龄持续增长；糖尿病引起的终末期肾病(ESRD)占透析病人的比例也越来越高。因此，提供安全、可靠和经济的通路方法对老年和疑难血管通路病人延长寿命十分重要。在美国，每年花费在血管通路上的费用超过10亿美元，其中大部分为维护和修复血管通路的支出。上海市尿毒症透析患者费用占总医保开支的15%左右，血管通路费用占10%～20%，尤其是多次失败和需要新的特殊技术建立通路的开支很大，而许多材料是非医保的。上海市2006年前统计的自体内瘘使用率达90%以上。但2008年统计的结果，通路困难患者明显增加，自体内瘘使用率下降为85%以下，而移植血管搭桥内瘘成功使用率也在下降。

第一节　疑难病人建立血管通路的原则

一、老年人是否首先制作前臂内瘘

使用患者自身动静脉内瘘是选择血透通路的基本原则，因为一经建立，其远期失败率最低。但对一些自身血管条件很差的特殊患者应用该原则应慎重考虑。有报道这些患者首选动静脉内瘘的通畅率明显低于PTFE移植血管，这是由于前者血管成熟不良的发生率较高。如忽略早期失败的病例，则内瘘的通畅率与移植血管相似。血管通路手术的真正实用目的是提供最安全、可靠和经济的血管通路，并足以维持病人长期透析的需要。由于移植肾供体短缺，大多数透析患者的血管通路要维持终生，时间长短则因临床情况而异。刻板而不灵活的方法不适于所有病人，相同的手术方式也不适于所有病人，手术方法的选择需考虑每个病人的临床情况。适合75岁糖尿病透析患者的手术，不一定适合于30岁肾小球肾炎引起的肾衰竭患者。前者的通路可能只需要用几年，而后者则可能需要透析数十年。年轻患者绝大多数制作内瘘，而老年人患者，尤其是上肢血管在腕部或肘部不适合制作内瘘者，应该考虑制作上肢PTFE移植血管通路。上肢PTFE移植血管采用最少的操作提供老年患者最长的通畅时间。

二、前臂头静脉缺乏改用贵要静脉

临床上，一些患者由于既往疾病治疗使用前臂头静脉，造成头静脉闭塞，或曾使用化疗造成头静脉严重狭窄和硬化，或曾经制作内瘘血透后闭塞，无法再使用前臂的头静脉制作内瘘，此时，可以采用尺侧的贵要静脉做前臂移位（图 7－1－1），也可以多分离桡动脉，将桡动脉和贵要静脉同时移位，再做血管吻合（图 7－1－2）。因为这些患者桡动脉多数已经被使用过，而且可能是端端吻合，为了防止手部缺血，尽量保护尺动脉。

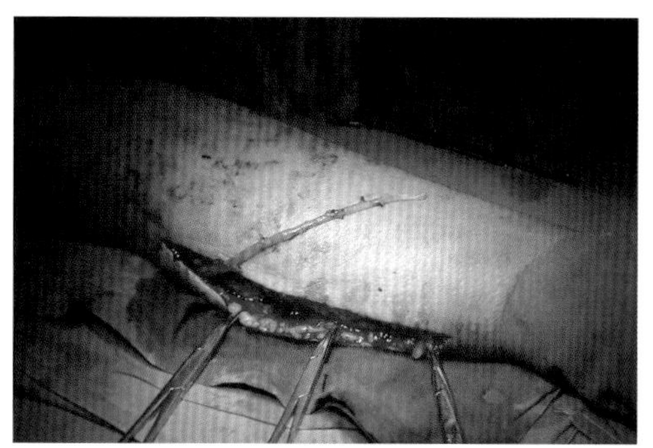

图 7－1－1 前臂贵要静脉移位内瘘

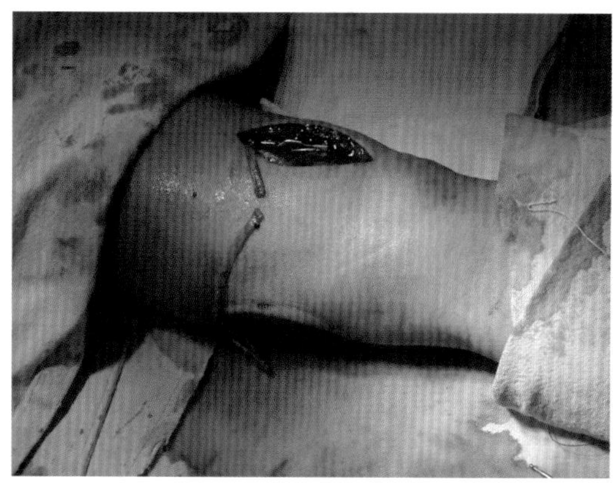

图 7－1－2 前臂贵要静脉和桡动脉同时移位内瘘

三、肥胖患者如何制作血管通路

肥胖患者的表浅静脉显露差，初次制作血管内瘘把握性不大。前臂血管通常比较细，有些患者头静脉直径符合要求，但手术后即使瘘管通畅，患者血透时的穿刺也比较困难，因此，需要同时考虑瘘管制作成功与使用效果。一般建议采用上臂内瘘或者移植血管搭桥。有些患者通过减肥，可以使原来比较深的头静脉显露出来，或者采用上臂贵要静脉移位法制作上臂内瘘（图 7－1－3）。

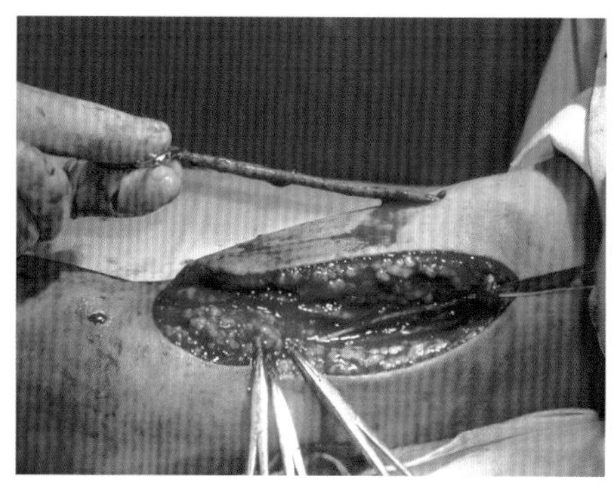

图 7－1－3 上臂贵要静脉表浅化并移位内瘘

四、下肢大隐静脉移植搭桥制作上臂内瘘

某些男性患者手部表浅静脉由于各种原因被耗竭了，但是下肢的大隐静脉却保留比较好。由于制作下肢内瘘血栓发生率高，为了增加内瘘的成功率，同时也为了穿刺的方便，可以采用游离截取一段大隐静脉主干（部分患者可以截取长达 20 cm），用于上肢内瘘的搭桥。游离取出的大隐静脉必须处理好大隐静脉的小分支，结扎彻底（图 7－1－4，7－1－5）。

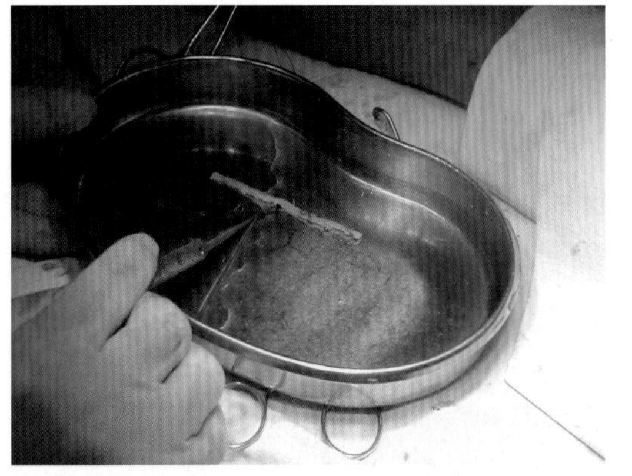

图 7-1-4 下肢大隐静脉游离取出，准备自体血管移植搭桥

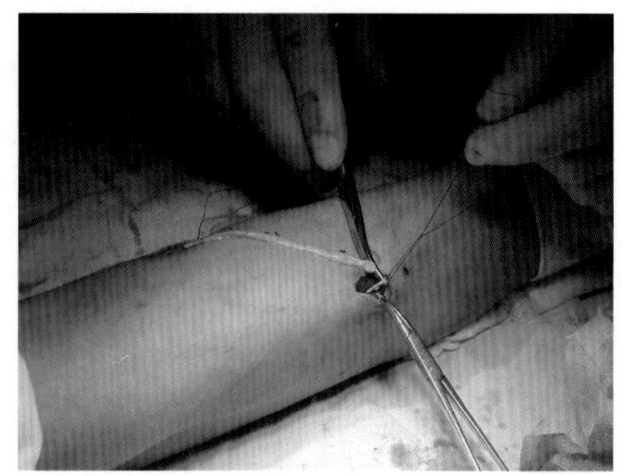

图 7-1-5 下肢大隐静脉移植吻合血管内瘘

五、首次造瘘的选择很重要，因为是最容易成功的

同一病人连续行造瘘手术，每次通畅率呈连续下降，有经验的血管通路手术医师都记得有哪些病人需要经常修补血管和重新造瘘，还有哪些病人即使尽最大努力，也容易失败。Hodges 等研究了 10 年中 350 例患者的 800 次血管通路手术，新移植血管搭桥手术失败最显著的危险因素是原先有失败的移植血管记录。而且，随以往失败次数的增加，移植血管失败率也增加。例如，失败过一次者，新移植血管失败的危险性增加 1.4 倍；失败 2 次，危险性增加 1.9 倍；失败 3 次，危险性增加 2.6 倍。原先失败的记录对修复移植血管的影响更大，第二次移植血管修复的再通率明显低于第一次，失败可能性是第一次的 4.4 倍。由于第二次通路反复的血栓形成，有作者建议对栓塞一次以上的移植血管应放弃。失败预示着再次失败，故强调对新透析患者的第一次血管通路手术选择需要有经验的临床判断，以免反复手术造成资金浪费，又得不到好的回报。

PTFE 移植血管和自身动静脉瘘失败的最常见原因是栓塞，常与静脉吻合口或静脉回流部的内膜增生有关。血栓切除或溶栓一般无效，除非同时解除吻合口或静脉狭窄。狭窄可用手术或气囊扩张治疗，也可用血管成形术或跳跃式血管移植。对血管成形术或除栓手术的效果评价尚有争论。但无论使用何种方法，最终目的都是尽可能长地维持上肢血管通路，因为一旦上肢的所有血管都已耗竭，其他选择均极不理想。

当双上肢血管耗竭后，患者成为血管通路的难治病例。此时的选择包括使用上肢近端血管在前胸壁制作隧道，如腋动脉和锁骨下动脉，回流选择腋静脉、锁骨下静脉或颈静脉。其他选择还有下肢血管(常用大腿部位)或永久性带涤纶套的静脉留置导管。

第二节　大腿移植血管

一、评价

当双上肢的前臂和上臂血管均已耗竭，将在大腿选择股动静脉移植血管作为通路。其

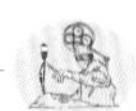

优点为大腿具有大面积厚而较不敏感的皮肤，便于制作隧道和穿刺；股血管较大，手术时易暴露。缺点是影响患者的生活质量，易造成感染和缺血。有经验的血管外科医师对腹股沟总是有顾虑，因为这一部位伤口感染的发生率较高。由于局部卫生较难保持，移植血管的迟发感染率也较高。

大腿侧支循环的发育不如上肢，大腿不耐受血流通过瘘管的虹吸作用，下肢的慢性动脉硬化血管病也比上肢常见。糖尿病老年患者是常见的难治病人之一，这些病人特别容易发生下肢远端梗阻性疾病，在大腿近端存在瘘管的情况下可能造成严重的缺血。

有报道，18 例用牛颈动脉做大腿移植血管瘘，感染率为 39%，1 例引起致命性动脉破裂，10 例栓塞。另有报道各种大腿移植血管，由感染并发症引起的截肢和死亡高达 22%和 10%。

自身血管移植于大腿也不能解决所有问题，如用自身大隐静脉移植到大腿部，也有发生大出血的报道，血栓形成率和感染率亦明显高于前臂。即使近期通畅率不低，但维持时间不长，只有 1～2 年。因此只有其他部位无法造瘘的情况下，才考虑大腿移植血管瘘。

大腿部位行移植血管搭桥的策略如下：

股动脉(表浅化或原位)-较大的大隐静脉，
或者股动脉-大隐静脉与股静脉的汇合部位直形瘘管

↓

股动脉(表浅化或原位)-较大的大隐静脉袢形吻合

↓

股动脉(表浅化或原位)-股静脉袢形吻合

↓

股动脉(表浅化或原位)-髂外静脉袢形吻合

↓

髂外动脉-髂外静脉袢形吻合

二、手术技术

由于容易感染，必须非常仔细地准备皮肤和在围手术期预防性使用抗生素。大腿前部移植血管可以在腹股沟部作单个切口，相邻的动脉吻合口和静脉吻合口在同一切口内，形成环形血管瘘(图 7-2-1)；也可以在近心端和远心端分别作切口，形成弧形血管瘘。两种方法无显著差别，动脉端吻合口用小的直形血管与其他血管比较无明显优势，只在有缺血或窃血危险的情况下使用。动脉端通常与股动脉主干吻合，亦可与其深支或浅支吻合；静脉端可与股静脉浅支或大隐静脉与股静脉连接部位吻合，亦可与股静脉的主干本身吻合。重要的是移植血管隧道应置于皮下表浅水

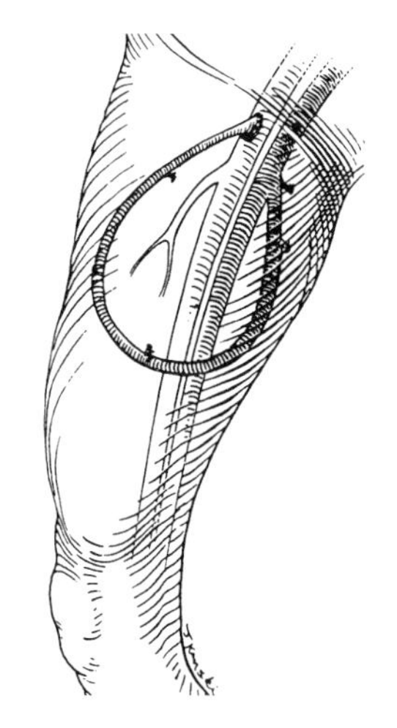

图 7-2-1 大腿移植血管

平，便于穿刺。通常需要在远端切一小口，以便制作隧道。术前应检查吻合口与右心房之间的静脉是否存在阻塞或狭窄，以免回流阻力增高，导致下肢水肿和早期栓塞。动脉同样需要检查是否有病变，最好股动脉浅支是通畅的，足部和远端肢体无缺血，以免将来需要行旁路手术，甚至截肢。

第三节 永久性导管

有皮肤出口的医疗装置的致命缺点是不可避免地发生感染，血透导管也不例外。当上肢血管通路全部丧失后，可选择带涤纶套经隧道的中心静脉长期留置导管。这类导管在等待瘘管成熟或移植血管愈合时，提供了极好的临时通路，但作为更长期通路则不尽如人意。大多数人认为，作为长期使用的血透导管，感染对患者不利。但是，当患者外周血管已经耗竭，患者又无法行人造血管搭桥或者不愿意做腹膜透析的患者，使用长期导管仍然是不错的选择。难题是长期使用导管的患者又出现严重中心静脉狭窄，患者的血透通路是十分棘手的。本书第四章已经全面讨论了长期导管的使用问题，本处不再赘述。

第四节 腋动脉移植血管

一、适应证

由于下肢移植血管并发症和失败的发生率很高，也由于这些并发症经常产生不良后果，对于上肢常用血管已耗竭的难治病人，需寻找其他办法。前胸壁上部腋动脉与腋静脉或颈静脉的移植血管可以作为选择。有 3 种病人可使用该方法：第一是上肢常用血管因静脉栓塞已耗竭，腋动静脉血管移植可获得长时间、可靠的血管通路；第二是常规上肢血管移植后出现严重窃血综合征。有报道改用腋动静脉移植血管后，所有患者窃血综合征未再复发，故该方法似乎能有效地解决这类难题；第三是少数患者的手臂血管太细。例如，儿童期发病的肾性骨营养不良引起的身材矮小、Lawrence－Moon－Beidl 综合征、糖原贮积病等。这些病人很难维持常规血管通路，因为上臂血管可能只有 2～3 mm 大小，这些病人用腋动静脉制作胸壁移植血管可能维持 10 年。

二、手术技术

1978 年，Garcia－Rinaldi 和 Vonkoch 首先用牛血管施行了腋动静脉血管移植，除非常消瘦的患者外，全身麻醉有利于手术的进行。做锁骨下切口，在胸小肌内侧暴露腋动、静脉，小心勿损伤邻近的臂丛。术前行多普勒超声探查颈动脉或行锁骨下静脉系统血管造影，以选择最佳静脉流出道，可选与动脉同侧或对侧的静脉(图 7－4－1，7－4－2)。仔细在表浅皮下制作隧道，避免移植血管旋转扭曲。当移植血管止于颈静脉时，其隧道在锁骨前跨过。不要试图去与一个大的侧支静脉吻合，最好的流出道是以宽勺形与静脉主干吻合。相反，动脉端吻合口不做斜面，而以 T 形与动脉吻合。尿毒症患者不必使用肝素，一般使用 6 mm 的直形人造血管，也可使用动脉端直径小的人造血管，尤其是对原先臂部移植血管有窃血现象的病例。任何情况下手术一侧的上肢远端血液循环必须充足，开放血流后，通过非创伤脉搏氧饱和度计观察中指的氧饱和度。若无足够血流，暂时夹闭移植血管，观察氧饱和度计读数的变化。如无改变，则不是窃血现象，可能是由于吻合时内膜瓣造成的远端狭窄；相反，如阻断瘘管血流，氧饱和度计读数上升，提示有窃血发生。腋动脉在血管移植术后虽然收缩压下降10～20 mmHg，但未见有窃血症状。然而，如氧饱和度计提示有内膜瓣阻塞吻合口远端，应在伤口闭合前进行修复。如果临床情况允许，建议在2～4周内不使用移植血管，以使隧道封闭。移植血管在必要时可进行修复。如吻合口静脉流出道狭窄，气囊扩张无效，则考虑更换静脉，而不是手术修复。因为对腋静脉来说，手术可能造成臂丛损伤，颈内静脉则因锁骨造成手术困难。可顺序使用腋静脉、颈内静脉和锁骨下静脉，保存动脉吻合口和移植血管本身，避免使用临时通路。国外还有报道采用腋动脉经前胸壁和右心房进行搭桥内瘘（图7-4-3）。

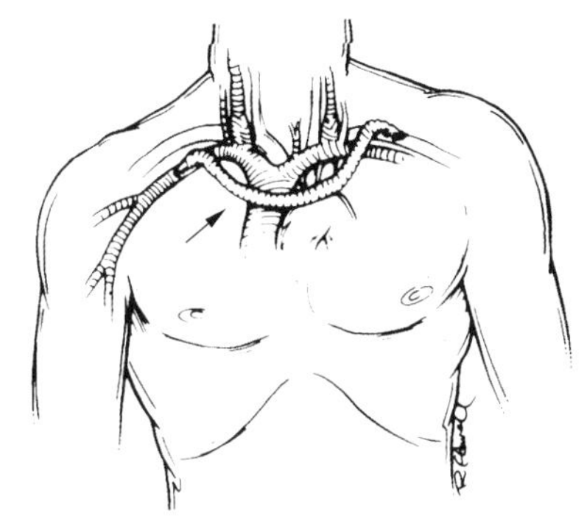

图7-4-1 腋动脉移植血管（箭头所示）

注：从腋动脉到对侧腋静脉的前胸壁移植血管瘘，具有充足的血流量，且不影响上肢循环。

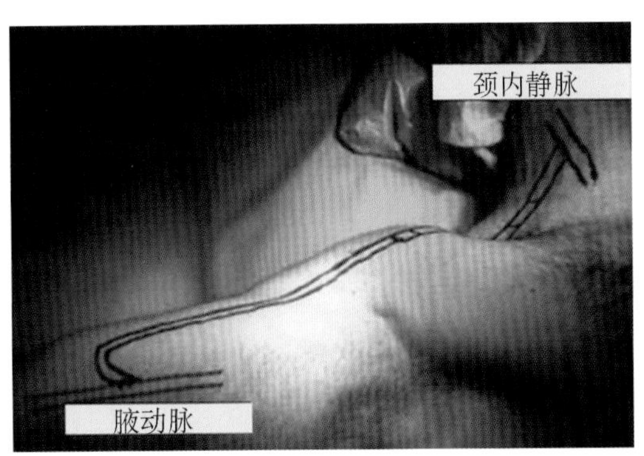

图7-4-2 腋动脉与颈内静脉血管搭桥内瘘

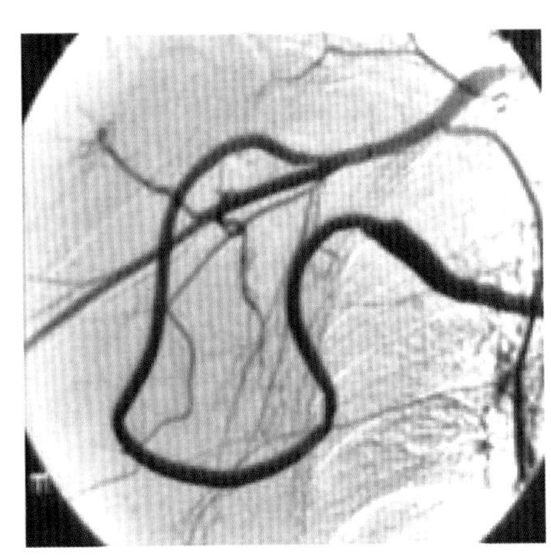

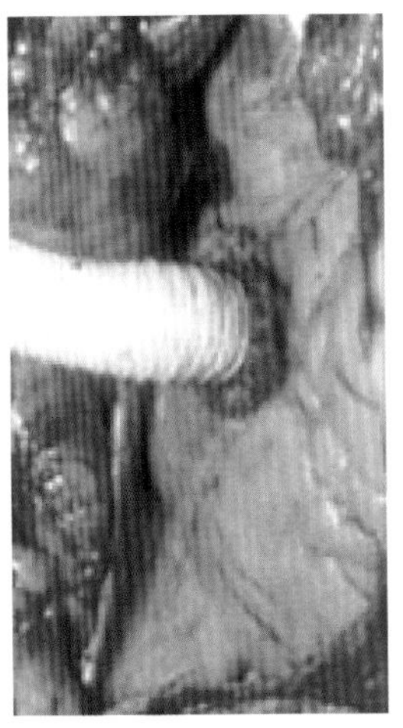

图7-4-3 腋动脉与右心房进行搭桥内瘘

疑难患者躯体部位和下肢建立血管通路的次序总结如图 7-4-4。

腋动脉-同侧腋静脉，胸部袢式瘘管

↓

腋动脉-同侧颈内或颈外静脉，胸部袢式或直式瘘管

↓

腋动脉-对侧腋静脉或颈静脉，胸部直式瘘管

↓

髂外动脉-对侧髂外静脉，直式或跨越式瘘管

↓

长期中心静脉导管

↓

锁骨下动脉-右心房搭桥

图 7-4-4 疑难患者血管通路建立策略

三、预后

腋动静脉移植血管的效果极佳，尽管这些患者已经历数次造瘘手术，但首次手术和再次修复手术的通畅率均与常规上肢移植血管相似。首次手术 2 年后，通畅率开始降低，但修复后可维持，3 年后仍有 77%的移植血管可使用。感染在下肢移植血管中很常见，但在腋动静脉移植血管中感染率与上肢移植血管相似，有报道 50 例中只有 3 例感染。因此，在所有常规上肢血管都耗竭的情况下，对于多次造瘘失败的难治患者，可以将腋动脉血管移植作为第二选择。

第五节 特殊病人的血管通路

血管通路的制作有时会遇到一些特殊问题，如儿童慢性肾衰竭患者、HIV 感染患者和动静脉瘘能正常使用的窃血综合征患者。

一、儿童血管通路

10 几岁儿童的身高和体重可能已经接近成人，血管发育良好，可以参照成人的条件制作自体内瘘。对于年龄比较小或者身材比较小的儿童，自体内瘘制作难度较大，或者内瘘术后成熟不良。儿童血管较细，血容量也较小，与之相关的技术问题使儿童血管通路的手术较为特殊。对很小的儿童，最好选择腹膜透析或肾移植。婴儿透析死亡率为 16%。婴儿和较小儿童的血透通常使用带涤纶套导管。与成人相比，儿童体外循环血量应小于血管内容量的 10%，血流量需维持每分钟 3～6 ml/kg，抗凝和温度控制较难。只有 27%儿童的涤纶套静脉

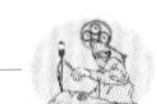

导管能使用1年。与成人一样，大多数导管失功由感染引起，主要致病菌也是葡萄球菌。

在美国，ESRD患儿血透治疗的百分比随年龄增加，小于1岁的为9%，12岁以上的超过46%。大多数（63%）血透患儿仍使用静脉导管，只有20%使用自身瘘管，17%使用移植血管瘘。

在儿童移植血管的通畅率和感染率方面，PTFE优于处理过的牛颈动脉。对儿童血管较细的问题，建议使用环形移植血管。儿童永久性血管通路的通畅率，大腿移植血管为4.1个月，上肢移植血管11个月，自体内瘘血管因为有1/3不能成熟，所以只有6.2个月。

由于患儿可能透析相当长的时间，所以提供长期血透通路十分重要。计划血管通路的原则是先自身血管后移植血管，先远端后近端。对不适合腹透的幼儿或婴儿，应考虑使用静脉导管。大龄或大体重的儿童应尽可能做自身瘘管，失败后方考虑上肢由远到近做移植血管。在考虑下肢血管之前，最好先做环形移植血管。

二、HIV阳性的血透患者

HIV感染患者进入ESRD的数字将逐渐增多。国内尚无透析患者中HIV阳性率的统计，在美国估计为1%～39%，平均2%～4%，与当地流行病学因素有关，特别是静脉注射毒品者的比例。虽然AIDS的ESRD患者生存时间不长，但仍有些需透析数月。HIV阳性患者PTFE移植血管的感染率约为17%，其危险因素是静脉注射毒品（IVDA），无IVDA史者感染率为13%，而有IVDA史者感染率为41%，统计显示有显著差异。

三、窃血综合征

对于上肢血管瘘，即使血流量大于1 000 ml/min，大多数患者都能耐受。血流动力学研究表明，端侧吻合的某些结构可能导致吻合口远端动脉血液反流，3%～5%患者在上肢造瘘后出现远端肢体缺血，称为窃血综合征。通常表现为缺血性神经病，伴周围神经功能异常以及严重的疼痛综合征。窃血综合征虽很少造成组织坏死，但如不及时纠正，会造成神经功能异常和疼痛综合征不可逆。有报道21例窃血患者中2/3为糖尿病，但未发现有其他临床因素提示窃血的发生。窃血发生率最高的是肘部自身血管瘘，大腿移植血管有20%发生窃血。有人认为如一侧肢体发生严重窃血，对侧肢体造瘘也很可能发生。

处理方法：①单纯结扎瘘管，恢复造瘘前的生理状态，但无法再提供血透血管通路。②缩小动脉吻合口，限制瘘管的血流。在自身瘘管或移植血管近端吻合口的静脉端夹上夹子，使吻合口狭窄，直到远端脉搏恢复，或示指上的氧饱和度计数字改善。但是，根据Poiseuille's公式，流量与半径的4次方成正比：$Q=DP(\pi r^4/8Ln)$。式中$Q=$流量，$P=$压力，$L=$长度，$n=$流速，$r=$半径。半径减少一点就能使血流明显减少，所以调节血流很难做到既保留瘘管功能，又不至于使血管内径太小引起血栓。③较好但较复杂的解决办法是在动脉吻合口处建立一个旁路，直接将血流引到远端肢体，结扎瘘管动脉吻合口和旁路远端吻合口之间的动脉，从而阻断动脉反流（图7-5-1）。该手术称为远端重建血管间结扎（distal revascularizationr interval ligation，DRIL）。④除DRIL手术外，亦可采用腋动静脉移植血管，避免再发生窃血现象。如果窃血综合征发生后被忽视，未及时处理，造成严重的神经损害，永久丧失功能，病人担心再发窃血综合征不愿意再做另一上肢造瘘，此时应考虑腋动静脉移植血管，而不是DRIL手术。⑤腕部自身血管瘘罕见窃血综合征。如出现，可将端侧吻

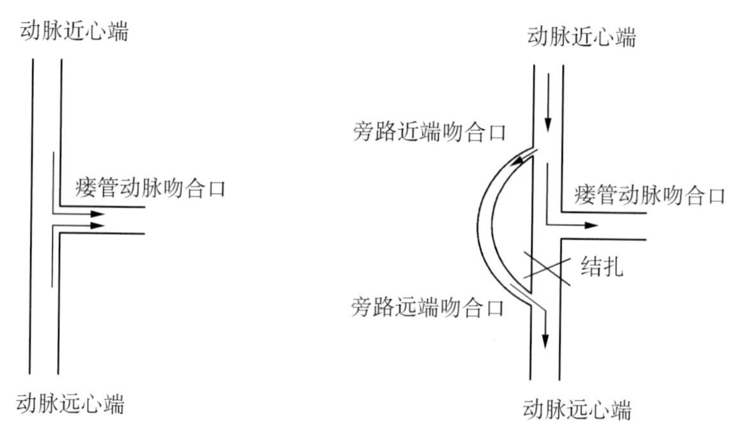

图 7-5-1 防止远端窃血的重建瘘管旁路手术

注：左图为术前窃血现象；右图为术后窃血现象消失；此种手术主要用于人造血管搭桥瘘管。

合改为端端吻合。

第六节 动脉表浅化

在 20 世纪 80 年代早些时候，有人报道动脉表浅化作为透析的血管通路，解决那些无法作瘘管而且不能长时间留置导管病人的透析问题。常用的表浅化动脉为前臂桡动脉和上臂肱动脉，这个部位也有利于透析穿刺。动脉浅表化法虽然血流充分，无动脉血液分流，不增加心脏负担。但是，手术操作涉及范围较广，病人手术部位创伤较大，透析穿刺后止血时间长，易发生血肿等，目前几乎不再采用。

目前，有人在一些困难的患者采用直接动脉穿刺法作为通路血透，但患者痛苦大，出血风险也大，直接动脉穿刺也是应该废弃的。

（张翼翔　叶朝阳）

参考文献

[1] Feldman HI, Kobrin S, Wasserstein A. Hemodialysis vascular access morbidity. JAm Soc Nephrol, 1996,7(4):523-535

[2] Beathard GA. Dialysis vascular access: a plan for the future. Contemporary Dialysis and Nephrology, 1998,19(6):23-27

[3] Woods JD, Turenne MN, Strawderman RL, et al. Vascular access survival among incident hemodialysis patients in the United States. Am J Kidney Dis, 1997,30(1):50-57

[4] Winsett OE, Wolma FJ. Complications of vascular access for hemodialysis. South Med J, 1985,78(5):513-517

[5] Chazan JA, London MR, Pono LM. Long-term survival of vascular accesses in a large chronic

hemodialysis population. Nephron, 1995,69(3):228 - 233

[6] Hodges TC, Fillinger MF, Zwolak RM, et al. Longitudinal comparison of dialysis access methods: risk factors for failure. J Vasc Surg, 1997,26(6):1009 - 1019

[7] Tashjian DB, Lipkowitz GS, Madden RL. Safety and efficacy of femoral - based hemodialysis access grafts. J Vasc Surg, 2002,35:691 - 694

[8] Beathard GA. Percutaneous transvenous angioplasty in the treatment of vascular access stenosis. Kidney Int, 1992,42(6):1390 - 1397

[9] Marston WA, Criado E, Jaques PF, et al. Prospective randomized comparison of surgical versus endovascular management of thrombosed dialysis access grafts. J Vase Surg, 1997,26(3):373 - 380

[10] Lumsden AB, MacDonald MJ, Kikeri D, et al. Prophylactic balloon angioplasty fails to prolong the patency of expanded polytetrafluoroethylene arteriovenous grafts: results of a prospective randomized trial. J Vasc Sung, 1997,26:382 - 392

[11] Schuman E, Quinn S, Standage B, et al. Thrombolysis versus thrombectomy for occluded hemodialysis grafts. Am J Surg, 1994,167(5):473 - 476

[12] Lumsden AB, MacDonald MJ, Kikeri DK, et al. Hemodialysis access graft stenosis: percutaneous transluminal angioplasty. J Surg Res, 1997,68(2):181 - 185

[13] Luisa B. Arteriovenous fistulas: different types and surgical techniques. In: Ronco C, Levin NW, eds. Hemodialysis vascular access and peritoneal dialysis access. Basel Karger: Contrib Nephrol, 2004:47 - 72

[14] Bhandari S, Wilkinson A, Sellars L. Saphenous vein forearm grafts and gortex thigh grafts as alternative forms of vascular access. Clin Nephrol, 1995,44(5):325 - 328

[15] Khadra MH, Dwyer AJ, Thompson JF. Advantages of polytetrafluoroethylene arteriovenous loops in the thigh for hemodialysis access. Am J Surg, 1997,173(4):280 - 283

[16] Taylor SM, Eaves GL, Weatherford DA, et al. Langan EM Ⅲ. Results and complications of arteriovenous access dialysis grafts in the lower extremity: a five year review. Am Surg, 1996,62(3): 188 - 191

[17] McLaughlin K, Jones B, Mactier R, et al. Long - term vascular access for hemodialysis using silicon dual - lumen catheters with guidewire replacement of catheters for technique salvage. Am J Kidney Dis, 1997,29(4):553 - 559

[18] Marr KA Sexton DJ, Conlon PJ, et al. Catheter - related bacteremia and outcome of attempted catheter salvage in patients undergoing hemodialysis. Ann Intern Med, 1997,127(4):275 - 280

[19] Lund GB, Trerotola SO, Scheel PJ. Percutaneous translumbar inferior vena cava cannulation for hemodialysis. Am J Kidney Dis, 1995,25(5):732 - 737

[20] Gupta A, Karak PK, Saddekni S. Translumbar inferior vena cava catheter for long - term hemodialysis. J Am Soc Nephrol, 1995,5(12):2094 - 2097

[21] McCann RL. Axillary grafts for difficult hemodialysis access. J Vasc Surg, 1996,24:457 - 462

第八章 儿童病人的血管通路

回顾历史，最初接受血透的5名儿童是在1955年，透析血管通路是一端连接在桡动脉，另一端连接在大隐静脉的塑料导管上。此后10年中，有37例儿童接受了血透，血管通路建立置于隐静脉内的尼龙导管上，其中1例5月龄的急性肾衰竭的患儿采用这种通路透析23天后痊愈(Anderson, 1965)。儿童维持性血透存在的问题之一是临时性血管通路的维护。在儿童，特别是身体较小者建立暂时性血管通路的另一种方法是通过肱动脉或股动脉建立外瘘，但并发症多，主要有出血、反复阻塞、局部感染、皮肤溃破。尽管外瘘可以避免穿刺，但目前已经很少采用。

纽约的Kenneth Apple发明了桡动脉-头静脉内瘘技术后，20世纪70年代国外就开始在儿童患者中采用这种血管通路。这些作者发现尽管动静脉内瘘对于儿童慢性血透患者是最佳的血管通路，但由于血管太细，早期失败率很高。Bourquelot首先应用显微外科技术为1例体重低于10 kg的患儿建立了血管通路，由此开创了儿童动静脉内瘘技术的新纪元(Bourquelot, 1981)。国内儿童行急诊血透时，一般采用股静脉插管，最好采用儿童专用导管。一旦病情稳定，仍然采用腹透为主。

目前，绝大多数终末期肾衰竭的患儿接受腹透治疗，尤其是婴幼儿。但是，仍有部分患儿因腹透禁忌证或亲属的因素而必须建立血管通路进行血透治疗。由于儿童的血管较细，建立血管通路需要特殊的专业知识，制作血管内瘘要选择合适的血管以保证较长的使用寿命，还必须考虑到行肾移植的患儿将来需要重新进行血透的可能。

第一节 腕部动静脉内瘘

一、术前准备

同成人一样，桡动脉-头静脉内瘘是儿童患者最常用的血管通路。内瘘需在术后经过数月成熟后方可使用。如果目前已行临时性右心中央静脉插管，术前需行上臂静脉造影，以排除静脉栓塞。部分学者认为所有行动静脉内瘘术的患儿术前均要进行系统的上肢静脉造影。用止血带扎住上臂，通过触摸肘关节处的静脉搏动，可以检测头静脉的通畅性。根据笔

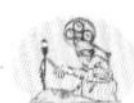

者的经验，通过这种方法，桡动脉-头静脉内瘘术的成功率为 90%。对于失败病例，可以通过血管造影或血管多普勒方法选择合适的静脉。如果浅表静脉并不是很通畅，也可以行动静脉内瘘术，只不过成熟时间延长。桡动脉搏动是评价动脉功能的必要指标。

二、手术技术

由于血管管腔较细，儿童的内瘘手术有许多特殊之处。显微外科技术发挥了很大作用，术者应进行必要的显微外科技术训练。

一般情况，患儿在全麻下接受手术，但对于 10 岁以上及配合良好的患儿也可选择局麻。有人建议使用止血带以防止广泛性动脉瘤形成及动脉痉挛，但这种方法妨碍了局麻的实施。

手术切口选择在桡动脉和头静脉之间。术前在桡动脉和头静脉之间划一条纵向线，使用 2.5～4 倍的手术放大镜。为防止内膜损伤，对显微外科的技术要求很高。为使术后静脉有足够的扩张，所有的分支要在离静脉壁 2～3 mm 处进行结扎。如果头静脉太靠背侧，要将静脉远端离断，将静脉移至腕关节中间。静脉需要游离足够的长度，以防止血管成角。尽管一般均采用端端吻合，但考虑到术后远端静脉的功能，笔者建议采用端侧吻合。离断后，远端静脉将比生理位置回缩一段距离。静脉断端需用显微外科持针器尖端扩张一下，再灌注肝素生理盐水，肘关节形成的压力易于静脉的扩张。手术时，用两个专用血管夹固定静脉，在静脉后侧壁切开一个长约 10 mm 的纵向切口，以备吻合。根据患儿的体重情况(个头大小)决定是否需要使用手术显微镜。对于血管管径较大的十几岁大龄儿童，可以在放大镜下采用显微外科技术完成手术。在分离桡动脉后，打开动脉鞘，在离动脉壁 2 mm 处结扎分支。一般不主张使用电刀止血。在动脉的近心端和远心端分别用两个血管夹固定，在离血管夹至少 5 mm 处用眼科剪纵向剪开血管。在此过程中，可使用止血带短时间止血，动脉剪开后可用持针器尖端扩张一下。

首先，使用 8－0～10－0 无创缝线从近端贯穿血管壁。当动脉纵向切口长 10 mm 时，吻合口直径可达 6.36 mm，故即便血管管径较小，也无须改变结构来防止狭窄。结扎完缝线松开血管夹前，用一个直径 1 mm 的探头通过吻合口缓解血管痉挛。如果瘘口血流不明显或多普勒超声探测不到，可以使用肝素生理盐水冲洗静脉或动脉，促使血管扩张。

三、综合结果

早期的失败原因有静脉选择不当(静脉中有未被注意的小血栓)、技术欠缺或低血压、动脉栓塞。术后早期，数日内应经常通过听诊血管杂音或多普勒超声监测血流情况。一些早期阻塞的内瘘可通过从静脉远端注射肝素生理盐水冲洗或反复动脉扩张的方法进行再通。如上述方法无效，在静脉回流通畅的前提下，可在离原内瘘近端数厘米处重新造瘘。不仅要在内瘘突然闭塞时考虑到内瘘术失败，还要在血透过程中发生重度静脉扩张时考虑到上述情况。术后早期失败率报道差别很大，为 0%～20%。

在成人，血管增生引起的狭窄是影响桡动脉-头静脉内瘘长期使用的最常见原因。内瘘的功能异常可以通过血透过程中的血流动力学监测和经常评价透析效果来发现。血流量降低或回路压力升高时，需进一步采取多普勒超声或血管造影检查。成人内瘘功能不良的多普勒超声诊断标准已经制定，但儿童的诊断标准尚未确定。

尽管已经采用介入方法治疗儿童内瘘术后的血管增生，但由于再狭窄率较高，有学者认为需重复介入方法治疗。所以，对于术后的血管增生，一般认为应采用外科方法治疗。在大多数病例，由于桡动脉或头静脉有阻塞，可在其近端重新造瘘，但是必须保证原穿刺点还可使用。如果静脉阻塞较长，可在上臂行侧侧吻合造瘘，使原穿刺点大部分仍可继续使用。

儿童的桡动脉-头静脉的长期开放率：12 个月 84%，5 年 70%。2007 年，法国报道一组资料，有 20 例患儿，年龄 1～9 岁，做了 33 例次内瘘术，并进行了 41 例次外科干预，平均每例干预 3 次，取得良好效果。有些儿童可以采用动脉浅置办法提供穿刺部位。

一般认为，如果透析效果好，患儿生长良好的话，随着儿童的长大，其相应的血管也会增粗。笔者个人认为，10 几岁儿童的内瘘成熟好的话，使用寿命也很长。所以，有资料报道儿童的此项结果与成人相似，成人的 5 年开放率也为 70%左右。国内儿童病人较少，缺少资料。笔者有 1 例患儿 11 岁制作内瘘，至今已透析 16 年，瘘管仍然保持通畅。

在成人已经成功地施行尺侧动静脉内瘘，若前臂静脉系统已经成熟的患儿也可考虑采用上述方式造瘘。

第二节　上臂动静脉内瘘

当前臂的血管已不适合行桡动脉-头静脉内瘘时，可考虑在肘窝处造瘘，方法与成人相似。

尽管肘窝处血管较粗大，但在儿童仍须采用显微外科技术。体重大于 20 kg 的患儿，使用 2.5～4 倍的手术放大镜已足够。但对于体重较轻者要求更高些。肱动脉切口直径不可超过 6 mm，以防血流过大，造成前臂缺血及高动力型心力衰竭。

上臂肱动脉-头静脉跳跃式人造血管搭桥内瘘已在儿童获得成功。体重达到 15 kg 的患儿须用直径 4 mm 的聚四氟乙烯(PTEF)人造血管，此血管内径能避免术后的高流量问题。有几组报道儿童上臂动静脉内瘘的术后 12 个月开放率为 80%左右。Bourquelot(1990)报道，29 例肱动脉-贵要静脉内瘘术后 2 年的开放率为 72%，29 例肱动脉-头静脉内瘘术后 2 年开放率为 47%。下面是国外的一组资料，可供参考(表 8-2-1)。

表 8-2-1　西班牙马德里 Gregorio Marañó 医院长期观察 13 例儿童瘘管情况(1982～1997)

内瘘方式	造瘘时的年龄(岁)	使用时间(月)	结　局
肱动脉-贵要静脉	13	10	通畅
肱动脉-贵要静脉	5	38	通畅(死亡)
肱动脉-贵要静脉	8	125	通畅
肱动脉-头静脉	5	37	通畅
肱动脉-头静脉	7	58	失败
肱动脉-头静脉	7	70	失败
肱动脉-头静脉，移植物搭桥	9	2	失败
肱动脉-头静脉，移植物搭桥	14	13	通畅

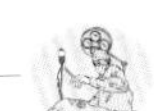

（续表）

内瘘方式	造瘘时的年龄(岁)	使用时间(月)	结 局
肱动脉-头静脉，移植物搭桥	9	34	通畅
肱动脉-头静脉，移植物搭桥	11	41	失败
肱动脉-头静脉，移植物搭桥	12	48	通畅
肱动脉-头静脉，移植物搭桥	8	75	通畅
肱动脉-头静脉，移植物搭桥	13	76	通畅

第三节 血管移植

目前，已有在小腿制作血管内瘘的报道，他们认为在大腿也可建立血管通路。过度使用右心房系统可能导致严重的静脉栓塞。将来可能出现更低肢体部位的血管通路，无论是自身的，还是人造血管。

当上肢的浅表静脉已经耗竭后，血管移植成了另一种选择。Perez - Alvarez 于 1970 年将自身隐静脉移植于前臂建立血管通路，然而，有人认为采用自身血管移植的结果比采用人造血管差得多。另一方面，因为将来的外科用途，保护隐静脉越来越必要。

儿童的人造血管移植也多采用聚四氟乙烯材料，建议使用直径 6 mm、薄壁、动脉端直径 4 mm 的人造血管。

在儿童，上臂的肱动脉和腋静脉间是安放人造血管的合适位置。如果锁骨下静脉阻塞，可将人造血管连接于颈内静脉。也有人发现下肢的人造血管是最耐用的。如果体表静脉无法使用，可在主动脉和腔静脉间建立人造血管。如果上臂的血管不适合接受自身血管移植，笔者认为可在上臂与腋窝安放人造血管，向上臂外侧弯曲。手术须采用显微外科技术，使用 2.5～4 倍的手术放大镜。采用肱动脉的优点是意外结扎此动脉未发生明显的副作用(Lally, 1990)。尽管这些方法可以采用，由于诸多的不利因素和代价，临床上使用有限，国内尚没有采用上述方法。

儿童血管移植并发症的治疗与成人相仿。早期发现移植血管阻塞与及时处理是延长使用寿命的关键，其处理的最佳方法是在内瘘近端建立旁路(Polo, 1997)。

儿童移植血管的远期开放率报道不一，Bourquelot(1990)报道 2 年为 7%，Brittinger (1997)报道 12 个月者高于 64%。西班牙马德里 Gregorio Marańó 医院的研究结果，儿童移植血管的平均使用寿命为 23.7 个月(表 8 - 2 - 2)。

表 8 - 2 - 2 西班牙马德里 Gregorio Marańó 医院 14 例儿童移植血管的使用观察

移植血管位置	手术时的年龄(岁)	使用时间(月)	结局
前臂袢型	12	8	闭塞
前臂袢型	11	37	闭塞

（续表）

移植血管位置	手术时的年龄（岁）	使用时间（月）	结局
前臂袢型	14	54	闭塞
上臂	14	4	通畅（死亡）
上臂	7	4	闭塞
上臂	13	10	闭塞
上臂	10	11	通畅
上臂	10	29	通畅
上臂	9	33	通畅
上臂	13	37	通畅
肱动脉-腋静脉	10	8	通畅（死亡）
肱动脉-腋静脉	13	43	通畅（死亡）
肱动脉-腋静脉	8	54	通畅
股动脉-股静脉	12	6	通畅（死亡）

第四节　皮下隧道永久性涤纶套导管

儿童的自身血管移植或人造血管主要有两个缺点：一是由于血管太细，导致操作困难；二是儿童对反复穿刺的恐惧。皮下隧道永久性涤纶套导管应用于成人后不久，即被应用于儿童。目前，在美国，涤纶套导管已成为低龄幼儿进行血透的主要血管通路（Bunchman，1996）。儿童可以采用特殊的细端口留置导管。

在低龄幼儿安放永久性涤纶套导管须暴露颈内静脉，因为颈外静脉孔径太细。对于10多岁的儿童，则可通过穿刺安放。在儿童患者中，永久性导管通过隐静脉、肝静脉或在腰部经皮穿刺入下腔静脉留置也有报道。应尽量避免经锁骨下静脉安放导管，其引起中心静脉狭窄及阻塞的发生率较颈内静脉高。也有经颈内静脉安放导管引起上腔静脉狭窄及右心房血栓的报道。须特别指出的是，对于儿童无论是永久性留置导管还是临时性插管都必须在病历上详细记录，对于这些儿童，今后建立血管内瘘通路前必须进行上臂的血管造影。

大多数患儿在等待内瘘成熟或肾移植前须行插管透析。但儿童血管管腔较细，静脉狭窄的发生率较成人高，这方面的文献不多。中心静脉狭窄可引起心血管系统的并发症。另外，也有引起败血症的报道。笔者认为只有当患儿行腹透或无其他血管通路可选择时才考虑留置永久性导管。

第五节　结　　论

（1）慢性肾衰竭的患儿开始透析前要注意保护好头静脉。

(2) 自身血管内瘘术后要有足够的成熟时间以利于静脉扩张,部分患儿的内瘘成熟需要数月时间。

(3) 不论是成人或儿童,制作内瘘首选桡动脉-头静脉,其次为上臂。在所有外周静脉都无法使用时,再考虑人造血管与大静脉吻合。

(4) 须应用显微外科技术,要求理想的放大倍数、特殊器械和缝线,不要损伤血管内膜。如果病人的血管较细,必须采用外科显微镜。

(5) 只有当患儿无法行腹透治疗或无其他血管通路可选择时才考虑留置永久性导管。

(吴 俊 郁胜强)

参考文献

[1] Bagolan P, Spagnoli A, Ciprandi G, et al. A ten - year experience of Brescia - Cimino arteriovenous fistula in children: technical evolution and refinements. J Vasc Surg, 1997,27:6404

[2] Bourquelot P. Preventive haemostasis with an inflatable tourniquete for micro - surgical distal arteriovenous fistulas for haemodialysis. Microsurgery, 1993,14:462 - 463

[3] Ehrich JH, Rizzoni G, Brunner FP, et al. Renal replacement therapy for end - stage renal failure before 2 years of age. Nephrol Dial Transplant, 1992,7:1171 - 1177

[4] Noshers JL, Shami MM, Siegel RL, et al. Tunneled central venous access catheter placement in the pediatric population: comparison of radiologic and surgical results. Radiology, 1994,192:265 - 268

[5] Pillion G, Maisin A, Macher MA, et al. Hickman catheter for haemodialysis in paediatric patients. Pedia Nephrol, 1988,2:318 - 319

[6] Polo JR, Sanabia J, Garcia - Sabrido JL, et al. Brachial - jugular polytetrafluoroethylene fistulas for hemodialysis. Am J Kidney Dis, 1990,16:465 - 468

第九章

老年人的血管通路

近些年，终末期肾病(ESRD)患病率呈上升的趋势。不同国家的资料都证实，ESRD的患者数量明显增加，尤其是老年患者。有研究显示，ESRD患者绝对数量增长最快的年龄段是45～64岁，而增长率最高的则是65岁及65岁以上的老年人。2006年，美国所有新增ESRD患者的年龄中位数为64.4岁，其中近一半是老年患者。我国的情况也类似。老年ESRD患者增多有多种原因，主要是高血压、糖尿病等疾病的发病增加，由此导致继发性肾小球疾病也在增加；同时老年人用药多，药物引起的肾损害越来越突出；此外，由于老年人生存期延长，慢性肾脏病发生的概率也在上升。

在ESRD的替代治疗上，老年患者的选择是有限的。首先，65岁以上的患者接受肾移植相对较少，从并发症、生存率等方面权衡没有优势。腹透也很少应用，美国70岁以上的透析患者只有约4%接受腹透，我国的比例稍高一些，但仍远低于血透，且数量有减少的趋势。目前，绝大多数ESRD患者采用血透治疗。

与年轻患者一样，老年患者进行血透首先面临的就是血管通路的问题。不同的是，老年患者血管通路的建立较困难，相关并发症也多。这一问题已引起越来越多的关注。

第一节　老年终末期肾病患者的特点

首先需要说明，“老年”这个概念包含的年龄界限在不同的研究中并不总是一致的，多数人将65岁及65岁以上作为标准。但是从医学和社会学角度看，一个患者在65岁和90岁时明显不同，了解这一点有助于为老年患者提供有效和具有针对性的治疗。

在血管通路相关问题上，老年血透患者存在与年龄有关的不利因素。

1. *血管病变*　最常见的是动脉粥样硬化，发生率较高，尤其是伴有糖尿病、高血压、冠心病、高血脂的患者，导致动脉壁增厚、管腔狭窄、血管弹性差、脆性增加。饮食不合理、吸烟也是动脉粥样硬化的诱因。此外，老年患者易出现外周浅静脉狭窄，静脉闭塞的概率高；血管钙化、血管内膜损伤以及此前的医疗干预同样会产生负面影响。存在血管病变的老年患者，血管通路往往难以建立，并有可能增加远端肢体缺血的危险。

2. *心力衰竭*　对于老年血透患者，多种原因可引起心力衰竭。此时，自体动静脉内瘘或

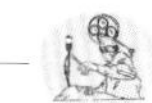

移植血管内瘘的分流可导致心脏的额外负荷，加重病情，需要引起重视。

3. *栓塞* 老年患者血栓发生率高，主要原因有动脉粥样硬化使血流减慢、血液黏稠度高、感染、脱水、ESRD 导致的其他血管损害等。应用促红细胞生成素（EPO）可促进某些凝血因子、纤维蛋白原、血小板聚集，抑制抗凝血酶Ⅲ，从而诱发血栓形成；EPO 改善贫血后血液黏稠度也会增加。

4. *低血压* 老年患者心血管并发症多，自主神经病变明显，血透时透析器和透析管路预充以及透析超滤，使低血压出现的机会大大多于年轻患者。低血压状态下血管通路失功的概率显著上升。

5. *自我维护能力差* 老年透析患者由于各种原因对血管通路的自我维护不够，出现问题不能及时发现和处理。如内瘘压迫时间掌握不准确，感染预防措施不到位，甚至自行造成出血、内瘘闭塞、导管脱出等严重后果。

6. *存活期短* 总的来看，老年患者的预期寿命较短。在一些病例，自体动静脉内瘘成熟的时间可能超过患者的存活期，使得内瘘的建立失去意义。对此类患者，更应合理选择血管通路。

因此，与中青年的血透患者相比，对老年患者血管通路的建立和维护有更高的要求。

第二节 老年患者血管通路的选择

建立和维持一个成功的并可很好应用的血管通路是保证充分透析治疗的重要前提条件。由于老年患者血管通路的建立较困难，相关并发症也较多，而各种血管通路又各有优缺点。因此选择合适的血管通路类型十分重要。

同年轻患者一样，老年血透患者血管通路的选择主要依据长期通畅率、并发症发生率和死亡率，从建立到开始使用的时间、患者的意愿和医生的倾向性以及费用也是重要的因素。此外，还应考虑到患者透析开始时的年龄、种族、性别、外周血管疾病史、心血管病史、体重指数、吸烟情况、受教育情况、就诊时间、保险情况等。

临床应用显示，与中心静脉导管和移植血管内瘘相比，老年患者采用自体动静脉内瘘通畅率更高，所需干预更少，死亡率也更低，而应用中心静脉导管的结果最差。这表明内瘘是值得推荐的，包括并发心力衰竭的患者。同时应用内瘘进行血透的患者，每年所需费用少于中心静脉导管和移植血管内瘘。需要注意的是，多数研究表明，伴有糖尿病的老年患者初次内瘘通畅率较低，而且失功主要发生在早期，此后差异则不显著。有报道糖尿病患者移植血管内瘘的通畅率和使用持续时间低于内瘘。虽然存在争议，糖尿病患者仍得益于自体动静脉内瘘。自体动静脉内瘘的另一个缺点是，建立后不能立即应用，而且早期穿刺与内瘘使用时间较短有关。

关于移植血管内瘘，有观点认为，既然老年患者长期生存不佳，那么最可取的血管通路应该是：成熟所需时间最短、维持通畅时间足够长、干预概率较小。因此，初次通路应该首先选择移植血管内瘘，即使可能需要的干预较多。然而，多数研究在随访过程中的死亡人数无差异，加上个体因素，与年轻患者一样老年患者同样需要可靠的血管通路。移植血管内瘘可提供良好的血流量和足够的穿刺位点，但因其较多的并发症和较高的费用，在血管通路选择上不应优先于自体动静脉内瘘。

长期静脉导管不建议用做永久血管通路，主要因为其较多的并发症，包括感染、管腔内血栓形成、血流量不稳定、中心静脉狭窄、患者预期寿命缩短以及患者美观上的顾虑等。但是，如果患者接受血透过晚，或进行试验透析，或建立自体动静脉内瘘失败，无论带涤纶套或不带涤纶套的中心静脉导管都是可取的。关于置管的位置，应优先选择右侧颈内静脉。

总之，老年患者血管通路的选择建议遵循以下次序：自体动静脉内瘘、移植血管内瘘和长期带涤纶套的中心静脉导管。需注意的是临时中心静脉导管留置时间不宜过长。

《NKF－DOQI 指南》关于血管通路部分并未区分年轻患者和老年患者。但《NKF－DOQI 指南》也建议，应根据每个患者的具体情况来选择合适的血管通路，这对老年患者尤为重要，目标是益处和风险的平衡。而现有的临床资料可提供具体的指导性意见。

一、老年人的自体动静脉内瘘

由于前述特点，老年血透患者自体动静脉内瘘的建立应更有计划性。较早使患者知晓自己的病情，有助于及时建立内瘘；术前需仔细评估患者的血管条件及其他相关因素，预测内瘘成功的可能性。其中最重要的就是选择一个适宜的静脉，上肢可选择的静脉有头静脉、贵要静脉和肘正中静脉。

在老年患者，桡动脉-头静脉内瘘的成功率可能低于肱动脉-头静脉内瘘，考虑到存在多种并发症而预期存活时间不长，有人认为，位置选择不必遵循由远端到近端的次序，如有可能，初始内瘘选择在肘部(肱动脉与合适的静脉之间)。但这一点仍存在争议。合理的思路是，如果预计桡动脉-头静脉内瘘手术复杂，同时又不能明确患者预期存活时间过短，在尽可能保留位置选择的前提下，降低试行肘部内瘘的门槛。

老年患者的自体动静脉内瘘手术存在许多技术以外的问题，如动脉粥样硬化、与年龄有关的血管钙化等。有人统计，其手术失败率为 15.3%。

虽然《NKF－DOQI 指南》建议内瘘至少 4 周才能使用，欧洲《DOPPS 指南》甚至认为首次穿刺前有 2 周成熟时间已足够。但预期老年患者内瘘成熟需要更长的时间，通常宜术后 6～8 周开始使用。适当推迟使用，可使静脉得以扩张和动脉化，以便获得充足的血流，降低穿刺点局部出血、管壁损伤、纤维化甚至最终闭塞的风险。因此，开始应用前使内瘘完全成熟是非常必要的。

影响自体动静脉内瘘通畅率的主要是静脉因素、栓塞和感染。透析开始时是否应用临时中心静脉导管亦有影响，采用者其内瘘的应用明显要早(有人统计平均早 9 天)，使用持续的时间也往往更短，这是因为内瘘的成熟时间不足。此外，老年患者促红细胞生成素相关血管通路栓塞，无论是自体动静脉内瘘还是移植血管内瘘都更常见。心血管疾病(如心力衰竭、冠心病、外周动脉疾病等)也会增加动静脉内瘘失功的风险，严格控制危险因素并合理治疗心血管疾病对内瘘的成熟和维持是有益的。最后，不能忽略内瘘穿刺技术，标准的内瘘穿刺“绳梯”式穿刺技术最新的改进为“纽扣”技术，即准确穿刺于内瘘相同的位点。“纽扣”法更容易操作，但也意味着患者内瘘的穿刺点更有限，也更难穿刺。这一技术还给自行穿刺的患者带来很大的益处，有助于家庭透析的开展，提高患者的生活质量。

二、老年人的中心静脉导管

虽然永久血管通路是血液透析最理想的血管通路，但在老年血透患者并不总是可能的。

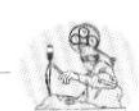

因此，这一群体常采用临时或长期中心静脉导管。

老年患者中心静脉导管的应用国内外差异较大。在国外，多数患者应用的是中心静脉导管。有研究显示，75 岁以上的病人，在透析开始时有将近 85%的应用中心静脉导管；65 岁以上的透析患者即使开始透析已 3 个月，仍有三分之二在应用带涤纶套的中心静脉导管。这多是因为内瘘不能成熟或通畅率下降，也有部分是由于患者预期生存时间短，没有必要建立永久血管通路。我国的情况则明显不同，中小医院或经济不发达地区，由于技术和费用因素中心静脉导管的使用不普及，临时血管通路多采用直接动静脉穿刺；而在大医院，中心静脉导管之所以较多采用，很大程度上是因为血管通路建立缺少计划性，急诊透析患者较多。

临时或长期中心静脉导管有许多并发症，包括血栓形成、导管脱出和(或)断裂、导管出口感染及菌血症等，导管相关感染是常见且严重的并发症。临床已在试验应用数种抗生素以减少导管相关感染。此外，还有局部应用聚烯吡酮碘或莫匹罗星软膏，采用内涂抗生素或银质导管，试用各种抗微生物封管液，或局部应用包括杆菌肽、短杆菌肽和多黏菌素 B 的混合软膏等。目前尚无理想的中心静脉导管出口感染和相关菌血症的预防方案。另外，在防止导管内血栓形成方面，用于封管液的肝素和枸橼酸盐哪种更好也有对比研究。一些研究表明，考虑到费用-有效性和副作用，枸橼酸盐用于封管液要优于肝素。

虽然中心静脉导管置入简单，但由于感染和其他与导管有关的并发症，在老年患者仍可带来较高的死亡风险。从医学的角度看，如有其他更好的选择，应避免应用。然而，中心静脉导管是到目前为止应用最广泛的血管通路形式。一个原因，许多老年患者从导管改为长期血管通路存在相当的困难。从患者的角度看，中心静脉导管具有侵入性小的优点，血液透析无需要穿刺，避免了疼痛，有时这是他们最在意的。

三、老年人的移植血管内瘘

移植血管内瘘建立后可马上应用，感染的机会也较少，在老年患者有广泛应用的潜力，包括伴有糖尿病者。目前在自体动静脉内瘘失败或需及早透析的患者应用较多。

在移植血管材料选择上，聚四氟乙烯(PTFE)应用最广泛，国外有报道占全部老年移植血管内瘘的 83%，国内开展的也越来越多。但因术后干预、感染等因素，PTFE 人工血管移植内瘘受到限制。

在许多方面，大隐静脉同种异体移植血管内瘘优于 PTFE 人工血管移植内瘘，如生物相容性好、技术操作简单、通畅率高、并发症少、不需全身抗凝、费用低等。在患者死亡率方面与自体动静脉内瘘无明显差异，值得进一步推广。

(张万君)

参考文献

[1] Schwab SJ. Assessing the adequacy of vascular access and its relationship to patient outcome. Am J kidney Dis, 1994,24:316-320

[2] Latos DL. Hemodialysis in the elderly: vascular access and initiation of renal replacement therapy. Semin Dial, 2002,15:91-93

[3] Woods JD, Turenne MN, Strawderman RL, et al. Vascular access survival among incident hemodialysis patients in the United States. Am J Kidney Dis, 1997,30:50-57

[4] Ravani P, Marcelli D, Malberti F. Vascular access surgery managed by renal physicians: the choice of native arteriovenous fistulas for hemodialysis. Am J Kidney Dis, 2002,40:1264-1276

[5] Ravani P, Brunori G, Mandolfo S, et al. Cardiovascular comorbidity and late referral impact arteriovenous fistula survival: a prospective multicenter study. J Am Soc Nephrol, 2004,15:204-209

[6] Verhallen AM, Kooistra MP, van Jaarsveld BC. Cannulating in haemodialysis: rope-ladder or buttonhole technique? Nephrol Dial Translant, 2007,22:2601-2604

[7] Lok CE, Oliver MJ, Su J, et al. Arteriovenous fistula outcomes in the era of the elderly dialysis population. Kidney Int, 2005,67:2462-2469

[8] Jean G, Charra B, Chazot C, et al. Long-term outcome of permanent hemodialysis catheters: a contrlled study. Blood Purif, 2001,19:401-407

[9] Feely T, Copley A, Bleyer AJ. Catheter lock solutions to prevent bloodstream infections in high-risk hemodialysis patients. Am J Nephrol, 2007,27:24-29

[10] Lok CE, Stanley KE, Hux JE, et al. Hemodialysis infection prevention with polysporin ointment. J Am Soc Nephrol, 2003,14:169-179

[11] Berardinelli L, Vegeto A. Lessons from 494 permanent accesses in 348 haemodialysis patients older than 65 years of age: 29 year of experience. Nephrolo Dial Transplant, 1998,13:73-77

[12] Miltos KL, George SG, George AA, et al. A meta-analysis of dialysis access outcome in elderly patients. J Vasc surg, 2007,2:420-426

[13] Charmaine EL, Matthew JO, Jiandong S, et al. Arteriovenous fistula outcomes in the era of the elderly dialysis population. Kidney Intern, 2005,67:2462-2469

[14] Micah RC, Robert JS, Henry NY, et al. Vascular access outcomes in the elderly hemodialysis population: a USRDS study. Semi Dial, 2007,20:606-610

[15] Andy RW, Paul B, William DN, et al. Radiocephalic and brachiocephalic arteriovenous fistula outcomes in the elderly. J Vasc Surg, 2008,1:144-150

[16] Alber I R, Andrew L, Gregory CS, et al. Should fistulas really be first in the elderly patient. J Vasc Access, 2009,10:199-202

[17] Jay LX, David D, James PE, et al. The association of initial hemodialysis access type with mortality outcomes in elderly medicare ESRD patients. Am J Kidney Dis, 2003,11:1013-1019

第十章

超声引导下的中心静脉穿刺置管

临床上中心静脉置管是一种可靠有效的静脉通道，具有快速、安全、有效的特点，不仅适用于患者长期接受输血、输液、肠外营养及药物治疗，还可以为急诊血液透析患者提供安全可靠的血管通路。常用的放置中心静脉导管的途径有 4 种，即颈内静脉、股静脉、锁骨下静脉和颈外静脉。各种径路发生误穿动脉的概率不同，且在置管过程中均存在一定风险，可能会误伤动脉、胸膜、神经等，造成并发症，严重者甚至造成患者死亡。1984 年以来，越来越多的医生倾向于采用二维超声定位或引导中心静脉穿刺和置管，尤其对于小儿和解剖标志不清楚的患者。大量研究已显示与盲穿相比较，实时超声引导下插管增加了首次置管成功率，并降低了并发症的风险，插管技术也容易掌握。

应用于深静脉穿刺的超声引导系统有两种：一种是手持式探头超声引导系统（图 10－1－1，10－1－2）。当探头扫查到静脉时，在屏幕上显示静脉的二维图像并确定位置，根据二维图像所定标志或在超声实时引导下进行静脉穿刺。另一种是套管针式超声引导系统，这种定位仪将超声探头置于套管针内，当探头探测到所要穿刺的静脉时即可直接穿刺。临床上以前者最常用。

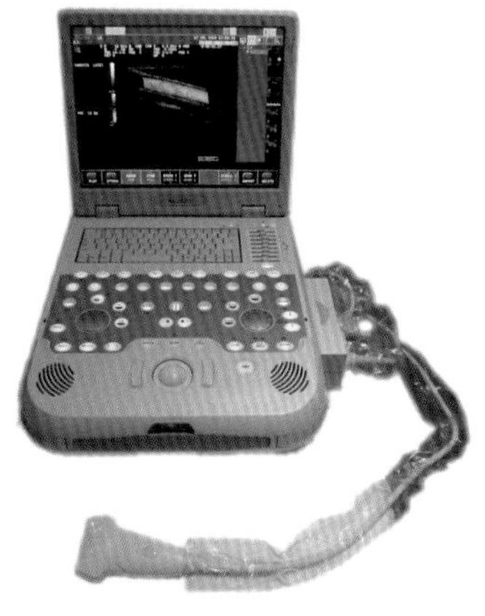

图 10－1－1 手持便携式超声仪

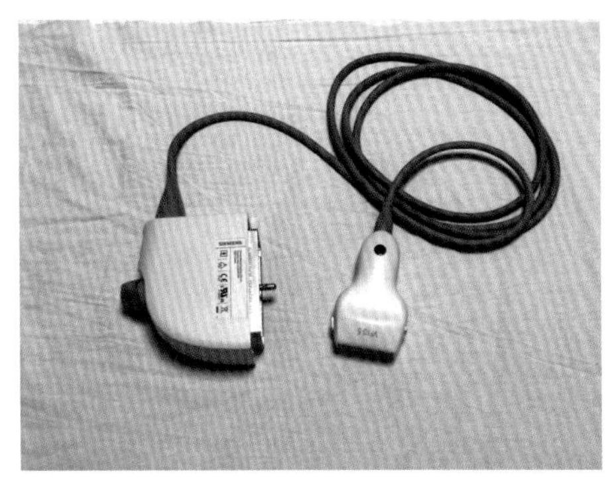

图 10－1－2 便携式超声仪连接探头

第一节　中心静脉的解剖学基础

一、颈内静脉

颈内静脉从颅底颈静脉孔内穿出，颈内静脉、颈动脉与迷走神经一起包裹在颈动脉鞘内，与颈内动脉和颈总动脉伴行，先位于颈内动脉后侧，然后在颈内动脉与颈总动脉的外侧下行，最后，在锁骨下静脉汇合处颈内静脉位于颈总动脉的外侧稍偏前方。颈内静脉上段在胸锁乳突肌胸骨头内侧，中段在胸锁乳突肌 2 个头的后方，下端位于胸锁乳突肌胸骨头与锁骨头构成的颈动脉三角内。颈内静脉末端后方是锁骨下动脉、膈神经、迷走神经和胸膜顶，在该处颈内静脉和锁骨下静脉汇合，汇合后右侧进入右头臂静脉，左侧进入左头臂静脉。右胸膜圆顶较左侧低，右侧颈内静脉的穿刺点到乳头的连线，几乎与颈内静脉的走向平行，比左侧粗，容易穿刺，一般不会有穿破胸导管的危险，所以右颈内静脉是首先选择的途径。

二、锁骨下静脉

锁骨下静脉是腋静脉的延续，呈轻度向上的弓形，长 3～4 cm，直径 1～2 cm，由第 1 肋外缘行至胸锁关节的后方，在此与颈内静脉相汇合形成头臂静脉。其汇合处向外上方开放的角叫静脉角。近胸骨角右侧，两条头臂静脉汇合成上腔静脉。锁骨下静脉的前上方有锁骨与锁骨下肌；后方则为锁骨下动脉，动、静脉之间由厚约 0.5 cm 的前斜角肌隔开；下方为第 1 肋；内后方为胸膜顶。锁骨下静脉下后壁与胸膜仅相距 5 mm，该静脉的管壁与颈深筋膜、第 1 肋骨膜、颈斜角肌及锁骨下筋膜鞘等结构相愈着，因而位置固定，不易发生移位，有利于穿刺。但管壁不易回缩，若术中不慎，易进入空气导致气栓。在锁骨近心端，锁骨下静脉有一对静脉瓣，可防止头臂静脉的血液逆流。

三、股静脉

股静脉是下肢的主要静脉干，其上段位于股三角内。股三角位于股前部上 1/3，为底在上、尖朝下的三角形凹陷。底边为腹股沟韧带，外侧边为缝匠肌内侧缘，内侧边为长收肌的内侧缘。股三角的尖位于缝匠肌与长收肌相交处，此尖端向下与收肌管的上口相连续。股三角的前壁是阔筋膜，其后壁凹陷，自外向内依次为髂腰肌、耻骨肌和长收肌及其表面的筋膜。股三角内有股神经、股动脉及其分支、股静脉及其属支和腹股沟淋巴结等。股动脉居中，外侧为股神经，内侧为股静脉。寻找股静脉时应以搏动的股动脉为标志。

四、颈外静脉

颈外静脉是由耳后静脉和下颌后静脉的后分支汇合而成，起源于颌三角，斜行跨过胸锁乳突肌，止于锁骨中段后面，在此汇入锁骨下静脉。颈外静脉粗细不等，在锁骨上约 4 cm 处有瓣膜，恰位于与锁骨下静脉的汇合处，插管过程中可能遇到这些瓣膜。

第二节 中心静脉的二维及彩色多普勒超声图像的特点

一、正常中心静脉的二维超声图像

当探头扫描方向与血管长轴平行时可显示血管长轴切面，静脉长轴切面为两条平行管壁构成的管状结构(图 10－2－1)；当探头扫描方向与血管长轴垂直时，可显示血管短轴切面，此时静脉短轴切面表现为椭圆形或扁圆形的环状黑影(图 10－2－2)。正常静脉壁较动

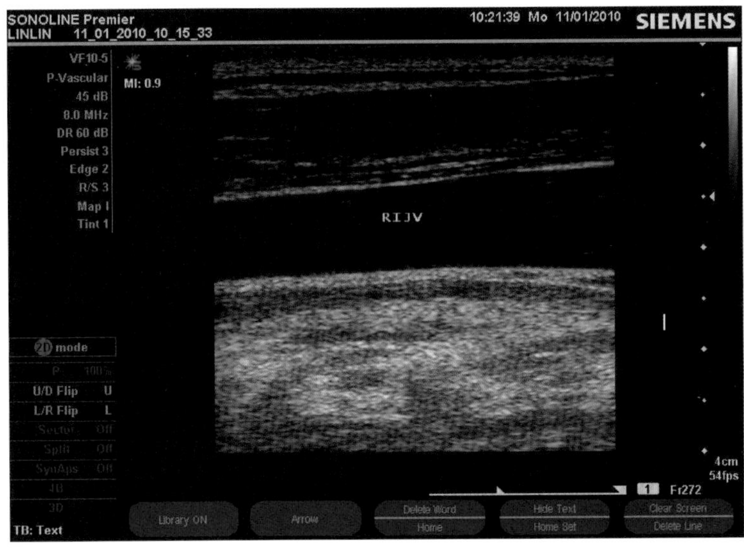

图 10－2－1 右颈内静脉(RIJV)纵切面

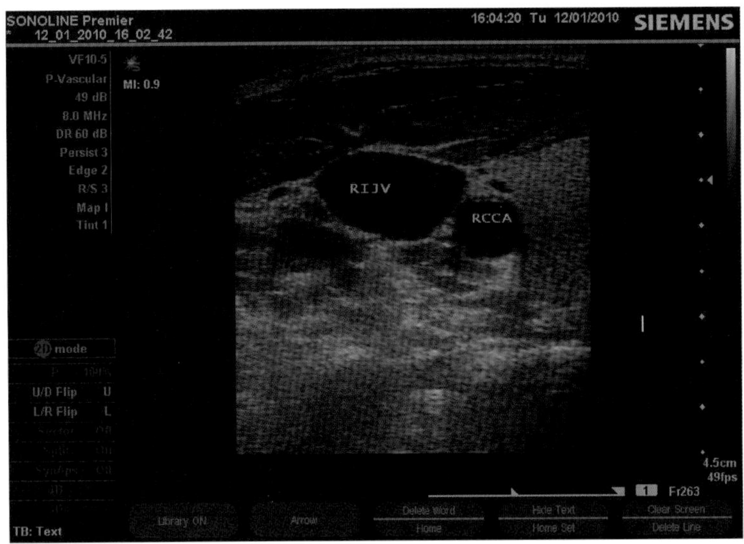

图 10－2－2 右颈内静脉(RIJV)、颈总动脉(RCCA)横切面

注：图中扁圆形的环状黑影即为颈内静脉，圆形的环状黑影即为颈总动脉。

脉壁薄，内膜光滑，管腔内呈无回声，内径比伴行动脉内径大，部分人深静脉内可见静脉瓣回声(图 10-2-3)。正常静脉壁压缩性好，挤压后易变扁。

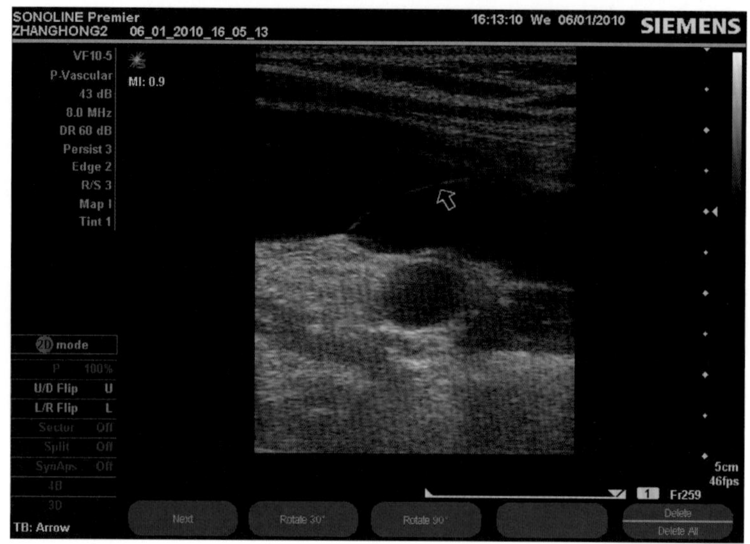

图 10-2-3 箭头所示的线状结构为颈内静脉的静脉瓣

二、正常中心静脉的彩色血流图像

正常血液流动时，产生多普勒频移，彩色多普勒技术将这种频移用红、蓝色表示出来。红色血流信号代表血流朝向探头方向，蓝色血流信号代表血流背离探头方向(图 10-2-4，

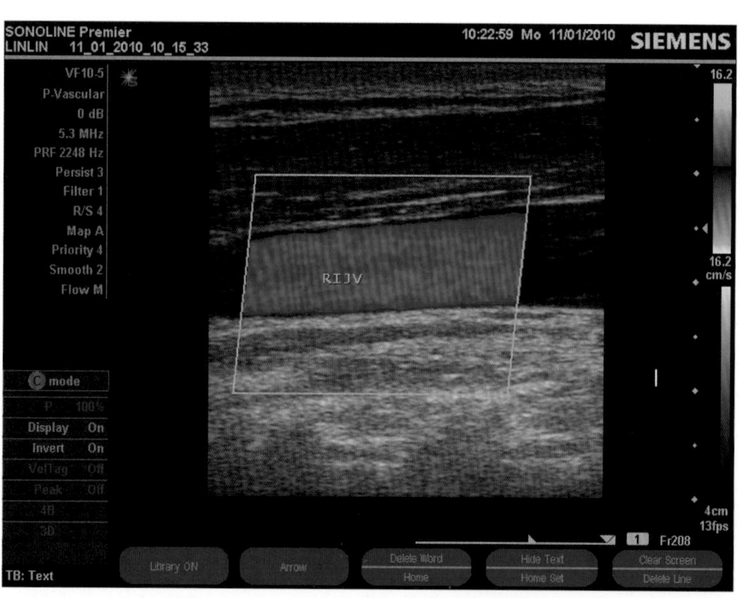

图 10-2-4 右颈内静脉(RIJV)纵切面彩色血流图像

注：静脉血管内的血流为单色，沿血管内膜充满管腔。

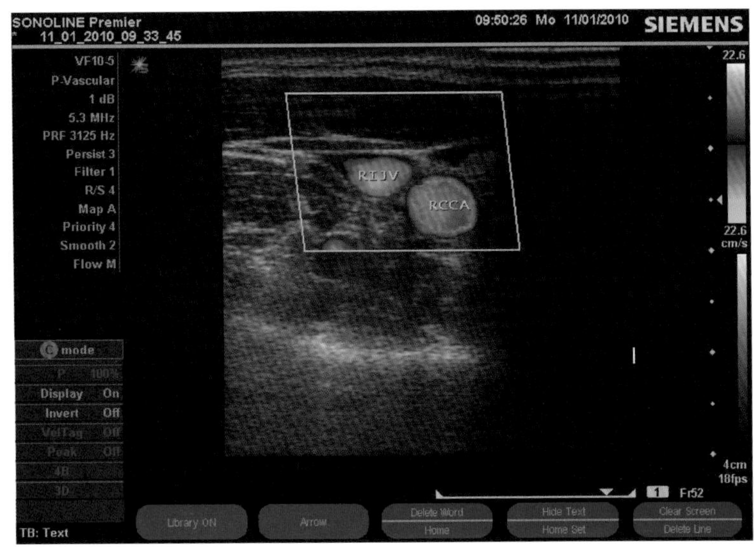

图 10-2-5 右颈内静脉横切面彩色血流图像

10-2-5)。血流速度越快颜色越亮。一般静脉血管内的血流为单色,沿血管内膜充满管腔。血流信号的亮度随呼吸、远端肢体肌肉的舒缩而变化。

三、正常中心静脉的多普勒频谱

频谱图像通过频谱的方向、时相、频窗的大小及频带的宽度等特点,反映出所测区域血流速度、加速度和加速时间的快慢、速度范围大小、血流紊乱等血流动力学情况,并可定量检测一系列血流动力学指标。正常静脉频谱是随呼吸起伏、连续低速、与伴行动脉频谱主波方向相反的单向波(图 10-2-6)。

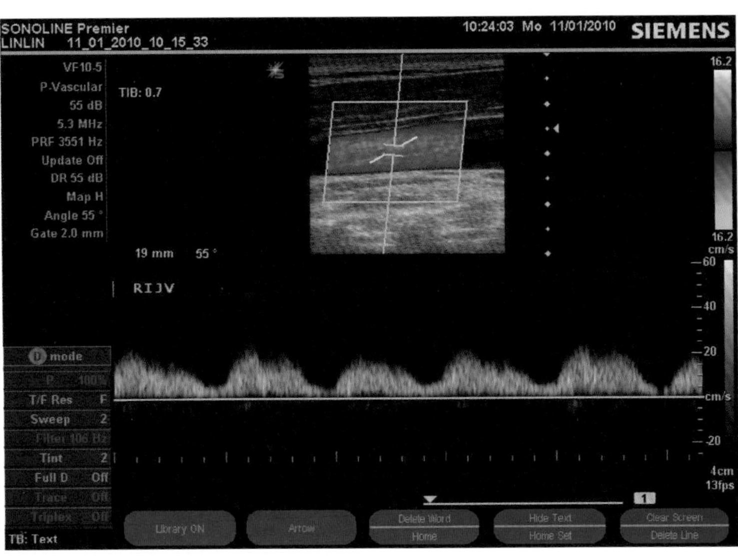

图 10-2-6 右颈内静脉彩色多普勒频谱图

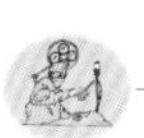

第三节 超声在中心静脉穿刺置管中的应用

一、置管前的超声检查

中心静脉穿刺置管前可先通过超声检查确定血管位置及走行，观察血管壁及管腔情况，了解血管内血流充盈状况、血流的速度、血流的性质，了解待穿刺血管与周围组织器官的关系。

二、超声标记法中心静脉穿刺术

在患者摆好体位后用超声扫查以确定待穿刺静脉的位置、走行，测量进针点皮肤与血管间的距离，确定穿刺方向，估计穿刺针角度、穿刺路径及深度，在体表标记穿刺点及待穿刺中心静脉的体表投影位置。然后移去探头，对穿刺部位常规消毒、铺巾，在无菌条件下根据定位标志进行穿刺。用这种方法应尽量减少移开探头与开始穿刺的间隔时间，以减少因患者体位改变所致的针道变化。

三、超声引导下中心静脉穿刺术

超声引导下进行中心静脉穿刺可动态清晰显示穿刺针和中心静脉的位置关系。穿刺前首先用超声选择穿刺点，确定进针方向、角度及深度，并在体表做穿刺点标记。然后，根据穿刺点及探头监视窗对穿刺部位常规消毒、铺巾。由于穿刺过程中探头位置可能有改变，故应适当扩大消毒区。探头消毒或套好无菌探头套后在患者穿刺部位涂抹无菌耦合剂或生理盐水作为接触剂。探查时探头垂直，以平坦面接触皮肤。首先探头置于预先确定的监视窗位置扫查中心静脉，直至显示最清晰的部位，再次确定穿刺点位置，然后即可据此穿刺点进针。进针点与探头距离 0.5～1.0 cm。

穿刺引导分为横切进针和纵切进针。横切进针者穿刺针与皮肤成角 60°～65°，纵切时穿刺针与皮肤成角 30°。穿刺过程中必须保持穿刺针在扫查断面内并与扫查断面平行，以确保穿刺针与静脉能够同时清晰显示于屏幕上(穿刺针针尖必须清晰显示在超声视野内)。穿刺针表现为强回声，穿刺针沿着超声中显像的静脉插入后可回抽注射器，顺畅抽到静脉血表明穿刺针斜口完全位于静脉内。然后采用 Seldinger 技术完成中心静脉置管。

四、带导向装置的超声引导下中心静脉穿刺术

Verghese 等使用一种专门用于探测颈内静脉和动脉的便携式实时超声仪，操作者左手持探头，右手持穿刺针，在超声图像实时引导下进行穿刺。

第四节 超声引导下中心静脉穿刺置管术的评价

大量研究已显示利用超声引导中心静脉穿刺置管术的优点是：增加首次置管的成功率，

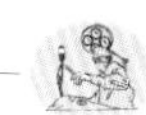

并大大降低了误穿动脉、损伤胸膜引发气胸等严重并发症的发生。

2007年，澳大利亚悉尼St. Vincent医院的Leung等人报道，与盲穿相比，实时超声引导下插管成功率更高，安全性更好，而且插管技术也容易掌握。为了评估此方法，Leung等进行了一项前瞻性随机临床试验。研究共纳入了130例需要建立中心静脉通路的患者，患者被随机分为依靠超声或传统的骨性标志进行颈静脉插管。术者为急诊内科医生或实习研究生。在参与之前，所有人员均参加了至少3 h覆盖插管全过程的教育培训。结果显示，运用超声插管的65例成功61例(成功率为93.9%)，使用骨性标志插管的65例成功51例(成功率为78.5%)。成功置管平均时间两组相似。然而，超声置管组中只有3例出现并发症(4.6%)，对照组有11例(16.9%)。研究人员总结认为，配备相当设备的急诊科，"超声引导下的颈静脉插管应该成为置管的标准方法"。

综上所述，超声引导下中心静脉穿刺置管术的应用，为临床中心静脉穿刺置管提供了一种更安全、有效、便捷的方法，其适用的人群有：①初学者和缺乏经验的医师；②小儿患者；③盲探置管失败时；④解剖定位困难者；⑤可能造成严重并发症的患者。

当然，超声引导下中心静脉穿刺置管术也存在不足之处：①超声设备较为昂贵，超声探头和套管针探头均为易损耗材，穿刺成本较高，不便于普及；②需要有经验的超声医师配合或操作者具有血管超声检查经验才能顺利完成；③仍存在一定误穿动脉和造成气胸等并发症。

(汤孟君)

参考文献

[1] Hatfield A, Bodenham A. Portable ultrasound for difficult central venous access. Brit J Anesth, 1999,6:822-826

[2] Armstrong PJ, Cullen M, Scott DHT. The 'Site-Rite' ultrasound machine-an aid to internal jugular vein cannulation. Anesthesia, 1993,48:32-33

[3] Sofocleous CT, Schur I, Cooper SG, et al. Sonographically guided placement of peripherally inserted central venous catheters:review of 355 procedures. Am J Roentgenol, 1998,170:1613-1616

[4] Oguzkurt L, Tercan F, Kara G, et al. US-guided placement of temporary internal jugular vein catheters: immediate technical success and complications in normal and high-risk patients. Eur J Radiol, 2005,55:125-129

[5] 任卫东,唐力.血管超声诊断基础与临床.北京:人民军医出版社,2005:80-92

[6] Miller AH, Roth BA, Mills TJ, et al. Ultrasound guidance versus the landmark technique for the placement of central venous catheters in the emergency department. Acad Emerg Med, 2002,9:800-805

[7] Dargin JM, Rebholz CM, Lowenstein RA, et al. Ultrasonography-guided peripheral intravenous catheter survival in ED patients with difficult access. Am J Emerg Med, 2010,28:1-7

[8] Costantino TG, Parikh AK, Satz WA, et al. Ultrasonographyguided peripheral intravenous access versus traditional approaches in patients with difficult intravenous access. Ann Emerg Med, 2005,46:456-461

[9] Mills CN, Liebmann O, Stone MB, et al. Ultrasonographically guided insertion of a 15 cm catheter

into the deep brachial or basilic vein in patients with difficult intravenous access. Ann Emerg Med, 2007,50:68－72

[10] McGrattan T, Duffty J, Green JS, et al. A survey of the use of ultrasound guidance in internal jugular venous cannulation. Anaesthesia, 2008,63:1222－1225

[11] Feller－Kopman D. Ultrasound－guided internal jugular access: a proposed standardized approach and implications for training and practice. Chest, 2007,132:302－309

第十一章

超声检查在动静脉内瘘制作中的应用

第一节　术前超声检查的目的

动静脉内瘘是慢性血透患者维持透析的重要通路，被认为是透析患者的“生命线”。目前公认，使用自体动静脉内瘘（AVF）对提高患者的生活质量和生存率是安全、有效的血管通路。影响 AVF 成功的因素较多，其中患者自身血管本身最为重要。一般来说，血管管径越细，失败率越高。Wong 等认为手术血管的管径≤1.6 mm 时，AVF 的失败率较高。

术前物理学检查（如束臂）可以在床边快速进行，不需要特殊的仪器，也不需要额外的费用，能够获得较多的静脉信息。如果前臂的静脉可以触及，其内径、通畅性和走行方面的信息能够很容易地获得，而动脉的信息能够通过脉搏的触诊和血压的测量获得。但检查的结果取决于检查者的经验。

许多尿毒症患者，尤其是糖尿病肾病和高龄患者，仅靠物理学检查往往不能发现可用于建立动静脉内瘘的血管，这是导致自体动静脉内瘘（尤其是老年患者）失败的重要原因。NKF－DOQI 指南在长期血管通路选择前的诊断性评价中指出，对多次进行血管通路手术，或由于残余肾功能不允许造影检查的患者，应当进行其他影像学检查，可使用的方法包括多普勒超声检查和磁共振成像。但磁共振成像操作复杂，价格昂贵，不如超声检查简单、实用。

术前超声检查能够发现拟用于造瘘血管的如下信息：①动脉的内径、动脉壁的形态、流速、反应性充血等；②静脉的内径、扩张性、通畅性以及是否便于穿刺等。

如果拟造瘘血管不宜手术，超声还可以进一步探查，帮助寻找适宜于造瘘的血管。

单纯临床检查获得的信息对于相当一部分患者来讲是不充分的。Parmley 发现在临床检查不能获得充分信息的患者中，应用超声检查以后均可以获得很好的动静脉内瘘结果。Robbin 等发现超声检查改变了 32％患者的手术方案，其中一半的患者不需要接受人造血管手术，而进行自身血管吻合即可。

Well 等进一步研究显示，临床检查 27％的患者不能够获得充分的信息，其中有半数的患者接受超声检查后可以继续进行自身动静脉吻合；73％的患者通过临床检查能够获得充分的信息，这些患者接受超声检查后仅有不到 1％的患者改变了手术方案，这表明临床检查能够准确地发现哪些患者需要进一步接受超声检查。Nursal 等研究报道，将临床检查能够获得充分信息的患者分为两组，一组接受超声检查后进行手术，一组不接受超声检查进行手术，两组的 AVF 结果(即时和 1 年时的初级开放率)没有明显的差别。这些研究表明，临床检查不能够获得充分信息的患者需要进一步的超声检查，而对于临床检查能够获得充分信息的患者则没有必要进行超声检查。

目前血透患者年龄越来越大，很多患有糖尿病和心血管疾病，这些危险因素与动脉疾病及瘘管失败密切相关。超声检查能够发现已存在的动脉疾病特别是桡动脉的病变，对于造瘘非常重要。临床检查并不能完全发现所有患者的血管条件是否适于造瘘，超声检查对于临床检查不能够获得充分信息的患者有益，但对于临床检查能够获得充分信息的患者则没有太大的价值。

因此，所有的患者开始均应接受物理检查，在以下情况超声检查具有更大的价值：①临床检查不能获得充分的信息(肥胖、脉搏触不到、反复手术)；②可能存在动脉疾病(高龄、糖尿病、心血管疾病)；③可能存在静脉疾病(以前曾反复行套管针置入术)

第二节　动脉、静脉超声检查的意义

大部分的动静脉内瘘失败归因于患者的血管条件差，运用超声评价和选择合适的血管能够减少动静脉内瘘失败的发生。

一、超声仪器和操作技术

使用彩色多普勒超声诊断仪，7 MHz 或以上频率的探头，先进行二维超声检查，接着进行彩色超声检查，患者一般采用仰卧位。

二、动脉探查

用彩色多普勒超声，自锁骨下动脉的远端开始，向桡动脉和尺动脉纵向探查，在彩色多普勒显示异常的节段，运用二维及频谱多普勒超声进一步探查有无狭窄及闭塞。一般认为，动脉管腔内径缩小 50%或者收缩期峰值流速升高 2 倍以上者为血流动力学意义上的狭窄。超声能够发现解剖学变异，例如，桡动脉和尺动脉异常起源于上臂血管等。成功的 AVF 需要足够的血流量，超声通过测量管腔内径以及平均流速能够计算血流量。但是，在桡动脉这样内径偏小的血管中其血流量的测量往往不准确，但可以通过测量流速粗略估计。动脉是否适合建立 AVF 取决于以下 4 个方面的标准：内径、血管壁的形态、流速以及反应性充血。

1. *动脉内径*　分为纵切或横切动脉测量内径。纵切测量时探头与动脉在同一条线上，能够显示血管远侧壁和近侧壁的内膜面，两者之间的垂直距离即为内径(图 11－2－1)，横切测量时必须保证探头与皮肤垂直，而血管与皮肤平行，防止角度倾斜而测量内径过大。一般采用纵切测量。由于动脉搏动的影响，收缩期和舒张期的内径有一定的变化。采用 M 型超声，某一个点的内径随时间的变化可以用曲线的形式加以显示，可以用于测量心动周期某一时间点的内径。在小血管内径的测量中，M 型超声可以排除动脉搏动造成的测量误差，测值

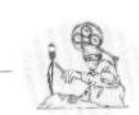

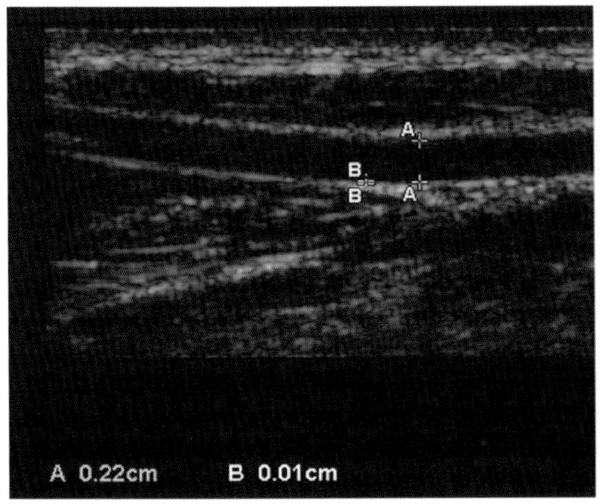

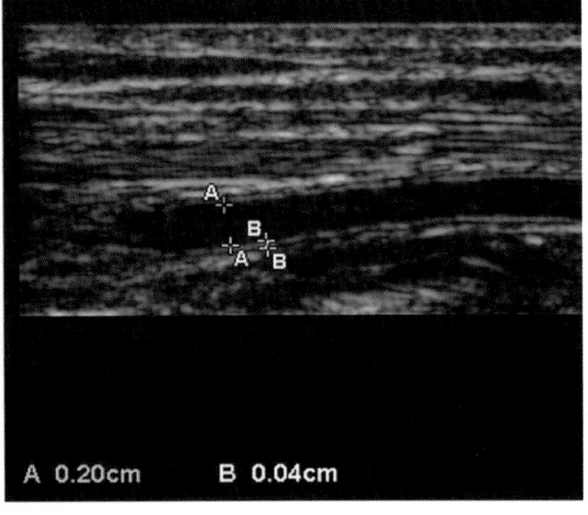

图 11-2-1 二维超声测量动脉内径和内中膜厚度

注：A 为内径；B 为内中膜厚度。

更为准确(图 11-2-2)。超声测量的内径与手术时测量的内径相关良好。

2. *血管壁的形态* 在 AVF 的成熟过程中，随着动脉端血管的扩张，AVF 的血流量升高，但在病变的血管不发生此种变化。动脉壁厚度和结构的形态学信息可以通过二维超声获得，包括血管内膜是否平滑、血管壁厚度以及有无钙化。使用高分辨率超声，可以在纵切时测量动脉远侧壁的内中膜厚度(图 11-2-3)。二维超声可以很容易发现钙化，严重的钙化将使手术变得困难(图 11-2-4)。

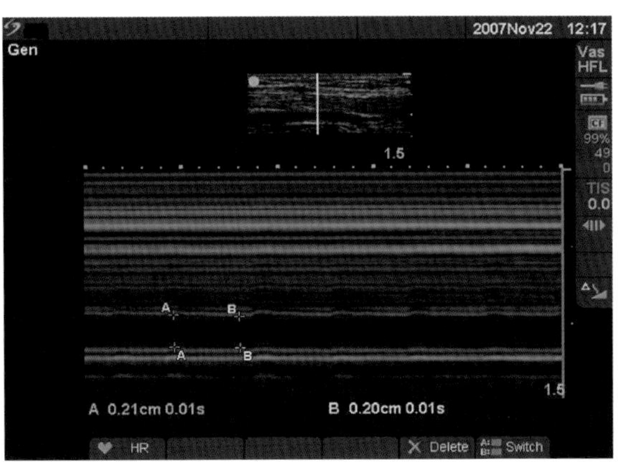

图 11-2-2 M 型超声测量动脉内径

注：A 为舒张期内径；B 为收缩期内径。

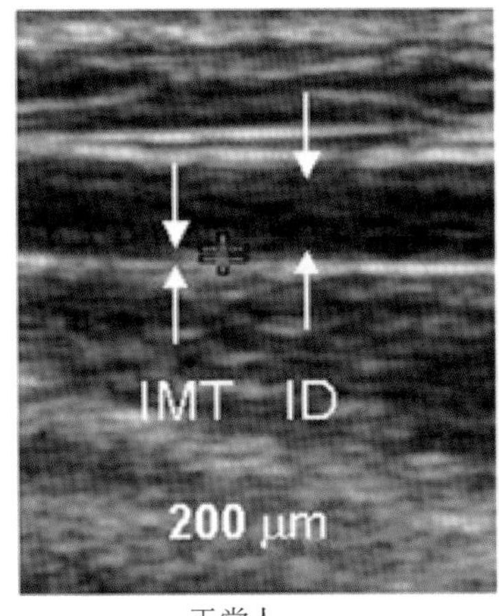

正常人

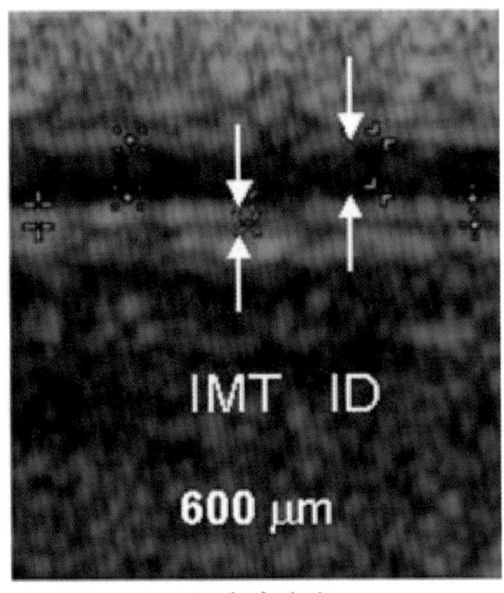

尿毒症患者

图 11-2-3 正常人和尿毒症患者的动脉内中膜厚度

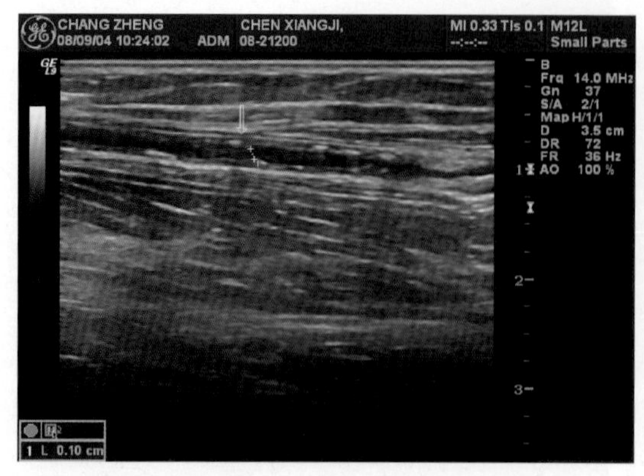

图 11-2-4 桡动脉硬化，多发斑块形成

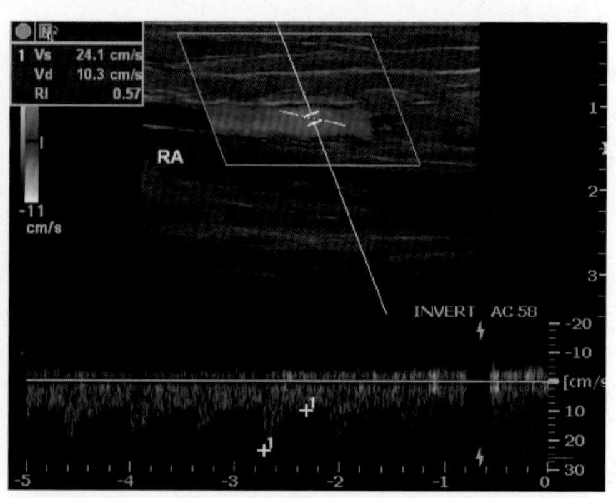

图 11-2-5 桡动脉流速减低，最高流速约为24.1 cm/s，导致瘘管失败

3. 流速的测量 超声通过测量管腔内径以及平均流速能够计算血流量。但是，对于内径偏小血管的血流量的测量往往不准确，可以通过测量流速粗略估计。根据我们的经验，对于桡动脉，如果流速小于20 cm/s，内瘘失败的可能性很大(图 11-2-5)；而如果流速大于30 cm/s，则成功的可能性很大。表 11-2-1 所列为正常上肢血管的内径和流速。

表 11-2-1 正常上肢血管的内径和流速

血管	内径(mm)	最高流速(cm/s)
肱动脉	3.1±0.7	75±23.3
尺动脉	2.1±0.3	44±10.2
桡动脉	2.3±0.4	44.6±12.6
头静脉	2.5±0.3	5.5±1.8

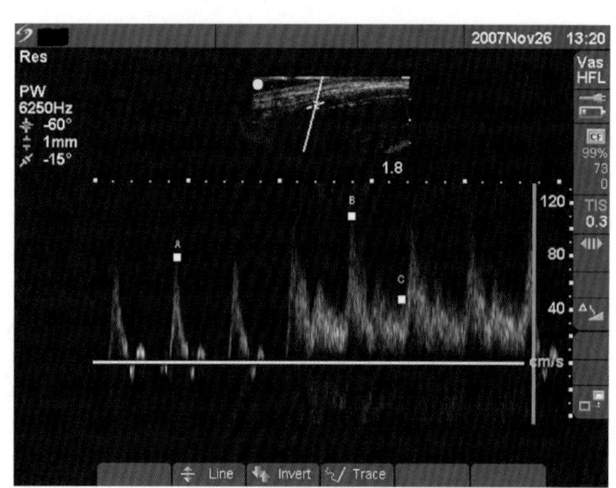

图 11-2-6 反应性充血的检查

注：A 为缺血状态下的最高流速；B 为反应性充血时的最高流速；C 为反应性充血时的最低流速。

4. 反应性充血 正常的动脉在缺血后能够发生反应性充血，血流量增加和下游动脉扩张，这些均可以采用频谱多普勒超声检查。握拳或上臂血压计袖带加压后放松可以造成桡动脉的反应性充血。在缺血状态下，桡动脉显示为三相、高阻力血流频谱；反应性充血时流速升高，血流频谱变为单相、低阻力(图 11-2-6)。反应性充血可以用阻力指数和最高流速的变化加以表示，充血性反应越明显，阻力指数变得越低，峰值流速越高。阻力指数(resistance index)=(最高流速－最低流速)/最高流速。反应性充血差的血管造瘘容易失败。

三、静脉探查

在回流的远端绑上止血带，静脉扩张，用超声探头反复压迫，如果能够压瘪，表示头静脉通畅；如果拟手术静脉不合适手术，可进一步探查其他静脉。静脉是否适合于 AVF 包括以下几个方面：外形、内径、扩张性以及多普勒表现，是否便于穿刺等。

1. *静脉的外形以及是否便于穿刺* 正常的静脉管壁薄、光滑，腔内为无回声，能够完全压瘪。用于造瘘的静脉必须有足够长度，便于以后反复穿刺，深度必须小于 6 mm。

2. *静脉的内径和扩张性* 探查时必须用足够量的耦合剂，用力一定要轻，防止将静脉压瘪，测量的内径不准确（图 11－2－7）。可用纵切面及横切面两种方法测量静脉内径。横切测量时必须保证探头与皮肤垂直，而血管与皮肤平行，防止角度倾斜而测量内径过大。在静脉的近端捆扎止血带 2 min，在捆扎之前以及之后分别测量头静脉内径，可以计算加压后头静脉内径扩张的百分比，即头静脉的扩张性。静脉内径的测量在不同测量者间必须是可以重复的，但是影响静脉内径的因素很多，如患者体位的改变、周围环境温度的变化等均可以影响头静脉的内径值。为了最大限度地减少内径测量的误差，应该在温暖的环境中检查，使用温度适宜的耦合剂。

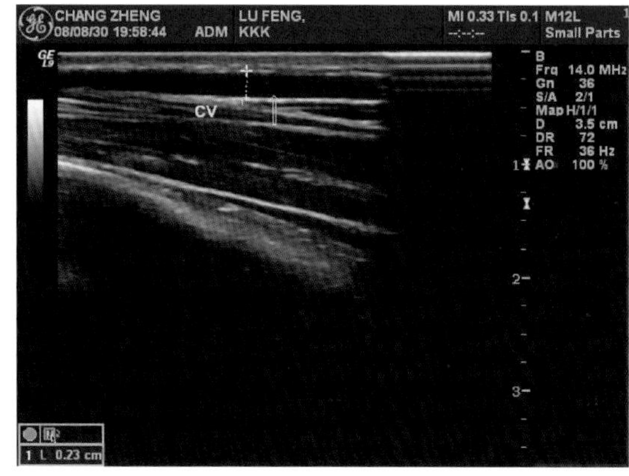

图 11－2－7 头静脉的内径测量

3. *静脉多普勒表现* 如果使用加压的方法还有疑问，可以用多普勒进一步探查头静脉的通畅性（图 11－2－8）。如果彩色多普勒显示静脉腔内有血流信号，表示静脉通畅，一般显示为彩色暗淡的血流信号。频谱多普勒显示为流速很低、随呼吸节律而有规律变化的静脉频谱（图 11－2－9）。

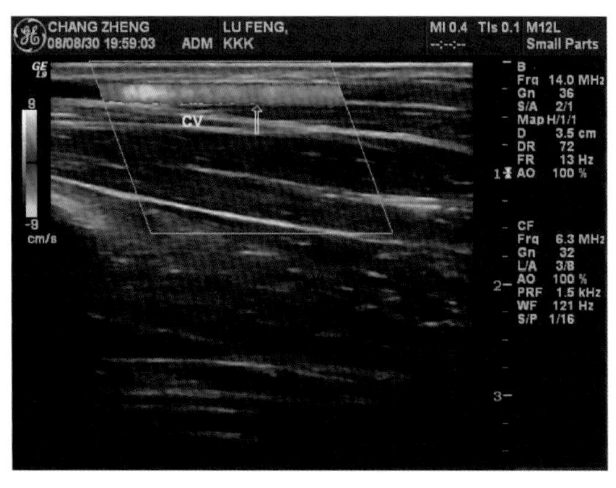

图 11－2－8 头静脉的彩色多普勒图像

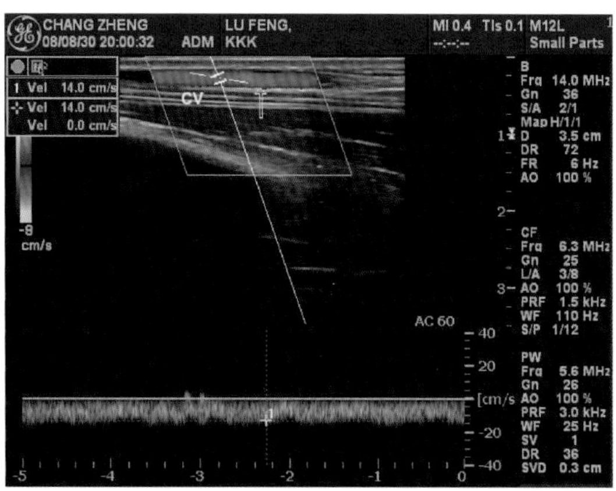

图 11－2－9 头静脉的多普勒频谱

第三节 超声检查结果与AVF结果的关系

一、血管术前超声检查标准及其与AVF结果的关系

1. *动脉标准* 目前公认标准是,如果用于造瘘的动脉内径<1.6 mm,瘘管发生即时失败和早期失败的可能性极大。Malovrh 报道如果动脉内径≤1.5 mm,即时失败率为55%,早期失败率为64%;而如果动脉内径>1.5 mm,即时失败率和早期失败率仅分别为8%和17%。动脉内径越宽,瘘管开放率越高。目前还没有一个利于瘘管成熟和开放的动脉内径的理想临界值,可能是除了动脉内径以外,其他因素也在瘘管的成熟和开放中发挥作用。Silva 首次推荐动脉内径最小值为2 mm,这样才会有很好的AVF结果(早期失败率仅为8%,1年的初级开放率为83%)。由于肱动脉内径一般较宽,目前没有肱动脉适于造瘘的内径推荐值。但是超声检查仍然非常重要,超声可以发现肱动脉的解剖变异及硬化等疾病。

终末期肾病患者的动脉病变可以引起桡动脉壁的改变,特别是伴有糖尿病的患者。Ku 等发现,超声测量桡动脉的IMT与病理测量的IMT相关良好,IMT与血栓造成的动静脉瘘失败及1年时的透析无明显相关。这些研究表明,已经存在的动脉疾病与动静脉瘘的结果有很重要的关系,可以运用超声进行检查。

研究发现术前运用超声检查动脉的反应性充血与AVF结果相关。Malovrh 发现,不考虑动脉内径,仅以反应性充血作为指标,充血性反应性差的患者(充血后阻力指数>0.7)可以帮助预测即时失败,反应性好的患者12周时瘘管的血流量明显较反应性充血差的患者大。Wall 发现反应性充血性好(ΔPSV>5 cm/s)患者的次级通畅率高。

2. *静脉标准* 内径:Wong 发现如果静脉内径<1.6 mm,所有的AVF均失败。Mendes 报道,如果静脉内径≤2 mm,通畅率仅为16%;而大于2 mm者,其通畅率为76%。Brimble 发现瘘管是否通畅的头静脉内径临界值为2.6 mm。

静脉的扩张性:Malovrh 报道静脉扩张性可以预测即时瘘管失败率。在即时失败的瘘管中,静脉内径仅扩张12%,而在通畅的瘘管中,扩张达到48%。Lockhart 报道,捆扎止血带后内径可达2.5 mm的静脉和术前检查没有使用止血带内径达到2.5 mm的患者比较,两者的血流量未见明显差别。目前公认的是,如果头静脉内径过细会造成瘘管失败,但对于能造成瘘管失败的内径最小值还没有统一的认识。Silva 推荐的头静脉内径最小值是:使用止血带后内径达到2.5 mm(早期失败率仅为8%,1年后有83%的患者达到功能性初级开放);而对于上臂头静脉,内径最小值起码为3 mm。

第四节 内瘘成形术术后监测

主要用于术后判断吻合口通畅情况及监测血管的内径、流速、流量的变化。

1. *吻合成功、动静脉瘘建立、血流通畅的彩色多普勒超声表现* ①动脉及静脉内的彩色血流信号均为色彩明亮的花色血流束,动脉与静脉之间吻合口处的血流信号是彩色镶嵌的

花色血流(图 11－4－1),动脉血流的收缩期及舒张期速度均加快,频谱形态为低阻力型血流;②静脉血流动脉化,呈搏动性血流,表现为收缩期及舒张期速度均加快,频谱形态也为低阻力型血流(图 11－4－2)。

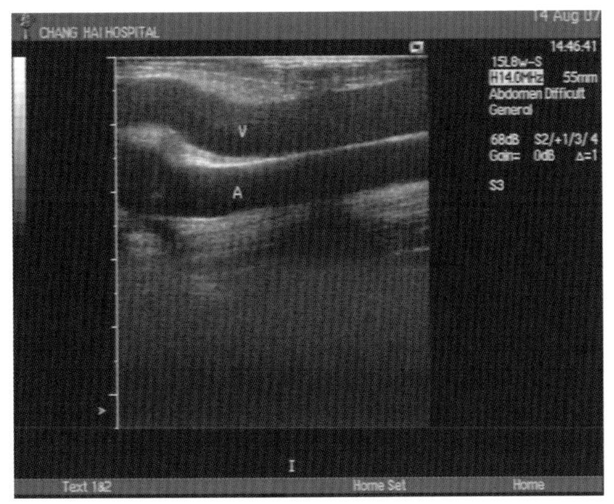

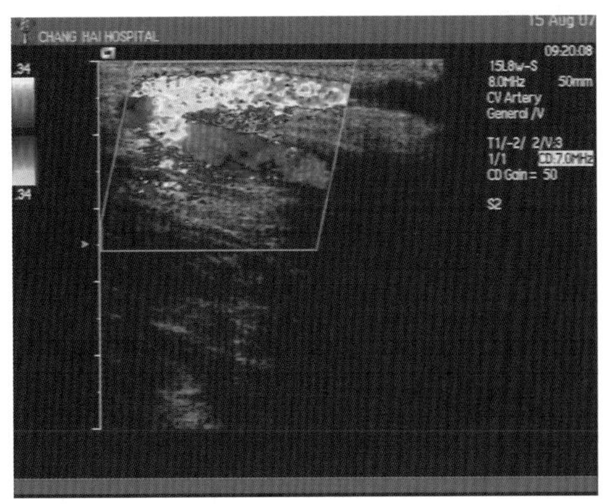

图 11－4－1　瘘管的二维图像和彩色多普勒图像

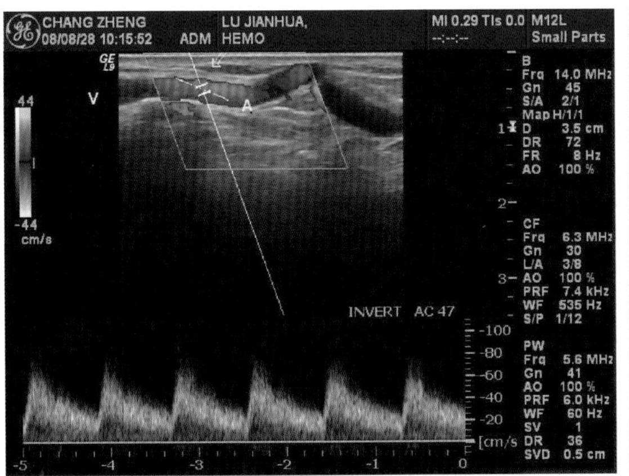

图 11－4－2　瘘管静脉端的多普勒频谱

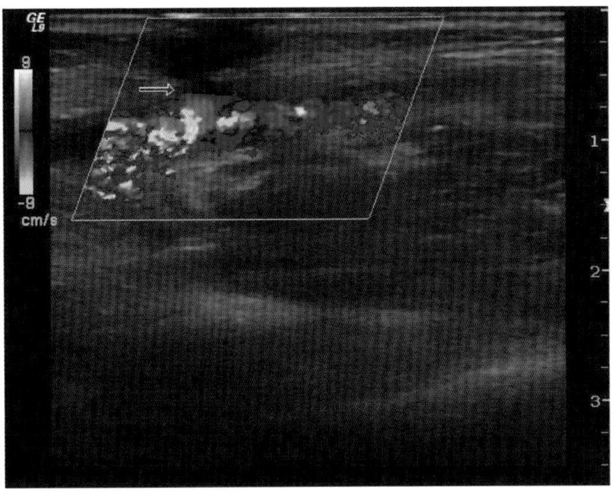

图 11－4－3　急性血栓形成导致瘘管失败

对于术后吻合口不通畅的患者,超声检查易于发现,吻合口部位不能探及从动脉端流向静脉端的血流。并且易于发现不通畅的原因,最常见的就是吻合口急性血栓形成(图 11－4－3)。

动静脉瘘建立后,既要有足够的流量保证顺利透析,又要防止血管扩张过大、流量增加过多引起心力衰竭,可以用超声进行监测。静脉端和动脉端的内径都在逐渐变大,动脉端通常为吻合前的 2.0～4.0 倍,静脉端更为明显。两者的流速也逐步增加,尤以静脉端明显,一般静脉端的流速可以逐渐达到 100 cm/s,吻合口的流速在 100～200 cm/s。研究表明,术后桡动脉近端血流量平均为术前的 2.3 倍,头静脉内血流量平均比术前增加 16 倍,瘘管的流量控制在 200～300 ml/min。彩色多普勒超声可以准确测量血管的内径、血流平均流速,通过公式($Q=V\times d\times 3.14/4$,Q 为流量,V 为平均血流速度,d 为血管内径)计算出流量。如果血流量＞1 000 ml/min,容易引起心力衰竭。

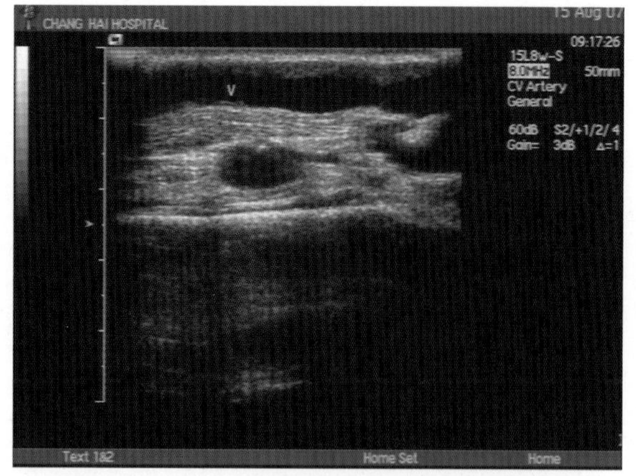

图 11-4-4 瘘管的静脉端内膜增厚，发生动脉化改变，提示瘘管已经成熟

2. *术后瘘管成熟度监测* 内瘘制成以后经过数周在动脉血流的冲击下，静脉壁增厚、管腔扩张，发生动脉化的改变，称为静脉壁的成熟。成熟的静脉壁是透析时穿刺的必要条件，如穿刺尚未成熟的瘘管容易发生出血和感染。临床上根据手术后时间、管壁震颤、管壁硬度的触诊估计成熟程度。超声可以直观的观察静脉内径、静脉壁的厚度、静脉频谱的动脉化程度、静脉内的血流速度、血流流量等加以判断。一般来讲，瘘管的静脉直径起码 >3 mm，静脉壁内膜增厚(图 11-4-4)，与动脉端相似，流速增加，频谱形态类似动脉，流量在 200～300 ml/min，即为成熟。

第五节　内瘘成形术术后并发症的检查

一、头静脉局部瘤样扩张

头静脉局部瘤样扩张是头静脉长期受高速血流的冲击，管壁扩张所造成。头静脉局部瘤样扩张，呈球形或梭形扩张(图 11-5-1)，但扩张部位的静脉管壁和相邻正常管壁连续性良好。瘤内血流流速减慢，如不在穿刺部位通常不影响血流量。但由于局部流速减慢，易形成血栓。

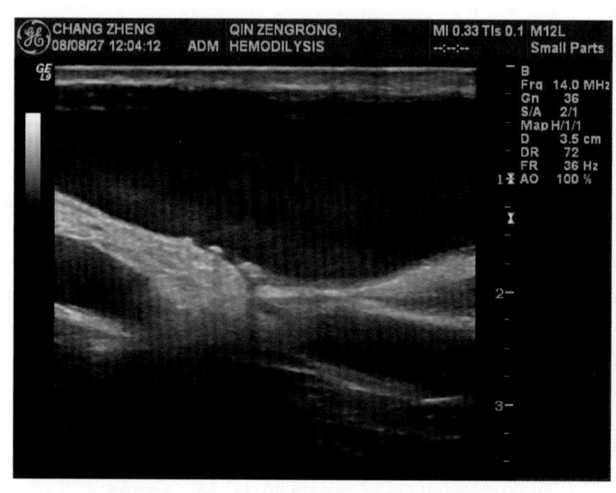

图 11-5-1 瘘管静脉端的瘤样扩张

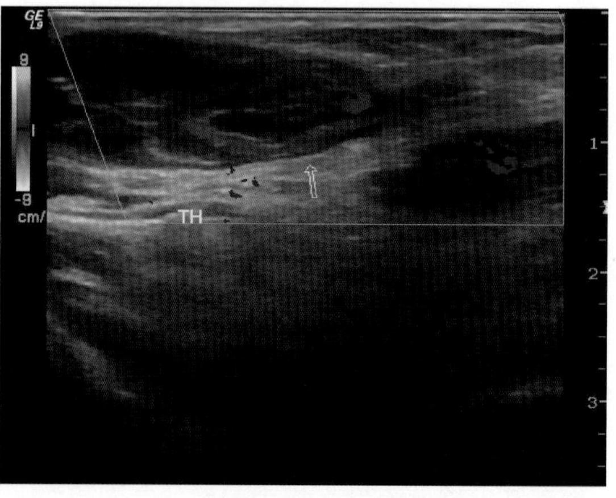

图 11-5-2 瘘管静脉端内实性回声，未见明显血流信号，提示血栓形成

二、静脉端血栓形成

管腔宽窄不一，壁上出现低回声团块(图 11－5－2)。超声检查能够准确判断血栓的存在、部位及范围，彩色多普勒还能够显示残余管腔血流的通过能力。超声还能在固体血栓形成之前发现血流的淤滞状态，便于尽早处理。此外，超声有助于判断尿激酶溶栓的治疗效果，治疗前后的超声检查对比可以有效地判断治疗效果。

三、静脉端斑块形成

静脉端硬化，形成多发的硬化斑块堆积，管壁僵硬，上面附着多个强回声团块，大小不一，后伴声影(图 11－5－3)，难于穿刺，易于形成狭窄。

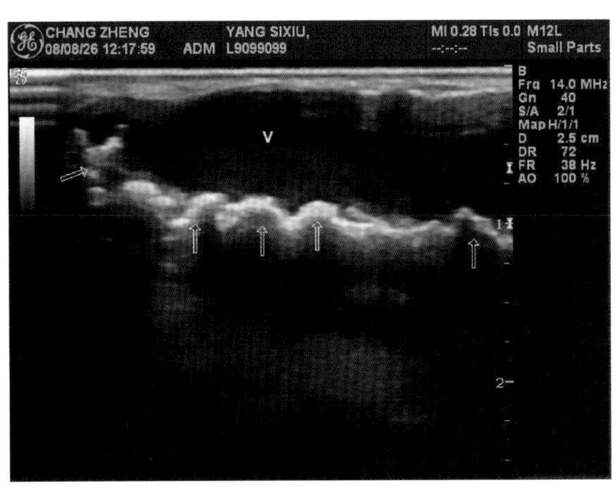

图 11－5－3 瘘管静脉端多发斑块形成

四、狭窄

狭窄可以位于吻合口处及静脉端内，主要由于附壁血栓和斑块引起。管腔变窄，一般认为管腔内径＜2.5 mm 就要考虑狭窄(图 11－5－4)，结合多普勒超声可以更好地判断狭窄。血管超声判断瘘管狭窄的标准：收缩期峰值速度增高＞300 cm/s (图 11－5－5)，或与狭窄之前部位的流速相比＞4∶1 时，提示狭窄超过 50%。在探查过程中，应注意扩大探查范围，狭窄患者往往存在多处狭窄，尤其是静脉端的狭窄。

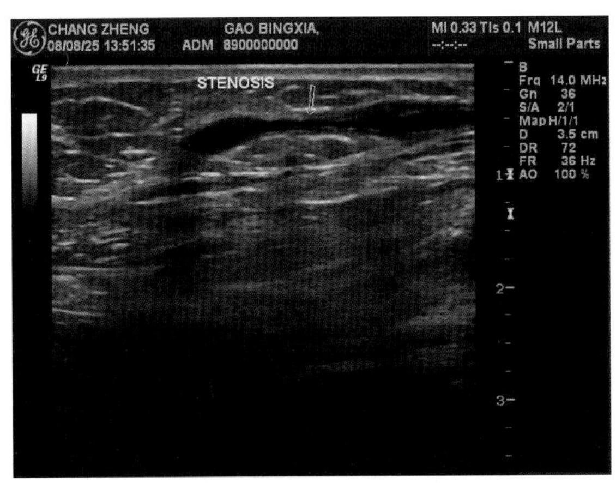

图 11－5－4 瘘管静脉端管腔明显变窄

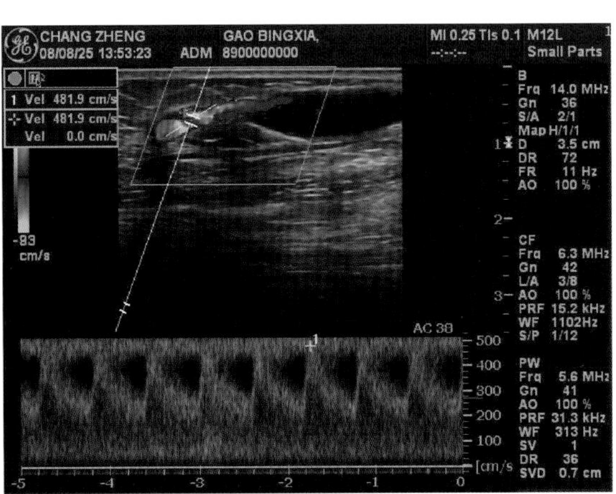

图 11－5－5 管腔变窄处流速明显升高

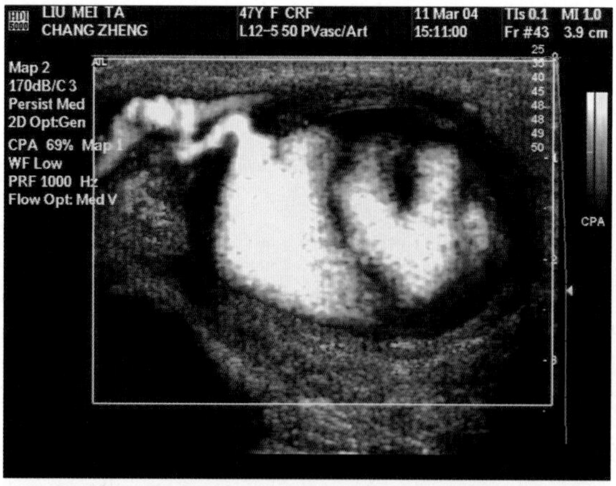

图 11-5-6　穿刺造成的假性动脉瘤形成

五、假性动脉瘤形成

假性动脉瘤主要是穿刺透析后静脉壁上的穿刺针孔未能彻底闭合，血液通过穿刺孔流出到血管周围所形成。超声探查可见一囊性包块，其壁上有附壁血栓形成，囊性部分与血管通过一细管道相通，血流自血管内进入包块内(图 11-5-6)。超声诊断假性动脉瘤的敏感性和特异性均很高，可以判断瘤腔内血栓机化的程度和残余空腔的大小，并且超声可以引导临床医师在管道处进行压迫治疗假性动脉瘤。

六、人造血管的超声检查

人造血管适用于各种原因引起的自身血管无法再利用的患者，术前血管超声也可以帮助寻找适于手术的血管，由于此类患者血管条件较差，超声帮助筛选可用血管有更重要的意义。术后可以帮助观察吻合口是否通畅、有无狭窄、人造血管内有无血栓等并发症(图 11-5-7～9)。

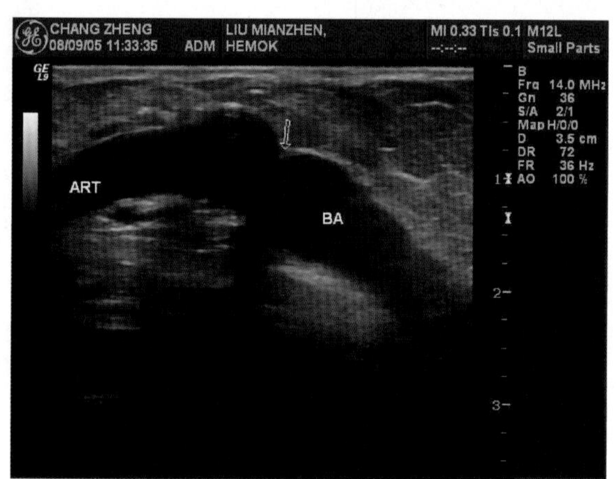

图 11-5-7　人造血管与肱动脉的吻合处

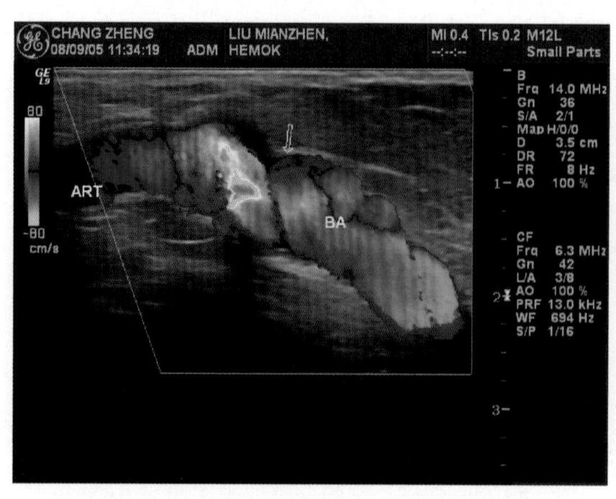

图 11-5-8　人造血管与肱动脉吻合处的血流通畅

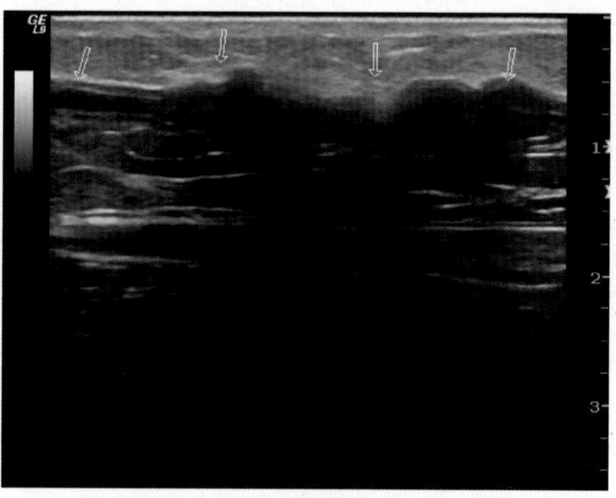

图 11-5-9　人造血管内血栓形成

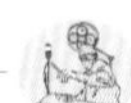

第六节 超声新技术在动静脉内瘘检查中的作用

近年来超声新技术发展迅猛，已经开始应用于内瘘的检查之中，为直观整体地把握瘘管的形态、血流的运行提供了新的评价手段。

一、二维灰阶血流成像技术

二维灰阶血流成像技术(B－flow)是采用数字编码技术，增强了血细胞的反射信号，直接形成血管内血细胞的信息，血流、血管及其周围组织同时成像，无需进行彩色和二维图像的叠加，提高了帧频和分辨率，分别达到彩色模式的3倍和4倍。可以直接地显示血流动力学变化和血管壁及其周围组织的解剖结构，无血流外溢，不依赖扫描角度，无需调节如取样包大小、壁滤波、彩色阈值等复杂的血流控制指标，没有混叠，没有彩色取样框，全屏显示血管的分布及血流状态(图11－6－1)。国内党谓楞等发现与CDFI、PDI比较，B－flow具有更高帧频、高分辨力和全景显示功能，是监测血透瘘管状况的有效辅助检测手段之一。Oktar等报道在AVF血管检查中B－flow可以直接地显示血流动力学变化和血管壁及其周围组织的解剖结构，而且无血流外溢等伪像，可以提供更为直观的图像。

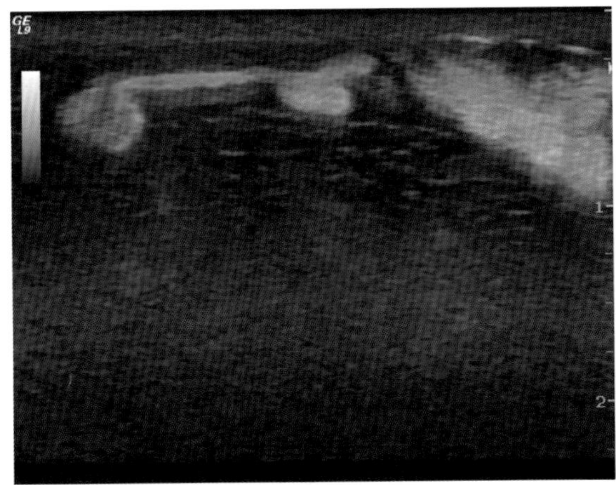

图11－6－1 B－flow技术显示的静脉端狭窄，无血流外溢，显示清晰

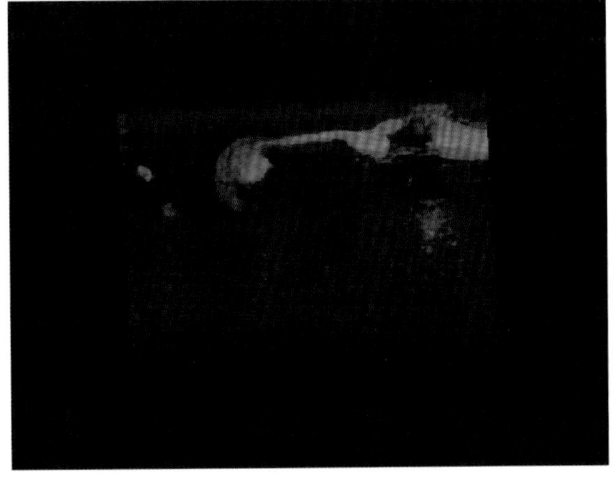

图11－6－2 三维超声显示的静脉端狭窄，较二维图像更为直观

二、三维超声

三维超声是将连续不同平面的二维图像进行计算机处理，得到一个重建的有立体感的图形，可以提供更直观的信息(图11－6－2)。

三、血管内超声

利用安装在心导管顶端的微型超声换能器，在血管内发射和接收高频超声信号，实时显示血管的切面图像，能清晰地显示管壁结构的厚度、管腔大小和形态等，甚至可以辨认钙化、

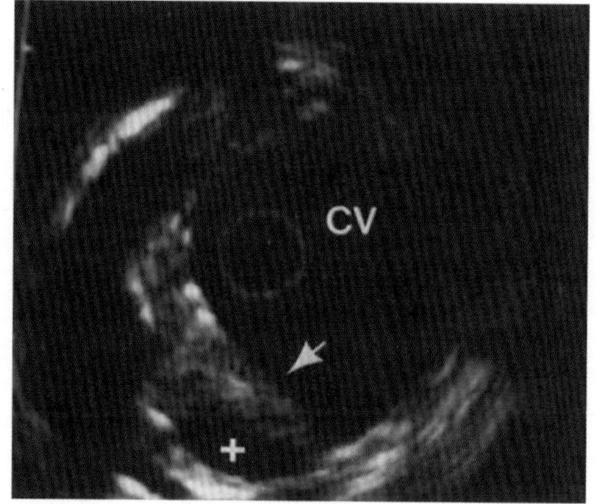

图 11-6-3 血管内超声显示的头静脉管腔

注:CV 为残余头静脉管腔;箭头处为头静脉血栓形成。

纤维化和脂质池等病变,可以用来检查 AVF 管壁状况、血栓形成、斑块、有无狭窄等(图 11-6-3)。

四、超声造影剂

在超声成像中用来增强图像对比度的物质。一般为微米量级直径的包膜微气泡,通过静脉注射进入血液循环系统,以增强超声波的反射强度,从而达到超声造影成像的目的。最基本的性质是能增强组织的回波能力,可在 B 超成像中提高图像的清晰度和对比度,利用谐波成像和谐波 Doppler 技术,可测量体内微小血管血流与组织灌流,抑制不含超声造影剂的组织运动在基频上产生的杂波信号,大大提高信噪比。

(金修才)

参考文献

[1] Weitzel WF. Preoperative hemodialysis fistula evaluation: angiography, ultrasonography and other studies, are they useful? Contrib Nephrol, 2008,161:23-29

[2] Maeda K, Furukawa A, Yamasaki M, et al. Percutaneous transluminal angioplasty for Brescia-Cimino hemodialysis fistula dysfunction: technical success rate, patency rate and factors that influence the results. Eur J Radiol, 2005,54(3):426-430

[3] Rasmussen RL, Feldman D, Beathard G, et al. Indications for stent placement in a dialysis access. Semin Dial, 2008,21(1):83-84

[4] Bush RL, Lin PH, Lumsden AB. Management of thrombosed dialysis access: thrombectomy versus thrombolysis. Semin Vasc Surg, 2004,17(1):32-39

[5] Mansour M, Kamper L, Altenburg A, et al. Radiological central vein treatment in vascular access. J Vasc Access, 2008,9(2):85-91

[6] Haage P, Günther RW. Radiological intervention to maintain vascular access. Eur J Vasc Endovasc Surg, 2006,32(1):84-89

[7] Beathard GA. Angioplasty for arteriovenous grafts and fistulae. Semin Nephrol, 2002,22(3):202-210

[8] Cynamon J, Pierpont CE. Thrombolysis for the treatment of thrombosed hemodialysis access grafts. Rev Cardiovasc Med, 2002,3(suppl 2):S84-S91

第十二章

血管通路功能不良的前瞻性处理策略

血透及透析处方的实现需要一个功能完好的血管通路，它要求能在没有通路再循环情况下，提供300～400 ml/min甚至更大的血流量。透析剂量是透析患者生存率的一个主要决定因素，通路功能衰竭将限制透析剂量的实现。1966年开始采用的自体动静脉内瘘(AVF)最能够满足血流量的要求，其5年开放率最高，而干预率最低。

美国1993～1994年的病人资料显示，将近2/3的血管狭窄纠正手术是在血管通路功能衰竭后进行的，原因几乎都是血栓形成。美国肾脏病与透析实践指南(The National Kidney Foundation's Dialysis Outcomes Quality Initiative, NKF-DOQI)已经制定了保持瘘管通畅率的时间要求，意图在血栓形成以前发现通路功能不全，并将之作为通路管理的一个主要目标。就像对透析病人进行的许多其他方面的护理一样，保护血管通路的功能也需要依靠多学科持续质量改进(CQI)。改善通路的管理，对于改善血透患者的生活质量以及多方面的预后具有重大意义。

许多试验测定已经被用于检测血管通路狭窄及血栓形成的危险因素，其中大多数是依赖于评估通路内血流动力学，即流量、压力和阻力的方法，通路再循环是流量不足的间接反映。不同的试验有不同的用途。在检测动静脉瘘的损伤时，检测方案的选择要依赖于血管解剖学特征和损伤部位流体压力的特性。

第一节 通过监测发现的通路并发症的类型

血管通路相关的并发症是慢性透析病人入院治疗的普遍原因。美国肾脏数据系统1995～1997年度报告指出，通路功能衰竭(通常是由于血栓形成)是收治入院最常见的原因，并大幅增加了总体费用。在一些治疗中心，由于通路并发症的住院天数占了终末期肾病(ESRD)患者总住院天数的大部分。通过预期监测发现永久性血管通路的最主要问题是狭窄和血流量不足，两者都是通路血栓形成的重要因素。通路所在的肢体水肿是静脉流出道狭窄导致静脉高压力的一个临床表现。

一、流量不足

通路内流量不足，不能满足透析处方对血流量的要求，可引起通路再循环，降低透析的有效性。对于自体瘘管，由于流量不足引起的通路再循环可通过连续监测尿素下降率(URR)、Kt/V(透析充分性的一项指标)和寻找透析不充分的征象等来发现。静脉输出口阻力增高预示静脉穿刺远端发生狭窄。在动静脉移植血管，如果流量低得足以引起URR、Kt/V或再循环百分比等测量数据异常时，即是移植通路功能衰竭的征象。静脉端狭窄的预兆是通路内压力升高，而流入量不充分则通常是动脉狭窄的结果。

二、狭窄

85%以上动静脉移植血管的血栓形成与引起血流动力学明显改变的狭窄有关。血管内膜的肌纤维性增生引起的狭窄常常发生在静脉吻合处数厘米之内，现在还没有办法防止这一进程。当前研究最热门的领域是评估血管成形术后腔内放疗的价值，γ线作用主要是影响组织的自我更新，抑制细胞分裂和局部细胞因子的释放。

三、手和上臂水肿

手和上臂水肿是因为引流该区域静脉压力增高的缘故，而静脉压升高的原因是狭窄形成，且没有形成侧支循环。通常通路所在前臂的周径轻度增加(2～3 cm)是正常的，当通路位于肘关节的上方时，即使通路功能完好，输入量的增加也会导致引流静脉的压力升高。前臂周径明显增加提示静脉输出口狭窄引起静脉压升高。在移植血管，狭窄特征性地出现在静脉吻合口2～3 cm以内。通路同侧肢体中心静脉的过早使用常可以引起狭窄。

四、血栓形成

通路狭窄后由于流量降低，85%的病人最终形成血栓。选择药物溶栓还是外科手术来恢复通路的开放必须考虑以下几点：①治疗必须在血栓形成后48 h内进行，否则血栓难以再通；②除凝块后行瘘管造影检测是否有剩余性狭窄，评估通路再通的可能性；③剩余性狭窄可通过气囊血管成形术或手术纠正。

监测血管通路，防止狭窄形成的主要预防方法是在损伤引起透析流量不足和血栓形成之前就发现损伤的存在，并做相应处理。然而，即使病人通路内流量大于1 000 ml/min，亦应告之避免对通路应用太大的压力，以免发生凝血，对具高凝倾向及透析后迟发性低血压者尤应注意，应教会他们如何避免透析后在穿刺针头位置用力过大、压迫时间过长，每天要多次检查通路的开放性。

第二节 血管通路的血流动力学

检测移植血管功能障碍需要正确评估通路内流量和压力曲线。由于美国将近2/3的尿毒症患者血管通路是移植血管内瘘，美国研究的通路监测资料多数来源于移植血管内瘘。所以本章的重点在于检测移植血管通路功能不全，也适当涉及自体内瘘的问题。在移植血管血流比自体内瘘流量高很多时，仍有血栓形成的危险，这要求检测移植血管通路功能的试

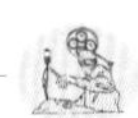

验有更高的灵敏性和特异性。

一、通路成熟和疾病时流体压力的改变

动静脉内瘘在建立 3～6 个月后，通路功能成熟，血流量日益增加。一个成熟完好的瘘管可以维持流量许多年。相比较而言，移植血管在建立以后的 2～5 周内流量最大，随着时间的推移流量逐渐下降，下降率在不同的病人中并不一致。功能完好的前臂桡动脉移植直线型血管，平均流量 600～800 ml/min；前臂肱动脉移植的袢型血管，流量大约在 1 000 ml/min。上臂的移植血管流量稍大，能达到 3 000 ml/min。

过去常用压力测定来评定通路功能充分性，一般在通路静脉段测定压力。随着通路损伤的进一步发展，流量和静脉压力之间的关系也发生变化。在动静脉内瘘，通路内静脉段压力与动脉压的比值并没有随着血流量的下降而改变。相对而言，无论是直线型的还是袢型的移植血管，通路内压力随着流量的下降而升高。在通路流量为 600～800 ml/min 时动静脉移植血管发生血栓的危险性即有上升的可能，这一流量可以进行充分的透析，但并没有提供通路面临血栓形成危险的临床前兆征象。大多数的移植血管在流量低于 350 ml/min 并持续 6 周以上的情况下不能维持开放。因此，监测移植血管通路狭窄形成并不能仅仅局限满足于检测流量是否可以进行透析，而应检测通路血栓形成的危险性。

二、正常血管通路内压力-流量的关系

通路流量、通路内压力和流体阻力在数学上有相关性。然而，当从动脉起始端开始，穿过整个通路直至静脉端的压力被测量后，移植血管和自体内瘘压力曲线轴是明显不同的。动静脉瘘内进入静脉系统的血液能够通过多处静脉侧支返回心脏，在主干未被阻断的情况下，血液主要经过头静脉返回心脏。瘘管上动脉注射针穿刺最起始部位的压力只有动脉压的 20%。从瘘管到中心静脉系统的压力差虽然只有 10 mmHg，但已足够维持 1 000 ml/min 或更大的流量。只要静脉侧支保持开放，瘘管内狭窄性损伤对瘘管流量的影响可降至最低。因为瘘管内压力较低，并有侧支血流，所以压力测量较难发现狭窄形成。

相对照的是，进入动静脉移植血管的血液只能通过静脉输出口流出。在正常的移植血管内，动脉压在两个吻合口逐渐下降(动脉吻合口 35%～45%，静脉吻合口 20%～25%)。沿着移植血管从动脉到静脉部位的压力差比在自体内瘘的大，通常是 20～25 mmHg。更改静脉输出口的移植血管新构型应用后，通路内的压力曲线将有所变化，很有可能改变检测通路疾患方法的灵敏度和阈值。

三、狭窄对动静脉通路压力曲线的影响

当动静脉内瘘狭窄形成，通路内的压力升高大部分可以通过侧支血流而消除。如果狭窄发生在腋静脉或中央静脉部位，那么侧支循环基本不起作用，瘘管各个部位的压力都将升高。

相对而言，当移植血管流出道狭窄形成(有时在通路建立后 1 个月之内)，通路内狭窄上端部位的压力升高而流量降低。移植血管静脉吻合口(静脉输出口)附近的狭窄大多是新形成的内膜过度增生的结果。通路内压力升高的程度与狭窄的严重程度成正比。当静脉输出口的压力升高超过平均动脉压的一半以上，通路狭窄很可能已占管径的 50%左右。如果狭窄发生在移植血管动静脉导管穿刺区域之间，那么静脉穿刺针处的压力将保持正常，但流量减少。检测这一损伤也

需要测定上端动脉段的压力。动静脉移植血管流量在500～800 ml/min时就可能有血栓形成。通路建立6个月之内，流量低于600～700 ml/min时，血栓形成的可能性较血流量正常者增加4倍。血栓形成率也随着狭窄的程度而增加。移植血管的病人，通路狭窄的形成具有很大可变性。一些病人在1～3个月内形成狭窄，而有一些在数年之后通路仍没有任何损伤。

第三节　动静脉永久通路的评估

因为瘘管通路功能衰竭是透析病人中发病率和入院的最主要原因，NKF-DOQI已经阐述了有关血透患者血管通路护理的特殊建议，其中关键的一条就是周期性地监测通路血流动力学的明显变化，以预防血栓形成及狭窄的发生。一旦发现有狭窄形成时，应迅速应用血管成形术或外科手术修正，以延长通路的使用寿命，降低因为通路的原因而透析不充分的危险性，将临时导管的应用减至最低。

一、通路狭窄的临床评估

虽然医务人员注意的重点往往集中在通路评估和监测的技术方法上。但回顾过去危重的病人，现已明确，透析中和透析后止血方面的问题，以及对通路进行适当的物理评估也是很重要的。这些方面易被忽视，但相关异常的发现可明确提示通路功能衰竭。

经常性凝血（定义为每月发作一次以上）、穿刺困难（通常是狭窄引起）、止血困难（发生在拔针后20 min以内，常常是由于通路内压力过高所致）以及手臂持续肿胀，都提示通路狭窄的存在。然而，这些现象和透析不充分的征象（URR和Kt/V减少）一样，通常是通路功能衰竭的晚期表现。

病史中的一项重要特点是：是否先前留置过中心静脉导管或安装有经静脉的心脏起搏器，因为这些有引起静脉狭窄的可能性。中心静脉狭窄是使用导管较严重的并发症，据报道可发生于20%～50%的进行锁骨下静脉导管植入术的病人。与锁骨下静脉相比，在颈内静脉置管后狭窄的发生率要低一些。导管相关性感染可使狭窄率增加3倍。通路建成后狭窄形成时，同侧肢体水肿的发展是缓慢的，但却是进行性的。连续地测量手臂的周径可发现中心静脉狭窄，其渐进性的增加是进行超声或血管造影术检查的指征。

询问病人及在场人员拔除透析针后出血时间的延长（大于20 min）是重要的表现。如果病人在不使用治疗剂量华法林时，那么出血时间延长提示通路内压力增高。若病人正在接受华法林的治疗，则提示其抗凝作用已经开始。

尽管物理检查有其局限性，但仍应每月进行一次，特别是在没有其他监测手段的情况下。动静脉移植血管的动脉段、体部和静脉段可触及震颤，这预示通路内流量在450 ml/min以上。移植血管震颤消失或转为脉搏，则提示高流量湍流丧失。移植血管另一个低流量的征象是间断的水冲脉。功能完好的移植血管，正常情况下血管杂音的振幅和音调从动脉吻合口到静脉吻合口直到进入中心静脉应该是递减的，某一位点音调升高提示有狭窄。在腋静脉或锁骨下静脉区域倾听可以发现静脉输出口狭窄。当流量超过1 000 ml/min时，杂音可放射至胸腔。通路部位收缩期间断、粗糙、高调的杂音往往提示狭窄形成，与正常通路所听到的连续性、柔软、低调的杂音不同。

检查注射针位置的变换和移植血管上两个注射针的间距是很重要的。静脉注射针应插入离静脉吻合口最近的部位，距离动脉针穿刺处至少 5 cm。对针间距要求的目的是使通路再循环最小化。

对前臂袢型移植血管应仔细护理。这样的移植血管，超过 80%的动脉支位于前臂的内侧(尺侧)，但其他病人动脉支可能在桡侧。进针位置的错误，再循环量平均增加 20%～25%，可导致透析不充分。当注射针位置有疑问时，可用一个手指短暂阻塞通路，并触诊手指两边(图 12－3－1)，在大多数情况下都能显示血流的方向，动脉端是有脉搏的一侧。短暂性阻塞不会损伤通路。

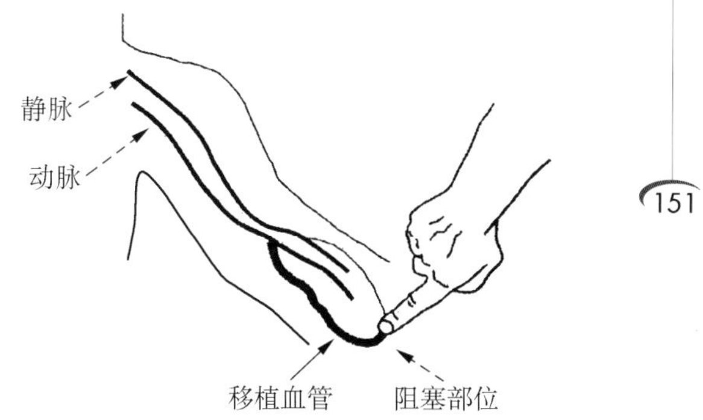

图 12－3－1 用物理检查方法判断袢型血管血流方向

我们已经找到一个简单的试验来检测通路不能满足血泵需要的严重低流量。对于能够正常运转足够流量的通路，在血泵运转时对两个穿刺针之间部位加压，泵前负压和静脉壶正压稍微或没有任何变化(图 12－3－2a)。如果透析时轻轻加压移植血管两个穿刺针间区域，结果导致静脉壶压力明显升高，说明在静脉段输出口出现狭窄(图 12－3－2b)，并可出现明显再循环。阻断后出现泵前动脉负压升高

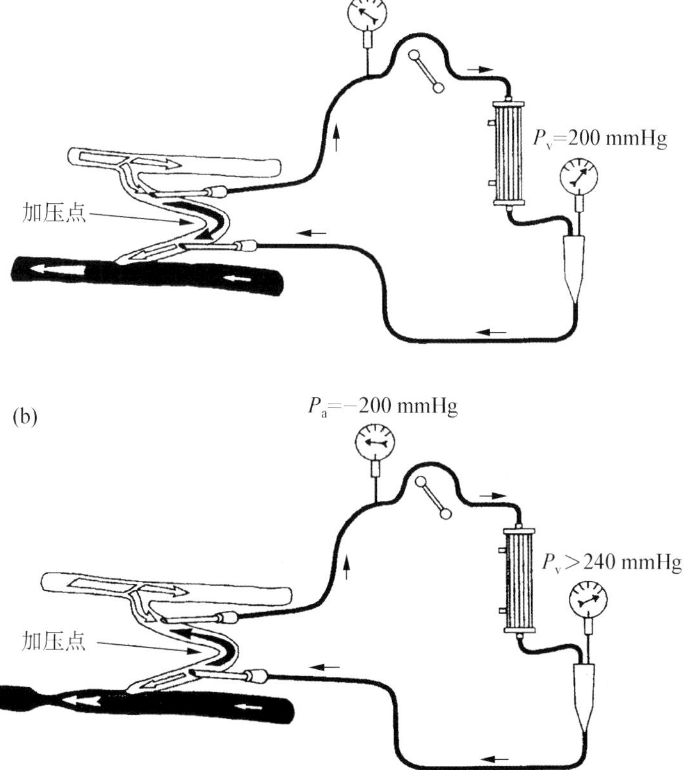

图 12－3－2 压迫通路两根穿刺针之间检查再循环的试验(Poorman test)

时，常是动脉针前动脉段出现狭窄，同时有动脉的流入量充足。不巧的是，这个简单的试验在移植血管的阳性率比在自体动静脉内瘘低。

二、通路血栓形成危险性的监测方法

越来越多的资料表明流量是通路开放或血栓形成的最好预示指标，这一参数的测量需要投入大量的时间和精力。目前使用的所有方法都是通过直接或间接地评估通路流量来评估瘘管情况的。常用的方法已列于表 12－3－1。迄今，大多数用于筛选通路狭窄的有效临床技术仍然是应用再循环、低血流量时透析器后静脉壶压力（P_{DC}）（动态压力）和无流量（静态）条件下瘘管内压力（PLA）的方法。然而，目前联机血流测量技术的应用在递增，有可能成为标准方法。

表 12－3－1　通路功能的评估

物理检查	通路流量
通路再循环	超声稀释法
以尿素为基础	基于血细胞比容变化的自然流量测定
稀释技术	多普勒流量超声
Kt/V 不可解释的降低	磁共振血管摄影术（MRA）
压力	通路解剖
动态的静脉和泵前压力	多普勒超声（灰阶）
静态的动脉和静脉压力	通路内超声
	CTA 血管成像
	MRA 血管成像
	DSA 血管造影

在使用任何诊断性试验和计划矫正损伤的方法时，应牢记以下建议：第一，这项检测能发现狭窄的存在，并具有相当的正确性及可重复性。由于移植血管内发生狭窄较常见，对发现狭窄的灵敏度和特异性低于 75％的试验是不可取的。不幸的是，一些试验的准确度，就像下面要讨论的那样，也依赖于狭窄在通路内及其流出道上的位置。第二，这项试验应该能够在损伤发展到形成血栓之前就能发现损伤的存在。因此，当损伤还处于中等严重程度时（即通路管腔的缩小在 50％～70％）就能被检测到，以便有充足的时间来计划非紧急状态下的干预措施。第三，干预的方法要因病人而异。

（一）再循环

只有在通路流量降至小于或等于血泵所抽拉的流量水平才会发生通路再循环，它所产生的结果是透析后血液返回到动脉穿刺针头，稀释进入透析器的血液溶质浓度，导致透析不充分。清除率虽然不受影响，但被清除的溶质数量下降。如果从肱动脉进入通路的血流量是 600 ml/min，超过血泵需要的流量，通路再循环将会消失。在这种情况下，除了动静脉穿刺针穿刺部位的错误或穿刺针位置不恰当外，通路再循环将不再存在，除非通路流量又降至

300～500 ml/min 这一常用的处方流量。降低血泵转运速度，有可能使再循环不发生，但为完成治疗目标，透析时间必须延长。

使用外周静脉血作为样本计算再循环，这实际上对通路再循环量估计过高，因为在这个部位的血尿素氮(BUN)值超过动脉血尿素氮值，这是由于心肺再循环及瘘管再循环使外周静脉中 BUN 明显高于动脉血之故。另外，在用尿素稀释法测量再循环量时，在无瘘管病人测定的值由于心肺再循环及尿素本身对测定值的影响，可高达 10%或更高。心力衰竭病人再循环的值高达 25%～40%。

测量通路再循环的关键在于从通路的动脉和静脉部分分别得到两个血液样本，同时采集能够代表流入通路的血液样本。动脉穿刺能够得到正确的测量结果，但常规应用并不实际。将血泵的流量骤然减至 120 ml/min 后 10 s 时采取外周血样本，用这个方法可准确测量通路再循环。在这个方案里，计时是决定性因素。几乎所有病例，血流量降至 150 ml/min 时通路再循环可忽略不计。在这 10 s 时间内充足的血液流入动脉管路来清除动脉采样处的无效腔。这种方法与不是建立在尿素基础上的测量通路再循环的方法紧密相关。

现已发展了多种技术来测量通路再循环，所有的方法都应用了指示剂稀释原理。注射一种溶液(通常是生理盐水)进入静脉回路，动脉管路可测到一个信号(温度、传导性、超声速度或血红蛋白浓度的改变)。如果通路导管插入正确，这些非尿素稀释法显示绝大多数病人的通路再循环为零(检测限度 1%～2%)。

在通路流量低于通常的处方流量(即血泵流量 300～500 ml/min)、瘘管的开放难以维持的情况下，再循环对于检测移植血管功能衰竭不像对自体内瘘那么有价值。移植血管通路血流量低于 600～700 ml/min 时就已处于血栓形成的危险中，当流量超过透析器处方血流量(350～500 ml/min)时，其危险性通常不能用测量再循环的办法来发现。当发现动静脉移植血管已有再循环存在时是应该全面检查该移植血管的一个紧急指标，因为流量在 300～500 ml/min 时血栓形成的危险性非常高。

(二) 动态压力的测量

静脉壶压力(P_{DC})持续性升高被作为过筛方法来检验有无显著静脉狭窄的指标。这一测量是在透析器低流量(200～225 ml/min)的情况下进行的，因此将来自通路的阻力和静脉注射针头处高血流量的压力对测量结果的影响降至最低。然而，即使在此推荐的血流量状态下测量出的静脉压，仍然比通路内实际的压力高出 4 倍，这主要是穿刺针头阻力的结果。这一压力随着穿刺针头直径而改变，如图 12-3-3。使用 14 G、15 G 和 16 G 穿刺针时 P_{DC} 的临界值分别是 80～90 mmHg、110～120 mmHg 和 150 mmHg 以上。在同样的血流状态下，血细胞比容在 20%～36%之间的变化，使动态压产生 5～15 mmHg 的变化。动态压的测量对静脉针孔部位阻塞非常敏感，即使在低血泵流量的情况下针孔阻塞亦可产生较高的

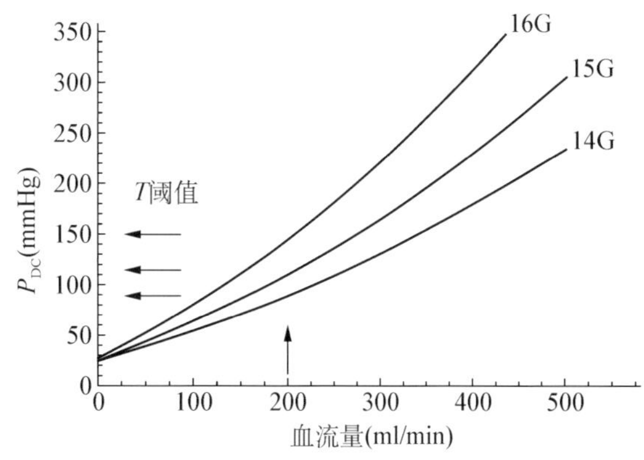

图 12-3-3 静脉壶压力和血流量及穿刺针的关系

P_{DC}值。

这项技术的充分应用需要进行连续性的测量，并且应在通路第一次使用时确定基线值。动态压的测量应在每次透析开始后2～5 min内进行，静脉穿刺针必须在静脉腔内，针头通畅而不被管壁有一点阻挡。压力阈值必须是3次连续透析治疗中的平均数。这项技术对趋势的分析比单一的评估更重要。P_{DC}的逐步升高提示有静脉吻合口的狭窄。在静脉穿刺针近侧端位置的通路损伤可能不能用此法测知。

（三）通路内静脉压

如果是应用通路内压力（P_{IA}），而不是静脉壶的压力来筛查病人有无通路异常，那么压力测量法的灵敏度和特异性将得到提高。P_{IA}的测量去除了流量和穿刺针头被部分阻塞的影响。由于系统血压对通路内压力影响，所以使用通路内压力与系统血压的比值，而不是单独应用通路内压，会使通路内压力测量的应用更加精确。事实上，作为动静脉移植血管狭窄病人的过筛检测形式，P_{IA}/MAP（平均动脉压）的测量优于静脉压，更有利于证实多聚四氟乙烯（PTFE）移植血管内压力的升高和静脉输出口狭窄性损伤的存在。这一观察结果具有可重复性。

最初所描述的直接用传感器和记录器系统来测量通路内压力不够精确。目前测量P_{IA}的技术已经属于正规有效的透析设备之一，不是单一的传感器。当没有血流经过时，外部传感器和输液壶传感器两者的压力差等于瘘管与静脉传感器间的高度差（ΔH）。如此，检测通路内压力比（$_{EQ}P_{IA}$/MAP）的简易技术应是在血泵关闭时测量的静脉壶压力和ΔH来决定的等容通路内压力（$_{EQ}P_{IA}$）。血泵停止后，夹住静脉壶上游（图12-3-4），30～40 min后，静脉壶的压力稳定下来，并可以读取。如果传感器相当标准的话，这一“静”压能够正确地反映通路内压力。测量ΔH后，可以计算偏移的压力ΔP_H。ΔP_H可以用来进行连续的通路内压力（$_{EQ}P_{IA}$＝静态P_{DC}＋ΔP_H）测量。对输出口管腔已狭窄50%的动静脉移植血管，$_{EQ}P_{IA}$/MAP比值超过0.5，对诊断有相当的特异性。

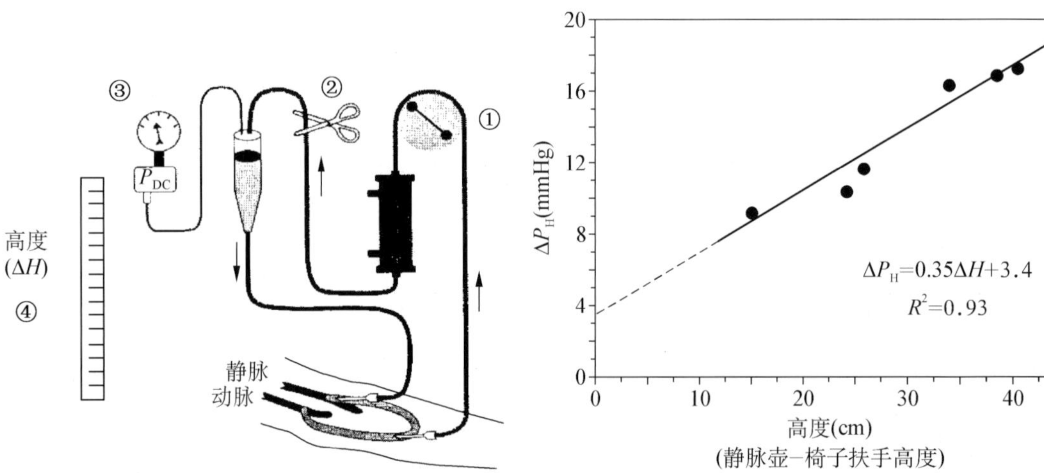

图12-3-4 测量通路内压力的简易方法

图12-3-5 ΔPH的偏移数值与静脉壶和椅子扶手之间高度差的关系

我们发现，压力偏移的平均值与病人透析靠椅扶手和静脉壶之间的高度差有直接的关

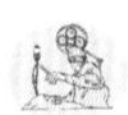

系(图 12－3－5),在实际应用中可使用这一平均值,而不必去测量每个病人的偏移值。应用这种方法的过程中,在通路功能完好(通常是通路建立 1 个月之内)时测量通路内压力很重要,因为这关系到基线值的确定。

(四) 流量的测定

因为动静脉移植血管流量小于 600～800 ml/min 与并发血栓形成的高危险性相关,所以流量的测定是监测通路的首选方法。然而,目前还在使用的是几种“直接”测量通路血流量的方法。有理由相信,在不久的将来,通路流量和再循环测量就和测量压力一样,将成为常规,这些装置将被组合入透析设备系统中。

(五) 通路流量直接测量法

我们对在透析中直接测量通路流量的新方法抱有很大的希望。大多数新方法使用稀释法原理,血流量 Q(ml/min)用以下公式测量:

$$Q=M/S \quad \text{(公式-1)}$$

式中,M(mg)是指示剂注射的数量,S(min·mg/ml)是通过指示剂在血流通路中传感器观察到的时间-浓度曲线下的面积。图 12－3－6 显示了用双指示剂传感器来测量通路血流的流程原理。应用这种方法,透析中动静脉导管位置必须对调一小段时间,因导管对调后,由注射部位进入的指示剂被从透析器返回的静脉血传送经过静脉传感器,在这里进行浓度曲线(S_{Ven})的测量。此时,Q_B 可通过以下公式被精确计算:

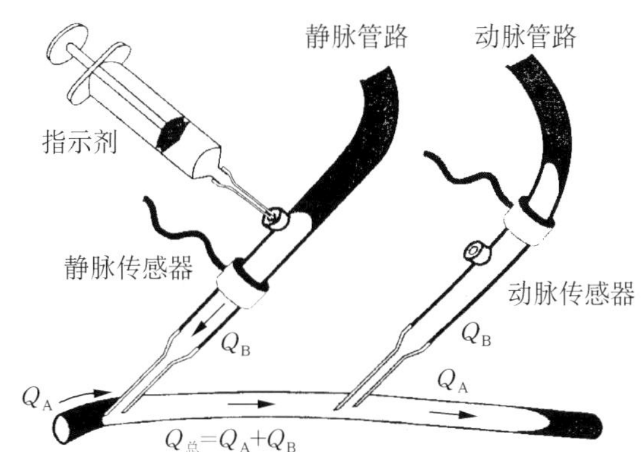

图 12－3－6 用 Krivitsky 方法测量通路流量

$$Q_B=M_{Ven}/S_{Ven} \quad \text{(公式-2)}$$

式中,M_{Ven}是注射进入静脉导管的指示剂量。超滤率设置为零,静脉管路的血流量(Q_B)等于动脉管路中的血流量(Q_A)。

指示剂经过静脉传感器后,流入通路的动脉血流,并穿过通路继续向前。在离开通路前,一部分指示剂被吸入动脉导管,这里通过动脉传感器记录动脉浓度曲线(S_{Art})。

一旦 Q_B 被精确测量,就能从 Q_B 与通路动静脉穿刺针间的总流量关系中确定 Q_A:

$$Q_总=Q_A+Q_B \quad \text{(公式-3)}$$

由于 Q_B 通过动脉管路再循环,且是 $Q_总$ 的一部分,它可被表达为再循环率(R):

$$R=Q_B/Q_总=Q_B/(Q_A+Q_B) \quad \text{(公式-4)}$$

由公式-4 得到 Q_A:

$$Q_A=Q_B(1/R-1) \quad \text{(公式-5)}$$

从静脉管路进入 $Q_{总}$ 的指示剂总量为：

$$M_{Ven}=Q_B \cdot S_{Ven} \quad (公式-6)$$

指示剂通过动脉管路再循环的数量(M_{Art})被确定：

$$M_{Art}=Q_B \cdot S_{Art} \quad (公式-7)$$

因为 M_{Art} 是进入通路的指示剂总量，所以现在再循环率可这样计算：

$$R=M_{Art}/M_{Ven}=Q_B{}'S_{Art}/Q_B{}'\ S_{Ven}=S_{Art}/S_{Ven} \quad (公式-8)$$

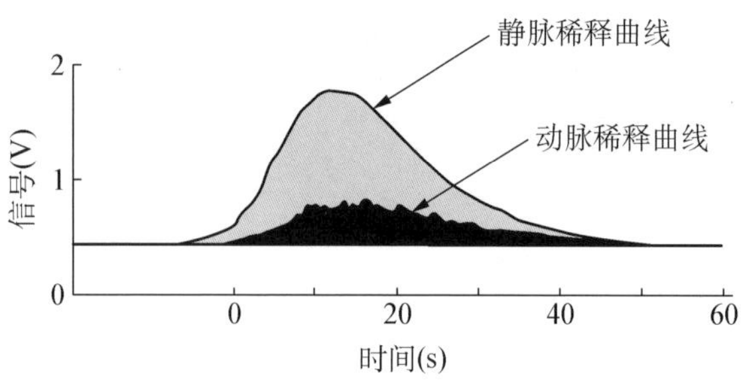

图 12-3-7 注射指示剂后动静脉稀释曲线

图 12-3-7 显示了当指示剂(生理盐水)注入静脉导管时超声速率的变化，从而获得的 S_{Ven} 和 S_{Art} 标准曲线。结合公式-5 得到计算通路流量的公式：

$$Q_A=Q_B(S_{Ven}/S_{Art}-1) \quad (公式-9)$$

通路流量可以用动脉导管上单一的传感器来计算，但这种方法需要在该传感器的上方注射标准剂量的指示剂，同样等量指示剂被注入静脉管路。因为管路上有两个传感器，所以公式-8 中的 R 值可以简单地用静脉和动脉稀释曲线面积的比值来计算，而不是用实际注射的指示剂的量。这样，既提高了精确度，又使这种方法应用简便。

(六) 通路再循环和心排出量的直接测量

通路再循环($R_{瘘管}$)和心排出量(CO)的测量是在通路管置于正常状态下进行的。指示剂注射进入静脉管路，记录 S_{Ven} 和 S_{Art}，计算 $R_{瘘管}=(S_{Art}/S_{Ven})\cdot 100\%$，即通路再循环的百分率。同样，静脉注射足够剂量的指示剂，以致它能通过心脏和肺，并以一定的水平返回通路，该浓度可被动脉传感器测出，通过这样的方法可以测量 CO。然后用公式 $CO=M_{Ven}/S_{Art}$ 计算心排出量。

用超声稀释法测量血流速率的方法精确而又易于应用。然而，能够检测出传导性、血红蛋白和热能变化的方法更为可行。信号也不必一定是进入通路的生理盐水。一种方法是突然增加透析器的超滤率，从而增加从上游进入通路血液的血细胞比容；另一种办法是改变透析液的温度，冷却从上游进入通路的血液。再有一种方法是将浓集的生理盐水注射入通路的上游。这几种方法原理是相同的：上游通路干扰的程度，可以在下游通路根据血泵和通路流量的比值检测出来。

三、评估通路流量和解剖的方法

1. *多普勒超声* 这是一项无创伤性检查技术，可以使流经动静脉移植血管和瘘管的血液在屏幕上显像。不同的机器有不同的流量速率计算方法，不同机器也有不同的误差，可能对流量的估算过高或过低，导致得出的结果差异。使用多普勒测量流量依赖于对流速和管径的精确测定，当通路中出现湍流时难以得出正确结果。在这种情况下，最好在肱动脉上测量流量，因为肱动脉管体平滑，血流相对平稳，出现湍流较少。由于肱动脉只有 60～80 ml/min 营养性血流流入血管通路，所以其血流量与通路流量有良好的相关性。应用 Phillips 700 多普勒超声仪的双重超声测量通路流量与超声稀释法所得结果相关性较好。此外，多普勒超声还有评估狭窄程度和动脉瘤特性的作用。有资料清楚地显示多普勒超声测量通路流量和解剖在预测通路功能衰竭和狭窄上有良好的作用。

2. *磁共振血管摄影术*　用这项技术测量通路流量非常准确，但因价格昂贵而无法常规应用。

3. *血管内超声*　该技术处于研究阶段，主要应用于血管成形术后对形态学和成功程度的评估。

4. *数字减影血管造影术(DSA)*　血管造影术(瘘管造影)是评估通路管腔以及通路静脉系统解剖的金标准技术。对瘘管造影术发现的任何静脉狭窄应立即行经皮腔内血管成形术加以纠正。因为瘘管造影对流入动脉显影通常不是最佳，所以有学者提出应用静脉内数字减影血管造影术，它能够对流入动脉和远端静脉引流进行极好的显影。

5. *电子计算机体层扫描血管造影成像*　笔者采用 16 排螺旋 CT，在国内外率先开展了这方面的研究，效果很好。对狭窄的血管重建评价需要一定的经验，将在本书有关章节详细讨论。

第四节　监测程序的执行

提前诊断即将发生的移植血管功能衰竭的益处是显而易见的，可以制定治疗计划，及时选择正确的纠正方法进行干预，避免了透析不充分，而后者与并发症发病率和死亡率有关。预防性的干预措施延长了移植血管和瘘管的使用寿命，减少了临时性插管，避免急诊透析；每次血管成形术或外科手术均可减少通路血栓形成的机会。

直到通路功能衰竭后才进行治疗，会减少血液透析的有效性，使透析剂量难以实现，而且还增加了临时插管的可能性以及计划外的急诊透析或操作(溶栓)。血栓形成增加了总体治疗时间及经费，因为在纠正狭窄问题之前，必须恢复通路的开放。狭窄延迟纠正也使同一侧肢体潜在通路部位面临危险，明显降低了患者的生活质量，增加了并发症发病率和死亡率。

用于监测和发现移植血管功能衰竭的方式是多样的，所有的评估都应按照一定的程序进行。下面是我们提出的合适建议。

物理检查是全套方法中很有价值的一部分。尽管它不可能发现通路流量在 600～800 ml/min 范围内的异常，但每 2～4 周进行周期性的物理检查能够发现通路狭窄、动脉瘤形成，以及手臂渐进性水肿等异常。肩周和前胸壁的侧支静脉显露提示中心静脉狭窄。这些都是对通路评估有价值的信息。多普勒超声对发现损伤部位以及严重程度有重要价值。

异常再循环仅出现于 2%～3%的监测，通常不用作移植血管监测。但经过精确测量的再循环值>10%是对通路进行紧急评估的信号。URR 和 Kt/V 的测量在检测移植血管狭窄方面并不比通路再循环有用。透析充分性参数的减小更可能是通路再循环以外的其他因素引起。虽然，通过通路再循环监测可发现血液导管对调或导管插入反向等异常，但用简单的物理检查亦可发现这类异常，且更快更便宜。

应用静态的泵前动脉和静脉壶压力可发现通路内和静脉输出口的狭窄，其比值在动脉段>0.8或静脉段>0.5，且具有可重复性，即强烈提示狭窄形成。单独应用静脉段压力不可能发现通路注射针之间的损伤。这可被触诊和听诊发现。如果仅测量了一个压力，动脉段测量会提供更多的信息。通路流量的测量是预测通路功能衰竭的金标准。

我们推荐图12-4-1中的方案。移植血管首先通过每月的物理检查来进行监测；静态的动脉端和静脉端压力每2周测量一次；流量测量每3个月进行一次，但如果压力测量提示一个迅速进展的狭窄，流量测量要提前。静脉端压力逐步上升、流量逐步下降是直接安排进行血管造影的指征。多普勒通常用来评估压力差大的明显狭窄，因为超声稀释法可能错误地判断流量过低。通路流量超过800 ml/min可以继续观察，低于600 ml/min则应直接送去手术或进行放射学干预，这也取决于狭窄的长度和其他特征。应用多普勒显像测定流量，在任何一个干预操作后，两周内必须重复测量压力和流量一次，以确保血流动力学的改善。异常情况很快再发生，则提示弹性损伤或干预技术上的失败。

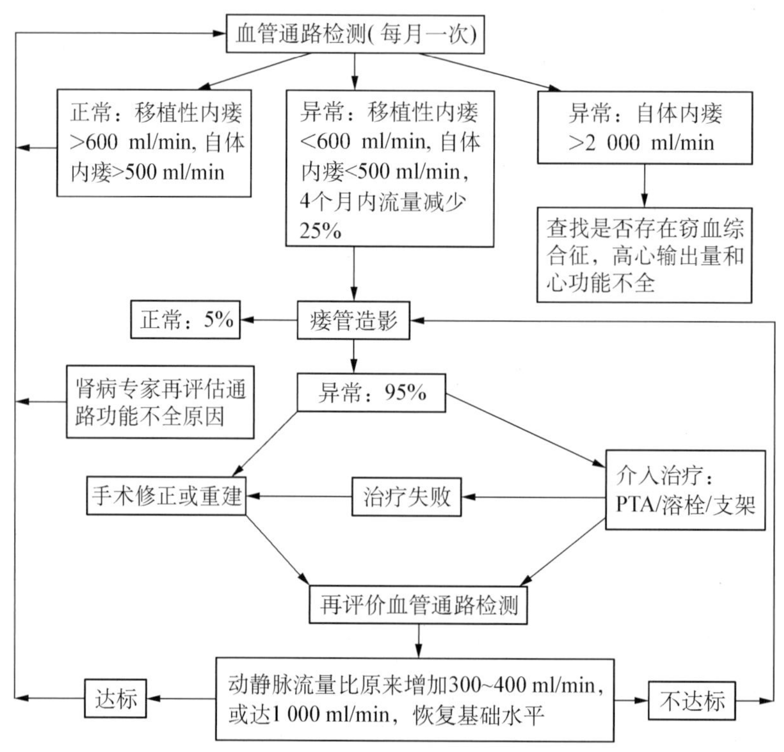

图12-4-1 血透血管通路定期评估与干预计划

大部分病例动静脉移植血管血栓的形成与血流动力学明显改变的狭窄有关，狭窄早期发现就可在血栓形成前得以纠正，可延长通路的使用寿命。在血栓形成前应用经皮腔内气囊导管血管成形术或手术修正狭窄，可明显减少血栓形成的发生率和动静脉移植血管功能的丧失。

在一个成功的监测程序中，一半以上的移植血管通路狭窄应在血栓形成前被发现。成

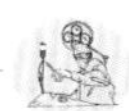

功的血管成形术和手术修正术后通路动态(血泵运转)和静态(血泵关闭)压力应降至“正常”范围内。流量通常可达纠正术前的2倍。狭窄纠正3～12个月后经常发生再狭窄,因此术后需要继续进行监测。

(吴　灏　叶朝阳)

参考文献

［1］ Held PJ, Port FK, Wolfe RA, et al. The dose of hemodialysis and patient mortality. Kidney Int, 1996,50:550－556

［2］ US Renal Data System. Annual Data Report. V. Patient mortality and survival. American J Kidney Dis, 1996,28(suppl 2):S79－S92

［3］ Sherman R, Besarab A, Schwab SJ, et al. Recognition failing vascular access: a current perspective. Semin Dial, 1997,10:1－5

［4］ Sukhatme VP. Vascular access stenosis therapy. Prospects for prevention and therapy. Kidney Int, 1996,49:1161－1174

［5］ Kanterman RY, Vesely TM, Pilgram TK, et al. Dialysis access grafts: anatomic location of venous angioplasty. Radiology, 1995,195:135－139

［6］ Diskin CJ, Stokes TJ, Pennell AT. Pharmacologic prevent hemodialysis vascular access thrombosis. Nephron, 1993,64:1－26

［7］ Tretretola SO, Scheel PJ, Powe NR,et al. Screening for dialysis access graft malfunction: comparison of examination with US. J Vasc Int Radiol, 1996,7:15－20

［8］ Beathard GA. Physical examination of AV grafts. Semin Dial, 1992,5:74－77

［9］ Besarab A, Sherman R. The relationship of recirculation to access blood flow. Am J Kidney Dis, 1997,29:223－229

［10］ Buur T, Will EJ. Haemodialysis recirculation measured using a femoral artery sample. Nephrol Dialy Transplan, 1994,9:395－398

［11］ Dinwiddie LC, Frauman AC, Jaques PF, et al. Comparison of measures for prospective identification of venous stenosis. Am Nephrol Nurs Assoc J, 1996,23:593－600

［12］ Besarab A, Frinak S, Sherman RA, et al. Simplified measurement of intraaccess pressure. JASN, 1998,9:284－250

［13］ Mecarley P, Wingard R, Shyr Y, et al. Vascular access blood flow monitoring reduces access morbidity and cost. Kidney Int, 2001,60:1164－1172

第十三章

超声稀释法在血管通路功能监测中的应用

血透是终末期肾衰竭患者主要的治疗方式之一，血管通路是透析治疗成败与否的决定因素。随着血液净化技术的不断发展，血透患者的生存期大大延长，如何维护和延长血管通路的使用成了临床关注的重要问题。透析中心时常遇到各种血管通路问题，狭窄、血栓、感染等并发症可导致血管通路功能不良，影响透析质量和患者的生存。有统计表明，从1991～2001年，血管通路相关问题发生率升高了22%，血管通路相关的并发症占维持性透析患者住院治疗的15%～20%，住院费用的24%。Kt/V每下降0.1，导致相关住院率升高11%，住院天数升高12%，费用升高940美元。2006年更新的NKF-DOQI指南中指出，前瞻性监测移植血管血流动力学意义上的狭窄并及时干预，可减少通路栓塞的发生和延长通路使用寿命，监测方法包括临床评估、静态压力监测、动态压力监测、通路内流量监测、影像学评估，对自体血管内瘘首选通路内流量监测。

超声稀释法(ultrasound dilution, UD)是Krivitski于1995年发展的，是目前临床数据最多、重复性和精确性较高的一种通路功能监测方法。Transonic公司依据此原理生产了HD01,02型血透监测仪。由于操作简便，以生理盐水作为指示剂患者易于接受，可在透析期间测定通路再循环(access recirculation AR)、通路内流量(access blood flow, QA)、心输出量(cardiac output, CO)，在国外透析中心得到广泛的应用和临床验证，国内目前也已有引进。下面介绍其原理、操作规程、临床监测程序及临床应用评价。

第一节 超声稀释法的原理

超声稀释法的基本原理是超声在血液中的传播速度取决于血液中蛋白浓度，生理盐水注入将会稀释血液中的蛋白浓度，降低超声速率，通过连接在透析管路上的超声传感器检测其速率变化。通过相应公式计算通路再循环、通路内流量及心输出量。

一、通路再循环测定原理

透析时，部分已经净化的血液未经全身循环而经动脉端再次进入体外循环，称再循环。

它主要包括两部分：一为通路再循环，静脉端已经透析干净的血液沿血管通路逆流至动脉端，再次进入体外循环；二为心肺再循环，部分净化的血液经心肺系统循环后未经全身平衡再次进入体外循环。再循环的发生与通路流量不足、动静脉穿刺针位置不良、静脉回流不畅等因素相关，可反应通路功能不良状况。

再循环的测定方法主要分为尿素模式和非尿素模式。尿素模式又分为传统的三针法和双针法。非尿素模式方法是应用指示剂稀释原理，主要包括超声稀释法、温度稀释法(blood temperature monitor, BTM)、糖注射试验(glucose infusion test, GIT)、血细胞比容法、血红蛋白稀释法等。传统的尿素模式是指三针法。由于存在心肺再循环、容室不平衡、尿素反跳、尿素氮本身生化检测差异大，其重复性及精确性不高。Kapoian 提出了改良的双针法，又称 S/SF 法。由于尿素模式操作复杂，重复性不佳，且难以去除心肺再循环对结果的影响，超声稀释法利用双探头和时差技术克服了尿素模式的缺点，其重复性和准确性得以提高。

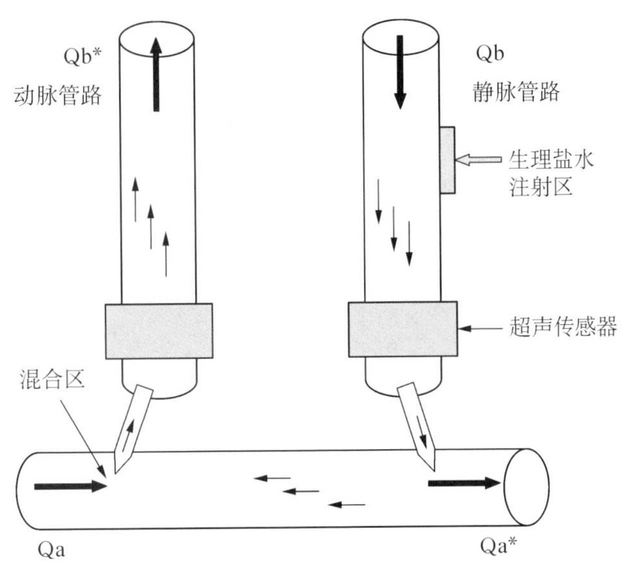

图 13-1-1　超声稀释法测定通路再循环的管路连接

超声稀释法测定通路再循环的管路连接如图 13-1-1。生理盐水作为指示剂。固定体积的生理盐水注入静脉管路，假如存在通路再循环，生理盐水将会经通路进入动脉针，引起动脉针处超声探头的速率改变。可通过公式：$R=(AUC \cdot K)(Q_b/V_{inj})$ 计算出再循环百分数。式中，R 为再循环百分数；AUC 为测得的电压时间曲线下面积；Q_b 为透析器泵流量；V_{inj} 为注射的生理盐水体积；K 为常数。

二、通路内流量测定原理

自 Lindstedt 在 1969 年发展了指示剂稀释法开始，此后陆续发展了许多方法用于通路内流量测定，如超声多普勒、磁共振、超声稀释法、温度稀释法、葡萄糖泵实验(glucose pump test, GPT)、经皮通路流量测定法(transcutaneous dilution, TQA)、超滤法等。其中，Krivitski 于 1995 年发展的反接透析管路的超声稀释法是目前临床数据最多、重复性最好的一种方法，下面介绍其原理。

超声稀释法是基于指示剂稀释原理，通过公式计算通路内流量(Q)。

$$Q=V/S \quad \text{（公式-1）}$$

式中，V 是指示剂注射的数量；S 是通过指示剂在血流通路中的传感器观察到的时间-浓度曲线下面积。

为了将稀释法用于血透过程中的通路内流量测定，连接到注射剂的导管必须反接，以便指示剂在静脉出口的上游区域产生一个较好的混合区(图 13-1-2)。

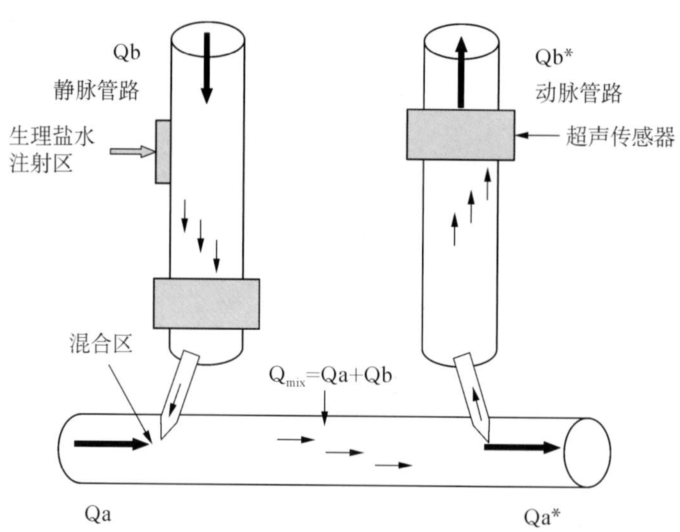

图 13-1-2 超声稀释法测定通路内流量的反接透析管管路连接

图中，Qa 是进入血管通路的实际血流量；Q_{mix}是注射针之间血管通路中的血流量。它是通路流量(Qa)和透析器静脉导管血流量(Qb)之和。故

$$Q_{mix}=Qa+Qb \quad \text{（公式-2）}$$

Qa^* 是离开动脉入口上游血管通路的血流量。如没有超滤存在，则等于 Qa，$Qb=Qb^*$(Qb^* 为动脉导管的血流量)。

注入静脉导管指示剂的量 V_{ven}将会与加和后的血流 Q_{mix}混合，S_{mix}曲线可由动脉导管端的传感器记录。从公式(1)可知：

$$Q_{mix}=V_{ven}/S_{mix} \quad \text{（公式-3）}$$

由公式-2 及公式-3 得出通路血流量为：

$$Qa=V_{ven}/S_{mix}-Qb \quad \text{（公式-4）}$$

为了避免校准注射，将于动脉导管侧匹配的传感器安装在静脉导管上，记录 S_{ven}，计算 Qb，则

$$Qb=V_{ven}/S_{ven} \quad \text{（公式-5）}$$

由公式-4 和公式-5 得到：

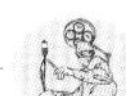

$$Qa = Qb(S_{ven}/S_{mix} - 1) \quad \text{（公式-6）}$$

在公式-6中，稀释面积 S_{ven}/S_{mix} 仍然以比值形式出现，记录到的信号变化也仅与浓度变化成比例，而不需测定绝对浓度，提高了精确度。

Krivitski 在体外模拟了血透通路模型，观察了不同针距、针头方向、不同血管管径对通路流量测定的影响，并在动物实验和临床上验证了此方法的准确性和重复性。

三、心输出量测定原理

心血管并发症是导致终末期肾衰竭患者死亡的主要原因之一。某些高流量的血管通路可使患者心脏超负荷，特别是在上臂内瘘和吻合口扩张的患者中。基于超声稀释的原理，通过校正注射，先在静脉壶中注入 10 ml 的生理盐水，记录定标曲线（S_{cal}）；再在带阀门的三通管（Y 管）中注入 30 ml 生理盐水，记录另一条稀释曲线（S）。通过公式计算 CO=3×血流量×（S/S_{cal}）。Kisloukhine 验证了超声稀释法与传统的侵入性时差流量探头与校正泵法的一致性。

第二节 超声稀释法的操作规程

Transonic 公司依据超声稀释原理生产了 HD01、02 型血透监测仪系统，主要由超声探头、与探头匹配的特殊管径的直管和带阀门的三通管 Y 管、监测仪、计算机及辅助设备组成（图 13-2-1）。下面介绍其具体操作规程。

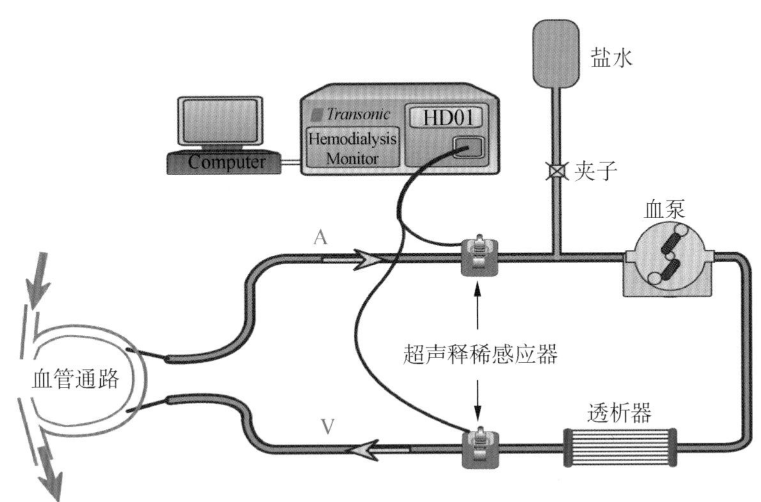

图 13-2-1 HD01、02 型血透监测仪的组成

（1）患者上机前正常测量体重、身高、血压。

（2）正常留置动静脉穿刺针，保证动静脉穿刺针在同一根血管内，动脉针朝瘘口，静脉针朝回心方向，针距控制在 8～15 cm。

（3）将预充好的特殊管路（直管和 Y 管）分别与动静脉穿刺针连接，再连接上普通透析管路，正常上机。

（4）测定时间选在上机后 30 min 至下机前 60 min 间，避免超滤脱水导致的后期血容量下降造成的影响。

（5）将探头正确连接至特殊管路上，打开血透监测仪。运行自带的计算机软件，输入患者信息，包括年龄、性别、通路类型、体重、身高、血压等一般资料。

（6）通路再循环测定。停超滤，设定泵流量为 200～300 ml/min，运行再循环按钮。等提示为绿灯后，在静脉壶处 5～6 s 快速注入 10 ml、37℃生理盐水，机器自检计算再循环率。如出现>0%再循环，反接管路重新测量；如果重复测量值大于初次测量值，则可认为通路再循环是存在的；如果重复测量值小于初测值或为 0，可能存在管路连接或穿刺针留置错误(图 13－2－2)。

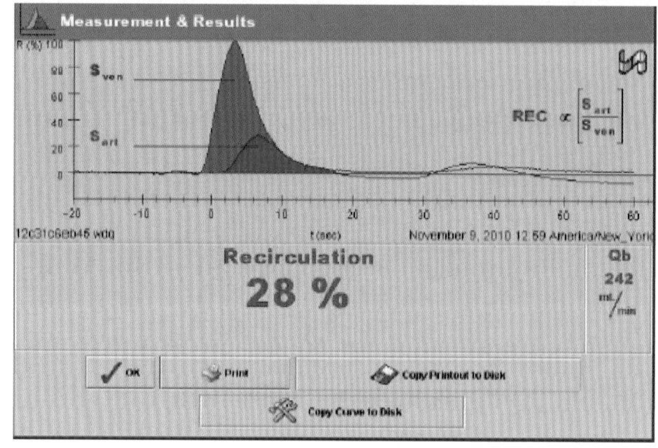

图 13－2－2 血透监测仪进行通路再循环测定

（7）通路内流量测定。停泵，夹闭管路，反接透析管路，人工造成再循环，调整透析机压力报警阈值，再次开泵，运行通路流量测定按钮。等提示为绿灯后，于静脉壶处 5～6 s 快速注入 10 ml、37℃生理盐水，机器自检分析(图 13－2－3)。5 min 后可再次测定。

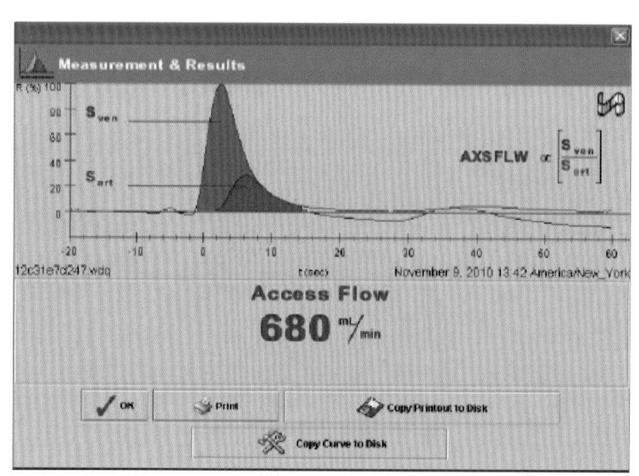

图 13－2－3 血透监测仪进行通路内流量测定

（8）心输出量测定。停泵，重新将管路正接，将泵速调至 200 ml/min，运行软件上心输出量测定按钮。等提示为绿灯后，在 Y 管处 5～6 s 内快速注入 30 ml、37℃生理盐水，机器自检分析(图 13-2-4)。

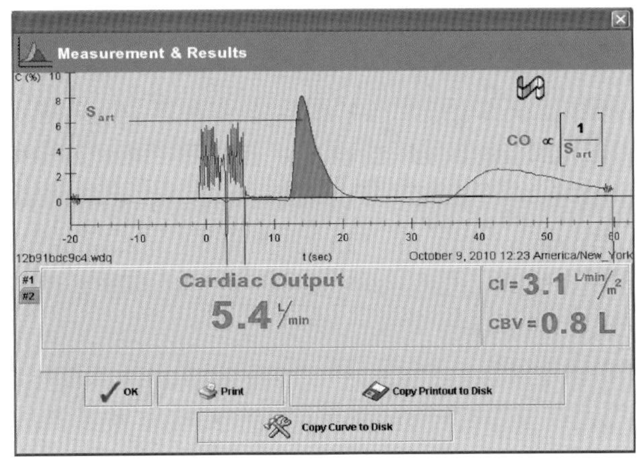

图 13-2-4 血透监测仪进行心输出量测定

(9) 测定完毕后，恢复患者初始的透析处方。

第三节 超声稀释法的临床监测和管理程序

移植物血管和自体内瘘血栓的形成与血流动力学有意义的狭窄密切相关，在早期发现狭窄并采用合理的方式加以干预，可减少血栓的发生率，延长通路的使用寿命。直到通路功能衰竭后才进行治疗，会导致透析不充分，增加临时导管的使用和计划外的急诊透析或操作(溶栓)。

一个完整的血透通路监测和管理程序，包括术前血管条件评估、术中通路流量测定及术后定期的通路监测(图 13-3-1)。如有阳性发现，进一步行影像学诊断性评估，对大于 50%的狭窄进行手术或经皮腔内血管成形术(PTA)干预，术后继续纳入定期通路监测，并建立相应的数据库，达到持续质量提升(CQI)。由于超声稀释法操作方便，重复性和准确性高，又可同时监测通路再循环、通路内流量、心输出量 3 个指标，适用于术后定期的通路监测。

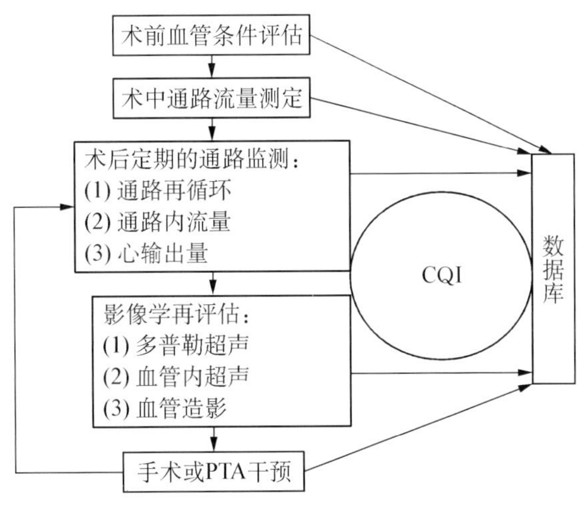

图 13-3-1 血透通路监测和管理程序

一、定期监测的频率

NKF-DOQI 指南建议，每月行物理

检查，每 2 周行动态静脉压和静脉内静压监测；对于移植物血管，每月行通路流量监测；自体内瘘每 3 个月行通路流量监测；如果有阳性发现，再通过多普勒超声或血管造影评估，对大于 50%的狭窄进行手术或经皮腔内血管成形术(PTA)干预，术后继续定期监测。

二、血透通路再循环异常的临床标准

NKF－DOQI 指南建议，应当使用非尿素稀释方法测定通路再循环，或使用双针尿素方法测定，不应当使用取外周静脉血的三针尿素法测定。正常情况下不存在再循环，如果用双针尿素法测得再循环大于 10%，或用非尿素稀释法测得的再循环大于 5%，应寻找原因(证据)。

Krivitski 指出，以往以尿素为基础的方法往往高估了通路再循环，超声稀释法监测结果显示对临床上有足够通路流量的患者，其再循环为 0。Alloatti 等证实，超声稀释法可以避免心肺再循环的干扰，其敏感性阈值为 5%，低于尿素模式的 10%。Carlo 等在 105 名患者中比较了超声稀释法、S/SF、血红蛋白稀释法、血细胞比容法检测再循环。使用超声稀释法 AR 为 0，与血红蛋白稀释法、血细胞比容法、S/SF 法的结果比较有统计学差异，提示 AR 只在瘘管流量小于泵流量时出现，且与针距无明显关系。在测定 AR 时，血红蛋白稀释法、血细胞比容法、S/SF 法在敏感性方面要高于超声稀释法。

三、血透通路流量异常的临床标准

不同类型的血管通路有不同的通路流量。国外的一组数据显示，前臂桡动脉-头静脉内瘘成熟后内瘘流量一般在(941±599)ml/min，肘部内瘘在(1 222±590)ml/min，上臂内瘘在 1 200～5 000 ml/min。目前认为流量在 800～2 000 ml/min 可能是合适的，600～800 ml/min 可能有潜在的狭窄，而<600 ml/min 提示可能存在临床有意义需干预的狭窄，>3 000 ml/min 可能意味着有心脏过载风险(图 13－3－2)。

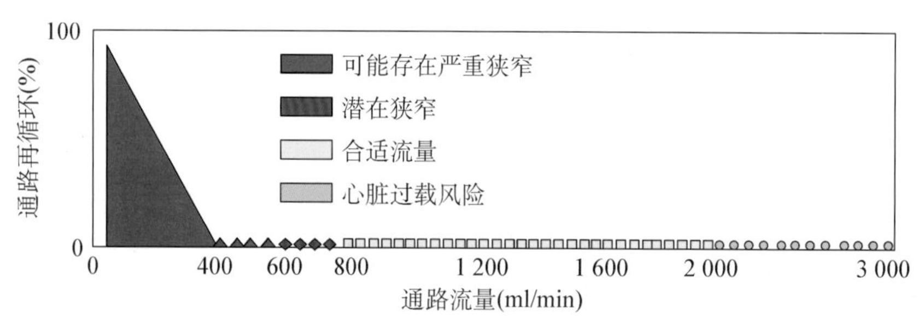

图 13－3－2 血透通路流量异常的临床标准

多少是判断通路存在狭窄或血栓最佳的流量临界值呢？Tonelli 等设计了一组临床研究，观察了血管通路类型为自体内瘘的 340 例透析患者，选用超声稀释法进行了为期 6 个月通路流量监测，以血管造影为诊断通路狭窄的金标准。结果显示对于自体内瘘以流量<500 ml/min 作为诊断界值有最佳的敏感性和特异性。另外，有研究显示每月通路流量下降比例也可作为通路发生不良事件的预测指标(图 13－3－3)。

哪些临床因素可能影响通路内流量呢？Tonelli 等在一项前瞻性研究中，使用 HD01 型

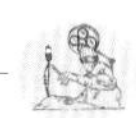

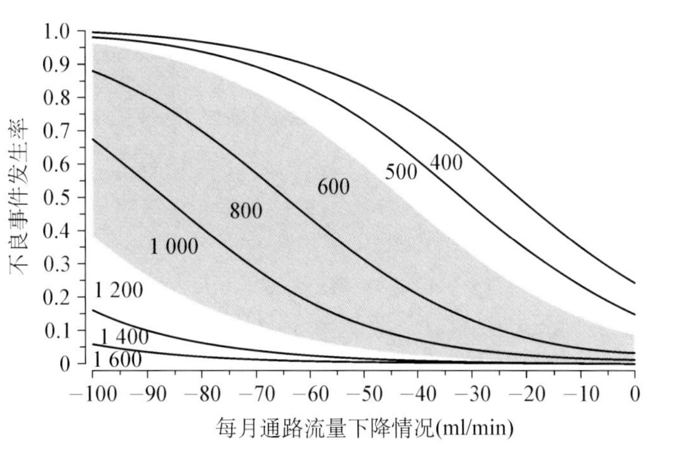

图 13-3-3

血透监控仪对 294 例患者进行了监测，结果显示年龄、糖尿病、收缩压、舒张压、BMI 与通路流量相关，性别、身高、透析时间、瘘管创建时间与通路流量无关。长征医院血透中心使用 HD02 型血透监测仪对 90 例通路类型为自体动静脉内瘘的血透患者，在透析期间进行通路流量监测，Logistic 回归分析显示，通路流量下降与年龄、性别、透析时间、通路使用时间、平均动脉压无明显相关，但与心输出量和糖尿病相关。

目前对于自体动静脉内瘘加拿大实践指南建议，每 2 个月监测通路流量和评价，流量<500 ml/min 或比基线值下降 20%的应进行血管造影检查。对于移植物，NKF-DOQI 指南建议每月监测通路流量和评价，流量<600 ml/min 或流量<1 000 ml/min 如在 4 个月内减少 25%以上，建议血管造影检查。

四、心输出量异常的临床标准

正常人群心输出量 4～8 L/min，心脏排血指数(CI)2.5～4.2 L/min。血透患者由于存在外周动静脉短路，透析超滤等因素可影响全身血流动力学。Schneditz 等在透析期间使用超声稀释法测定心输出量及通路流量，发现在透析末期心输出量及通路流量都有不同程度得下降。但两者的具体关系目前尚不明确，高通路流量可能会导致心输出量代偿性增加。有作者推荐以 QA/CO 比值来评价，假如比值大于 30%，可能存在心脏超负荷的风险。

第四节 通路血流量监测的临床应用评价

通路流量监测可预先发现有血流动力学意义的血管通路狭窄和血栓，若预先采取干预措施能降低血栓的发生率，提高透析的充分性。Tonelli 等在 177 个使用自体动静脉内瘘的患者中作了为期 12 个月的一个前瞻性队列研究，使用 HD01 型监测仪每 2 个月监测再循环和通路流量，以加拿大指南为标准，<500 ml/min 或比基线值下降 20%者做内瘘造影，对大于 50%的狭窄行经皮血管成形术，结果显示再循环判断内瘘狭窄价值有限，通路流量监测阳性发现率为 82%，81%的患者经造影证实有解剖学狭窄。经血管成形术后通路流量增加，尿素清除率增加。McCarley 等在 132 例血透患者中使用自身前后对照，第一阶段 11 个月无通

路监控，第二阶段 12 个月采用动态静脉压监控，第三阶段 10 个月采用超声稀释法监控流量，结果显示 QA 监控和 PTA 干预降低了血栓的发生率、临时导管的置放、通路相关的住院率和医疗费用。Tessitore 等在一项为期 5 年的前瞻性随机对照研究中观察了 60 名使用自体动静脉内瘘的患者，一组采用 HD01 型监测仪实行通路再循环和流量监测，对阳性患者采用 PTA 干预，对照组无干预，结果显示 PTA 组通路使用延长，失功能的风险、临时导管置放、导管相关的住院率及血栓切除术均减少，COX 风险模型显示只与 PTA 干预相关。Lok 等进行了一项为期 3 年的前瞻性研究，第一年采用多普勒超声进行通路监测，第二年作为洗脱期，第三年用超声稀释法进行通路流量监测，对阳性发现者进行干预，同时比较了两种监测手段在通路监控中的作用，结果显示采用超声稀释法有更低的临床血栓发生率和更低的通路相关的住院率(表 13－4－1)。

表 13－4－1　通路血流量监测的临床应用评价

时间	作者	杂志	病例数	通路类型	试验设计	观察时间	结　论
1997	Lumsden 等	J Vasc Surg	64	GAVF	RCT	1 年	QA＋PTA 不能延长 6～12 个月的通路生存率
2003	Moist 等	JASN	112	GAVF	RCT	2 年	QA 监控比动态静脉压监测有更高的敏感性，预先 PTA 未降低血栓的发生率和延长通路寿命
2003	Ram 等	KI	101	GAVF	RCT	2 年	超声稀释法 QA 监控降低了血栓的发生，但未提升 2 年的通路生存率
2004	Tessitore 等	NDT	79	AVF	RCT	5 年	超声稀释法 QA 监控＋预先 PTA 降低了血栓的发生，延长通路寿命
2003	Tessitore 等	JASN	60	AVF	RCT	7 年	超声稀释法 QA 监控＋预先 PTA 干预增加了通路流量，降低通路相关的并发症和住院率
2003	Lok 等	NDT	401	GAVF	RCT	3 年	超声稀释法流量监控相比多普勒超声监控，有更低的临床血栓发生率和更低的通路相关的住院率
2001	McCarley 等	KI	132	GAVF	RCT	3 年	超声稀释法 QA 监控＋PTA 干预降低了血栓的发生、临时导管的置放、通路相关的住院率和医疗费用
2001	Tonelli 等	JASN	177	AVF	RCT	1 年	再循环预测内瘘狭窄价值有限，超声稀释法 QA 监测阳性发现率为 82%，PTA 干预后通路流量增加，尿素清除率增加

但在近几年，有限数量的临床试验却显示通路流量监测并不能延长通路最终的使用寿命，这导致对通路流量监测和 PTA 提前干预的临床价值发生分歧。Moist 等在一组 112 名以移植物为通路患者的随机双盲对照研究中，以 QA 监控加上静脉压监控为治疗组，以单纯

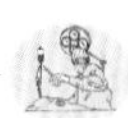

静脉压监控为对照组，对流量＜650 ml/min 或比基线值下降＞20％的进行造影，发现＞50％的狭窄采取 PTA 干预，结果显示 QA 监测能提高狭窄的检出率，但并没有降低移植血管的血栓发生率和延长通路的使用寿命。Ram 等在 101 例移植物血管患者中，分对照组、超声稀释法通路流量监测组及彩色多普勒超声监测组，结果显示超声稀释法通路流量监测组及彩色多普勒超声监测组增加了 PTA 干预率，降低了血栓的发生率，但并未提升 2 年的通路生存率。将通路使用寿命作为试验的唯一观察终点存在片面性，临床上常存在低估和忽视血栓危害的情况，最终导致频繁的溶栓和临时导管的使用。一项调查显示在血透患者最恐惧的原因中，血栓是仅次于疼痛的第二位原因，血栓发生率的降低本身就有价值。

超声稀释法是一种操作简便，重复性和精确性较高的一种通路功能监测方法，可预先发现通路血栓和狭窄，及时采用合理的方式加以干预，可降低通路相关的并发症，提升透析质量，改善预后。

（华　参　叶朝阳）

参考文献

[1] 华参，叶朝阳，李林，等. HD02 型血透监测仪对血液透析患者内瘘的监测. 中华肾脏病杂志，2006，22(12)：730－733

[2] 华参，叶朝阳，李玲玲，等. GPT 法和超声稀释法在动静脉内瘘流量监测中的应用和比较. 中国血液净化，2007，6(7)：563－566

[3] Besarab A. Access monitoring is worthwhile and valuable. Blood Purif，2006，24：77－89

[4] Krivitski NM. Theory and validation of access flow measurement by dilution technique during hemodialysis. Kidney Int，1995，48：244－250

[5] Krivitski NM. Novel method to measure access flow during hemodialysis by ultrasound velocity dilution technique. ASAIO J，1995，41：M741－M745

[6] Magnasco A，Alloatti S，Martinoli C，et al. Glucose pump test：a new method for blood flow measurements. Nephrol Dial Transplant，2002，17：2244－2248

[7] Magnasco A，Bacchini G. Clinical validation of glucose pump test (GPT) compared with ultrasound dilution technology in arteriovenous graft surveillance. Nephrol Dial Transplant，2004，19：1835－1841

[8] Chih－Ching Lin，Chao－Fu Chang，Hong－Jen Chiou，et al. Variable pump flow－based doppler ultrasound method：a novel approach to the measurement of access flow in hemodialysis patients. J Am Soc Nephrol，2005，16：229－236

[9] Robert RS，David RM，Songbiao Z，et al. Noninvasive transcutaneous determination of access blood flow rate. Kidney Int，2001，60：284－291

[10] Patrick W，Barbara ND. Colour doppler ultrasound in dialysis access. Nephrol Dial Transplant，2004，19：1956－1963

[11] Gotch FA，Buyaki R，Panlilio F，et al. Measurement of blood access flow rate during hemodialysis from conductivity dialysance. ASAIO J，1999，45：139－146

[12] Yarar D，Cheung AK，Sakiewicz P，et al. Ultrafiltration method for measuring vascular access flow rates during hemodialysis. Kidney Int，1999，56：1129－1135

[13] Tonelli M, Jhangri GS, Hirsch DJ, et al. Best threshold for diagnosis of stenosis or thrombosis within six months of access flow measurement in arteriovenous fistulae. J Am Soc Nephrol, 2003,14: 3264－3269

[14] Tonelli M, Jindal K, Hirsch D, et al. Screening for subclinical stenosis in native vessel arteriovenous fistulae. J Am Soc Nephrol, 2001,12:1729－1733

[15] Tessitore N, Mansueto G, Bedogna V, et al. A prospective controlled trial on effect of percutaneous transluminal angioplasty on functioning arteriovenous fistulae survival. J Am Soc Nephrol, 2003,14: 1623－1627

[16] Mccarley P, Wingard RL, Shyr Yu, et al. Vascular access blood flow monitoring reduces access morbidity and costs. Kidney Int, 2001,60:1164－1172

[17] Lok CE, Bhola C, Croxford R, et al. Reducing vascular access morbidity: a comparative trial of two vascular access monitoring strategies. Nephrol Dial Transplant, 2003,18:1174－1180

[18] Moist LM, Churchill DN, House AA, et al. Regular monitoring of access flow compared with monitoring of venous pressure fails to improve graft survival. J Am Soc Nephrol, 2003,14:2645－2653

[19] Ram SJ, Work J, Caldito GC, et al. A randomized controlled trial of blood flow and stenosis surveillance of hemodialysis grafts. Kidney Int, 2003,64:272－280

第十四章

CO_2 造影、CT 血管造影、磁共振血管成像在血管通路中的应用与评价

维持性血透必需建立血管通路，各种血管通路均非完美，不但有其自然寿命，同时也可能产生各种并发症如引流静脉的狭窄、闭塞、血栓、假性动脉瘤、感染、窃血综合征、肿胀手综合征以及流量不足等。在治疗上述问题之前必须肯定问题的性质及细节，通常需要做影像检查。早期的影像学检查手段是普通静脉造影，但对比剂和检查仪器均较落后而使用不多。目前主要是超声，无创且方便经济，但准确性欠佳（静脉具有较大的变形性），锁骨下静脉显示尤其差。借助于现代先进仪器的 CT 血管造影（CTA）、磁共振血管造影（MRA）和数字减影血管造影（DSA）现已有不少应用，其准确性高于超声，其中 DSA 具有最高的空间分辨率，是金标准。但目前多用碘剂，有损于肾功能，且为创伤性检查，费用也较高。CO_2 作为血管内对比剂虽有 20 余年历史，但用于血管通路较少，国外有少数报道。CTA 和 MRA 近年有了长足进步，但同样应用不多，相比之下，国外关于 MRA 的应用的报道多于 CTA。国内尚未见 MRA 应用的报道，CTA 和 CO_2－DSA 的应用目前仅有笔者一家报道。

第一节　血透通路造影相关的血流动力学及造影原理

血管通路的目标是具有足够流量的血流且不影响所在部位机体的功能，但临床实践中的问题也就是上述两方面的异常。人造内瘘建立后，流出道静脉发生动脉化并扩张，血流加速，以适应血透需要，这种循环通路具有动脉的血流动力学效果。如果这种通路发生局部狭窄、闭塞，可引起血流量减少而影响血透效果。良好的侧支循环可保证部分节段流出道仍有足够的流量，可供血透使用；不良的侧支循环虽然可使流量不减，但不能提供良好的引流取血点用于血透；而过大的流量将对心脏产生不良影响。置管属于次选通路，不用时没有血流，使用时通过所置导管引流血液，其血流动力学因是否使用而变化，其本身的血流动力学通常临床意义不大，但置管可引起其所在静脉产生狭窄甚至闭塞而发生血流变化，从而导致相关并发症的产生。

血管通路功能不良的并发症主要有 4 类：血流量不足、通路狭窄、手臂水肿及血栓形成。

血流量不足可以是动脉狭窄的结果，也可以是取血点之前的引流静脉（包括内瘘处）的狭窄造成，而其他 3 种并发症均是流出道静脉异常所致，临床更为常见。

造影的目标是将造影剂引入血管通路，使其与周围结构形成高对比度，从而获得影像。依据对比情况，这种造影过程可分为 3 种：阳性 X 线对比（包括碘剂 DSA、碘剂 CTA）、阴性 X 线对比（CO_2）、磁共振对比（非增强对比和增强对比）。依据引入对比的方式，也可分为 3 种：直接静脉造影（包括应用碘剂的常规血管造影、DSA、直接 CT 静脉造影和 CO_2－DSA）、间接血管造影（主要指 CTA、DSA 和 CE－MRA）和非增强 MRA。直接静脉造影是将造影剂直接引入目标血管，可以用较少的造影剂获得显著对比度的血管图像。但受血管选择性的影响，必须直接在内瘘之后的流出道上进针注射，完成其之后的流出道造影。间接血管造影是造影剂从动脉进入或先通过肺循环进入全身，然后通过内瘘完成内瘘和流出道的全景造影成像，不受血管选择性的影响。如果内瘘流量不是很小，那么 CTA 时进入内瘘的造影剂就不会少，理论上可以获得良好的造影效果。非增强 MRA 单纯依据血流成像，可包括 TOF 法和 PC 法等，血流速度、方向及形式均影响其成像，因而假象较多。

第二节　CO_2－DSA 血管成像

一、造影技术

早期 CO_2 用于某些体腔造影。1982 年 CO_2－DSA 首先被用于内脏及外周动脉造影，其优点包括无过敏反应和肾毒性、副作用小、价格低廉等。随后的研究表明，CO_2 对显示小的血管腔如狭窄血管、动脉静脉畸形、小量消化道出血等（低黏度的 CO_2 可通过较小的动静脉短路或交通支而得以充分显示交通支短路或动静脉短路）和血流缓慢的血管（血流形成的漩涡、肿瘤静脉和血窦、静脉系统等）方面优于常规碘对比剂。因而，在慢性肾衰竭患者中进行静脉系统的造影就极为恰当，既不增加肾脏的负担，又能更好地显示靶血管。

1. CO_2 准备　采用专门设计的 CO_2 气体血管造影装置，该装置分别由输入段、气体储存袋和输出段以及一组单向阀组成的单向气流封闭系统，保证气体传输和造影过程中不被空气污染。使用这种装置可以保障安全。CO_2 的用量和注射流速根据造影的部位和血流的情况而定。

2. CO_2 造影　病人仰卧于检查床上，不用枕头，头直接枕在检查床上（头低位）。使用 7 号或更细的输液针。穿刺成功后打开 CO_2 造影装置输出端的开关，缓慢推注 5～10 ml CO_2 气体，清除穿刺时反流入穿刺针内的血液。根据病人肢体长度分别作 3～4 次造影，完成到锁骨下静脉的全程造影。手工控制，用力快速推注 CO_2，每次 40～60 ml；然后在肘部用橡皮筋进行包扎加压，完成 1 次前臂静脉造影。

每次 CO_2 注射后，立即询问患者有何不适，有症状的患者给予对症治疗。

3. 注意事项

(1) 不同的进针点显示静脉情况不同：内瘘进针点显示引流静脉直接而准确，而非内瘘进针点可以显示很多旁支静脉，但不能保证引流静脉主干的准确显示。经内瘘直接进针是引流静脉造影的最佳途径。

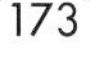

(2) 肘部加压有助于造影：加压目的是减缓对比剂的排出而提高造影效果，结合加压与不加压，则可以更好地显示各种静脉，两者有互补作用。

(3) 脚向约 45°投照可以更加清楚地显示锁骨下静脉：由于 CO_2 对比剂为气体，易受肺的干扰，常规正位不易清楚显示锁骨下静脉的内侧段，改变 X 线管投射角度后避开了肺尖部，可清晰地显示锁骨下静脉病变。

(4) CO_2 剂量与方法（安全性）：笔者认为该方法很安全。除了前述的优点外，笔者采取了一些相关方法以利于安全，如头部平放（气体往高处走），单次注射剂量不超过 60 ml，可用细针（7 号针）注射以控制流速（图 14-2-1，14-2-2）。

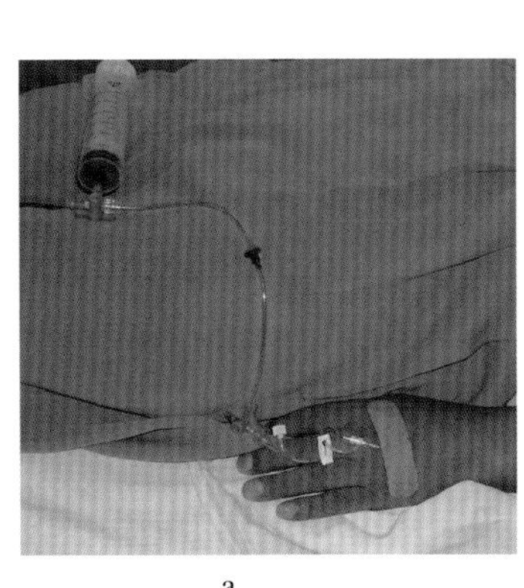

a

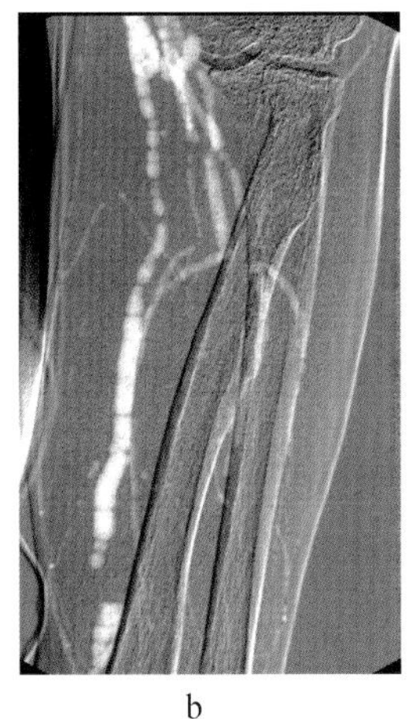

b

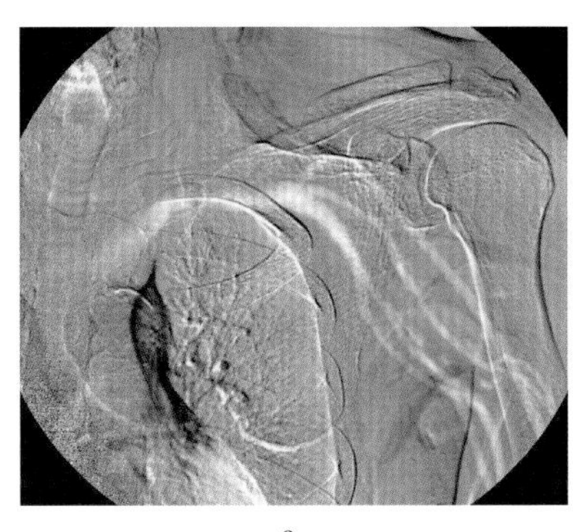

c

图 14-2-1 左侧标准内瘘

注：a. 显示造影进针点为手背静脉，注射针管与三通接头相连，使用 7 号针；b. 为前壁造影效果，显示部分引流静脉为连续的气泡流，部分为不连续的气泡流；c. 为上臂和锁骨下静脉，所有显示的静脉均为连续柱流，充分显示了血管。

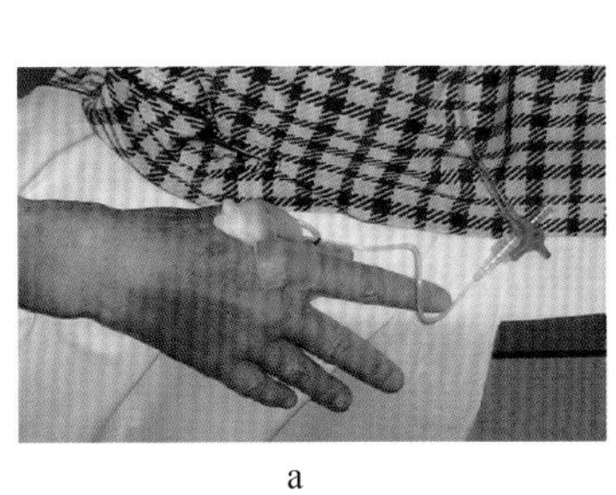

a

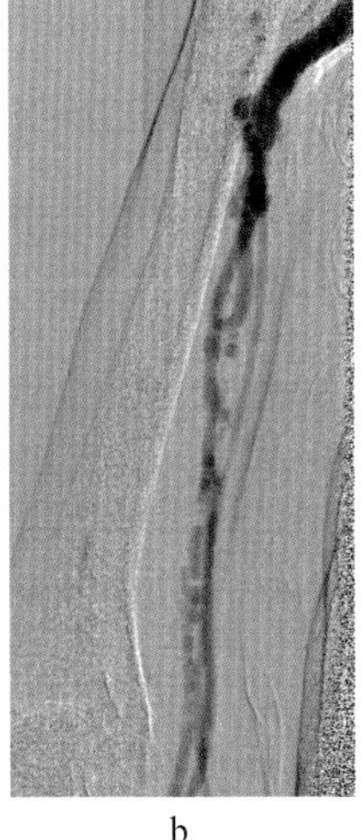

b

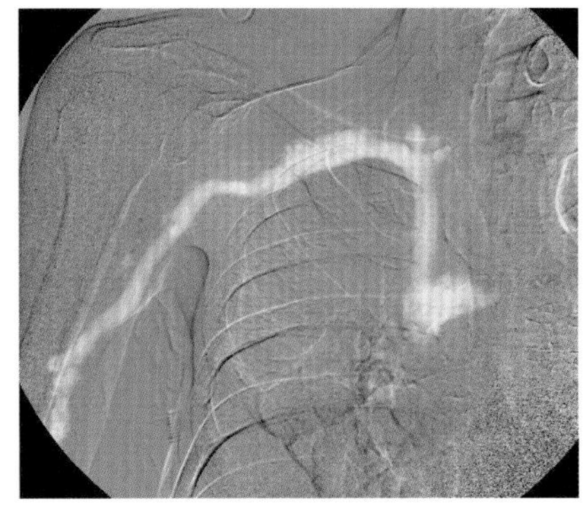

c

图 14-2-2 右侧标准内瘘

注：a. 显示造影进针点为手背（虎口）小静脉，注射针管与三通接头相连，使用头皮针；b. 为上臂静脉造影，主要为显影良好的柱流，部分为连续的气泡流；c. 为腋静脉和锁骨下静脉，所有显示的静脉均为连续柱流，充分显示了血管。

(5) 图像叠加改善观察:由于气体的可压缩性,一般不能保证气体的匀速注入,对比剂分流可造成部分血管显示良好,而另一部分血管显示不佳。Lang 等将 CO_2 血管内的分布形式分为气体柱流、间断柱流、层流和分散气泡流。只有柱流造影效果才能直接用于诊断,间断柱流可通过连续观察和叠加达到造影效果。上述 4 种方式常同时存在于每一次造影中,柱流血管的多少关系到直接可诊断血管的多少,其余血管则可以通过叠加来实现诊断。文献报道,使用"stacking"后处理软件复合图像,可使图像清晰率从 47%提高到 69%。笔者认为使用叠加后图像的血管显示能力均有不同程度的提高(图 14-2-3),并可以将动态图像以单幅静态显示,有利于临床工作。

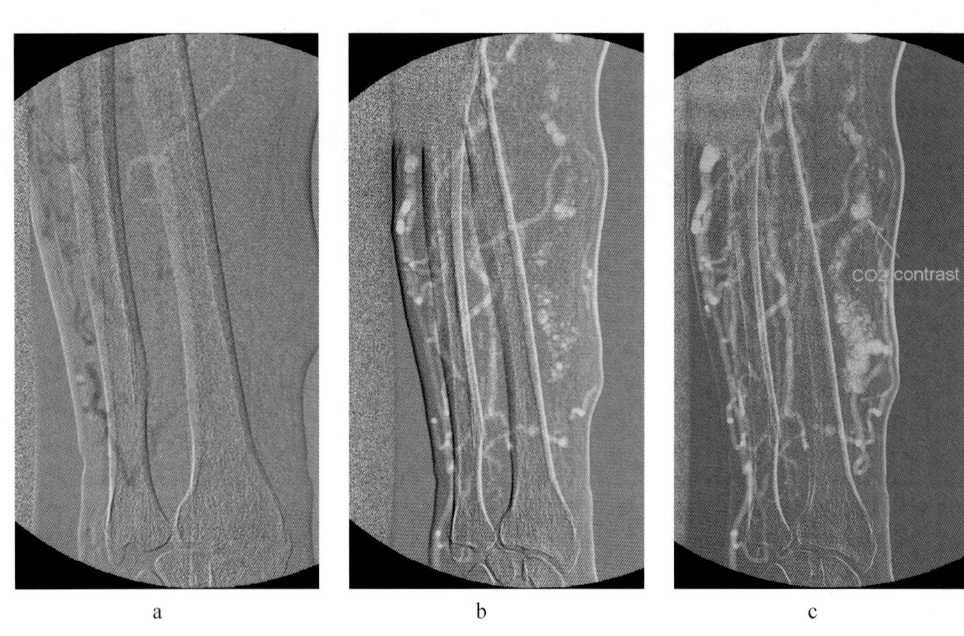

a　　b　　c

图 14-2-3　标准内瘘

注:手背静脉直接造影。a. 仅见侧支血管,未见主要引流静脉——头静脉,而头静脉走行区呈现乏血管;b. 肘部加压后造影显示前壁有大量的侧支血管呈现良好的柱流影像,而头静脉呈现不连续的气泡流,流速快,提示引流静脉功能良好;c. 进行 stacking 处理后,头静脉(箭头)呈现连续的气泡流影像,侧支血管的显示更好。

二、造影表现

血管影像表现为流畅连续的管状结构或显示为一连串气泡,根据血管内血流速度与对比剂注射流速的相对关系而有不同表现。

1. *前臂静脉造影*　不同进针点显示血管效果不同。内瘘以远的手背静脉进针,同时可显示多支静脉,主要的引流头静脉可显示,也可不显示(图 14-2-4,14-2-5);内瘘直接进针,可以清晰显示引流的头静脉,旁支静脉显示稀少(图 14-2-6)。肘部包扎加压可以改变部分病例的显示效果(图 14-2-4)。前臂静脉类型关系到血透效果及通路寿命,可分为单支优势型和非单支优势型。前者血液集中在一支粗大的血管中,有利于血透的实施;后者将影响血透时的血流量及血透效果。由于造瘘本身是选择粗大的静脉,通常造瘘后仅 1 支静脉增粗扩张。

2. *上臂及胸锁区静脉造影*　无论何处进针,上臂段头静脉及腋静脉、锁骨下静脉均显示较清晰(图 14-2-1,14-2-2,14-2-6),但锁骨下静脉可受右肺尖的干扰而边界略不清,汇入到锁骨下静脉的血管从 1 支到多支不等。锁骨下静脉闭塞时可见广泛侧支静脉形成,但因肺的干扰而使闭塞点显示不佳。若改变 X 线管投射角度,即脚向约 45°则可清晰显示闭塞点(图 14-2-7)。

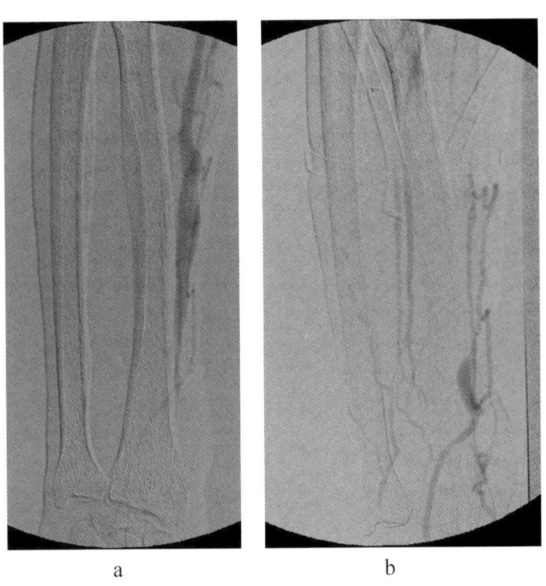

a　　　　b

图 14-2-4　标准内瘘

注:a. 直接造影显示单支优势型引流静脉(头静脉);b. 肘部加压后头静脉阻断,旁支静脉增多,提示头静脉压力不大,容易阻断,与临床流量不足的表现一致。

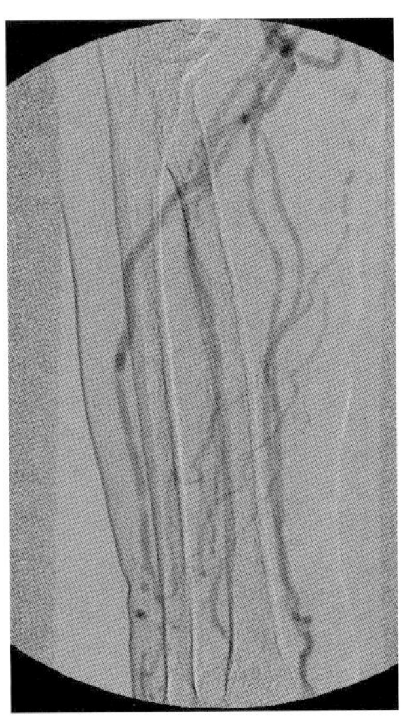

图 14-2-5　标准内瘘,临床提示瘘管使用范围小

注:造影显示前壁血管无优势引流静脉,而表现为多支细小引流静脉。

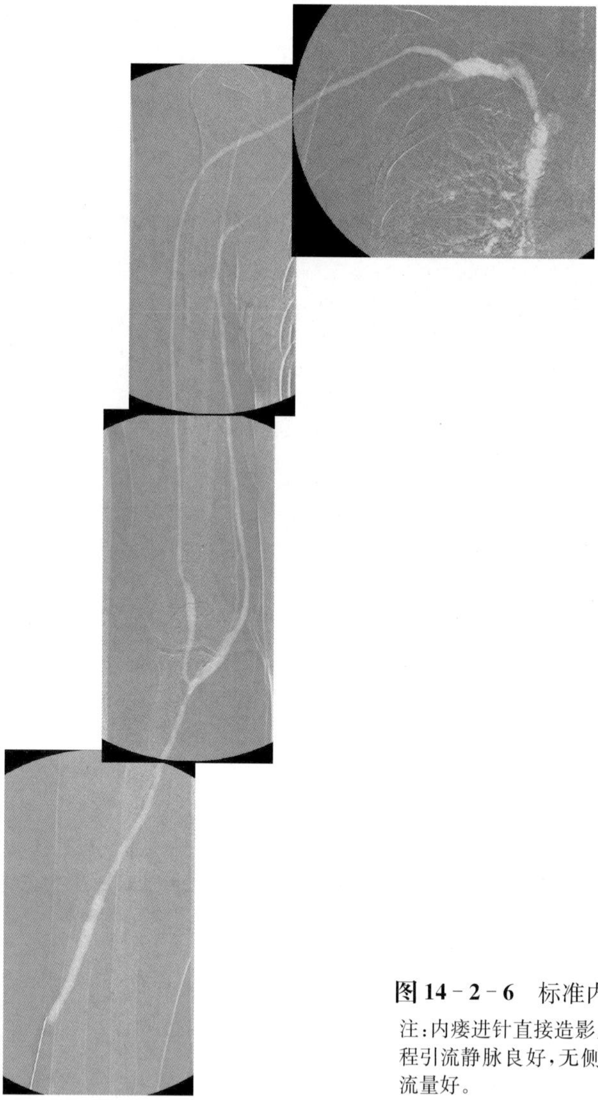

图 14－2－6 标准内瘘制作后 2 个月

注：内瘘进针直接造影后拼接图像显示全程引流静脉良好，无侧支血管，提示通路流量好。

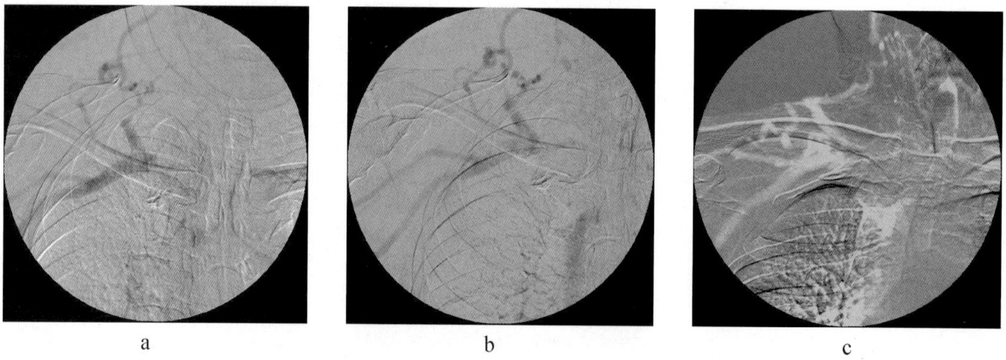

a　　b　　c

图 14－2－7 右上肢标准内瘘，流量下降 1 周

注：正位(a)和头向约 45°投照(b)发现右锁骨下静脉"狭窄"，侧支循环明显，右肺尖重叠于血管走行区，导致血管显示略欠清晰；脚向约 45°投照(c)则可清晰显示锁骨下静脉完全闭塞及闭塞点，重叠于锁骨下静脉的一支侧支静脉被分开。

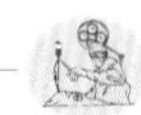

三、临床应用

1. 术前评价寻找优势静脉　CO_2 造影适用于血流相对缓慢、血压较低的静脉系统，手背静脉进针 CO_2 造影可能有助于造瘘前对桡动脉邻近静脉的判断，优化造瘘效果。

2. 术后近期内瘘评价　内瘘成功与否，很重要的一点是用于透析穿刺的引流静脉粗细与长短，经内瘘 CO_2 造影可以十分清晰地显示引流静脉的详细情况。

3. 病情判断　内瘘术后可能出现血流量不足，多因内瘘和引流静脉的狭窄或血栓、肿胀手综合征等，或者流入量低或流出难所致，需要影像学检查引流静脉以帮助诊断。CO_2 造影可以很好地显示肘部以上的引流静脉。但经手背静脉的造影尚不能准确判断引流静脉主干的情况，需要更多的经验积累。颈内外静脉无明显反流，提示本造影方法可以帮助上臂及锁骨下静脉的诊断，但不能用于颈静脉的诊断。

第三节　CTA血管成像

一、造影技术

(一) 造影方法

1. 直接CT静脉造影(CT venography, CTV)　患肢伸直放在体侧，从患肢前臂(内瘘以近、肘部以远)处选择较粗大的流出道引流静脉进针(图14-3-1)，使用非离子型碘造影剂，注射速度1.5～3 ml/s。因为在内瘘近端进针，进针点以近的引流血管显示良好，有较好的对比度，但内瘘不显示，上臂血管显示多于前臂。

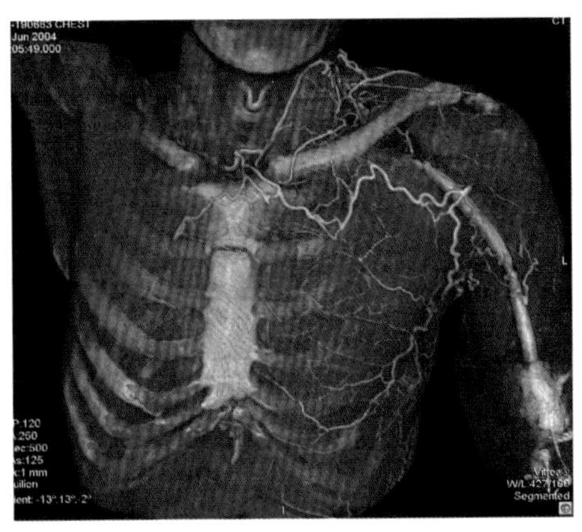

图14-3-1　直接静脉CT造影体位

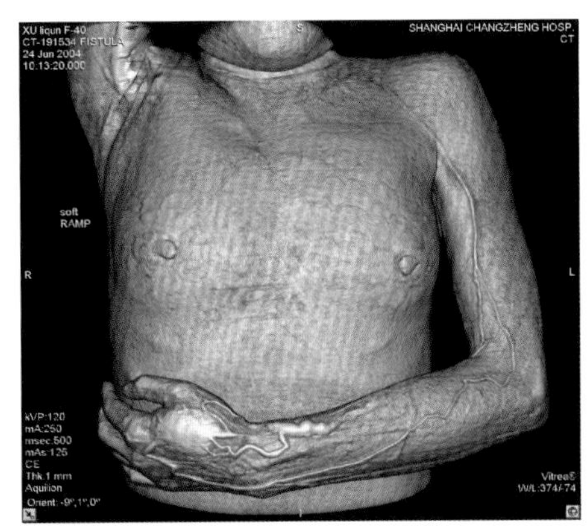

图14-3-2　间接CTA造影体位

2. CT血管造影(CT angiography, CTA)　将患肢前臂曲屈平放于胸前，以减少扫描长度(图14-3-2)；从非患肢(高举过头)前壁静脉进针，非离子型碘造影剂，注射速度3～4 ml/s。在注射开始后25～30 s启动螺旋扫描，或使用SureStart技术。因为从非患肢进针，内瘘及其流入和流出血管均完整显示。

所有检查完成后立即安排血透，保证输入人体的碘剂尽可能排出。

（二）血透通路 CT 血管造影的应用技术选择

CTV 观察范围相对局限，仅限于进针点以后的流出道，但对该段流出道静脉狭窄和闭塞的显示非常好，血管对比度很高，而且造影剂用量少，对锁骨下静脉和腋静脉侧支循环的显示优于 CTA。

静脉回流困难并造成肿胀手者或内瘘处无或仅有微弱血管搏动者，适合直接 CTV，可以显示腔静脉系统是否狭窄（闭塞）以及侧支循环情况，相同注射速度条件其静脉（包括侧支血管）强化的对比度远高于 CTA。有明显内瘘处连续性血流搏动者适合 CTA，可以充分显示 AVF 的全部结构，是否有明显的内瘘连续性血流要比肿胀手来得重要。不同的扫描方向对成像有一定的影响，足→头方向扫描要优于头→方足向，包括上臂段流出道造影剂充盈更好，上腔静脉伪影更少。这跟扫描方向与引流静脉的充盈方向一致有关，对引流静脉显示更好，而动脉血流极快，一般不受影响。但是，对于置管者，CTV 尚不能很好地解决问题，使用 CTA 的理由也不充分。

自体动静脉内瘘建立后将逐渐成熟，即吻合后引流静脉逐渐动脉化并扩张，产生较高血流量以适应血透的需要，这种循环通路具有动脉效果，理论上应适合做 CTA 检查。从非内瘘肢体注射造影剂的 CTA 不干扰内瘘所在肢体的血液循环，具有相对生理性，可以有效评价内瘘及其相关供血动脉和引流静脉（动脉化的静脉），以及相关的其他血管，前提是该通路有明显血流存在，可以通过触诊检查内瘘处是否有连续性血流。本组病例中有肿胀手、流出道闭塞、多发狭窄等不同情况，但临床均有内瘘处的明显血流，实践证明 CTA 完全可以充分显示这些相关血管，由此获得准确诊断。而合理安排检查后的及时血透可以将引入的碘剂及时排除，不会对病人产生不良影响。

（三）CTA 图像重建技术

回顾性薄层重建采用低通滤过（加降噪算法）、最小层厚（约 1 mm）、重叠重建（1.5 mm 层厚以下时采用小的重叠，20%～30%；2 mm 左右需要 50%的重叠），然后分别完成容积显示（volume rendering, VR）、最大强度投影（maximum intensity projection, MIP）和多层面重建或曲面重建（multiple/curved planar reconstruction, MPR or CPR），可以借助于相关血管分析软件对主要血管进行分析测量或在 MPR 上进行手工测量。

1. VR　使用了全部视野内的数据，在合适的条件其显示准确而可靠，但遗憾的是测量软件不成熟，未能广泛应用。在血管与其周围结构的对比度够大的情况下，VR 可以充分显示血管腔而不丧失对比性。目前情况下，VR 至少可以准确显示全部血管的空间立体关系，检测狭窄和扩张的位置、范围和程度，真实可靠。

2. MIP　MIP 的原理决定了其使用较厚层块时将掩盖较小的、不规则的或屈曲部位的狭窄，但薄层块处理和恰当的观察面将一定程度上弥补其缺陷，良好地显示狭窄，这取决于操作者对轴面原始图像的理解。MIP 的对比度依赖性小于 VR，因此可以显示更多的、对比较差的细小血管，因此其意义更多地在于细小血管或造影效果不佳时血管的显示，而非定量分析或立体三维显示。

3. MPR　MPR 最忠实于原始横断面，对狭窄和扩张的判断准确性基本等同于横断面。在现代各向同性成像条件下，由于可以更准确地获得血管轴面（即截面），因此实际上其判断的准确性优于原始横断面。而且其测量极为方便，在与专用软件分析血管的对比中发现两者有较好的一致性。缺点是缺乏全景性，易遗漏病变，常需要先找到狭窄可能的部位。

4. 自动血管分析　应用自动血管分析软件可以准确测量全部的血管扩张区、血管轻中度狭窄但血管强化较显著区等，包括血管管径和截面积。但严重狭窄或中度狭窄而血管强化不足时不能完成自动分析，此时需要通过手工于 MPR 正交断面上完成测量分析(图 14－3－3)。手工测量建立在血管长轴位及正交截面位 MPR 上，可获得管径和截面积的测量，其最窄或最宽位置与 VR 观察位置一致。

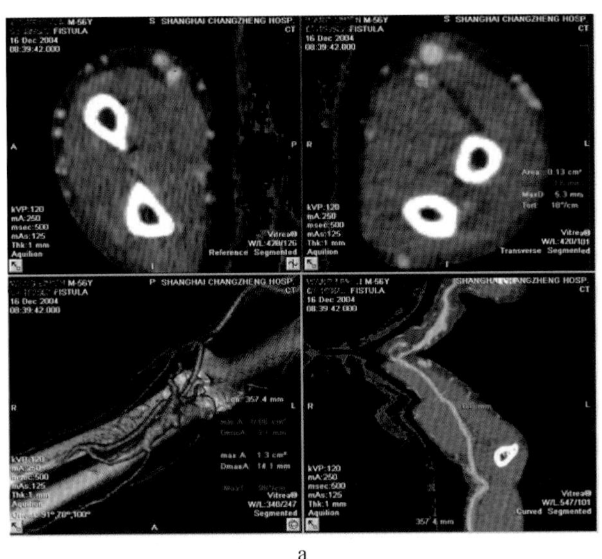

a

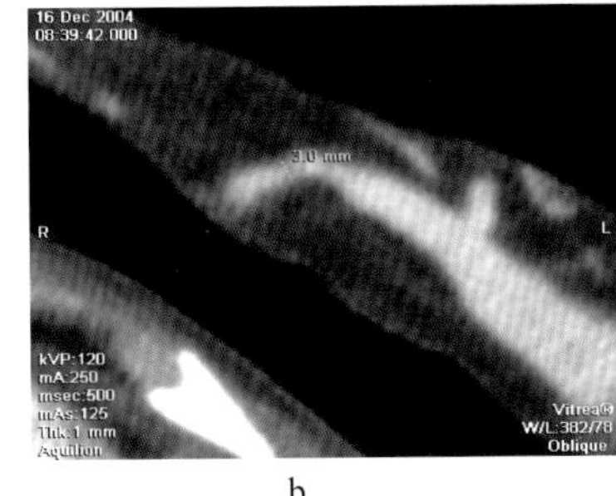

b

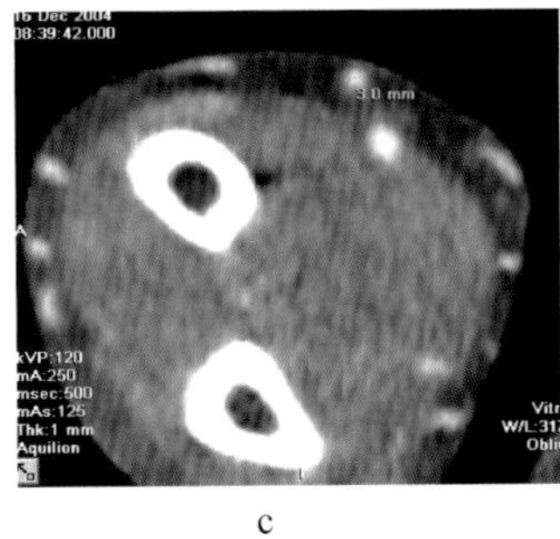

c

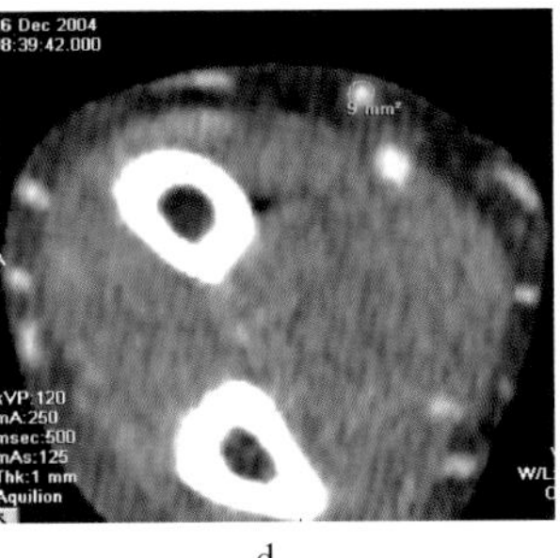

d

图 14－3－3　血管分析方法

注：血管分析软件自动分析(a)显示该段血管最窄处位于吻合口后，直径 3.1 mm，截面积 8 mm^2，MPR 正交截面手工测量显示最窄处血管直径 3.0 mm(b、c)，截面积 9 mm^2(d)。

5. 一个良好的折中方案　优化扫描方案获得尽可能高对比性的血管造影原始图像，用 VR 获得血管全景图像，找出狭窄和可疑狭窄之处；然后对 VR 疑诊的异常处进行 MIP 处理，希望进一步证实并获得对比性不佳血管的影像；最后用 MPR 对疑诊病变处进行测量，采用交互式观察和测量，获得该区域最小或最大截面进行测量。血管自动分析软件可用于验证 MPR 的测量，以进一步肯定 MPR 测量结果的可靠性。良好的血管分析软件一定程度上可替代人工测量。

6. 建议组合原则　VR 为眼观图像标准，MIP 为必要时的补充，测量依据自动血管分析结合 MPR 正交截面。CTA 造影图像配置为：全景 VR 图 1 幅，病变区域放大 VR 图和 MIP

图各 1 套(依病变多少而定),每个病变的正交 MPR 测量图 1 幅,并尽可能用自动血管分析软件进行验证。

二、CTV 造影表现

血透通路 CTV 目的是了解通路是否通畅,有无狭窄、栓子等,CTV 图像上的直接征象是血管的狭窄和充盈缺损,间接征象是侧支循环形成,可以解释临床血透时的引流不畅。需要注意的是,在锁骨下静脉穿过锁骨与第一肋骨之间时有一个正常压迹,不能认为是狭窄;而较少的侧支静脉显影也属正常;有时出现的规则静脉瘤样扩张则是正常静脉窦扩张所致。

血管以外的征象也有助于临床症状的解释,如心力衰竭表现为全身水肿或肺水肿征象,可以解释其肿胀手的形成。既缺乏直接征象又无明确可解释的血管外征象时,其意义在于排除上述 2 种情况,而将可能的原因范围缩小。对于单纯内瘘使用者可能是流入量高于流出量而造成肿胀手,置管者可能是功能性原因所致引流不畅。

CTV 最好的适应证是肿胀手综合征的病因诊断。肿胀手可以因为流出道狭窄或闭塞所致,也可以因内瘘流入高于流出导致失衡造成,心力衰竭也可以加重肿胀手的形成,CTV 不但可以显示流出道的形态学改变,也可以一定程度上反映内瘘所在上肢的血流动力学改变,并解释由此产生的肿胀手综合征(图 14-3-4,14-3-5)。但对置管后引流不畅的患者提供

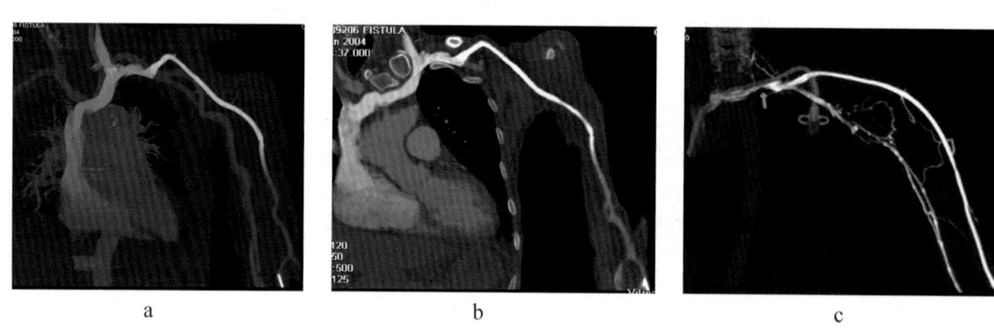

a　　　　b　　　　c

图 14-3-4　标准内瘘,肿胀手综合征 2 周

注:直接静脉 CTV-MIP(a)和 CPR(b)显示引流血管良好,造影剂排空正常;VR 显示锁骨下静脉下缘局部凹陷性切迹,该处锁骨下静脉似乎变窄,对应位置在 CPR(c)中为第 1 肋骨,提示为正常第 1 肋骨压迹。

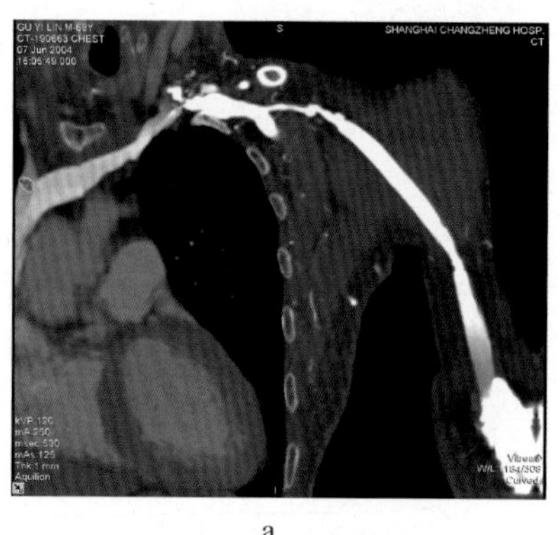

a

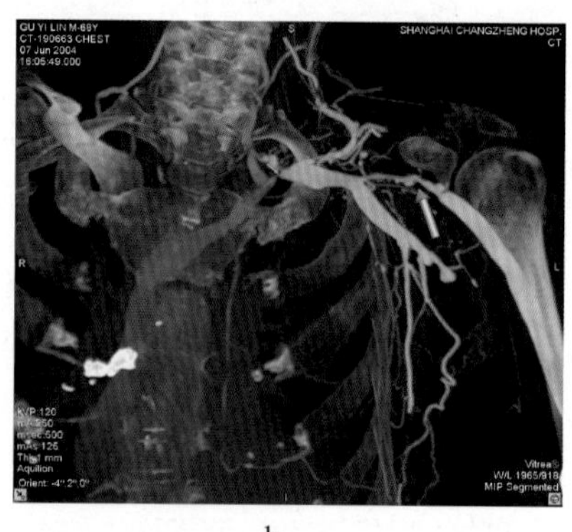

b

图 14-3-5　标准内瘘,肿胀手综合征

注:直接吻合口后造影 CPR(a)和 VR(b)显示引流静脉多处狭窄,包括锁骨下静脉、头静脉汇入锁骨下静脉之前、头静脉中段等,左肩周围有大量的侧支循环血管形成。

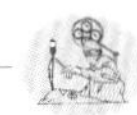

的信息有限，虽然管头周围显示也较好，可协助诊断有无栓子形成（图 14-3-6），是另一个适应证，但却不能很好地解释临床症状。

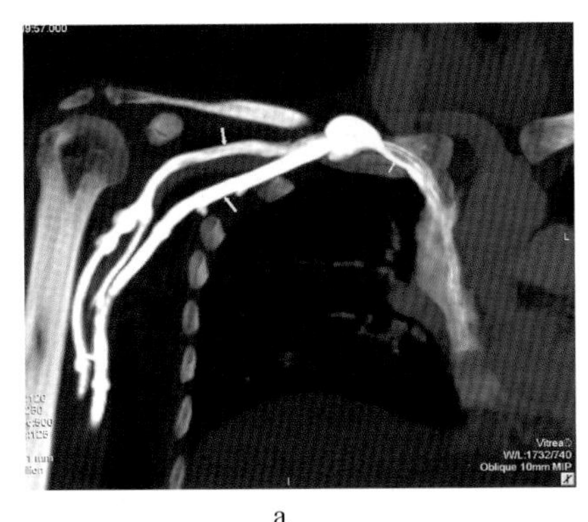

a

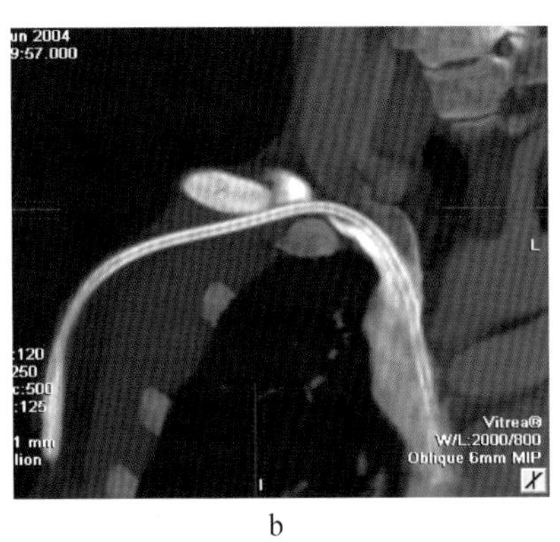

b

图 14-3-6 上腔静脉置管后颈内静脉血栓形成

注：直接 CTV-MIP 显示右上肢静脉通路良好，置管良好，但颈内静脉汇入上腔静脉处出现充盈缺损，提示静脉内栓子形成（箭头）。

三、CTA 造影表现

CTA 显示内瘘具有全景性，可以直观而完整地评价吻合口、流入及流出道。正常情况下，吻合口显示清晰，管径大多与流入动脉相似，部分稍窄，但可以保证足够的血流量。吻合口以近的动脉通常在正常范围内，由于动静脉短路造成的血流量增加，对流入动脉的形态学改变不大。吻合口以远的引流静脉因重塑而扩张，理想的流出道是单支增粗并动脉化的静脉，具有粗、长、壁厚等特点，侧支循环不明显，血流集中。临床上常见的是一支主要的引流静脉，符合内瘘建立要求，常伴有数支细小的旁支。因为反复穿刺，引流静脉大多粗细不均。

临床上所见的异常绝大多数发生于引流静脉，最常见的异常为流出道狭窄（图 14-3-7，14-3-8），其他还包括管腔闭塞、血栓形成以及“动脉瘤”等。在笔者研究的病例中所有的血管异常均出现在流出道上，而流出道也无一例外地出现异常，其中多发狭窄多见。有闭塞时可见侧支循环显著（图 14-3-9，14-3-10），CTA 充分显示了这些血管狭窄、截断的部位

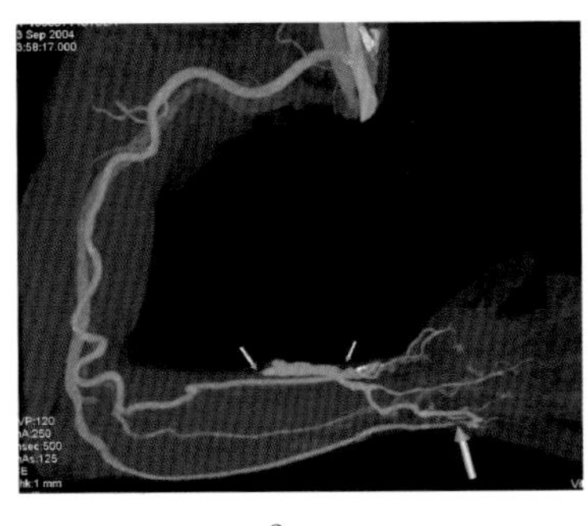

a

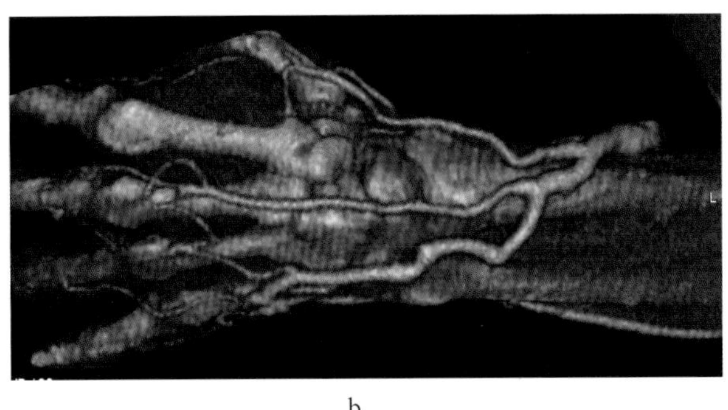

b

图 14-3-7 左侧标准内瘘，手背肿 6 个月加重 1 个月

注：CTA 显示前壁引流静脉完全闭塞（a），经侧支入尺静脉回流（b）。

和长度，并充分显示了侧支循环的程度、部位、走行方式，既解释了临床症状获得诊断，又为临床进一步处理提供了十分理想的血管解剖图。

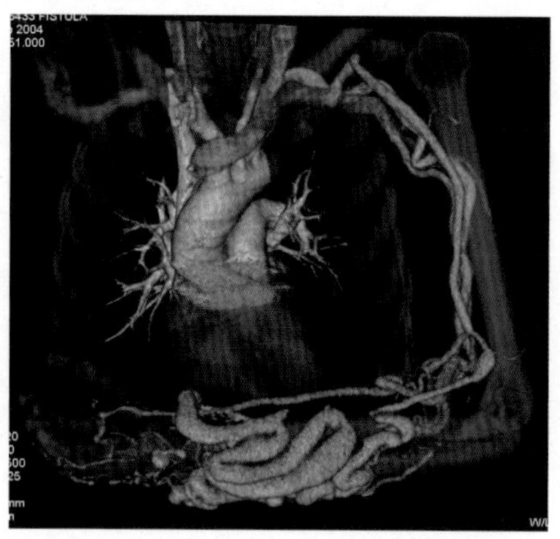

图 14-3-8 左侧标准内瘘，伴前臂浅静脉广泛曲张

注：CTA 显示引流静脉主干闭塞，巨大侧支形成。

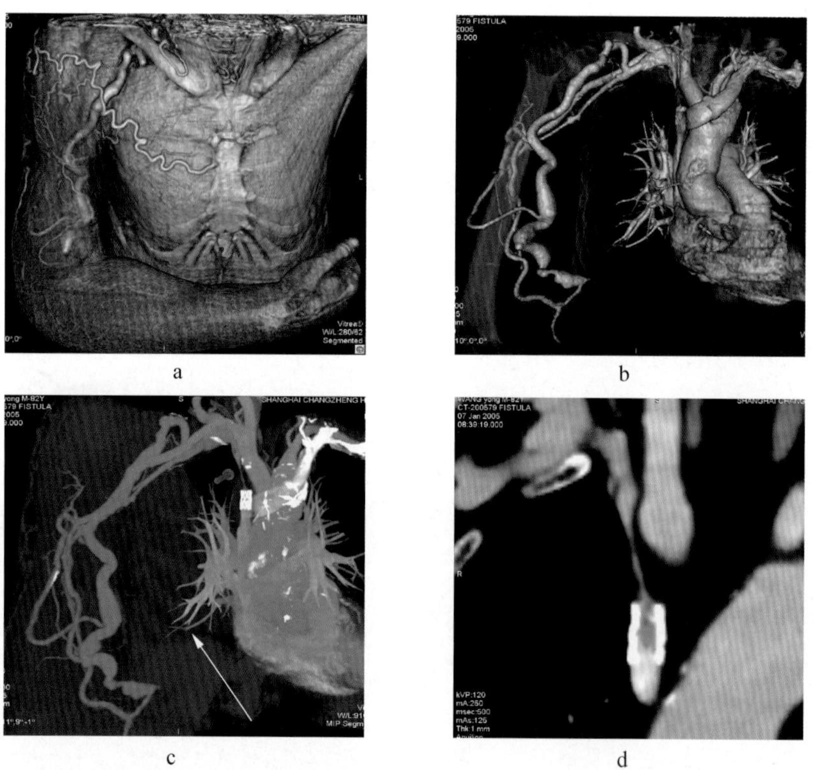

图 14-3-9 M82，右上臂内瘘 3 年，右上肢肿胀 3 周(A)

注：CTA 显示引流静脉多节段狭窄与扩张共存，伴有部分侧支静脉形成(b、c)；同时显示 SVC 支架内栓子形成及支架近侧 SVC 严重狭窄(d)。

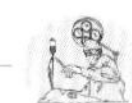

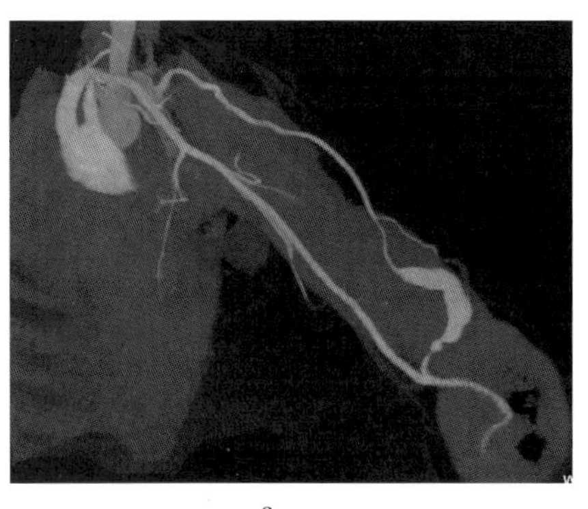

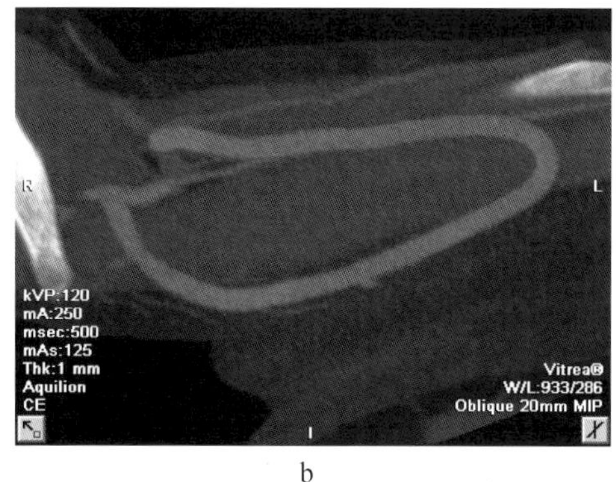

a　　b

图 14-3-10　左上肢标准内瘘，流量不足

注：CTA 显示左上肢内瘘仅局部瘤样扩张及其两端细小血管通道(a)。人工血管治疗后 CTA 显示人工血管通畅(b)。

吻合部位以远的动脉是另一个观察目标，主要指标准内瘘时掌动脉弓的观察，用以判断有无盗血现象。但由于血管的损害，部分病例常不能清楚地显示血管。

第四节　MRA 血管成像

一、造影技术

MRI 应用于血管通路是近些年的事，开始时限于技术，仅使用较小的 FOV，只对动静内瘘吻合口及穿刺范围进行成像。以后 Han，Froger 等采用了 2 次注射 2 节段成像拼接技术，对血管通路的全程进行成像，Zhang 等则借助于 MRA 新技术，采用大 FOV 技术，一次注射快速采集获得完整的全程血管通路图像。国内尚未见血管通路的 MRA 成像报道。

二、造影表现

MRA 的表现形式基本同 CTA 和 DSA，但空间分辨率进一步下降，狭窄的测量精度不如前两者(图 14-4-1)。

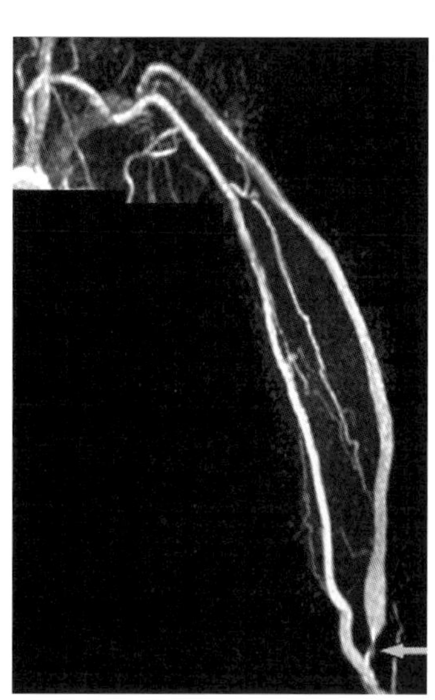

图 14-4-1　3D-CE-MRA 拼接图像显示左上臂血管通路全程(箭头所示为动静脉吻合口处的明显狭窄)

（李惠民）

参考文献

[1] 李月红，于仲元，王玉柱. 自体动静脉内瘘在血液透析中的应用. 临床内科杂志，2003，20(8)：408－410

[2] Mihmanli I，Besirli K，Kurugoglu S，et al. Cephalic vein and hemodialysis fistula：surgeon's observation versus color Doppler ultrasonographic findings. J Ultrasound Med，2001，20(3)：217－222

[3] 卢伟，许小立，李彦豪. CO_2－DSA 研究新进展. 生物医学工程与临床，2002，36：55－58

[4] 李惠民，董永华，肖湘生，等. 血液透析中血管通路的 CO_2 血管造影初步研究. 中华放射学杂志，2005，39(4)：370－374

[5] 李惠民，刘士远，于红，等. 血液透析中血管通路的 CT 造影. 中国医学计算机成像杂志，2005，11(5)：350－354

[6] 李惠民，于红，刘士远，等. 血液透析之自体动静脉内瘘的 CT 血管造影初步研究. 中国医学计算机成像杂志，2005，11(6)：408－411

[7] 叶朝阳，主编. 血液透析血管通路的理论与实践. 上海：复旦大学出版社，2001：214－216；231－232

[8] Kim HC，Chung JW，Yoon CJ，et al. Collateral pathways in thoracic central venous obstruction：three－dimensional display using direct spiral computed tomography venography. JCAT，2004，28(1)：24－33

[9] Addis KA，Hopper KD，Lyriboz TA，et al. CT angiography：in *vitro* comparison of five reconstruction methods. AJR，2001，177：1171－1176

[10] Cavagna E，D'Andrea P，Schiavon F，et al. Failing hemodialysis arteriovenous fistula and percutaneous treatment：imaging with CT，MRI and digital subtraction angiography. Cardiovasc Intervent Radiol，2000，23(4)：262－265

[11] Planken RN，Tordoir JH，Dammers R，et al. Stenosis detection in forearm hemodialysis arteriovenous fistulae by multiphase contrast－enhanced magnetic resonance angiography：preliminary experience. J Magn Reson Imaging，2003，17(1)：54－64

[12] Smits JH，Bos C，Elgersma OE，et al. Hemodialysis access imaging：comparison of flow－interrupted contrast－enhanced MR angiography and digital subtraction angiography. Radiology，2002，225(3)：829－834

[13] Han KM，Duijm LE，Thelissen GR，et al. Failing hemodialysis access grafts：evaluation of complete vascular tree with 3D contrast－enhanced MR angiography with high spatial resolution：initial results in 10 patients. Radiology，2003，227(2)：601－605

[14] Froger CL，Duijm LE，Liem YS，et al. Stenosis detection with MR angiography and digital subtraction angiography in dysfunctional hemodialysis access fistulas and grafts. Radiology，2005，234：284－291

[15] Zhang J，Hecht EM，Maldonado T，et al. Time－resolved 3D MR angiography with parallel imaging for evaluation of hemodialysis fistulas and grafts：initial experience. AJR，2006，186：1436－1442

第十五章

血管通路失功能的病理生理学

理想的血透血管通路必须具备以下特点：能提供足够的血流，以满足透析剂量的需要；适合长期使用，且并发症少。目前临床获得广泛应用的长期血管通路包括自体动静脉内瘘（AVF）、PTFE人造血管和涤纶套长期深静脉导管。

自体AVF被普遍接受为首选的血管通路，一旦成熟，自体AVF具有较长的使用寿命和较低的并发症发生率。自体AVF的两个主要并发症为早期的成熟失败和后期的静脉端狭窄。

临床上许多患者由于血管条件等因素的限制，无法建立成熟的自体AVF，则必须依赖PTFE人造血管或涤纶套长期深静脉导管维持血透。PTFE人造血管的植入相对容易，植入后能较快地投入使用，在国外应用非常广泛，但PTFE人造血管的狭窄、栓塞和感染的发生概率很高。

涤纶套长期深静脉导管有非常高的血栓形成和感染概率，应尽量避免作为长期血透的通路。但在很多具体的临床情况下，涤纶套双腔静脉导管是不少血管条件差的血透患者无奈而又值得庆幸的选择。

血透患者并发症发生率以及预后与透析血管通路的类型直接相关，美国一项大规模回顾分析的资料显示，依赖长期深静脉插管（有涤纶套或无涤纶套）透析的患者死亡率要远高于人造血管和自体AVF的患者（16.8%和15.2%与9.1%和7.3%）。同时，2007年美国肾病数据系统（USRDS）资料显示，即便是自体AVF也仅有39.4%的ESRD病人能长期维持其功能。为患者选择最适合其需要的透析血管通路并长期维护其功能一直都是肾科医生所面临的严峻挑战。了解各型血管通路失败的病理生理基础，对于指导血管通路功能的维护、有效治疗血管通路功能不良无疑都具有非常重要的意义。

本章讨论各型血管通路失功能的病理生理变化，包括自体AVF成熟不良、自体AVF和PTFE人造血管狭窄、血管瘤形成和静脉置管感染等，并将在血管通路失功能中重要的病理过程——内膜增生单独进行讨论。

第一节　内膜增生的细胞生物学与分子生物学机制

内膜增生是自体AVF和PTFE人造血管狭窄的重要病理生理基础，也参与了自体

AVF 成熟失败的病理环节。近年来，人们对内膜增生的机制有了较深入的认识。本节主要讨论 PTFE 人造血管愈合和自体 AVF 成熟过程中内膜增生的细胞和分子生物学机制。

一、PTFE 人造血管愈合的生物学

PTFE 人造血管为一非细胞结构的纤维性支架，植入人体后通过愈合过程，在其基础上再构建一层改良的"血管壁"。PTFE 人造血管的"愈合"包括 3 个过程：首先，通过慢性炎症反应，人造血管长到周围的结缔组织中，形成少血栓或无血栓的管腔表面。其次，人造血管与流入动脉和流出静脉的吻合可在这些血管上产生继发性反应，包括其对损伤的反应和在血流动力学改变下形成的重构。最后，在植入 PTFE 后宿主体内也会产生全身性反应，包括补体激活增加，循环中血小板、中性粒细胞和单核细胞的减少等(图 15-1-1)。

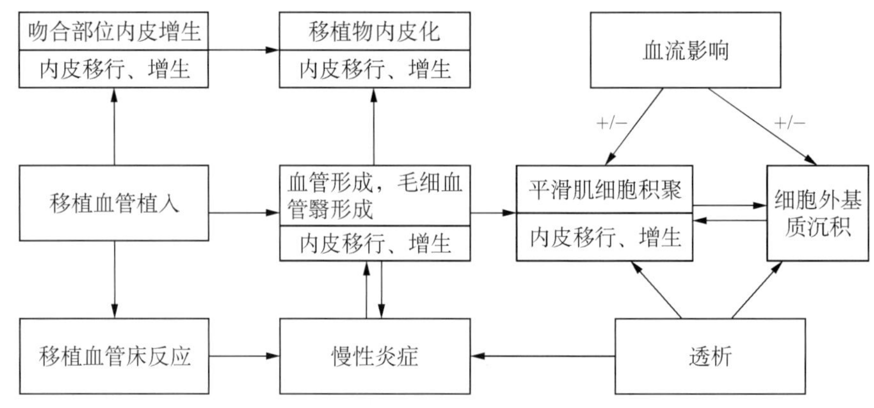

图 15-1-1 PTFE 人造血管愈合示意图

注：人造血管通过管道内皮化和新内膜形成(包括平滑肌细胞移行、增殖和细胞外基质沉积)长入机体组织中。植入机体后，红细胞和纤维素覆盖了吻合口缘和管腔表面。人造血管周围组织渗透生长和组织包裹主要发生在人造血管的外周部分，并随植入时间的延长而强化。人造血管中新内皮的形成是通过毛细血管生长、透壁内皮化，并经过吻合口部位的移行后出现跨血管壁的内皮化。血管平滑肌细胞移行入新内膜，并且在多种胶原、糖蛋白、氨基糖蛋白组成的细胞外基质中增殖。血流和透析影响人造血管中细胞的移行、增殖和细胞外基质沉积。

PTFE 人造血管中新内皮的形成可通过两种途径实现：由毛细血管生长进入而透壁内皮化，以及通过吻合口细胞移行实现内皮化。毛细血管的透壁生长有赖于人造血管的多孔特性，PTFE 的多孔性对此十分有利。将低孔性人造血管(结间距 10～30 μm)植入狒狒的主-髂动脉位置，腔内内皮覆盖仅限于吻合口附近的较小范围。而高孔性人造血管(结间距 60 和 90 μm)，腔内内皮覆盖较为完全。第二种途径 PTFE 人造血管内皮化需通过吻合口细胞的移行来完成。穿壁纤维毛细血管的渗入生长为内皮细胞从吻合口移行、黏附到 PTFE 人造血管上提供了关键性的支持结构。在犬模型中，新的证据支持血流沉积性内皮化的可能，这也许是人造血管愈合的第三种可能模式。这种新内皮化愈合过程分为 6 个阶段(表 15-1-1)：血小板聚积期(第Ⅰ期)、纤维素网期(第Ⅱ期)、桥联期(第Ⅲ期)、进展期(第Ⅳ，A 期)、薄壁长纤维丝管道穿壁移行期(第Ⅳ，B 期)、内膜闭合期(第Ⅴ期)和内皮血栓抵抗期(第Ⅵ期)。在羊模型中，PTFE 瘘管置入后 3 个月，管腔血栓形成是狭窄的突出原因，可从静脉吻合口延伸达数厘米长。在 3 个月内，邻近区域新内膜中的巨噬细胞和毛细血管侵入血栓中使之机化，并为内皮细胞所覆盖。

表 15-1-1 人造血管中的新内皮化

第Ⅰ期	0～5 min	血小板聚积
第Ⅱ期	5 min～48 h	纤维素红细胞聚积，细胞成分被纤维素网包裹
第Ⅲ期	48 h～1 周	吻合口开始新内皮化
第Ⅳ		
A 期	1 周～1 个月	内皮细胞沿人造血管内表面生长，近端生长速度比远端快，生长区域为多角形细胞，非生长区域为梭形细胞
B 期	3 周～1 个月	内皮细胞延长成梭形，长轴与血流方向平行，新内皮化完成
第Ⅴ/Ⅵ期	1 个月～1 年	新内皮静止

组织病理研究显示，PTFE 人造血管内膜增生时，在管腔表面可见内皮细胞，其下方为嵌在广泛细胞外基质中的平滑肌细胞组成的新内膜。细胞密度低为 PTFE 移植新内膜的特征。人类 PTFE 人造血管研究显示，在植入后 5～24 天，红细胞和纤维素覆盖了吻合线和部分内腔表面，巨噬细胞散见在整个血栓中。在 11～48 个月，人们发现一层内皮细胞或一薄层纤维素已覆盖了人造血管的吻合部分，此时，平滑肌细胞和胶原可视为进展中的吻合口增生内膜。植入后 94～149 个月，吻合口内膜增生保持相对稳定，内膜增生的厚度和长度与 11～36 个月时相同。94～149 个月时人造血管管腔表面覆盖着一层结缔组织基质，上面散在分布着一些血栓，Ⅲ型胶原染色最为明显，Ⅰ、Ⅳ和Ⅴ型胶原也能被检测到，而无法检到Ⅱ型胶原的存在，弹性蛋白可见于吻合口增生的新内膜中。在已长入的 PTFE 人造血管中可检测到慢性炎症细胞(巨噬细胞、淋巴细胞、单核细胞和巨细胞)。人造血管增生新内膜在电镜下显示平滑肌细胞中有丰富的扩张粗面内质网小泡及在外周包含致密小体的肌丝束。人造血管管腔侧所生长的扁平内皮样细胞胞液小泡较少，无明显的基膜，细胞中有肌丝和丰富的粗面内质网。

在实验状况下的人造血管中，平滑肌细胞伴随着毛细血管内皮细胞长入人造血管管腔，在内皮下增殖形成内膜。在吻合口处，相邻动脉断面的内皮和平滑肌细胞形成内膜，以每天 0.2 mm 的速度沿着人造血管管腔表面移行。两种类型的细胞增殖均与生长边缘有关。尽管吻合口内皮覆盖已完成，此处的内皮和平滑肌细胞仍继续增殖，吻合口部位内膜的横断面积总比邻近部位人造血管内膜的横断面积要大。在 PTFE 人造血管的静脉吻合口，血管内皮细胞生长因子(VEGF)的表达增加。人造血管新内膜中包含的细胞外基质比相似的动脉病灶要多。Ⅰ型 α_1 前胶原 mRNA 和胶原合成在人造血管平滑肌细胞中也较动脉平滑肌细胞明显升高。在愈合实验中，将 PTFE 人造血管植入主动脉-髂动脉 2、8 和 12 周后，再取出进行体外灌注，可释放出比对照动脉更多的丝裂原，此活性可被对抗血小板衍生生长因子(PDGF)的抗体所阻滞。而且，用 RNA 印迹法分析和原位杂交方法均可在人造血管内膜中检测到 PDGF-A mRNA 和蛋白。通过用胸腺嘧啶脱氧核苷标记测定，可检测出平滑肌细胞在与 PDGF mRNA 表达相同的区域增殖(内膜内侧 1/3 和贴近管腔表面的细胞)，PDGF-B 几乎测不出。在鼠 PTFE 移植模型中，多孔型人造血管在 4 周后释放到血液循环中的 PDGFAA、PDGFBB 和碱性成纤维细胞生长因子(bFGF)的量比非多孔性人造血管要显著升高。在 PTFE 移植啮齿类动物模型中，腹腔内注射抗 bFGF 的多克隆抗体在最初 3 天可显著地抑制平滑肌细胞的增殖。

部分研究显示人造血管内膜增生为血流量依赖性。狒狒主-髂动脉中植入的人造血管在高血流量下(置入远端瘘管)形成的内膜比正常流量下要少。如果将在高血流情况下愈合的人造血管转移到正常血流量下,新内膜将在28天内加速增厚,用免疫组化方法可检测到蛋白多糖沉积惊人地增加,这些人造血管增殖发生在内膜的内层,与内皮细胞层并行。从高流量环境转到正常流量后4天,PDGF-A mRNA和蛋白水平即显著升高。PDGF-B配体水平无改变,而PDGF受体α和β水平有所增加,但未达显著性水平。冲击性应用抗PDGF受体β和PDGF受体α的单克隆人/鼠嵌合抗体可显著抑制新内膜流量依赖性加速增生。相反,将正常流量下愈合的灵长类PTFE人造血管置入高流量环境下,可诱导新内膜层的减退。这种减退与内皮细胞中一氧化氮合成酶蛋白的明显升高以及蛋白多糖沉积的显著减少有关。

二、自体AVF成熟的生物学

自体AVF成形术后,回流静脉即刻暴露在高血流量和高压力下,此后短期和长期的病理生理反应是非常复杂的。形态上最明显的变化是管腔扩张和管壁增厚(静脉动脉化)。我们必须注意到静脉和动脉存在固有的差异。在解剖学上,静脉壁缺乏内弹力层,平滑肌细胞和成肌纤维细胞易从中膜迁移至内膜。在分子生物学层面上,静脉系统相对缺乏一氧化氮和前列腺素,使其内皮易受损伤。最近研究表明,在基因表达上静脉与动脉系统也存在差异,但基因表达差异是否与静脉易受损相关还缺乏明确的依据,因此静脉一旦暴露在动脉循环环境下,将发生复杂的病理生理变化:一部分是适应性反应,静脉重构动脉化,参与内瘘的成熟;另一部分是过度反应,导致内膜异常持续增生,导致内瘘狭窄,尤其好发于吻合口。下面主要讨论静脉暴露在动脉循环后的分子生物学变化,有助于理解临床内瘘成熟失败和远期失功。

研究证实静脉暴露到动脉循环后,多种活性细胞(内皮细胞、平滑肌细胞、成肌纤维细胞、巨噬细胞等)及细胞因子(PDGF、bFGF、TGF-β、TFP、VEGF等)都参与了复杂的病理生理变化。

研究显示移植静脉内皮细胞经受严重的拉伸,切线应力增大,造成了内皮细胞的损伤。在24 h内,内皮细胞被夹在黏附性腔面多形核细胞与浸润性内皮下多形核细胞之间,同时内皮表面还有血小板沉积和广泛的内皮下水肿。在4天～4周期间的炎性浸润有Ⅱ型类MHC抗原存在,主要由单核细胞和巨噬细胞组成,T细胞较少($CD_4^+ > CD_8^+$)。暴露到动脉循环后,静脉壁平滑肌细胞肌动蛋白束在3 min内断裂,在1天内降解,5天时再生。再生的肌动蛋白丝失去了其最初的外观和定位。这些变化与平滑肌细胞移行入内膜有关。在静脉周围用外部支持可防止肌动蛋白断裂。在静脉移植实验中,平滑肌细胞在接入动脉循环最初72 h开始增殖,并持续至少7天。显微镜下内膜增生的发展较迟,约从第3～5天开始,在7～14天迅速增加,随着平滑肌细胞增殖,与α_j和α_S亚单位的原始表达相关的平滑肌细胞上特异的膜G蛋白亚单位表达也发生改变。在第1周,内膜和中层的增厚与平滑肌细胞数目的增加有关。在1～4周,内膜和中层中通过细胞致密度增加,而非数目增加,得以继续增厚。在4天～39周,细胞数目与致密度均无增加,而内膜和中层仍继续缓慢地增厚。在鼠移植静脉中,第4天可在外周膜与腔内检测到凋亡细胞增加;在1～2周,增生内膜中可检测到凋亡细胞;第4周时,穿壁凋亡细胞较为明显;到第6周,凋亡细胞减少到基础水平。Bcl-2 mRNA(一种凋亡抑制剂)直到4～6周才能被检测出来。

在对照组静脉内皮中和内皮下观察到了TNF-α的基础表达,但在血管中层无表达。移植静脉1周后,血管中层中TNF-α表达增加(90%的细胞),在2周时达平台期,直到4周仍

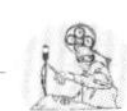

保持升高势头。IL－1β和bFGF的表达在2天时到达高峰。IL－1α早期表达，4周后即消失。PDGF和bFGF的产生比内膜增生形成略早一点。对照组静脉中发现了PDGF－A mRNA，但在移植1 h后下调，4 h消失。PDGF转录在静脉移植后第1天就上调，4天～1周均有显著表达。PDGF－B mRNA在猪的移植静脉中可发现，但在对照静脉中为阴性，原位杂交证实了内皮和新内膜细胞层中PDGF－B的存在。植入后6 h，在内皮中即可检测到bFGF表达，2天时血管中层也有表达，1周时回到基线水平。在2周时形成第2个高峰，4周时又恢复到基线水平。在4～12周时，实验条件下移植静脉释放的bFGF比对照静脉高5倍，这与内膜增生的形成相符合。移植动脉产生的bFGF和PDGF的量比移植静脉少。TGF－β的表达高峰总是在4天～4周。移植静脉中的TGF－β_1受体mRNA在1～4 h已较明显表达，1天～2周时表达很显著。在连接入动脉循环后头7天，TGF－β的释放与对照静脉相似；7天后，TGF－β的释放即比对照组高出1倍；4～12周，TGF－β释放达到对照组的3倍。TGF－β基因转移引起内膜增生的显著增加，平滑肌细胞内容物增多，以及收缩性和对5－羟色胺敏感性增强。瘘管血管移植后，组织因子蛋白在移植静脉内膜中增加至少持续3天，并与$CD18^+$ PMNs相关。在成熟的移植静脉中，组织因子蛋白（TFP）并不见于内膜而是在中层平滑肌细胞中表达。在围手术期用TFP抑制物治疗可以抑制内膜增生。VEGF mRNA在48 h时增加2倍，在4周时恢复正常，但VEGF蛋白在开始的14天内减少，经外膜周胶质补充VEGF可减轻内膜增生。

在静脉系统压力范围内，静脉表现出高度顺应性，而在动脉压力下其顺应性相对较差。在静脉中，血流（与剪切应力密切相关）与内膜增生的形成密切相关，血管壁的变形与中层的增厚关系密切。管壁张力增高在内膜增生进展中也有作用，血流量低的移植静脉内膜增厚更明显；将静脉移植到动脉环境中，动脉血流减少50%，4周后内膜增生增加60%，血管中层肥厚增加17%。同样，低剪切应力也与移植静脉的内膜增生发展有关。在低流量情况下，移植静脉内膜呈加速性增厚；当血流参数正常后，内膜增厚可逆转。在一个不良耗竭模型中，内膜增生在2～4周时加速，在3～5天时，两组中层的平滑肌细胞增殖相当。如动脉系统移植静脉周围加上硬物支持可减少内膜增生，降低PDGF表达，保留内皮依赖性反应。在兔模型里，把静脉移植到动脉环境中2周后，将之再移植回静脉循环中，再过2周，可见到重新移植的静脉内膜和中层增厚有明显恢复，并重新获得内皮依赖性松弛功能。有人在犬模型中进行类似的实验，将静脉移植到动脉环境中，12周后再移植回静脉循环，却见到移植静脉内膜增生无减轻。实验静脉移植到静脉系统后，在2～8周产生的PDGF和bFGF与对照组静脉相当，这与移植静脉内膜增生的恢复相符。同样，静脉移植到动脉循环后2周时产生的TGF－β为对照组6倍，8周时为对照静脉2倍，这与内膜增生的恢复也相符合。

内瘘成熟需足够的血流量维持血管床和防止血栓形成，而血流量的维持需要吻合动静脉有合适的内径，以及术后静脉适当的重构和扩张。正常肱动脉血流量在50 ml/min，桡动脉血流量为25 ml/min，而成熟的前臂内瘘血流量至少在500 ml/min，即增加了至少20倍。根据泊肃叶方程，血流量与血管压力梯度差和血管半径的4次方成正比，与血液黏滞度成反比，因此动脉内径扩张，内瘘静脉回路低阻力导致瘘口高压力梯度差，血液黏滞度的下降等因素可增加内瘘血流量。内瘘创建后高血流速和血管壁剪切应力改变是影响血管扩张和重构的主要因素。内皮细胞对剪切应力改变敏感，剪切应力改变可刺激内皮细胞分泌一氧化氮及其他扩血管物质，作用于平滑肌细胞，引起血管舒张，矫正剪切应力恢复基线。研究表明血管壁弹力层断裂对动静脉扩张是必须的，而弹力层断裂与基质金属蛋白酶(MMP)激活有关，一氧化氮合酶的抑制剂可阻断 MMP 活化，表明 MMP 激活受内皮细胞释放的一氧化氮调控，抑制 MMP 和一氧化氮可阻碍动脉重构和剪切应力矫正。Castier 等在构建的特异性缺失一氧化氮合酶的纯合子小鼠颈动脉-颈静脉内瘘模型中发现 MMP 活性和动脉扩张减弱，进一步证实一氧化氮、MMP 与动脉重构相关。

三、新内膜的形成过程

新内膜的形成是一把双刃剑，不管是人造血管内瘘还是自体内瘘，吻合口新内膜的形成和管腔内皮化对抑制血栓和维持内瘘功能都是有益的，但多种因素导致内膜持续不可控增生，导致内瘘狭窄最终失功。其形成过程通常认为包括 3 个步骤：细胞增殖、细胞移行和内膜延伸。

(一) 细胞增殖

一系列上游事件，主要包括动静脉吻合口或人造血管-静脉吻合口的血流动力学张力(低剪切应力、湍流、动脉或人造血管和静脉间适应性不匹配等的综合结果)、血管通路建立时的外科损伤(对自体 AVF 更为明显)、PTFE 人造血管(可吸引巨噬细胞释放细胞因子)、透析穿刺针对血管通路的损伤、尿毒症(可恶化内皮细胞功能，加速静脉新内膜增生)。而在经皮血管成形术(PTA)治疗狭窄后的复发事件中，PTA 扩张所导致的内皮和平滑肌损伤也是重要的上游事件。上游事件所产生的细胞因子和体液因子对内皮和平滑肌细胞的刺激可引发级联瀑布反应，这些反应包括受体偶联膜结合 G 蛋白和酪氨酸激酶细胞反应，接着导致细胞内蛋白激酶、cAMP 依赖性激酶和 MAP 激酶的激活。这些第二信使诱导 DNA 结合蛋白的表达和 DNA 的复制，接着平滑肌细胞分化(图 15 - 1 - 2)。在平滑肌细胞激活后的 30 min～2 h，c - myc 和 c - fos mRNA 开始表达，12 h 后回落到基线。在血管成形术后 c - jun 转录增加 4 倍，1 h 后轻微减少，在 1～5 h 回到控制水平。c - myb 表达在 8～12 h 可观察到，16 h 后降到正常。在 4 h 内还有一系列早期生长反应基因产物(如 egr - 1)的快速诱导，在 8 h 内回到基础水平。在 12 h 内，在激活的平滑肌细胞内可发生 PDGF - A、TGF - β_1 和 bFGF 基因的诱导。在没有血液的情况下，早期基因产物的即刻诱导受到抑制。c - myb，c - myc 和增殖细胞核抗原(PCNA)的反义寡聚核苷酸可在体外抑制平滑肌细胞的增殖，在体内抑制内膜的过度增生。细胞周期蛋白依赖性激酶(cdk - 2)和细胞分裂周期激酶(cdck - 2)在损伤后被激活，而同时抑制 cdk - 2 和 cdck - 2 的反义寡聚核苷酸可抑制内膜的过度增殖生长。平滑肌细胞增殖的第一期为 bFGF 所驱动，抗 bFGF 抗体可以抑制此期反应的 80%～90%。新内膜平滑肌细胞的复制由自分泌和旁分泌因子所介导。新内膜的平滑肌细胞可表达 PDGF - B 链，培养的外植体具有 PDGF 合成功能。原位杂交显示内膜平滑肌细胞可继续表达 PDGF - A 链。并且注意到，在气囊损伤 6 周后仍具有增殖能力的平滑肌细胞就是那些继续表达 PDGF - A 链的细胞。

(二) 细胞移行

细胞移行可以是随机的(化学激动作用)或有方向性的(化学趋化作用——朝可溶性蛋白移行；接触趋化作用——朝不可溶性基质蛋白移行)，需要蛋白合成以及调控下的吸附和分离、非肌细胞性肌球蛋白和肌动蛋白的收缩等因素参与。平滑肌细胞朝内膜的移行部分由 PDGF 介导。细胞穿过 PTFE 基质的间隙进入新内膜必须发生几个步骤：必须形成一个

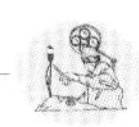

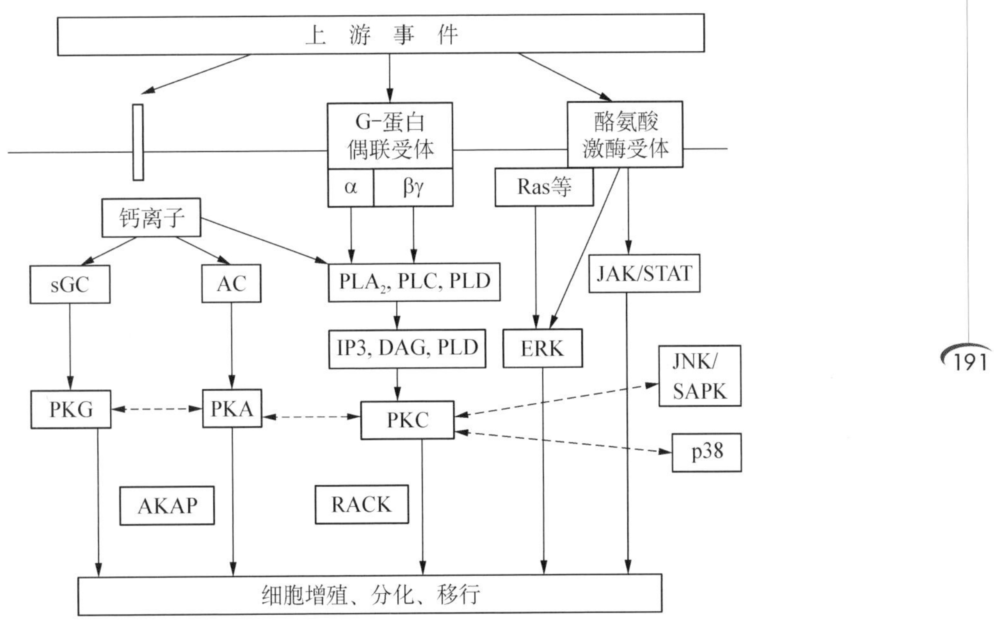

图 15-1-2 上游事件致多种细胞反应的信号转导模式图

注：配体与 G-蛋白偶联受体或酪氨酸激酶(PK)受体结合，引起靶细胞反应，触发一系列有序反应。细胞外钙离子流入可引发相似数量的反应发生。已发现不同的信号转导方式，如 Ras/Raf-1 通过 G-βγ 刺激丝氨酸激酶激活 ERK，并通过酪氨酸激酶激活 JAK/STAT。但在不同通路之间存在许多相互作用(由双箭头标明)。sGC 为可溶性鸟苷酸环化酶；AC 为腺苷酸环化酶；PL(A_2，C，D)为磷脂酶(A_2，C，D)；ERK 为胞外调节激酶；JAK/STAT 为 Jun 相关激酶/信号转导和转录活性因子；AKAP 为细胞骨架相关蛋白；RACK 为细胞骨架相关激酶；JNK/SPAK 为 Jun 相关激酶。

化学诱导剂梯度，平滑肌细胞必须降解围绕在每个细胞周围的基质壳，然后合成新的基质分子，以便能顺着化学诱导剂梯度移动。平滑肌细胞在内膜增生引导下移行入内膜中，此过程中一个重要的蛋白酶为纤维蛋白溶酶。在损伤后，平滑肌细胞中表达一种时间依赖性、分化增强的尿激酶(uPA)和组织型纤溶酶(tPA)活性，而在非损伤状态下表达的水平相对较低。uPA 在有丝分裂中为中层平滑肌细胞表达，而 tPA 则在移行细胞中表达。氨甲苯酸(一种纤维酶抑制剂)在损伤后可抑制平滑肌细胞的移行，但纤溶酶原激活物抑制剂(PAI-1，为纤溶酶合成的内源性抑制物)的 mRNA 表达在 6 h 达到高峰，在第 3 天回到基线。原位杂交显示，在新内膜中 PAI-1 染色很浓。PAI-1 蛋白表达在 3 h 增加 7 倍，2 天后恢复到基线，4～7 天又再次增加，PAI-1 活性也遵循相同的模式。

与平滑肌细胞移行相关的第二组酶是基质金属蛋白酶(MMP)，它们可以消化胶原、弹性蛋白、纤连蛋白(FN)、层黏蛋白(LN)和蛋白多糖。MMP 可以是膜结合型或游离的，目前已鉴定出至少 18 种亚型，并有一系列底物。纤溶酶激活 MMP，在平滑肌细胞激活的数小时内，MMP-3(基质降解酶)和 MMP-9(白明胶酶 B)被激活，并在最初 7 天保持活性状态。内膜和中层的 MMP-1 活性在 7～14 天被增强。在 1、2 和 4 周，MMP-2(白明胶酶 A)增加。同样，在损伤后 1 周，弹性蛋白酶短暂地升高到峰值。在新内膜中还能发现Ⅳ型胶原酶及其激活形式的转录。PDGF 和 bFGF 诱导的平滑肌移行要通过 MMP-2 和 MMP-9 的激活来介导。金属蛋白酶内源性抑制物(TIMP)的表达具有时间依赖性变化。TIMP-1 mRNA 在动脉损伤 6 h 内可检测到，24 h 时达高峰，到第 7 天即不再表达。TIMP-1 局部的过度表达可抑制内膜的过度增生。TIMP-2 的表达在损伤后 24 h 开始增加，在第 7 天达到高峰。TIMP-2 的活性高峰在第 3 天、第 7 天在内膜中局限化更明显。

平滑肌细胞通过表达整合素与其包裹性细胞外基质壳发生联系。整合素由α和β亚单位组成杂合性二聚体，具有短的、高度保守的胞质功能区。这些功能区通过与其他细胞骨架相关蛋白，如talin、纽带蛋白(vinculin)、α-肌动蛋白丝(α-actinin)结合，在细胞膜上形成蛋白复合物，从而与肌动蛋白纤维结合，增加了蛋白酪氨酸转氨酶磷酸化。不同整合素亚单位的相关组成仍不清楚。保守程度更高的β亚单位可能负责与相应位点结合，而较多变的α亚单位则可能负责整合素与蛋白复合物其他成分的调节。α_2 和 β_1 整合素与对Ⅰ型和Ⅳ型胶原、层黏蛋白的化学趋化作用有关，α_V、β_3 和 β_1 整合素则与对PDGF的化学趋化有关。α_5 整合素可能对平滑肌细胞的化学趋化不发挥作用。较高亲和力的 β_1 整合素的表达与动脉损伤后平滑肌细胞的移行和增殖之间呈负相关。在未损伤血管内没有 α_V、β_3 和 β_5 整合素mRNA的表达，在第2天可检测到微弱的信号，到14天增生的内膜内表达达高峰，而到第5周时表达开始减少，6 h后在靠近血管腔内面的地方即可检测到骨桥接素的表达。在3～5天内，$\alpha_V\beta_5$ 和骨桥接素(或称骨黏素，osteopontin)即被下调。尽管初始 $\alpha_V\beta_3$ 的基础表达很低，但在损伤后迅速上调，而3～5天内其水平开始下降。β_3 整合素和血小板反应素(一种 β_3 整合素的联结因子)的表达在血管损伤后迅速增加。骨桥接素、β_3 整合素mRNA和蛋白质水平与激活的内皮细胞增殖和移行之间具有暂时地、空间分布上的关联。对 $\alpha_V\beta_3$ 整合素RSD部分(Arg-Gly-Asp)的抑制可在体外抑制PDGF诱导的平滑肌细胞移行，在体内抑制平滑肌细胞移行，并减少体内实验条件下内膜的增生。

(三) 内膜延伸

血管平滑肌嵌入并吸附到由多种胶原、黏性糖蛋白和蛋白多糖组成的致密网格结构上。蛋白多糖为细胞外基质中发现的大分子物质，其组成为葡萄糖胺聚糖(黏多糖)链与蛋白核心共价结合，可根据其核心蛋白和大分子的结构和功能来分类。蛋白多糖的生物学作用是多样的，从机械支持、细胞黏附和移动性到细胞增殖等。大部分生物学作用都是通过蛋白与葡糖胺聚糖链的结合来调节的。在血管壁的细胞外基质中发现了3组主要的蛋白多糖：硫酸乙酰肝素、硫酸软骨素和硫酸皮肤素。后两组蛋白多糖构成了血管壁中蛋白多糖的主体。硫酸乙酰肝素分布在细胞膜上，硫酸软骨素主要分布在间隙基质中，而硫酸皮肤素分布在胶原纤维周围。与内皮细胞主要合成硫酸乙酰肝素不同，平滑肌细胞主要合成硫酸软骨素和硫酸皮肤素。

近期的研究提示，静息期的平滑肌细胞在受到分化刺激时合成的蛋白多糖会增加，这种增加主要发生在细胞周期的 G_1 期。蛋白多糖合成的增加伴随着平滑肌细胞对胶原和血栓黏合素合成的增加。在血管平滑肌细胞增殖期中，与硫酸软骨素合成相关几种酶的活性也增加。内皮细胞与平滑肌细胞汇合后产生的硫酸乙酰肝素可抑制平滑肌细胞的移行和增殖，此种抑制活性高度依赖于乙酰肝素酶(heparanases)的存在。乙酰肝素酶可产生硫酸乙酰肝素碎片，能发挥生长抑制物的作用。而且，平滑肌细胞具有对肝素/硫酸乙酰肝素的特异性高亲和力的受体。肝素可减少血栓黏合素的合成，血栓黏合素浓度的降低导致了DNA合成的减少。这或许是因为血栓黏合素和表皮生长因子协同刺激了DNA的合成。此外，肝素减少了平滑肌细胞上表皮生长因子受体的数目，从而降低了细胞对生长刺激的反应性。

随着时间推移，新内膜平滑肌细胞复制逐渐减少，开始产生大量的细胞外基质。在损伤后2天内，可发现Ⅰ型胶原mRNA表达迅速而显著地升高。这种情况可维持14天，在损伤后28天时回落到基线水平。Ⅲ型胶原和弹性蛋白原(tropoelastin)的表达升高较Ⅰ型胶原缓慢，峰值也较低。新内膜中Ⅷ型胶原的增加比较局限化，分布上与激活的分化血管平滑肌细胞相一致。用抗纤维素物质 β-氨基丙腈或卤夫酮(一种特异性Ⅰ型抗原抑制剂)来抑制胶原的沉积，可减少内膜增生的发展。弹性蛋白、硫酸软骨素、硫酸乙酰肝素蛋白多糖特异性 mRNA 在损伤后被诱导产生，2 周时达到高峰，维持至少 4 周。在兔模型中，胶原、弹性蛋白和蛋白多糖合成在 1、2 和 4 周时显著增加(达到对照组的 4～10 倍)。在鼠颈动脉中，新内膜透明质酸染色在动脉成形术后 7 天最为显著，并与正在增殖的平滑骨细胞相关。随着时间的推移，细胞外基质蛋白、骨黏素、versican、细胞黏合素(tenascin)和血栓黏合素、纤连蛋白的接合变异体大量表达。两种由 TGF-β_1 诱导的细胞外基质成分——纤连蛋白和 versican 在增生内膜中表达增加 2 倍并持续 2 周，而用抗 TGF-β_1 的抗体几乎可以完全抑制它们的表达。在新内膜中，存在着胶原或蛋白多糖富集区。胶原富集区含有严密编组的、延长的平滑肌细胞，以及Ⅰ型抗原、弹性蛋白和二聚糖。蛋白多糖富集区含有间距较大的延长和星状平滑肌细胞，以及 versican 和二聚糖。

以人造血管为例，其内皮增生的生长和调节见图 15-1-3。

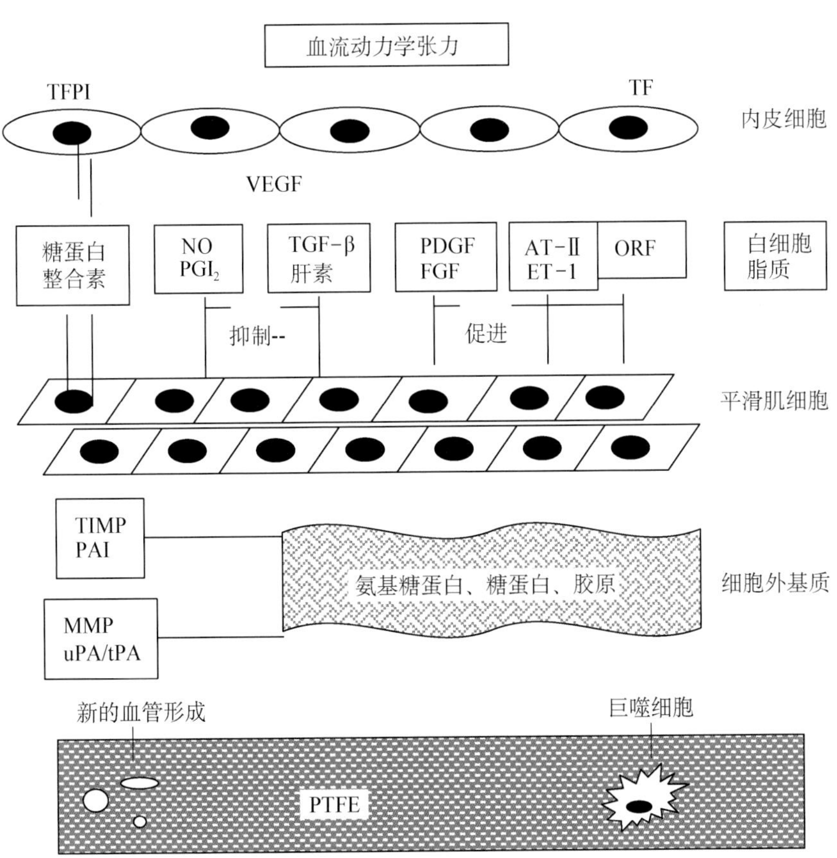

图 15-1-3　人造血管内皮增生的介导和调节

注：内皮细胞(ECs)和平滑肌细胞(SMCs)通过产生生长促进和抑制因子调节细胞生长。生长促进因子包括血管内皮细胞生长因子(VEGF)、血小板衍生生长因子(PDGF)、成纤维细胞生长因子(FGFs)、氧自由基(ORFs)、内皮素-1(ET-1)和血管紧张素Ⅱ(AT-Ⅱ)。生长抑制因子包括一氧化氮(NO)、前列环素(PGI_2)、转换生长因子 β(TGF-β)和肝素。内皮细胞可控制组织因子(TF)和组织因子途径抑制物(TFPI)。白细胞的浸润和脂质沉积影响细胞生长和管壁的基质成分。此外，细胞外基质的组成可促进或抑制细胞生长。细胞外基质组成可被整合素、糖蛋白影响，也可被内皮细胞和平滑肌细胞分泌的一系列蛋白酶(MMP，uPA，tPA)和蛋白酶抑制物(TIMP，PAI)所影响。PTFE 人造血管间隙中包含有巨噬细胞和新生血管产生的毛细血管床。

第二节 血管通路失功的病理生理变化及干预研究

本节讨论各型透析血管通路失败的病理生理学研究进展，以及在此基础上进行的实验室和临床干预研究。

一、自体 AVF 成熟失败

自体动静脉内瘘仍然是首选的最佳血管通路，我国、日本以及欧洲的大多数国家80%～90%的患者使用自体内瘘。自体内瘘的成熟标准是遵照“6”原则，即瘘管血流量>600 ml/min，动脉化的静脉血管直径>0.6 cm，皮下深度<0.6 cm，血管边界清晰可见。笔者建议再增加两个“6”，就是手术后4～6周使用，可以供穿刺的血管至少6 cm以上。

（一）病理生理变化

自体AVF的成熟有赖于术后充足的血流引发一氧化氮释放和继发的基质金属蛋白酶(MMP)激活，MMP活性导致血管弹力层断裂，继而促使血管充分扩张。中间任何环节出现问题，都有可能导致初始成熟失败。自体AVF的初始成熟失败发生率各地报道不一，国外有文献报道高达50%的自体AVF无法成熟。自体AVF的成熟失败特征性的病变为近吻合口部位狭窄，其早期病理过程复杂，很多因素都是可能的诱因，如动脉过细(<1.5～2 mm)、静脉过细(<2.0～2.5 mm)、外科操作的影响、施术者技能因素、静脉曾经穿刺过、静脉侧支形成分流了部分血流、血流动力学张力和MMP激活不足等。另外，某些遗传背景可以使血管在内皮和平滑肌受损后更易于收缩和新内膜增生。目前尚不清楚早期成熟失败的吻合口部位狭窄是源自静脉收缩还是静脉新内膜增生，或者两者均参与。

（二）治疗干预研究

对于降低自体AVF初始成熟的失败率，一些“传统”的观点仍然很有价值，包括患者早期转诊给肾脏科医生，选择合适的动脉和静脉，改善患者心功能，避免中心静脉插管，避免对血管进行过度的外科操作等。国外有研究显示，术前检查流入动脉内径>1.5 mm的患者，AVF成形术后12周其通畅率为83%；而术前检查提示流入动脉内径<1.5 mm的患者，术后12周AVF通畅率仅36%。

由于静脉狭窄参与了初始成熟失败的过程，针对新内膜增生的干预措施对自体AVF的成熟失败可能起到一定作用(具体见自体AVF和PTFE新内膜增生部分)。理论上，抑制MMP活性的药物(如多西环素)可能增加AVF成熟失败的风险，但尚无临床证据证实这个假设。近期一项随机对照临床试验显示，氯吡格雷可以减少造瘘术后早期血栓形成的概率，但并不能增加瘘管的成熟率。

二、自体 AVF 迟发性静脉端狭窄与 PTFE 人造血管的静脉端狭窄

（一）病理生理变化

自体AVF狭窄好发部位与PTFE人造血管不尽相同。一组血管造影资料显示，前臂

AVF 50%左右的狭窄发生在吻合口和近吻合口的静脉端；在上臂 55%狭窄发生在近心端回流静脉，吻合口附近狭窄占 17%。Asif 等一组多中心前瞻性研究结果提示，1 年内流入道狭窄(包括动脉、动静脉吻合口、近吻合口后 2 cm 静脉)在自体内瘘组为 40%，以吻合口和近吻合口静脉端为主，其中 54%患者有动脉、静脉多处狭窄。而 PTFE 人造血管狭窄部位主要在静脉吻合口、近静脉吻合口 1 cm 处，同时动脉吻合口也占有 4%～29%(图 15－2－1)。

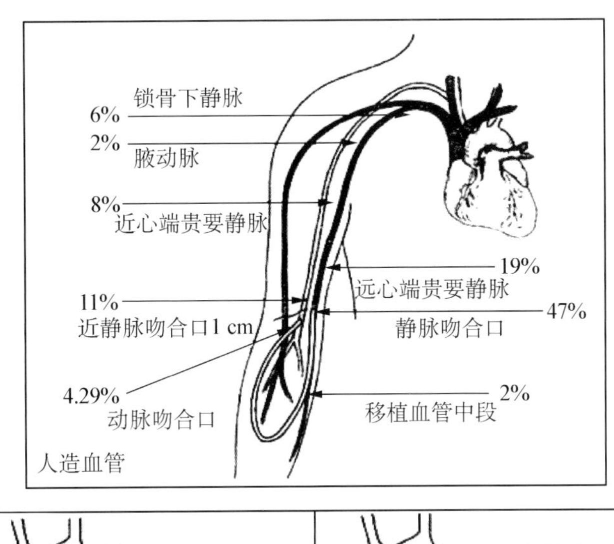

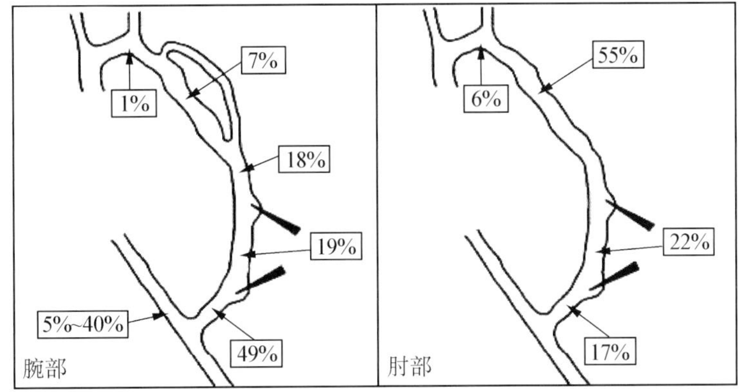

图 15－2－1 不同类型血管通路狭窄发生部位示意图

动静脉内瘘吻合口狭窄的细胞增生时效性研究显示，术后 2～7 天可以见到内膜、中膜和外膜细胞浸润，7 天后可以见到内膜出芽式增生，中膜增生的强度明显弱于外膜；28 天后主要是外膜和内膜增生；但是 42 天后，中膜和外膜的增生就消退了，内膜的增生仍然继续。我们在大鼠颈总动脉-颈内静脉端端吻合模型中也观察到 2 周就可见明显的内膜增生。同样在猪的人造血管移植模型中，4 周就可见吻合口静脉端明显内膜增生(图 15－2－2)。

自体 AVF 迟发性静脉端狭窄与 PTFE 人造血管的静脉端狭窄的病理机制相似，因而放在一起进行讨论。其机制包含一系列致病因素后上游和下游的级联事件。上游事件主要是引起内皮和平滑肌的损伤的因素，继而触发细胞、细胞因子和介质的复杂相互作用，导致新内膜的增生。

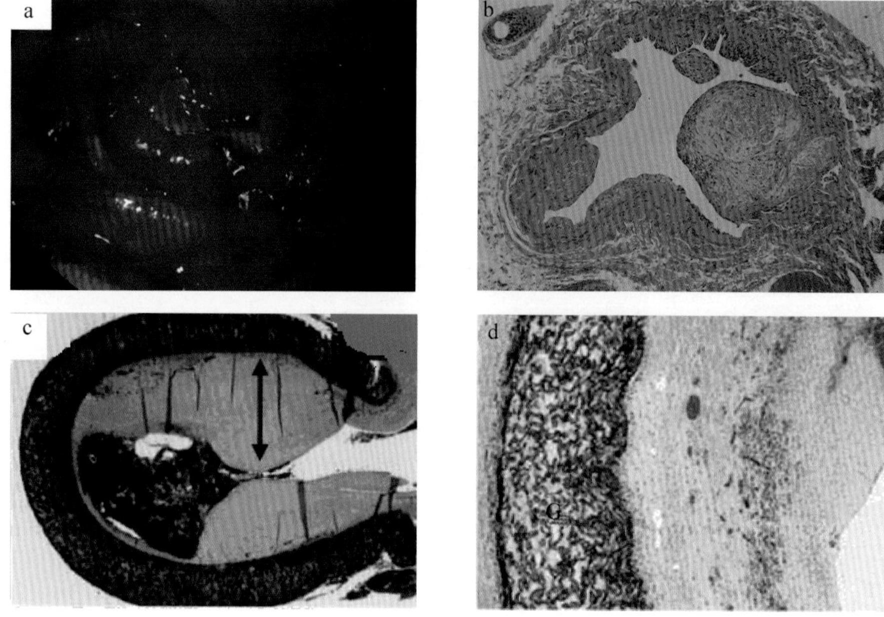

图 15-2-2 动静脉内瘘吻合口内膜增生情况

注：a：大鼠颈总动脉-颈内静脉端端吻合术后 2 周可见静脉明显扩张，血流通畅；b：大鼠颈总动脉-颈内静脉端端吻合术后 2 周近吻合口静脉 HE 染色（100×）可见内膜明显增生；c：猪人造血管移植模型术后 4 周静脉吻合口大体标本，可见内膜明显增生，管腔狭窄；d：猪人造血管移植模型术后 4 周静脉吻合口组织病理切片，可见内膜明显增生。

上游事件主要包括动静脉吻合口或人造血管-静脉吻合口的血流动力学张力（低剪切应力、湍流、动脉/人造血管和静脉间适应性不匹配等的综合结果）、血管通路建立时的外科损伤（对自体 AVF 更为明显）、PTFE 人造血管（可吸引巨噬细胞释放细胞因子）、透析穿刺针对血管通路的损伤、尿毒症（可恶化内皮细胞功能，加速静脉新内膜增生）。而在 PTA 治疗狭窄后的复发事件中，PTA 扩张所导致的内皮和平滑肌损伤也是重要的上游事件。

下游事件其实是人体对内皮和平滑肌损伤后的一系列反应，包括氧化应激、炎症反应、内皮失功等，最终导致内膜增生。

最近新的研究发现增生的新内膜细胞不单纯来源于中膜的平滑肌细胞，外膜成纤维细胞也可经中膜到达内膜参与新生血管内膜增生。Roy-Chaudhury 等观察到移植物吻合口狭窄、自体内瘘狭窄处增生内膜细胞 50%来源于外膜成纤维细胞和成肌纤维细胞，提示外膜在血管重构和内膜增生中并不是一个安静的旁观者。另外，骨髓来源的内皮祖细胞也参与了内膜增生，且在血管损伤修复中起了重要作用。内皮祖细胞是一类骨髓来源表达 CD34 和内皮细胞标志 VEGFR-2 的特殊细胞，可促进血管损伤后快速内皮化，抑制内膜增生。Sata 等观察到股部血管成形术后内膜增生处 60%平滑肌细胞和内皮细胞来源于骨髓。Kong 等在小鼠血管成形术模型中使用 GCSF，可加强内皮祖细胞从骨髓迁移到外周血而促进损伤血管内皮化，抑制内膜增生。但 Castier 等在小鼠颈动脉-颈静脉端侧吻合模型中发现骨髓来源的祖细胞并未在血管损伤局部转化为平滑肌细胞，参与血管修复，因此骨髓来源的祖细胞在内膜增生中的作用仍存有争议。

（二）治疗干预研究

1. 干预上游事件　尽管干预上游事件造成的血流动力学不良影响可能带来众多的益处，目前对上游事件的研究仍未受到充分重视。理论上，湍流、低血流量和低剪切应力都容易引起新内膜增生，而逆转这些异常情况可以减轻新内膜增生的程度。在临床层面上，被证实有效的上游事件干预仍为数不多。其中，带 Venaflo 结合口的人造血管初步提示可以改善血管通路的生存期（图 15－2－3）；而在 AVF 成形术时结扎静脉侧支有助于促进 AVF 静脉主干的成熟。

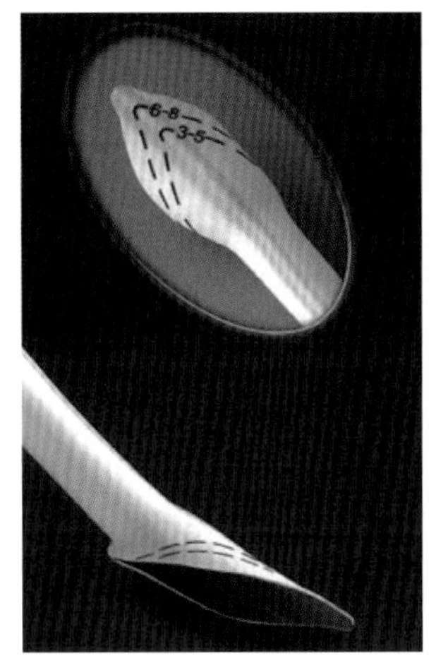

图 15－2－3　Venaflo PTFE 人造血管

2. 全身用药　目前已有不少关于全身用药治疗透析血管通路功能不良的报告，但涉及的病例数都较少。有随机对照临床试验（RCT）证实双嘧达莫（潘生丁）和鱼油可以预防 PTFE 人造血管的狭窄和血栓形成；回顾性资料分析则发现血管紧张素转换酶抑制剂（ACEI）对维持血管通路的通畅有益。长期应用阿司匹林可在移植后 4～6 周防止人造血管血栓形成，但不能降低远端吻合口内膜增生的进展。尽管血栓烷素合成酶抑制剂在改善通透性和抑制管腔狭窄方面不如阿司匹林有效，但仍比无任何治疗要优越。口服内皮素受体拮抗剂（ET_A 和 ET_B），可显著抑制动静脉 PTFE 人造血管静脉流出道的内膜增生。有资料提示，全身应用西罗莫司或罗格列酮可以在动物实验中抑制平滑肌细胞的移行和增殖，可能对新内膜的增生抑制有效。舒尼替尼（sunitinib）是一种多靶点受体部位的酪氨酸蛋白酶抑制剂，它可以作用于 PDFG－R 和 VEGF－R 等。研究结果表明，舒尼替尼可以明显抑制血管内皮细胞、血管平滑肌细胞增生和迁移，其作用是通过 Erk 和 AkT 的信号传导途径发挥作用，从而干扰细胞增殖周期调节蛋白的表达，抑制细胞的增殖。同时，影响基质金属蛋白酶从血管平滑肌细胞中释放，干预细胞的迁移，也参与其中的作用。所以舒尼替尼这类药物有望成为防止血管内瘘狭窄的新药。

3. 基因治疗　随着安全性和有效性的不断改进，基因治疗可能成为局部干预透析血管通路新内膜增生的有效手段。动物实验中，对内皮细胞进行基因转染，诱导生成一氧化氮合酶、细胞周期蛋白依赖性激酶抑制剂、肝细胞生长因子和转移因子（E2F）等都可以抑制新内膜的增殖。随着基因治疗技术和安全性的提高，它可能成为一个有效治疗血管通路内膜增生的手段。上调一氧化氮合酶、周期依赖蛋白激酶抑制分子、RB 蛋白、肝细胞生长因子、E2F 表达均可抑制内膜增生。内皮祖细胞在血管修复中扮演重要角色。包被有 CD34 抗体的支架或人造血管，能吸引内皮祖细胞归巢局部快速内皮化，但最近的研究表明包被有 CD34 人造血管的确增加了内皮化却促进了内膜增生，目前其具体机制还不明确。

4. 介入治疗（血管腔内成形术和血管支架）　血管腔内成形术目前是西方国家治疗新内膜增生致血管通路狭窄最常用的手段，具有创伤小、见效快、手术成功率高等优点。但腔内成形术对血管壁的压力本身就可以诱导新内膜增殖，因而术后再狭窄率很高，远期效果并不理想。

初期人们在对 PTFE 人造血管狭窄进行腔内成形术后尝试放置一个金属血管支架以防止血管收缩导致的闭塞。后续观察发现，血管虽避免了短期内的收缩，但金属支架内仍能迅速发生再狭窄，单纯的金属支架并不能给患者带来任何的益处。药物洗脱支架可以显著地降低支架内再狭窄率，在冠心病的介入治疗中获得广泛应用，但在透析血管通路狭窄中应用的资料还不多。有研究者在透析 PTFE 人造血管狭窄成形术后应用西罗莫司洗脱支架，发现其术后 6 个月血管通畅率结果显著优于单纯气囊扩张。

但也有医生认为，应用可以导致血管狭窄的手段治疗血管通路狭窄本身就是个悖论；同时，人们也怀疑在新内膜增殖的诱因持续存在的情况下，应用药物洗脱支架只能是延缓再狭窄的进程，而无法消除再狭窄的发生。

5. *血管周围给药系统*　新内膜的形成涉及成纤维细胞从血管外膜到内膜的移行过程，内瘘血管局部用药可在血管外膜侧形成有效的药物浓度，血管腔内侧药物浓度相对较低，可降低全身不良反应，并可抑制外膜细胞迁移，有利于血管腔侧血管内皮化。血管周围药物可以在血管通路手术中放置，也可以在后期通过浅表的局部注射来反复给药，使用较为方便。局部投药常采用一类可掺入药物、抗体、核酸的高分子聚合物，在猪和犬的动物模型中证实这些聚合物可掺入双嘧达莫、紫杉醇等药物，在血管周围稳定释放，抑制平滑肌细胞或成肌纤维细胞，有效抑制内膜增生。有些多聚物可以随着温度变化，在液状和胶状之间可逆地转换。低温时是自由流动的液态，在体温下可以于数秒内变成不溶于水的胶体，拥有这种特性的给药系统特别适合局部注射使用。理论上讲重复在血管周围注射含药的聚合物，可维持有效浓度几月至数年，有效抑制血管狭窄和内膜增生。

6. *针对循环血管祖细胞的治疗*

(1) 平滑肌祖细胞：近期研究显示，血管成形术后新内膜增生损伤病灶内 60%的细胞是来自循环或骨髓的平滑肌祖细胞，它们黏附在血管损伤部位改变其表型成为平滑肌细胞或成肌纤维细胞。减少血管损伤部位来自循环或骨髓的平滑肌祖细胞数目应该是治疗新内膜增生的有效方法。有研究提示，西罗莫司对循环平滑肌祖细胞有强大的抑制作用。

(2) 内皮祖细胞：内皮祖细胞(EPC)对血管损伤(如 AVF 手术、血管腔内成形术、动脉粥样硬化)的修复也引起人们很大的兴趣。EPC 是可以表达造血干细胞标志 CD34 和一个或多个内皮细胞标志的循环细胞。多名研究者的工作都证实，血管在成形术损伤后输入 EPC 可以促进内皮化进程，减少新内膜的增生。此外，应用药物如粒细胞集落刺激因子、促红细胞生成素或他汀类，动员骨髓中 EPC 入血，也能促进血管损伤部位的内皮化，减少新内膜形成。EPC 不仅能保护自体血管受损，也能促进人造血管和血管支架的内皮化。有研究者在血管内支架上包被 CD34 抗体，以结合血液循环中 CD34 阳性的细胞，结果在支架植入 1 h 就能实现血管支架的完全内皮化。

7. *PTFE 人造血管作为药物的载体*　由于现代技术的进步，使人们能将多种分子附着在 PTFE 人造血管材料上，从而使 PTFE 人造血管作为治疗药物的载体成为可能。比较吸引人们注意力的药物包括释放一氧化氮聚合物(具有抗血小板和平滑肌细胞活性)、抗增殖或抗感染的药物。有研究者将释放一氧化氮聚合物包被到 PTFE 人造血管材料上，在动物模型上证实其可以降低血栓形成、提高血管通路的通畅率。

8. *其他*　有研究者将含有猪主动脉内皮细胞的泡沫胶涂在新建的猪 AVF 吻合口附近，发现 2 个月后可以显著降低 AVF 新内膜增生。其机制可能与内皮细胞释放血管舒张介质，并抑制新内膜有关。此项研究获得了进一步的深入，目前已进入临床试验阶段。

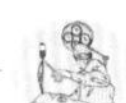

三、动脉瘤形成

(一) 病理生理变化

虽然透析血管通路中动脉瘤的形成不像狭窄、栓塞那么普遍，PTFE 人造血管中报道的发生率仍有 6%～35%，比自体 AVF 中的发生率要高，而假性动脉瘤较真性动脉瘤更多见。动脉瘤是透壁性病变，表现为血管平滑肌细胞的减少和血管结构的广泛破坏。

透析血管通路动脉瘤的形成病理生理过程尚不很明确，已有的资料多来自主动脉瘤的相关研究。血管紧张素Ⅱ、TGF-β 和炎症介导动脉弹性蛋白、胶原和其他细胞外基质的降解。基质金属蛋白酶(MMP)在动脉瘤壁中表达上调，可能在动脉瘤的形成过程中发挥了关键性作用。缺乏 MMP-2 和 MMP-9 的转基因小鼠能抵抗动脉瘤的形成。而临床资料显示，患者血浆中 MMP-9 若升高 4 倍(由 TNF 上调，在炎症巨噬细胞分泌)，30 天内主动脉瘤发生破裂的风险显著增加。

另外需注意的一点，真菌感染可导致真菌性动脉瘤。此时，血管壁中侵入的淋巴细胞可以产生溶蛋白酶，快速降解基质蛋白；动脉瘤通常迅速进展直至破裂，而患者全身表现轻微，部分患者甚至体温正常。

(二) 治疗干预研究

1. 非药物性措施　对于血透患者，传统的观点认为改变瘘管穿刺部位、避免同一部位反复穿刺、预防穿刺部位感染可以避免动脉瘤的发生。但由于血管条件不佳的血透患者越来越多，存在不少复杂的不便于穿刺的瘘管。对这部分患者，不得不在少数方便穿刺的部位反复进行穿刺，即所谓的扣眼穿刺技术(button hole technique)。有人报道应用扣眼穿刺技术并未增加动脉瘤的形成。

2. 药物措施　由于血管紧张素Ⅱ和 TNF 可能参与了动脉瘤的形成过程，ACEI 和己酮可可碱可能发挥有益的作用，但目前尚无此方面的研究资料。在大鼠动脉瘤模型中发现，他汀类可以降低血管壁中炎症诱导的白细胞介素-1、内皮一氧化氮合酶、MMP-2 和 MMP-9 的表达，从而抑制脑动脉瘤的发生，对血透患者有借鉴作用。

四、静脉置管感染

(一) 病理生理变化

尽管自体 AVF 被公认为是血透最佳的血管通路，但仍有相当多的患者由于各种原因不得不依赖静脉置管维持透析。静脉置管相关的败血症是这类病人最常见的严重并发症，发生率为 1.3～1.5 次/1 000 置管日。在预防静脉置管相关败血症方面，涤纶套皮下隧道静脉置管要优于无涤纶套静脉置管，而应用含银涤纶套或定期抽血培养监测感染则并未证实有额外的好处。

与静脉置管感染相关的因素很多，生物膜(biofilm)的形成被认为是干扰药物治疗的一个主要问题。生物膜是由血液浮游细菌组成的多细胞细菌群落，其成分是复合表多糖结构，里面主要是塔样和蘑菇样的细菌微小集落，中间散布着很多通道允许水的渗入。这样的结构为血液中浮游细菌提供了一个黏附的表面，增加其对免疫攻击和药物治疗的抵抗性。其中的机制一度被认为是因为生物膜限制了抗生素、抗体或多核白细胞的弥散，或者是生物膜上的细菌代谢不活跃。新近的研究否定了上述机制，而把焦点聚集在生物膜导致的细胞特性改变上。细菌附着在生物膜上，与浮游状态时比较，其基因表达的差异甚至要大于生物膜上不同种类细菌间的差异。很多生物膜上表达的基因都编码信号分子，这些信号分子有助于复合细菌群落之间进行彼此联系。这种细菌与细菌间的联系本身就可调节基因表达，可以调节生物膜以适应环境的变化。

（二）对治疗干预的提示

目前在预防和治疗置管相关败血症的研究中最有前途的领域是如何控制浮游状态下潜在病原菌的生长，以及干预细菌与细菌间的联系。抑制细菌与细菌间的联系的概念很有吸引力，因为这样的抑制剂与传统抗生素相比不容易诱导抵抗。RNAⅢ抑制肽就是基于这样的理念，它可以预防动物植入医用装置后继发的葡萄球菌感染，体外实验证实其能在流动和静止状态下防止生物膜的形成。抑制生物膜掌控基因的转录过程今后也能成为干预静脉置管相关败血症有价值的干预靶点。血透时通过调节泵速，提高置管内的血流量也许有助于稀释细菌间联系的感应因子。

肝素是最常用的透析抗凝剂，但它能增加细菌间的相互作用，促进葡萄球菌生物膜的形成，因此有人建议不要单用肝素封管，应在封管液中联用抗生素。非肝素的抗凝封管液（如枸橼酸牛磺罗定）对预防置管相关的败血症可能有益。枸橼酸在高浓度时（≥2%）有抗菌作用，机制可能是通过螯合钙离子或诱导氧化损伤；而牛磺罗定有抗菌和抗脂多糖的特性。但枸橼酸盐封管液在很多地区并不容易获得，而含抗生素的封管液在理论上有诱导细菌耐药的可能。其他抗凝剂如阿加曲班、水蛭素和磺达肝素虽已成功用于临床，但其对生物膜形成和置管相关败血症的影响仍不明确。

临床常用的静脉铁剂也可能增加置管相关败血症的风险，但目前仅有极少的研究发现静脉应用铁剂后血透置管的微生物克隆增加。葡糖酸铁引发置管相关败血症的风险要低于蔗糖铁。

通过导丝更换感染的静脉置管理论上会把生物膜转移到新管上，但临床资料尚不能证实这种猜测。严格消毒透析机和硅酮管路也能降低生物膜形成的风险。

（毛志国　华　参　孙丽君）

参考文献

[1] 华参，叶朝阳. 大鼠自体内瘘模型制备及内瘘狭窄的实验研究. 中国血液净化，2009，8：323－326

[2] Zhang H. Heparin－binding epidermal growth factor－like growth factor signaling in flowinduced arterial remodeling. Circ Res，2008，102：1275－1285

[3] Dember LM. Effect of clopidogrel on early failure of arteriovenous fistulas for hemodialysis：a randomized controlled trial. JAMA，2008，299：2164－2171

[4] Nugent HM，Groothuis A，Seifert P，et al. Perivascular endothelial implants inhibit intimal hyperplasia in a model of arteriovenous fistulae：a safety and efficacy study in the pig. J Vasc Res，2002，39 (6)：524－533

[5] Nugent HM. Adventitial endothelial implants reduce matrix metalloproteinase－2 expression and

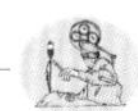

increase luminal diameter in porcine arteriovenous grafts. J Vasc Surg,2007,46:548 - 556

[6] Fleser PS, Nuthakki VK, Malinzak LE, et al. Nitric oxide - releasing biopolymers inhibit thrombus formation in a sheep model of arteriovenous bridge grafts. J Vasc Surg, 2004,40:803 - 811

[7] Pearce CG. Beneficial effect of a shortacting NO donor for the prevention of neointimal hyperplasia. Free Radic Biol Med, 2008,44:73 - 81

[8] Aoki T. Simvastatin suppresses the progression of experimentally induced cerebral aneurysms in rats. Stroke, 2008,39:1276 - 1278

[9] Marion K. A new procedure allowing the complete removal and prevention of hemodialysis biofilms. Blood Purif, 2005,23:339 - 348

[10] Sullivan R. Hemodialysis vascular catheter - related bacteremia. Am J Med Sci, 2007,334:458 - 465

[11] Tronc F, Mallat Z, Lehoux S, et al. Role of matrix metalloproteinases in blood flow - induced arterial enlargement: interaction with NO. Arterioscler Thromb Vasc Biol, 2000,20:120 - 126

[12] Adams LD, Geary RL, McManus B, et al. A comparison of aorta and vena cava medial message expression by cDNA array analysis identifies a set of 68 consistently differentially expressed genes, all in aortic media. Circ Res, 2000,87:623 - 631

[13] Castier Y, Brandes RP, Leseche G, et al. p47phox - dependent NADPH oxidase regulates flow - induced vascular remodeling. Circ Res, 2005,97:533 - 540

[14] Turmel - Rodrigues L, Pengloan J, Baudin S, et al. Treatment of stenosis and thrombosis in haemodialysis fistulas and grafts by interventional radiology. Nephrol Dial Transplant, 2000, 15: 2029 - 2036

[15] Asif A, Gadalean FN, Merrill D, et al. Inflow stenosis in arteriovenous fistulas and grafts: a multicenter, prospective study. Kidney Int, 2005,67: 1986 - 1992

[16] Roy - Chaudhury P, McKee L, Miller M, et al. Adventitial fibroblasts contribute to venous neointimal hyperplasia in PTFE dialysis grafts. J Am Soc Nephrol, 2001,12:301A

[17] Sata M, Saiura A, Kunisato A, et al. Hematopoietic stem cells differentiate into vascular cells that participate in the pathogenesis of atherosclerosis. Nat Med, 2002,8:403 - 409

[18] Kong D, Melo LG, Gnecchi M, et al. Cytokine - induced mobilization of circulating endothelial progenitor cells enhances repair of injured arteries. Circulation, 2004,110:2039 - 2046

[19] Castier Y, Lehoux S, Hu Y. Characterization of neointimal lesions associated with arteriovenous fistulas in a mouse model. Kidney Int, 2006,70:315 - 320

[20] Roy - Chaudhury P, Sukhatme VP, Cheung AK. Hemodialysis vascular access dysfunction: a cellular and molecular viewpoint. J Am Soc Nephrol, 2006,17:1112 - 1127

第十六章

高凝性疾病

血管外科医生必须有良好的技术和“工具”来恢复和维持血液循环的稳定。通常血管外科的医疗设备能有效地完成此项任务，以使肢体、器官乃至生命得以保存。但是，偶尔也会碰到这样一些患者，无明显危险因素存在的情况下发生血栓，或者尽管采取了许多预防血栓再发的措施却仍反复发生静脉血栓。血管外科医生有时还会碰到血管重建术的手术较成功，但在手术结束前或术后早期阶段即由于血栓形成而使重建术遭到失败的患者，其中部分患者是由于其凝血或纤溶系统先天性或获得性异常，而使其血液极易凝结，我们说这些患者处于高凝状态。本章对高凝状态疾病，特别是在血管外科中容易碰到的高凝性疾病的诊断与处理作一概述。

第一节　获得性高凝性疾病

大多数血管外科的手术操作都使患者易于形成血栓，尤其是在手术操作部位。如果血液从手术区改变血流期间采取的抗凝措施不充分时，血栓就会在血管夹的远端和近端血管内形成，随后延伸至手术区。动脉内膜切除术、血管成形术、经导管血栓切除术等处理过程中若驱除或损伤了血管内膜，导致了深层管壁暴露，从而激活血小板及外凝血途径机制。人工合成的移植物不受内皮细胞保护，常有形成血栓的危险。如果能使手术区恢复足够的血流量，且在血流阻断期间使患者的血液处于低凝状态，那么血管外科手术基本上都会成功。直径较小的假体移植物或血管重建术后低血流状态易于促使血栓形成。获得性高凝状态的常见原因包括：吸烟、妊娠、肝素诱导的血小板减少症、口服避孕药、华法林、肾病综合征、抗磷脂症、血管病变、糖尿病、恶性肿瘤、高脂血症、外科手术、红细胞增多症、血小板减少症。

一、吸烟

吸烟可以通过几种不同的机制引起血管内血栓和粥样斑块的形成。尼古丁能引起内皮细胞损伤和脱落，导致血小板沉积，释放出血小板衍生生长因子(PDGF)，并引起血小板介导的内皮和中层增生，内皮通透性增加，导致低密度脂蛋白(LDL)胆固醇进入中层，引起粥样斑块的生成。吸烟使 LDL 氧合作用修饰增加，而使血液黏稠度增加，血液凝固性增加，血小板

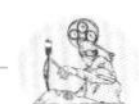

激活作用增强。仍继续吸烟的患者施行血管重建术再发缺血的危险性增高,从而引起肢体坏死或器官功能丧失。当然戒烟是最好的治疗措施。

二、肝素诱导的血小板减少症

使用肝素治疗的患者中,特别是血透患者常规使用肝素抗凝,有 2%~3%的患者发生肝素诱导的血小板减少症,21%的血管重建术患者(常规使用肝素)体内产生肝素相关的抗血小板抗体,当体内含有肝素相关抗体的患者再次使用肝素治疗时,就会激活血小板,使血小板聚集、血栓形成。但出血较少见。血小板抗体的产生与患者年龄、性别、肝素使用途径及肝素使用剂量均无关。所有类型肝素包括低分子量肝素都会引起此类抗体产生,通常在初次使用肝素 5~8 天时产生抗体,当再次使用肝素的第 1 天即可发生反应。临床特征有:血小板计数下降,对肝素抗凝的耐受性增加,出现新的血栓性疾病,但很少是出血性疾病。存在的矛盾是对患者使用肝素抗凝,却有发生肝素诱导的血栓形成的危险。

如果血管外科手术较成功,术后血管造影或 B 超显示正常,但在手术室中或监护室中即有血栓形成时,应高度怀疑肝素诱导的血小板减少症。这时必须抑制血小板的功能,通常使用阿司匹林和(或)右旋糖酐,并停用各类肝素。同时检测患者血浆中是否存在肝素相关的抗血小板抗体。如果抗体阳性,应告诫患者以后禁用任何类型的肝素,而不用检查该患者所使用的肝素的类型。多数药物相关抗体在几周至几个月内会小时消失,而肝素相关性抗体最长可以持续存在 13 年,肝素相关性血小板减少是血管外科中常见的、且具潜在危险性的疾病。临床上,我们通常用牛型肝素、猪型肝素、速避凝和法安明等作为抗凝药物,当然,检测患者体内肝素抗体时,也用这些肝素抗原,但很少有患者对四种类型的肝素都有反应,如果患者对某种肝素无交叉反应时,我们就对此患者短期使用此种肝素,几天后再进行抗体检测,观察此患者是否针对此型肝素产生了抗体。我们发现使用速避凝的患者中 34%呈阳性反应,使用法安明患者中 25.5%呈阳性反应。

三、华法林诱导的血栓形成

口服抗凝剂最严重的非出血性并发症是华法林诱导的皮肤坏死,其特征是血栓形成,皮下脂肪、皮肤静脉与毛细血管出血。典型的皮肤坏死发生于皮下脂肪增加的区域,如乳腺、大腿、臀部及小腿。华法林有抑制肝内维生素 K 的作用,导致凝血因子Ⅱ、Ⅶ、Ⅸ、Ⅹ及蛋白因子 C、S 功能下降。其中,蛋白因子 C 和凝血因子Ⅶ的半衰期短,约 6 h,故华法林治疗的早期即有明显减少。其他维生素 K 依赖性凝血因子的半衰期则较长,所以用华法林进行系统性抗凝治疗需 3~4 天才起效。有人建议,对于有血栓形成危险的患者,特别是蛋白因子 C 和蛋白因子 S 缺乏的患者或曾发生过华法林诱导的皮肤坏死的患者,应在用华法林治疗的前2~4 天使用肝素,低分子量肝素较易对患者形成保护作用。

四、抗磷脂综合征

抗磷脂综合征(APS)是另一种常见的获得性高凝状态疾病。其人群发病率为 1%~5%,且随年龄增长,其发病率增加。80 岁以上患者有 50%体内存在抗磷脂抗体,APS 最常发生于有狼疮循环抗凝物质或抗心肌磷脂抗体的患者。这些抗体可直接针对血浆蛋白特别是 β_2 微球蛋白 L 和凝血酶原,形成磷脂蛋白复合物抗体。这些抗体也能与血小板和内皮细胞表面的磷脂发生作用，可阻断抗凝血酶对凝血酶的灭活反应，阻断血栓调节素对蛋白因子C的激活作用。

反复发生的静脉血栓是APS的特征。据报道，体内有狼疮循环抗凝物质的患者血栓性并发症的发生率可高达50%。系统性红斑狼疮性红细胞增多症、恶性肿瘤及外周血管阻塞性疾病患者，以及体内存在狼疮循环抗凝物质或抗心肌磷脂抗体者，其肺动脉栓塞、下腔静脉血栓形成、心肌梗死、急性动脉阻塞及流产的发生率增高。动脉血栓不但可发生于外周血管，还可发生于脑、眼、心脏。APS的另外一个临床特征是妊娠中晚期流产，其血小板减少也很常见。

狼疮循环抗凝物质的检测有助于APS的临床诊断，它的特征是活化血浆凝血酶时间(APTT)、凝血酶原时间(PT)显著延长，这些试验用标准血浆和患者血浆的1∶1混合液不能纠正。抗心肌磷脂抗体可采用酶联免疫吸附法(ELISA法)进行检测。所有可疑患者都应进行这两种检查，以明确诊断。

APS的处理：对体内已存在抗体的患者应去除其危险因子，如禁止妊娠、禁用口服避孕药、避免严重创伤等。对于反复发生静脉血栓的患者应用华法林进行抗凝治疗，抗凝标准比率(INR)为抗凝时间延长2.0～2.5倍。对体内存在抗心肌磷脂抗体的孕妇在妊娠期间应用肝素等治疗，分娩后行华法林治疗，华法林应用至抗体和(或)抗凝物质消失为止。

五、某些临床疾病

许多临床疾病通过激活凝血系统或引起血小板聚集而使患者易于形成血栓。软组织创伤、热烧伤及手术切开可通过释放组织因子而激活外源性凝血途径，败血症则是通过血小板的激活(聚集)、内皮细胞损伤和(或)组织因子激活而使患者易于形成血栓。

恶性肿瘤与静脉血栓的发生率增加有关。许多恶性肿瘤可以释放组织凝血活酶，或释放能激活凝血因子Ⅹ的磷酸酶。许多肿瘤患者血浆中凝血因子Ⅴ、Ⅷ、Ⅸ、Ⅹ的浓度增高。

孕妇或口服外源性孕激素的妇女静脉血栓的发生率也是增加的，确切机制尚不清楚。但通常在这些妇女中，凝血因子Ⅱ、Ⅶ、Ⅷ、Ⅸ、Ⅹ水平增高，抗凝血酶水平降低。

高脂血症、骨髓增生性疾病、糖尿病和血栓性血小板减少性紫癜等疾病是通过影响血小板而使血栓易于形成。高脂血症使血栓素A_2(TXA_2)增加而激活血小板，同时降低血小板对前列腺素I_2(PGI_2)的反应。

第二节　先天性血栓性疾病

止血通常是由体内凝血与纤溶系统的平衡来维持的，当由于凝血与抗凝血因子的先天性缺陷而使平衡失调时，血栓形成的危险性就增加。多数先天性血栓性疾病以反复发生的静脉血栓为主要临床表现，但有时也可形成动脉血栓。下面我们将对发生率较高的几种先天性血栓性疾病进行讨论。

一、抗凝血酶Ⅲ(AT-Ⅲ)缺乏症

抗凝血酶是血浆中主要的凝血酶抑制因子，也是凝血因子$Ⅸ_a$、$Ⅹ_a$、$Ⅺ_a$、$Ⅻ_a$的抑制因子。

AT－Ⅲ缺乏症于1965年由Egeberg首先报道。他发现一个挪威家族的成员反复发生血栓，最后证明是由于AT－Ⅲ的缺乏所造成。此病在人群中的发病率为1∶5 000。AT－Ⅲ水平低的患者不仅容易发生静脉血栓，尤其是下肢和大网膜血栓，而且其发生动脉血栓的危险性也增高。当有功能性AT－Ⅲ活性低于正常的80%时，就有发生血栓的危险；低于60%时，有极高的危险发生血栓。杂合子的AT－Ⅲ水平通常只有正常的40%～70%。在肝功能不全、弥散性血管内凝血(DIC)、静脉血栓形成、败血症等疾病状态下及口服避孕药的妇女，AT－Ⅲ水平也会降低。20岁以前血栓栓塞的发生率较低。血栓栓塞通常会自发发生，常常与手术、创伤、妊娠等诱发事件有关。虽然尚不清楚AT－Ⅲ最佳血浆浓度是多少才能防止血栓。一般认为，对于先天性或获得性AT－Ⅲ缺乏症患者，术前应将AT－Ⅲ浓度调整至正常的80%以上。对AT－Ⅲ缺乏患者的处理，包括输注新鲜冷冻血浆或冷沉淀血浆，AT－Ⅲ的浓缩物也可以使用。对于临床上出现过肯定的血栓病人可考虑用华法林进行长期抗凝治疗；对有AT－Ⅲ缺乏患者的家族成员应进行检查，如果AT－Ⅲ水平低，那么在出现危险因子(如手术、创伤、妊娠、败血症等)的情况下，可预防性应用肝素或华法林。

二、C蛋白(蛋白因子C)和S蛋白(蛋白因子S)缺乏症

C蛋白和S蛋白是肝合成的维生素K依赖性蛋白。因此，在肝功能不全、慢性肾衰竭、维生素K缺乏症，DIC及大手术患者中，其血浆浓度都有不同程度的减少，血栓形成期其水平也会下降。

1. 先天性C蛋白缺乏症　是一种常染色体显性遗传病，发生率为1∶200～1∶300，杂合子中血栓发生率为0%～50%，纯合子常在幼年因血栓性并发症而死亡。静脉血栓中有2%～5%是由先天性C蛋白缺乏所致，杂合子C蛋白水平通常只有正常的70%，而纯合子则不到正常水平的5%。C蛋白缺乏患者往往在青少年期就发生静脉血栓，尤其多见于下肢、脑、大网膜、肾静脉，而动脉血栓少见。50岁以下的外周血管病患者有15%～20%有C蛋白和S蛋白的缺乏。

C蛋白缺乏症的防治：存在危险因子(如手术、创伤、妊娠等)时预防性应用肝素或华法林，输注新鲜冷冻血浆，使C蛋白恢复至正常功能水平。对于特发性C蛋白缺乏患者，当反复发生血栓或有威胁生命的血栓形成时，考虑终生应用华法林抗凝治疗。要避免发生威胁生命的血栓形成，所必需的C蛋白浓度至少不能低于5%。

华法林治疗C蛋白缺乏时易发生皮肤坏死。因此，C蛋白缺陷病人在使用华法林的最初3～4天，应同时应用足量的肝素。这是由于C蛋白降解的速度较凝血因子Ⅱ、Ⅸ、Ⅹ更快。

2. 先天性S蛋白缺陷病　与C蛋白缺陷相似，S蛋白被认为与静脉血栓形成有关，而与动脉血栓形成几乎无关。有研究表明，S蛋白缺陷症患者存在激活的C蛋白抵抗，而后者是血栓形成的重要因素。

血液循环中S蛋白有游离体(30%～40%)和与补体蛋白C_{4b}结合两种形式。C_{4b}是急性期发应物，在急性炎症时增加，而使游离的S蛋白下降。所以在炎症情况下，血栓形成的危险性增加，S蛋白缺陷病的防治与C蛋白缺陷相同。

三、激活的C蛋白抵抗

激活的C蛋白抵抗(APC－R)最初是由Dablback与其助手首先发现的，在遗传性血栓

性疾病中占52%～64%。APC-R在普通人群中的发病率为3%～7%。许多先前诊断为S蛋白缺陷病的患者经过检查有APC-R存在。

APC-R的特征是对APC抗凝的反应性较差，当C蛋白被激活时，可使凝血因子Ⅴ、Ⅷ活性降低。当凝血因子Ⅴ发生分子突变，第506位精氨酸被谷氨酰胺所替代时，使凝血因子$Ⅴ_a$对APC的降解作用产生抵抗性。突变凝血因子Ⅴ(factor Ⅴ Leiden)仍具有凝血前体活性，有助于血栓形成。

杂合子APC-R患者血栓形成的危险性增加7倍，而纯合子则增加80倍。大多数患者在其一生中至少有一次血栓形成，妊娠、手术、创伤及口服避孕药等期间血栓形成的危险也增加。APC-R患者目前尚没有好的治疗措施，但对有高危因子存在的患者应预防性应用抗凝药，对于反复发生或有威胁生命的血栓形成的患者应终身服用华法林抗凝。

四、同型半胱氨酸血症

同型半胱氨酸是一种含硫氨基酸，是在蛋氨酸代谢过程中产生的。同型半胱氨酸水平升高与一些遗传性疾病有关，与改变转硫基酶或甲基化酶的活性有关。另外，获得性同型半胱氨酸血症可见于维生素B_6、B_{12}和(或)叶酸缺乏的患者。1969年首次提出同型半胱氨酸血症可能与动脉血栓和动脉粥样硬化的形成有关。目前已确定其不但与静脉血栓形成有关，而且是动脉粥样硬化和动脉血栓形成的一项明确的危险因素。

严重的同型半胱氨酸血症较少见，轻度同型半胱氨酸血症在人群中的发病率为5%～7%。同型半胱氨酸血症可通过测定空腹血浆同型半胱氨酸，或采用标准蛋白酸负荷试验(100 mg/kg)检测同型半胱氨酸的水平来诊断。如果同型半胱氨酸浓度在蛋白酸负荷试验后增加值超过平均值的2个标准差，就可认为存在同型胱氨酸血症。除维生素E缺乏患者以外，同型胱氨酸血症还见于甲状腺功能减退症、恶性贫血、乳腺癌、胰腺癌及吸烟者。

已有证据表明，高浓度同型半胱氨酸血症能引起内皮细胞破坏和功能丧失，血小板激活及血栓形成。当同型半胱氨酸被氧化时，可形成强大的氧自由基，特别是过氧化氢、羟基以及超氧化物自由基。这些超氧化物自由基可导致内皮损伤、平滑肌增生、血小板和白细胞的激活。同型胱氨酸血症通过增强凝血因子Ⅶ、Ⅴ的活性而改变内皮细胞正常的抗血栓作用，通过改变血栓调节素的表达而减少蛋白因子C的激活。高同型半胱氨酸血症因损伤内皮细胞而引起一氧化氮产生减少，可抑制抗凝血酶与内皮硫酸肝素的结合活性，间接引起血小板的聚集。它还可干扰性地与组织纤溶酶原激活物结合。高同型半胱氨酸血症的这些毒性作用可促使动脉粥样斑块、动脉血栓及特发性静脉血栓的形成。

过早出现动脉粥样硬化患者、有无法解释的动脉或静脉血栓形成患者应进行同型半胱氨酸血症的相关检查。同型半胱氨酸浓度较高的患者应考虑用叶酸(1～5 mg/d)、维生素B_{12}、维生素B_6治疗，通常在4～6周内同型半胱氨酸水平可以达到正常，而且这些药物已被证明具有保护作用。

五、凝血酶原基因变异(20210A)

1966年，Poort及其同事对有明显静脉血栓形成或有家族史的患者进行了凝血酶原基因检测。发现有18%的患者在第20 210位染色体上存在核苷酸突变(G→A)。在一项人群对照研究中，20210A等位基因被认为是一种普通等位基因，存在于1.2%的患者中。作者认为它使静脉血栓形成的危险性增加了 3 倍。虽然具有 20210A 等位基因的患者有静脉血栓形成的危险，但其具体机制尚不清楚。目前尚没有发现纯合 20210AA 患者。

最初认为动脉性血栓疾病患者的 20210G/A 基因型凝血酶原水平并不增高。但在随后的研究中则发现，在选择性动脉血栓患者中，其 20210G/A 的发生率较高(5.7%)，20210 等位基因患者的脑和冠状动脉的血栓形成率增加。据报道，在有血栓形成倾向的家族中，有 63%存在 20210A 等位基因凝血酶原及因子Ⅴ Leiden 变异。

对凝血酶基因突变患者目前尚没有很好的治疗方法，对于早期和(或)反复发生血栓的患者需长期使用华法林治疗。

六、肝素辅因子Ⅱ缺乏症

肝素辅因子Ⅱ由肝脏产生，是凝血酶的特异性抑制因子。肝素辅因子Ⅱ缺乏是一种少见的常染色体显性遗传疾病。肝素可通过肝素辅因子Ⅱ而使凝血酶Ⅱ灭活速度加快，当肝素辅因子Ⅱ的水平只有正常的 50%以下时即有血栓形成的危险。据报道，肝素辅因子Ⅱ缺乏在少数患者中可作为静脉血栓形成的一项危险因素，作为动脉血栓的危险因素则较少报道。

七、纤溶酶原缺乏和纤溶酶原激活物激活缺陷

纤溶酶原结构缺陷或纤溶酶原激活系统缺陷可使血栓形成的危险性增加。目前已发现有 12 种不同变异形式的凝血酶原分子，这些变异通过改变其活性部位及不能形成激活因子复合物等使其功能异常。一些反复发生血栓栓塞并发症的患者已被证实存在有内皮细胞产生纤溶酶原激活因子水平下降，这些纤溶系统缺陷的患者可能会发生动脉和静脉血栓，因此必须长期使用华法林治疗。

显然，大多数高凝状态疾病可以导致静脉血栓形成。对于青少年和(或)特发性反复静脉血栓患者有必要进行凝血功能检查，对于出现无法解释的动脉血栓者应检测其狼疮循环抗凝物质、同型半胱氨酸、S 蛋白、抗凝血酶、凝血酶原 20210A。另外，对于使用肝素的患者还应检测其肝素相关抗血小板抗体。

高凝状态性疾病的防治首先要去除诱因，如吸烟、华法林、肝素等，采用叶酸、维生素 B_{12}、维生素 B_6 纠正高同型半胱氨酸血症。但是血管外科医生必须切记，除了说明获得性和先天性高凝状态疾病的数量增加以外，大多数血管重建术失败是技术原因，长期抗凝治疗不能代替良好的技术操作。

(马煜煜　许　涛)

参考文献

[1] Roald H, Lyberg T, Dedichen H, et al. Collagen - induced thrombosis formation in flowing nonanticoagulate human blood from habitual smokers and nonsmoking patients with severe peripheral atherosclerotic disease. Artheriolscler Thromb Vasc Biol, 1995,15:128 - 132

[2] Blann AD, Steel C, McCollum CN. Influence of smoking and of oral and transdermal nicotine on

blood pressure, haematology and coagulation indices. Thromb Haemost, 1997,78:1093 - 1096

[3] Kikta MJ, Keller MP, Humphrey PW, et al. Can low molecular weight heparins and heparinoids be safely given to patients with heparin - induced thrombocytopenia syndrome? Surgery, 1993,114:705 - 710

[4] Slocum MM, Adams JG Jr, Teel R, et al. Use of enoxaparin in patients with heparin - induced thrombocytopenia syndrome. J Vasc Surg, 1996,23:839 - 843

[5] Allaart CF, Poort SR, Rosendaal FR, et al. Increased risk of venous thrombosis in carriers of hereditary protein C deficiency defect. Lancet, 1993,341:134 - 138

[6] Dahlback B, Carlsson M, Svensson PJ. Familial thrombophilia due to a previously unrecog - nized mechanism characterized by poor anticoagulant response to activated protein C: prediction of a cofactor to activated protein C. Proc Natl Acad Sci USA, 1993,90:1004 - 1008

[7] Rosendaal FR, Koster T, vandenbroucke JP, et al. High risk of thrombosis in patients homozygous for factor V Leiden (activated protein C resistance). Blood, 1995,85:1504 - 1508

[8] Svensson PJ, Dahlback B. Resistance to activated protein C as a basis for venous thrombosis. N Engl J Med, 1994,330:517 - 522

[9] Koster T, Rosendaal FR, deRonde H, et al. Venous thrombosis due to poor anticoagulant response to activated protein C: Leiden thrombophilia study. Lancet, 1993,342:1503 - 1506

[10] Welch GN, Loscalzo J. Homocysteine and atherothrombosis. N Engl J Med, 1998,338:1042 - 1050

[11] Guba SC, Fink LM, Fonseca V. Hyperhomocysteinemia: an emerging and important risk factor for thromboembolic and cardiovascular disease. Am J Clin Pathol, 1996,106:709 - 722

[12] Poort SR, Rosendaal FR, Reitsma PH, et al. A common genetic variation in the 3' - untranslated region of the prothrombin gene is associated with elevated plasma prothrombin levels and an increase in venous thrombosis. Blood, 1996,88:3698 - 3703

[13] Ferraresi P, Marchetti G, Legnani C, et al. The heterozygous 20210 G/A prothrombin genotype is associated with early venous thrombosis in inherited thrombophilias and is not increased in frequency in artery disease. Arterioscler Thromb Vasc Biol, 1997,17:2418 - 2422

第十七章

肝素诱导的血小板减少症

血液净化过程中用于抗凝的普通肝素或低分子量肝素导致血小板减少的现象，常称为肝素诱导的血小板减少症(heparin induced thrombocytopenia, HIT)。该症于1958年由Weismann等首次报道，系指肝素使用后不久或在使用过程中出现的血小板减少。分为Ⅰ型和Ⅱ型。前者与免疫介导无关；后者由免疫介导，又称免疫介导肝素诱导的血小板减少症。

HIT是血液透析治疗中潜在危及生命的严重并发症。多见于透析初期，发病平均时间为透析后61天。可分为3种类型：①典型HIT，血小板计数在肝素使用后第5～10天开始下降。使用肝素最初5天发生HIT少见，偶尔10天后发生，但超过15天相当罕见。②速发型HIT，血小板计数在使用肝素后24 h内下降，多为3个月内用过肝素的患者，可能与血液中尚存HIT抗体有关。③迟发型HIT，是指肝素停用5天后发生的血小板减少和血栓形成。这型临床表现较严重，抗HIT抗体滴度高，常易导致漏诊。此时继续使用肝素，可导致病情恶化。

Meta分析发现，总人群肝素治疗时HIT的发生率为0.2%～2.6%，使用普通肝素的患者中HIT的发生率为1%～3%，低分子量肝素发生率低于1%。而血透患者HIT发生率报道不一，平均为0%～6%，也可高达37%。英国一项大型调查，共50个透析中心13 682名血透患者，HIT患病率和发病率分别为0.26%和0.32%，低于普通人群。美国一项大型研究，共768名血透患者，发病率仅为0.78%。另外，HIT的发生率与性别和年龄无关。

第一节　病因与发病机制

一、肝素和血小板因子4的相互作用

血小板因子4(PF4)存在于血小板α颗粒内，由70个氨基酸组成，属β趋化因子家族，占成熟血小板内蛋白总量的2%～3%，可能参与炎症反应、血管形成、巨核细胞生成、凝血与止血等。4个PF4单体通过β片层结构相互作用，以非共价键的形式结合成四聚体，使带有正电荷的精氨酸、赖氨酸暴露于四聚体外周，与肝素所含氨基葡聚糖所带大量负电荷相互作用，以高亲和力结合，形成肝素-PF4四聚体(H-PF4)超大分子复合物(ultralarge complexes, ULC)。肝素和PF4本身都不是抗原，但形成H-PF4复合物后，两者构象均发

生改变，PF4 构象松弛，3、4 半胱氨酸残基之间暴露出多个抗原表位，以 T 细胞依赖方式诱发产生自身抗体，即 HIT 抗体。通常是 IgG，少数情况下是 IgA 或 IgM，也可形成三者聚合体，但仅 IgG 可引起 HIT。IgG 通过其 Fab 片段与 H－PF4 形成复合物，然后与血小板的 FcγⅡa受体结合，两者相互作用，即触发血小板的活化和聚集。

HIT 和 PF4 水平密切相关，在血小板和血管细胞表面具有内源性 PF4 高基线值表达的患者为 HIT 高危人群。这些患者即使 HIT 抗体浓度低于 HIT 血清学诊断水平，其心血管死亡率明显升高。

体外实验显示，肝素与 PF4 四聚体形成复合物有严格的浓度比例。两者摩尔浓度为 1∶1 或 1∶2 时，形成的复合物具有抗原性；而低于或高于此比例的复合物无抗原性；大分子复合物 H－PF4 的构象变化能力还与氨基葡聚糖的链长、硫酸化程度有关，因此不同类型的肝素导致 HIT 的发生率也不同。普通肝素平均分子量为 12 000～15 000，低分子量肝素平均分子量为 3 000～6 000，可能是分子的链长过短，不足以桥接 PF4 四聚体，而 PF4 四聚体是形成 ULC 的关键，因此，低分子量肝素不容易形成 H－PF4 复合物。

二、HIT 抗体及滴度与血栓形成的关系

在 HIT 人群中，发病率最高的类型为隐性 HIT，即仅产生 HIT 抗体，但是无血小板减少症，这部分患者占 HIT 大多数。Kelton 和 Warkentin 提出冰山模型（图 17－1－1），认为与伴有血小板减少症的 HIT 以及伴有血小板减少和血栓形成的 HITT 相比，隐性 HIT 构成冰山水面下的庞大部分，其临床表现轻，是极易被忽视的危险人群。

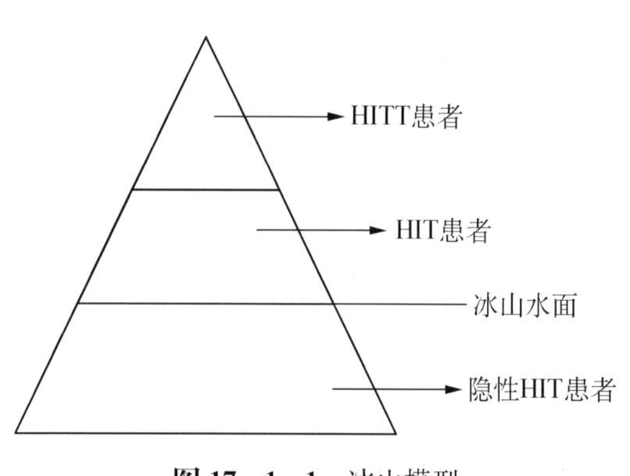

图 17－1－1　冰山模型

在使用肝素的透析患者中关于 HIT 抗体及滴度与血栓形成及死亡率关系目前仍有争议。有研究显示抗体滴度升高是维持性血透患者血管通路发生堵塞的独立危险因素。与正常健康人相比，血透患者 HIT 抗体阳性率显著增高，且阳性的血透患者血管通路堵塞的发生率显著高于阴性组患者。Pena de la Vega 检测了 57 例行维持性血透患者的 HIT 抗体，按抗体滴度高低分成 3 组，随访 798 天，研究结果为抗体滴度最高组患者的全因死亡率和心血管疾病的病死率分别是其他两组的 2.47 倍和 4.14 倍，值得关注的是抗体滴度最高组患者在出现抗体阳性时并无血小板计数下降。已有多项研究提示，HIT 抗体的形成伴或不伴血小板减少与血栓形成相关，并且增加血透患者心血管病发病率和死亡率。而仅 HIT 抗体阳性但无血小板减少的患者以往常被误认为是假阳性。维持性血透的患者，可能由于其血管内皮细胞功能障碍，HIT 抗体滴度升高更容易激活血小板，活化体内凝血和纤溶系统，并发 HIT 和血栓性栓塞。但是也有研究发现，HIT 抗体和血小板减少及血栓形成无关。

HIT 抗体和透析时间的相关性尚无定论，韩国 Eun－Young Lee 等研究报道，随着治疗时间的增加 HIT 抗体阳性率增加，但也有研究结果与之相反。尽管长期暴露于肝素，但血透患者的 HIT 抗体阳性率并非高于普通人群，可能是因为血透患者免疫应答迟钝，导致 HIT

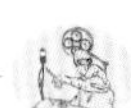

抗体阳性率下降。

三、血小板激活

血小板激活后，血小板膜囊泡释放微颗粒，使凝血系统活化，凝血酶形成增加，抗凝因子减少，导致血栓形成。血小板微颗粒还能黏附于受损的内皮下基膜，促使更多血小板聚集，形成血栓。

四、内皮细胞损伤及炎症反应

HIT 形成过程中伴有内皮细胞损伤及炎症反应：①PF4 与血管内皮细胞膜硫酸类肝素蛋白多糖结合并引起免疫交叉反应，细胞免疫、体液免疫及补体作用导致内皮细胞损伤；②内皮细胞损伤后，释放组织因子、纤溶酶原激活物抑制因子-1，促进血栓形成；③受损的内皮细胞在炎症刺激下增生，并导致管壁增厚、闭塞，促进血栓形成。

五、高凝状态

活化的血小板和受损的内皮细胞释放或表达选择素，诱导血小板和炎症细胞趋化，促进炎症细胞游走、黏附及外渗，与血小板相互作用，出现高凝状态。

六、血流淤滞

动脉粥样硬化、内皮细胞增生导致的血管腔狭窄、大分子复合物形成等均使局部血流淤滞，其中微小血管血栓形成与血流淤滞的关系更大。

第二节　临床表现

HIT 主要表现为血小板减少、血栓形成、局部皮肤损害和全身反应。

1. 血小板减少　血小板数较前下降≥50%。罕见重症 HIT，其血小板计数值可达 15×10^9/L，而且持续时间较长。

2. 血栓形成　尽管血小板数很低，但大出血或青紫斑罕见，而有栓塞的危险。HIT 患者可有半数以上伴有血栓形成，是Ⅱ型 HIT 患者常见且严重的并发症，称之为肝素诱导的血小板减少和血栓形成（heparin - induced thrombocytopenia/thrombosis，HITT）。因形成的血栓没有红细胞参与，也被命名为白色血栓综合征（white clot syndrome）。主要特点是静脉、动脉或微血管血栓形成。静脉血栓较动脉血栓多见，两者发生比例约为 4∶1。动脉血栓栓塞最常发生于脑动脉、肺动脉、大外周动脉或留置导管部位，导致器官缺血、梗死如脑卒中、肺动脉栓塞、心肌梗死或四肢缺血。深静脉血栓形成（deep venous thrombosis，DVT）是 HIT 最常见的并发症，多见于下肢深部静脉、肺、肾上腺、脑等部位，继发于肾上腺静脉血栓形成的肾上腺出血性梗死是住院患者急性肾上腺功能衰竭的常见原因。血栓形成的罕见部位如脑静脉和脑硬脊膜窦，发现血栓形成的常提示 HIT。HITT 相关的血管栓塞一般累及脚趾和手指，导致肢体坏疽。血透患者则表现为透析通路如动静脉瘘管、深静脉导管阻塞。HITT 死亡率高，可达 20%～30%，有 20%～30%的患者因截肢、脑卒中等而造成终身残疾，

40%～50%的患者在停用肝素后仍会发生血栓性事件。随着疾病的发展，HIT 甚至可出现失代偿性弥散性血管内凝血。

3. *局部皮肤损害* 皮下注射肝素 5 天后，10%～20%的患者会出现注射部位皮肤病损，表现为疼痛、红斑，甚至局部坏死。组织学检查显示微血管血栓形成。所以，HIT 的皮肤损害患者，即使停用了肝素，仍需要持续监测血小板数日，并警惕有无血栓形成。

4. *全身反应* 部分血液中已有 HIT 抗体的患者静脉使用肝素后 5～30 min 内可发生急性炎症反应，如高血压、心动过速、呼吸困难、胸痛、大汗、恶心、寒战、肌僵直、发热等表现，与急性肺栓塞表现相似，称为“假性肺栓塞”。急性一过性遗忘极为罕见，其中最严重的表现为顺行性遗忘，一般不超过 24 h。其病理生理机制不清，可能与血小板激活后释放代谢产物，血小板聚集导致大脑后动脉、丘脑正中旁分支缺血有关。全身反应强烈往往提示体内血小板高度活化。

第三节 诊断与鉴别诊断

HIT 是一种危及生命的严重并发症，因此，应用肝素治疗的患者出现血小板减少症，不论是否存在血栓，都应排除 HIT。肝素治疗期间出现血栓强烈提示 HIT。HIT 诊断主要根据临床事件结合 HIT 抗体的检测。目前常用的诊断标准：①使用肝素类药物后 5～15 天，血小板减少<100×10^9/L，或从原来的水平下降超过 50%。3 个月内用过肝素的患者再次应用肝素，其发作时间可提前到 24 h 内，迟发型可见于肝素停用 5 天后出现血小板减少，停用肝素后，血小板计数逐步恢复正常。②HIT 抗体阳性。③可并发血栓栓塞性疾病。④除外其他导致血小板减少的原因。可以通过 HIT 预测评分系统进行危险度预测和诊断(表 17－3－1)。

表 17－3－1 预测 HIT 的评分系统

评分项目	2	1	0
血小板减少	血小板减少>50%或减少值(20～100)×10^9/L	血小板减少 30%～50%或减少值(10～19)×10^9/L	血小板减少<30%或减少值<10×10^9/L
血小板减少的时间或其他并发症	明确血小板减少出现在 5～10天或 1 天内(3 个月内使用过肝素)	由免疫机制所致的血小板减少，但未明确时间，或 10 天后出现血小板减少	血小板减少出现很早(无近期肝素用药史)
血栓或其他并发症	新发血栓，皮肤坏死，大剂量肝素用后急性全身性反应	进展性或再发性血栓，皮肤红斑损害，怀疑有血栓但未确诊	无
其他原因引起的血小板减少	没有其他明显原因	可能有其他明显原因	肯定有其他原因存在
预测分数：6～8 高度；4～5 中度；0～3 低度			

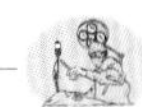

(一) 实验室检查

HIT 的实验室检查包括功能分析与免疫分析。抗原测定法是 Amiral 等人于 1992 年发现并证实 PF4 是 HIT 的主要抗原后开始应用的。

1. 功能分析

(1) ^{14}C－5 羟色胺释放试验(^{14}C－serotonin release assay, SRA):血小板从血浆中主动摄取被^{14}C标记的 5－HT,并储存于微粒中。当血小板被激活时,释放出 5－HT。因而当血小板被免疫复合物激活时,测定上清液放射强度,即可以确定血小板凝集程度。本方法灵敏度和特异度较高,使用洗涤血小板诊断价值更高,是检测血小板功能的金标准。其缺点是所用试剂为放射性物质,操作烦琐,技术要求高。

(2) 肝素诱导的血小板聚集试验(heparin induced platelet aggregation, HIPA):利用患者血液中的 HIT 抗体与肝素和正常供血者血小板形成免疫复合物,再与血浆中的血小板产生特异性结合,导致血小板活化凝集,再通过检测其吸光度来确定凝集的程度。特异度＞90%,敏感度为 35%,操作比较简单,应用较广泛。但不同供者其血小板用作试验的反应性不同。

(3) 流式细胞仪分析试验(flow cytometric assay, FCA):通过测定血小板微粒的释放或跟踪被荧光标记的抗体与血小板结合的过程,可检测出正常血小板被免疫复合物激活的程度。

(4) 高效液相色谱法(high performance liquid chromatography, HPLC):此法原理类似于 5－HT 释放试验,区别在于用高效液相色谱分析测定血小板活化后所释放的 5－HT 浓度,以判断血小板被激活的程度。

2. 免疫分析　采用酶联免疫吸附测定法(enzyme－linked immunosorbent assay, ELISA)。通过一种特殊抗体检测 HIT－IgG/PF4/肝素复合物的形成。这种抗体具有共轭的发色团,可通过吸光度的改变判断 HIT 抗体的产生。

3. 血小板功能分析与免疫分析的优缺点　血小板功能分析测定血小板的激活,具有较高的特异性。但功能分析需要流式细胞仪等专业设备与熟练的操作人员,以及复杂的准备过程与测定过程。免疫分析技术比血小板功能分析容易,并且测定周期短,操作简便,敏感度高。但是价格昂贵,且费时,特异度低,并且抗肝素－PF4－抗体的阳性强度高低不影响 ELISA 方法的特异度。因其直接测定抗体与 PF4/肝素复合物结合过程,故仅证实存在抗体,而无法测量激活血小板的能力。当 HIT 抗体滴度较高时,血小板活化试验常呈阳性,提示患者有可能发展为 HIT。临床上往往联合应用这两种方法,以提高准确性。

HIT 发生过程可以分为 4 个阶段:第 1 阶段,产生抗体,用敏感的检测手段——ELISA 检测;第 2 阶段,抗体滴度升高,血小板功能检测手段便能检测;第 3 阶段,血小板计数减少;第 4 阶段,血栓形成。某些患者,以上 4 个阶段同时发生,而有的患者只发生第 1 阶段,不再进一步发展。

(二) 鉴别诊断

尿毒症患者可有多种因素引起血小板减少,临床诊断 HIT 时需注意鉴别。临床医生往往认为透析患者血小板减少与尿毒症毒素和透析膜有关。

尿毒症毒素所致获得性血小板功能障碍已被证实。尿毒症毒素抑制骨髓或直接作用于血小板有关，可同时伴有血小板分布宽度和血小板平均体积显著性降低。

血透过程中机械性压力及透析膜可激活血小板，使血小板计数在血透后较血透前显著性降低，而毒物的排出使血小板平均体积和血小板分布宽度可能有暂时性回升。体外循环透析器、透析针头、透析管路、气泡排除器可以导致凝血，引起血小板减少。

目前已证明多种药物可诱发血小板减少症，发病机制包括产生免疫球蛋白（如奎宁类、β-内酰胺类抗生素及磺胺类药）、人类抗嵌合物抗体（如阿昔单抗）、直接抗血小板自身抗体（如金制剂、肼屈嗪、异烟肼及普鲁卡因胺等）等。临床发现血小板减少患者需排除相关药物使用史。

此外，营养缺乏、肿瘤骨转移、白血病、再生障碍性贫血、脾功能亢进、血小板减少性紫癜、血栓性血小板减少性紫癜、输血后紫癜等均表现为血小板计数减少。但是上述疾病导致的血小板减少症主要并发出血，表现为黏膜出血，极少数可发生致命性出血，如颅内出血或消化道大出血，而 HIT 表现为血栓性栓塞。

同样具有血小板减少和血栓形成的还有抗磷脂综合征（antiphospholipid syndrome，APS），急剧型 APS 病情凶险，可并发休克、多器官功能衰竭。实验室检查抗磷脂抗体阳性有助于鉴别诊断。

第四节　预防与治疗

（一）预防

1. *血小板计数*　动态监测血小板计数是最重要的预防措施。对于既往 100 天（尤其是近 1 个月）内使用过肝素的患者，再次使用普通肝素，需在 24 h 内复查。对于使用肝素的患者须隔日查血小板值；使用一次普通肝素后又使用低分子量肝素的患者，可每隔 2～3 天查血小板值，从第 4 天开始直到 14 天或停止肝素使用。使用低分子肝素透析中抗凝或仅仅用普通肝素冲洗导管的内科患者，可不常规监测血小板值。

2. *肝素种类的选择*　各种肝素制剂发生 HIT 的风险不同，牛肺制备肝素＞猪肠制备肝素＞低分子量肝素。应优先选择使用不易引起 HIT 的制剂。使用普通肝素抗凝时 HIT 的发生率明显高于低分子量肝素。

3. *减少可疑诱因*　有报道，重组人促红细胞生成素（rHuEPO）突增剂量可能促发 HIT 发生。这种药物可能引起血细胞比容和血小板平行升高；rHuEPO 具有血小板生成素样的活性，并且还可以增加血透患者血小板的聚集功能；rHuEPO 还可增加 PF4 的分泌。

（二）治疗

一旦怀疑 HIT，即使实验室结果尚未出来，也应立即停用肝素，包括外用肝素软膏或者肝素涂层的血透插管。无肝素透析禁止使用普通肝素或低分子肝素预充管路。但停用肝素仍不能避免随后发生栓塞性事件，患者往往在使用肝素后几天或几周内有 40%～50%的栓塞发生率。Wallis 等对 113 例 HIT 患者进行回顾性分析，发现早期停用肝素〔使用 0.7±0.6 天〕与晚停用肝素〔使用 5±3 天〕相比，并不能有效地降低其发病率和病死率。提示单独停用肝素并不能有效地治疗 HIT，必须使用抗凝剂，以降低全身血栓形成的危险性。

选择抗凝药的原则是：不会产生 HIT 抗体或不与 HIT 抗体产生交叉反应，并且对预防或治疗血栓安全有效。因低分子量肝素与 HIT 抗体有强烈的交叉反应，故其并不能应用于治疗 HIT。目前可用于透析患者 HIT 治疗的抗凝药有以下几种。

1. 重组水蛭素(lepirudin)　含有 65 个氨基酸，由重组技术制得，属于直接、不可逆凝血酶抑制药，可以非共价键与游离凝血酶及血凝块内的凝血酶以 1∶1 比例结合。其半衰期为 60～90 min，最终由肾脏清除。肾功能不全时，其半衰期显著延长，透析患者可达 15～50 h，故肾功能不全患者需调整剂量，而肝功能不全患者则不需调整，比较适用于有肝脏疾病的患者。

弹丸式注射的出血危险性较持续输注小。透析前剂量可用 0.15 mg/kg，APTT 2.0～2.5 倍，以 APTT 调整剂量。不建议 APTT 值大于 2.5 倍的患者使用。对持续静脉-静脉血透的 HIT 患者，采用 0.005～0.01 mg/kg 快速静脉注射，随后为每小时 5～10 μg/kg 静脉输注，保持 APTT 在 1.5～2.0 倍。封管所用浓度为 5 mg/ml。

但重组水蛭素剂量和抗凝作用并不是线性关系，高水平 APTT 需要很高水平的重组水蛭素。APTT 对于重组水蛭素并不是最好的抗凝监测指标，而分别采用 Ecarin 凝固时间法(ECT)和发色底物法测定血浆中的凝血酶原活性可床旁实时监测抗凝效应。

血透可以清除部分重组水蛭素，低通量聚砜或再生纤维素透析膜对重组水蛭素几乎不通透，其他的低通量和所有高通量透析器都可通透重组水蛭素，并降低重组水蛭素剂量过大造成中毒的可能性。

重组水蛭素是多肽，与肝素没有交叉作用，但是应用 5 天以上，有超过半数的患者可以产生抗水蛭素抗体(aHAb)。此时，需要调整剂量。体内试验证明重组水蛭素的作用在 aHAb 存在的情况下明显延长，即使肾功能正常，该抗体也可延缓水蛭素的肾脏清除，而且此时血液滤过也不能降低其血浆浓度，只能通过血浆置换排出。大多数患者 1 年内抗体消失。

其常见不良反应有贫血、发热等，较严重的有出血、心力衰竭等，还存在过敏反应的可能。目前该药没有解毒剂。

2. 阿加曲班(argatroban)　用于预防及治疗 HIT，属选择性凝血酶抑制药。阿加曲班是合成的 L-精氨酸衍生物，可以通过单键与凝血酶可逆性结合。对游离凝血酶和已结合血凝块的凝血酶均有抑制作用。静脉使用其生物利用度为 10%，半衰期为 40～50 min。通过肝脏代谢，肾功能不全患者则无需调整。阿加曲班适用于多种血液净化治疗模式。血透或者 CVVH 对其清除小，不需要调整剂量。用 APTT 及 ACT 监测抗凝效应，对两者具有剂量依赖性反应。

透析患者可以初始 0.1～0.25 mg/kg 注射，继以 0.1～0.2 mg/kg · h^{-1} 静脉连续输注直到透析结束前 1 h。对于肝功能不全的患者会延长抗凝药作用，可调整剂量至 0.5 μg/kg · min^{-1}，保持 APTT 在 2.0～2.5 倍。CRRT 患者可以 0.5～1.0 μg/kg · min^{-1} 开始，随后以保持 APTT 在 1.5～2.0 倍调整剂量。常见不良反应有腹痛、恶心、腹泻、头痛、泌尿道感染、发热等，较严重的有出血、贫血、肾功能异常、呼吸困难等。

3. 达那肝素(danaparoid)　一种低分子量肝素类似物，是 HIT 替代肝素最常见的药物，广泛用于透析患者。主要由硫酸类肝素组成，84%为硫酸乙酰肝素，还包含硫酸皮肤素、硫酸软骨素。主要抑制凝血因子 Xa。抗凝血因子 Xa/抗凝血酶比例是 22∶1(低分子量肝素为

3∶1)，对血小板功能作用较小。其半衰期为 18～28 h，生物利用度接近 100%。通过肾脏排泄。

CRRT 时达那肝素使用方法为：首剂静脉注射 2 500 U，随后每小时 600 U 静脉输注4 h，再改为每小时 400 U 输注 4 h 后，每小时 200～600 U，可根据体重调整剂量，以抗凝血因子 Xa 水平达到 0.5～1.0 抗 Xa 单位水平为宜。第 1 次和第 2 次透析时，可静脉给予 3 750 U；第 3 次为 3 000 U；随后为 2 250 U，以抗凝血因子 Xa 水平调整剂量。透析前抗凝血因子 Xa 活性水平应低于 0.4。封管可采用 15 U/ml 浓度。

达那肝素和肝素之间存在交叉反应。约有 6.5%的 HIT 患者，使用达那肝素可出现持续或者反复的血小板减少。达那肝素在体外有 10%～20%与 HIT 抗体交叉反应，但体外交叉反应的临床意义未明，主要依据临床表现判断。在使用时应当密切监测血小板数量，血小板持续下降、新的纤维蛋白沉积、体外循环出现凝血都提示可能出现交叉反应。肾功能正常的患者，抗凝血因子 Xa 活性的半衰期约为 25 h，透析患者其半衰期延长，可超过 30 h。常见不良反应有发热、恶心、注射部位疼痛、皮疹、瘙痒等，较严重的有出血、贫血、硬膜外血肿。该药没有解毒剂。

4. 其他治疗方案

(1) 磺达肝素(fondaparinux)：也是一种新合成的肝素替代物，具有很强的抗凝血因子 Xa 活性。77%由肾脏排泄，肾功能正常者，其半衰期 17 h，肾衰竭患者其半衰期延长。不与 HIT 抗体产生交叉反应，有用于 HIT 血透患者抗凝的成功实例，但其效用和安全性尚待更多的临床研究证实。有报道称，2.5 mg 注入透析管路已足够透析抗凝。使用磺达肝素替代抗凝，也可以形成 HIT 抗体，但是并不发展成 HIT，因其不能形成大分子复合物。

(2) 比伐卢定(bivalirudin)：含 20 个氨基酸，是基于水蛭素合成的化合物，为直接凝血酶抑制剂，它可以和凝血酶可逆性结合，故出血风险小于重组水蛭素。比伐卢定大约 20%经肾脏排泄，透析患者，半衰期为 3.5 h。比伐卢定本身没有免疫原性，但是和重组水蛭素有 12 个共同的氨基酸，故近期使用过重组水蛭素的患者可能出现过敏反应。仅用于部分 HIT 患者，血透患者尚未有应用报道。

(3) 局部枸橼酸盐抗凝：局部枸橼酸盐抗凝不足以防止全身栓塞的形成，其他抗凝剂禁忌使用的情况下，可适当短期应用。有报道，采用枸橼酸盐加至透析液中抗凝，成功应用于 HIT 治疗。但是易造成低钙，抗凝效应难以监测。

(4) 局部肝素化：不建议采取体外循环入口使用肝素。出口采用鱼精蛋白对抗的局部抗凝方法，因为血液同肝素接触引起或加重 HIT 不可避免。低剂量肝素预充管路的“无”肝素透析也不能应用于 HIT。

(5) 口服抗凝血药物：透析中应用华法林抗凝，其半衰期延长，剂量难以控制，出血风险较大。HIT 活动期，用口服抗凝血药物华法林易引起静脉性肢体坏疽或华法林诱导的皮肤坏死。待血小板计数恢复正常后，可应用华法林长期抗凝，但是透析时常常还需要加用其他的抗凝药物。

除以上治疗方案之外，还有依前列醇也可用于 HIT 抗凝；应用阿司匹林，HIT 可自发缓解；有报道，联合应用甲磺酸萘莫司他(nafamostat mesilate)和阿司匹林可以阻止 HIT 的进展；舒洛地特(sulodexide)可以用于透析抗凝，且花费较小；可逆性凝血酶抑制剂美拉加群(melagatran)以 1～3 mg 静脉推注，并将美拉加群加入透析液中，配置成 0.25～1.0 μmol/L

浓度,可防止透析器内出现血液凝固。但这些治疗方法疗效及安全性均未得到大型临床试验证实。血小板输注可增加新的血栓形成,因此不推荐血小板输注。非抗凝透析治疗可能引起体外循环血液凝固,尤其是 HIT 激活时,额外引起的血小板激活可能加重全身血栓形成。

对于 HIT 患者何时可以重新开始肝素或低分子量肝素治疗尚无定论。目前认为 HIT 抗体可为一过性,HIT 抗体一般需要 50～90 天降低至检测水平以下,HIT 抗体转阴平均时间为 85 天,引起 HIT 的 HIT 抗体常在约 3 个月后消失。但也有报道 HIT 抗体阳性可达 333 天。目前有病例报道在 HIT 转阴之后重新应用肝素,血小板和抗体可正常。但不是所有的患者抗体都消失,长期透析患者 HIT 抗体是否均可自发缓解尚未知,目前临床病例报道支持用 ELISA 结果作为观测反复使用肝素患者有无出现 HIT 可能性和 HIT 治疗效果的指标。尚需进一步的研究证实血小板凝集功能测定正常,ELISA 阳性是否可以安全复用肝素类药物,或者单纯 ELISA 结果能否作为复用的指标。

(张郁苒　袁伟杰)

参考文献

[1] Hutchison CA, Dasgupta I. National survey of heparin - induced thrombocytopenia in the haemodialysis population of the UK population. Nephrol Dial Transplant, 2007,22(6):1680 - 1684

[2] Keeling D, Davidson S, Watson H. The management of heparin - induced thrombocytopenia. Br J Haematol, 2006,133(3):259 - 269

[3] Warkentin TE, Levine MN, Hirsh J, et al. Heparin - induced thrombocytopenia in patients treated with low - molecular - weight heparin or unfractionated heparin. N Engl J Med, 1995,332:1330 - 1336

[4] Palomo I, Pereira J, Alarcon M, et al. Prevalence of heparin - induced antibodies in patients with chronic renal failure undergoing hemodialysis. J Clin Lab Anal, 2005,19:189 - 195

[5] 李剑,沈悌.肝素相关性血小板减少症.药物不良反应杂志,2004,1:20 - 22

[6] Warkentin TE, Greinacher A, eds. Heparin - induced thrombocytopenia. 3rd ed. New York NY: Marcel Dekker, 2004:107 - 148

[7] Hirsh J, Heddle N, Kelton JG. Treatment of heparin - induced thrombocytopenia: a critical review. Arch Intern Med, 2004,164:361 - 369

[8] Hartman V, Malbrain M, Daelemans R, et al. Pseudo - pulmonary embolism as a sign of acute heparin - induced thrombocytopenia in hemodialysis patients: safety of resuming heparin after disappearance of HIT antibodies. Nephron Clin Pract, 2006,104:c143 - c148

[9] Baldwin ZK, Spitzer AL. Contemporary standards for the diagnosis and treatment of heparin - induced thrombocytopenia(HIT). Surgery, 2008,143(3):305 - 312

[10] Pena de la Vega L, Miller RS, Benda MM, et al. Association of heparin - dependent antibodies and adverse outcomes in hemodialysis patients:a population - based study. Mayo Clin Proc, 2005,80(8):995 - 1000

[11] Greinacher A, Zinn S, Wizemann T, et al. Heparin - induced antibodies as a risk factor for thromboembolism and haemorrhage in patients undergoing chronic haemodialysis. Lancet, 1996,

348:764

[12] Chang JL, Parikh CR. When heparin causes thrombosis: significance, recognition and management of heparin induced thrombocytopenia in dialysis patients. Semin Dialysis, 2006,19:297-304

[13] Fischer KG. Essentials of anticoagulation in hemodialysis. Hemodial Int, 2007,11(2):178-189

[14] Greinacher A. Lepirudin: a bivalent direct thrombin inhibitor for anticoagulation therapy. Exp Rev Cardiovasc Ther, 2004,2:339-357

[15] Hafner G, Roser M, Nauck M. Methods for the monitoring of direct thrombin inhibitors. Semin Thromb Hemost, 2002,28:425-430

[16] Hursting MJ, Murray PT. Hursting Argatroban anticoagulation in renal dysfunction a literature analysis. Nephron Clin Pract, 2008,109(2):c80-c94

[17] Tang IY, Cox DS, Patel K, et al. Argatroban and renal replacement therapy in patients with heparin-induced thrombocytopenia. Ann Pharmacother, 2005,39(2):231-236

[18] Davenport A. HIT on dialysis-when is it safe to re-challenge? Nephron Clin Pract, 2006,104(4):149-150

第十八章

钙磷代谢紊乱与瘘管的血管钙化

在终末期肾病(ESRD)透析的患者中普遍存在血管钙化,且随年龄和透析时间的增加,血管钙化发生率逐渐增高。由此导致的心脑血管并发症(CVD)是ESRD死亡的首位原因。由于动静脉内瘘的钙化,极大影响内瘘的使用时限。

血管钙化是常见的一种异位钙化。根据其发生部位,主要有两种形式,即内膜钙化和中层钙化。内膜钙化是动脉粥样硬化的表现之一,钙化位于粥样斑块内,发生于斑块形成的晚期。中层钙化又称为Monckeberg钙化,钙化发生于动脉中膜,最初累及内弹性膜。此型钙化主要发生在ESRD及糖尿病患者。

第一节 血管钙化的机制

近年来随着对血管钙化的细胞分子机制研究的逐步深入,越来越多的结果表明,其形成过程与骨骼的矿化相似,主要是血管平滑肌细胞(VSMC)发生骨样变化的主动调节过程。VSMC在许多因素刺激下具有转分化为成骨细胞样细胞的能力,而VSMC表达成骨细胞表型是血管钙化过程的中心环节,在血管钙化中具有核心地位。

虽然引起血管钙化的原因众多,但高磷血症是导致钙化的核心因素。慢性肾病患者普遍存在高磷血症。当肾小球滤过率(eGFR)降至20 ml/min时,有40%的患者血磷大于1.49 mmol/L(4.6 mg/dl)。体外血管中层平滑肌细胞培养证实,高磷的细胞培养基可促进细胞周围基质的矿化。但此种效应是依赖于细胞内磷浓度的提高,而磷转运需要Ⅲ型钠依赖的磷酸协同转运体(NPC)中的Pit-1物质起作用。细胞内高磷通过一系列机制使血管平滑肌细胞发生骨样变化,从而导致血管钙化。

第二节 血管钙化的评价

对于长期血透的患者,严重继发性甲状旁腺功能亢进及钙磷代谢紊乱,导致羟磷灰石异位沉积,血管壁沉积十分常见。可以在动脉壁沉积,更主要的是在内瘘的静脉输出道沉积,在瘘管输出道的静脉可见明显的血管壁钙化(图 18-2-1)。在制作标准动静脉内瘘时,经常发现桡动脉血管壁钙化,血管斑块形成,特别是严重继发性甲状旁腺功能亢进患者更加明显(图 18-2-2)。瘘管血管壁钙化导致瘘管失功能,或者造成血管穿刺困难,瘘管使用寿命缩短。如果在原瘘管侧重新制作内瘘,通常难度大大增加,吻合困难,瘘管通畅率明显降低。

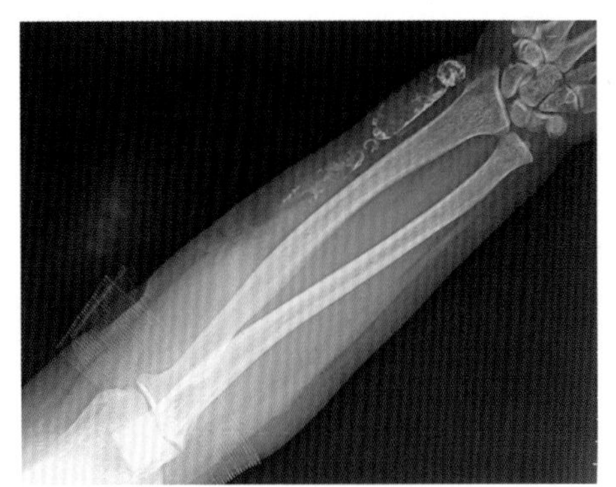

图 18-2-1 血管通路钙化

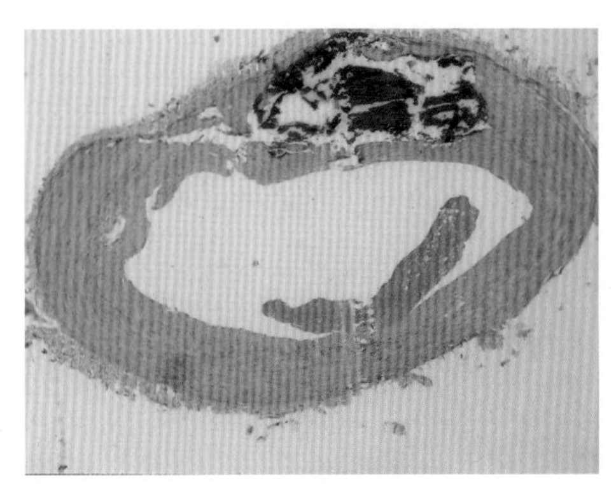

图 18-2-2 桡动脉钙化

目前用以检查血管钙化的手段较多,但均不能分辨血管钙化是位于内层或中层,其检测的重复性尚待证实,所以仍然缺乏一个公认的标准化检测系统。常用的方法有:X 线片、超声、同位素闪烁成像、Cr 扫描、电子束 CT、螺旋 CT 等。X 线片更适于筛查血管钙化的患病率,简便易行,但平片检查的敏感性不够,且不易定量。超声检查也可用以评价血管及瓣膜钙化的程度,但仅可对钙化进行半定量分析。电子束 CT(electron beam CT, EBCT)又称超高速 CT、电影 CT,1983 年开始用于临床,检查时一次屏息完成扫描,可获得多个精确而细致的心脏断层图像。EBCT 能灵敏地发现心血管是否有钙质沉积物(在图像上呈白色斑点),并能对钙质沉积物的密度和体积进行测量,可定量分析冠状动脉钙化及进行冠状动脉钙化积分(coronary calcium score, CCS)。在国外,随着对 EBCT 在 ESRD 患者心血管病变中的应用研究,有些学者也开始了螺旋 CT 在 ESRD 患者心血管病变中的应用研究,认为具有心电门控装置的新一代螺旋 CT 对 ESRD 患者冠状动脉和主动脉钙化的评价具有可行性,并能广泛应用。由于 EBCT 和螺旋 CT 运行原理不同,两者的应用也有一定的差别。EBCT 通过电子枪发射电子束轰击环形钨靶产生 X 线进行扫描,通过心电门控技术在一次屏息内完成整个心脏的扫描。EBCT 有非常好的时间分辨率,能快速地对患者进行扫描,减少心脏运动伪影,并能精确地进行钙化积分。国外关于 EBCT 在 ESRD 患者心血管病变中的应用研究开展较广泛,其价值非常肯定。但由于 EBCT 未能普及,且其检查费用昂贵,限制了它的使用。螺旋 CT 由于技术和相应软件的发展以及逐渐普及,在 ESRD 患者心血管病变中的应用有着广泛的前景。但螺旋 CT 在 ESRD 患者心血管病变的应用研究相对较少,其使用价值有待探讨。

心脏每次向大动脉搏出约 70 ml 血液,搏出血液的冲击波以一定的速度向外周血管传播,这种波动叫做脉搏波。脉搏波在动脉的传导速度称为脉搏波传导速度(PWV),它与动脉壁的生物力学特性、血管的几何特性以及血液密度等因素有一定的关系。由心脏产生的脉搏,通过血管传送至手、脚的速度差异,其数值愈大,表示血管壁的硬化程度愈大(动脉硬化正在发展中)。PWV 的数值虽然随着年龄的增加而增大,但一些慢性病如糖尿病、高血脂、肥胖症在发展过程中也会导致 PWV 的数值较一般健康者为高。PWV 基准值为 1 400 cm/s。应用新型设备检测的时间只需要 5 min,可以用于普通健康人群的健康检查,也可用于检测血管壁的硬度及弹性改变,对血管疾病的诊治及亚健康的评价具有临床指导意义。由于 PWV 与动脉僵硬度的这种正相关性,再加上它的测量方法简便易行而又没有创伤,所以,被广泛用来作为评估动脉僵硬度的一个指标。2005 年国际肾脏病学会"提高肾脏病整体预后"工作组(KDIGO)将此项检查列为血管钙化的一项重要指标。

脉搏分析仪能定量反映整个动脉系统总体顺应性,通过检查可以了解患者血管壁的内在弹性、脉搏波传播速度及左心室后负荷。顺应性的降低反应了血管壁的功能损害,并可作为预测血管壁功能损害的早期指标。

第三节 血管钙化的干预

目前大多数治疗方案都着重于预防血管钙化及控制危险因素,防止其进展。

一、控制钙磷代谢紊乱

高磷血症普遍存在于慢性肾衰竭患者中,在继发性甲状旁腺功能亢进、异位钙化和钙化防御形成过程中起关键作用。高磷血症可能是血管钙化的主要危险因素。应限制患者磷的摄入,一般不超过 800 mg/d 为宜。一般而言,各种动物内脏、豆类食品等富含磷,应避免食用。但为了保证患者营养的需要,可摄入一定量蛋白质和磷,因此,需给患者磷结合剂。常用的磷结合剂有含钙磷结合剂、含铝磷结合剂和非钙非铝型磷结合剂 3 种。

1. 含钙磷结合剂(如碳酸钙、醋酸钙) 为临床常用的磷结合剂。但含钙磷结合剂的应用增加了患者高血钙的危险,特别是在应用 $1,25-(OH)_2-D_3$ 治疗的甲状旁腺功能亢进患者,高血钙可加剧血管等软组织的钙化,患者服含钙磷结合剂后应每周监测血钙,并及时调整药物剂量。

2. 含铝磷结合剂 氢氧化铝结合磷效果好,但有铝中毒之虞,一般情况下不用。只有合并高钙血症或其他磷结合剂效果不理想时才考虑使用。应用过程中应定期检查铝浓度(每月 1 次),一旦超过允许量应停用。

3. 非钙非铝型磷结合剂 主要有盐酸司维拉姆、镧制剂(如碳酸镧、聚苯乙烯磺酸镧)等。盐酸司维拉姆不易导致高钙血症,与含钙磷结合剂相比,可显著降低心血管事件的发生率,还可降低胆固醇和 LDL 水平,但其易受消化道 pH 值的影响,影响脂溶性维生素 A、D、E、K 的吸收等。碳酸镧、聚苯乙烯磺酸镧不增加高血钙的危险性,且副作用小,主要通过肝脏代谢,不受 pH 值的影响,是迄今较为理想的磷结合剂。

通过限磷饮食、应用磷结合剂和透析清除,血透患者的血磷应控制在 1.13～1.78 mmol/L,血钙控制在 2.10～2.38 mmol/L 为宜。

二、$1,25-(OH)_2-D_3$ 及其类似物的应用

慢性肾衰竭时,骨骼中的甲状旁腺激素(PTH)受体下调,需要较高的血清 PTH 水平,保

持骨的正常运转。若过早或过多地使用 1,25 -$(OH)_2$ - D_3,因可抑制甲状旁腺分泌 PTH,更难处理。且应用 1,25 -$(OH)_2$ - D_3 时血磷应低于 1.99 mmol/L,血钙应低于 2.37 mmol/L。因此,需经常监测血清 PTH,钙、磷水平,严格掌握使用 1,25 -$(OH)_2$ - D_3 的指征。当血磷过高时,可先用降磷剂使血磷降至正常时再应用。当血透病人血 iPTH<150 ng/L 时,应停用活性维生素 D,待 iPTH 上升致目标范围以上时再用,此时剂量应减半。血透患者的 iPTH 应控制在 150～300 ng/L 为宜。

使用 1,25 -$(OH)_2$ - D_3 治疗继发性甲状旁腺功能亢进,常出现高钙血症和高磷血症等并发症。为克服这些副作用,可应用活性维生素 D 类似物(paricalcitol),该制剂作用与 1,25 -$(OH)_2$ - D_3相似,但不上调肠道黏膜细胞内活性维生素 D 受体,因而高钙血症和高磷血症等副作用较 1,25 -$(OH)_2$ - D_3 为低。

三、钙敏感受体激动剂的应用

钙敏感受体的激动剂(calcimimetic)可刺激甲状旁腺细胞的钙敏感受体,间歇性抑制 PTH 释放,刺激降钙素的释放,既可抑制甲状旁腺过度分泌,又可避免非动力性骨病的发生。有较好的应用前景。

血管钙化是慢性肾病高发且后果严重的并发症,血管钙化与心血管疾病发病率、病死率密切相关。血管钙化是一个受多因素调控、与骨发生类似的主动的可调节过程,其中心环节是血管平滑肌向成骨细胞分化,分泌成骨细胞样基质,最终形成钙化。近年来,越来越强调高磷血症与血管钙化的正相关。有很多检测血管钙化的影像学手段,但缺乏标准化的检测系统。血管钙化的危险因素既包括尿毒症相关性,也涉及粥样硬化性钙化相关的危险因素。血管钙化重点在于预防,控制高磷血症和其他危险因素可以有效地降低血管钙化的发生发展。同时,应加强动静脉内瘘血管钙化的检测及综合分析,并及时调整治疗方案,尽可能延长血管通路的寿命。

(卜　磊　赵学智)

参考文献

［1］ Coresh J, Stevens LA, Levey AS. Chronic kidney disease is common: what do we do next? Nephrol Dial Transplant, 2008,23(4):1122－1125

［2］ London GM, Marchais SJ, Guerin AP, et al. Arteriosclerosis, vascular calcifications and cardiovascular disease in uremia. Curr Opin Nephrol Hypertens, 2005,14(6):525－531

［3］ Rogers NM, Teubner DJ, Coates PT. Calcific uremic arteriolopathy: advances in pathogenesis and treatment. Semin Dial, 2007,20(2):150－157

［4］ Sharon MM, Neal XC. Mechanisms of vascular calcification in chronic kidney disease. J Am Soc Nephrol, 2008,19:213－216

［5］ Demer LL, Tintut Y. Vascular calcification: pathobiology of a multifaceted disease. Circulation, 2008,117:2938－2948

［6］ Saito E, Wachi H, Sato F, et al. Treatment with vitamin kcombined with bisphosphonates synergistically inhibits calcification in cultured smooth muscle cells. J Atheroscler Thromb, 2007,14

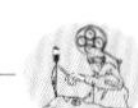

(6):317-324

[7] 赵学智. 血磷及钠磷协同转运子在慢性肾脏病继发性甲状旁腺功能亢进发生和发展中的作用. 中华肾脏病杂志,2005,21(3):172-173

[8] Mathew S, Tustison KS, Sugatani T, et al. The mechanism of phosphorus as a cardiovascular risk factor in CKD. J Am Soc Nephrol, 2008,19:1092-1105

[9] Nishizawa Y, Jono S, Ishimura E, et al. Hyperphosphatemia and vacular calcification in end-stage renal disease. J Ren Nutr, 2005,15(1):178-182

第十九章

内瘘血栓形成的重建方法——溶栓治疗

透析血管通路血栓形成是一个很重要的临床问题，占透析血管通路失功能原因的 80%～85%。该并发症使患者增加痛苦，也增加医护人员的工作量。如果患者需要紧急透析，这一问题将会更加突出。过去，紧急处理的方法包括立即手术修复，或先放置中央静脉导管，然后再择期手术。但急诊手术需住院，而且常延误透析治疗。中央静脉插管可做紧急透析，但也带来许多新问题。因此，必须发展一种更好的治疗方法来处理透析通路血栓形成。其总体原则包括：最大限度地使用动静脉内瘘，合理使用长期透析导管，并制订监测通路血栓形成风险的质量保障方案，延长通路寿命的操作步骤，以及有效处理血栓形成的方法。

EBPG 指南指出，自体动静脉内瘘和人造血管内瘘血栓形成应该用放射介入或外科手术方法进行治疗。各透析中心应按照自己的经验选择最佳治疗模式。

第一节　自体动静脉内瘘血栓形成的因素及处理

虽然自体动静脉内瘘血栓形成率为移植血管的 1/6，但血栓形成仍是自体内瘘功能丧失最常见的原因。血栓形成可分为早期血栓形成和晚期血栓形成。EBPG 指南指出：自体动静脉内瘘血栓形成应尽快在 48 h 内处理，疗效主要取决于血栓形成时间、部位和通路类型。及时溶栓，可避免插管透析，并且时间越长血栓与静脉壁黏附越紧，增加治疗难度。根据已有的文献，建议除了前臂因吻合口狭窄导致血栓的内瘘更适合于外科重建吻合外，自体动静脉内瘘血栓形成应首先考虑放射介入治疗。

一、早期血栓形成

血栓形成发生于瘘管建立的 4～6 周内，一般与全身因素、解剖学、原发疾病和手术因素有关。

1. 病因

(1) 全身因素：透析超滤过量、血容量不足所致的低血压、高凝状态和术后静脉使用止血药物是动静脉内瘘术后早期血栓形成的常见原因。

(2) 解剖学原因：血管硬化、静脉纤细、术前静脉穿刺输液或曾患血栓性静脉炎，导致近

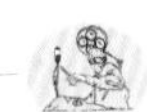

心端静脉狭窄或闭锁。

(3) 原发疾病:糖尿病患者常合并有周围血管病变,内瘘术后易发生血栓形成,在内瘘重建术的患者中占有较大比例。

(4) 手术原因:包括血管选择不当(如血管过细)、血管内膜损伤及内膜对合不良,吻合口旋转错位,血管痉挛,吻合血管扭曲、成角,吻合口狭窄,吻合口修补不当,血肿形成,皮肤缝合及术后包扎过紧,术侧肢体受压等。

2. *治疗* 早期血栓形成可采用介入溶栓或取栓治疗,不成功时可考虑手术取栓。具体方法:用注射器连接小儿头皮针输液管,去除针头,将导管插入血管反复抽吸血栓,或采用 Fogarty 导管取栓术,必要时可行动静脉内瘘重建。

二、晚期血栓形成

多见于吻合口处或吻合口外的静脉狭窄,亦常见于动静脉内瘘使用不当如反复定点式穿刺、拔针后压迫止血力量过大、加压包扎过紧及时间过长、低血压状态、血栓性静脉炎。晚期血栓形成多采用手术治疗如 Fogarty 导管取栓术、动静脉内瘘重建术、间插式血管移植术等。

三、溶栓治疗疗效

自体动静脉内瘘血栓可采用机械或药物溶栓,前臂瘘管即刻成功率低于人造血管内瘘(93%与 99%),1 年初级开放率更低(14%与 49%),前臂和上臂自体内瘘 1 年次级开放率分别为 80%和 50%。溶栓药物(尿激酶或组织纤溶酶原激活物)联合气囊血管成形术治疗自体动静脉内瘘的即刻成功率为 94%。Liang 等报道其成功率达 93%,1 年初级开放率为 70%。Haage 等做了 81 例动静脉内瘘血栓的经皮穿刺药物溶栓治疗,88.9%恢复血流,1 年初级开放率为 26%,1 年次级开放率为 51%。

第二节 移植血管内瘘血栓形成的因素

透析移植血管内瘘最常见的并发症是静脉狭窄和血栓形成,由于血栓形成主要由静脉狭窄所致,所以两者不应被分开对待,多数情况下两者之间存在病变与表现的关系。在一大组行血管造影的溶栓病例中,静脉狭窄的发生率大约为 90%。

除静脉狭窄外,其他因素也可引起或促进移植血管血栓形成,在一大组血管造影的病例中,动脉吻合口狭窄占 1.2%。非吻合因素如透析结束后加压止血、透析针穿刺损伤、低血压、低血容量、高凝状态、创伤等亦可导致血栓形成。根据美国 ESRD 患者资料,黑种人、老人、女性、糖尿病是通路相关疾病独立的危险因素,促红细胞生成素可促进移植血管的血栓形成。

在绝大多数患者,移植血管血栓形成是一个多因素的致病过程,并非单一因素。随着狭窄性病变缓慢发展,导致血管阻力进行性增加,血流量减小,血栓形成的危险性也随之增加。May 等前瞻性测量了 172 例 PTFE 血管移植患者的血流量,结果平均血流量为 1 134 ml/min。用该值作为通路血流量的参考值,发现血流量为 950 ml/min 时移植血管血栓形成的相对危险度为1.23;650 ml/min时为1.67,300 ml/min时为2.39。显然,血流量减少是血栓最终形成的附加因素。

来自美国肾脏数据系统透析发病率和死亡率研究曲线的数据显示,在1996～1997年早期开始透析的随机人群中,1 574例人造血管内瘘修补的亚组患者通路失功能的风险比动静脉内瘘高41%;需要行修补术的概率更高,达91%。PTFE人造血管2年初级开放率为24.6%(自体动静脉内瘘为39.8%,$P<0.001$),而次级开放率两者相当(64.3%与59.5%)。

第三节　血栓特性和血栓形成的治疗

导致移植血管闭塞的血栓有两种,即坚硬的动脉栓子和数量不等的软血栓。大部分血凝块属后一种类型,这是结构松散的红血栓,易于破碎分解。动脉栓子由坚硬、分层、构造良好的血栓组成,发生在动脉吻合口的近端,这种血栓表面凹陷,紧紧吸附在血液湍流最大的移植血管壁上。它的发生率可高达73%,并抵抗链激酶的作用,需外科摘除。有人测量了长30～50 cm以上(平均42 cm)移植血管整个血凝块的容量,包括动脉栓子在内,平均容量为3.2 ml。

移植血管血栓形成的治疗有两种选择:外科治疗或血管内治疗。各有其优势,应根据各单位的经验和专长加以选择。不管选择哪种治疗方式,都必须遵循以下原则:治疗必须及时,不能延误;尽量避免放置中央静脉插管;立即行血管造影观察静脉狭窄;静脉狭窄必须予以矫正,所有异常的血流动力学参数应恢复正常;患者可在门诊处理,不一定常规住院;每个患者均需重新评价重建动静脉内瘘的可能性,可考虑使用因血管移植而扩张的静脉造瘘。

移植血管血栓形成的血管内治疗能达到上述要求,与外科治疗相比,更具优点,因此,越来越多的透析中心采用这一方法。血管内治疗可分为两大类——酶解溶栓和机械法。酶解溶栓有药物溶栓(pharmacological thrombolysis, PT)、药物机械溶栓(pharmacomechanical thrombolysis, PMT)。机械法有机械溶栓(mechanical thrombolysis, MT)、机械装置(mechanical devices, MD)溶栓。血管内各种治疗技术的比较见表19-3-1。

表19-3-1　血管内治疗技术的比较

技术	PT	PMT	MT	MD
溶栓药物	+++	++	−	−
机械软化	−	++	++	++
血块清除	−	−	+	++
血管造影	−	+	+	+
血管成形	−	+	+	+

EBPG指南指出:人造血管内瘘血栓形成也应在48 h内进行处理,首选放射介入治疗,包括联合使用血栓抽吸、溶栓药物、机械取栓和机械装置。据报道即刻成功率为73%,1个月和3个月初级开放率仅为32%和26%。Smits等比较不同的机械溶栓装置,认为对于人造血

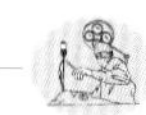

管最根本的是治疗基础血管狭窄。

一、酶解溶栓

有3种纤维蛋白溶酶可用于溶解透析通路血栓，即链激酶、尿激酶和组织纤维蛋白溶酶原激活剂。链激酶可引起不良反应、药物抵抗或过敏反应，用尿激酶可避免这些问题。组织纤维蛋白溶酶原激活剂有效，但价格昂贵，与尿激酶相比无任何优势。尿激酶治疗有效、安全、可靠，应作为首选。根据作用机制和治疗经过，酶解溶栓又可分为两类：药物溶栓和药物机械溶栓。

1. 药物溶栓(PT) 药物溶栓是指仅依靠纤维蛋白溶酶的作用溶解血栓。通常在动脉吻合口附近借助针头或短导管输注，亦有人在静脉吻合口附近加一根导管同时输注。输注速率各家不一，有的连续输注；有的先给首剂注射，后连续输注；有的间歇注射。治疗时间2～72 h，长程治疗的患者一般收入ICU病房。1985年，Zeit和Cope首次报道使用溶栓药物治疗人造血管内瘘血栓形成，26例患者共治疗了33次，通过多个穿刺点将稀释的链激酶注入人造血管内，73%的患者重建血流，30%的患者需要手术治疗纠正狭窄和假性动脉瘤。

一般将通路恢复后至少完成一次正常透析称为溶栓成功。在小样本研究中，成功率为14.3%～100%。在大样本研究中，成功率为58%～68%。并发症发生率为0%～85.7%，大多数并发症为局部出血(新的或老的穿刺部位出血)，但也有相当严重的并发症。有人报道6.3%患者发生周围动脉栓塞，12%的患者需输血。由于大剂量溶酶的使用，系统性纤维蛋白原耗竭也时常可见。

2. 药物机械溶栓(PMT) 为了鉴定哪些因素能改善溶栓疗效，Bookstein和Saldinger在体外研究了纤维蛋白溶酶的作用特征，发现除链激酶外，增加溶酶浓度、浸软凝块和将酶直接注入血栓可明显促进溶栓过程，这些结果导致药物机械溶栓技术的发展。

(1) PMT：PMT是治疗血管通路血栓形成的一种可行的非手术方法。它分为两步，第一步是药物溶栓，第二步为机械浸软和清除残余血栓。将两根钩状导管交叉插入移植血管，一根朝向动脉吻合口，另一根朝向静脉吻合口，覆盖移植血管全长。然后将两根导管旋转，并慢慢退出血栓形成的移植血管。在此过程中同时经导管注入高浓度尿激酶。接着做血管造影观察移植血管静脉回路，若有狭窄，则行血管成形术。据报道，用这种方法成功率达96%，仅3%出现轻微并发症，平均使用86 min完成溶栓。

(2) 冲击喷雾PMT：1989年研究人员对PMT作了改良，并称之为冲击喷雾PMT。具体方法是：采用一种有多个紧密排列侧裂孔的导管，其侧裂孔在未加压时关闭，足以阻止血液反流。当加压注入0.2～0.4 ml液体时，裂孔打开并产生喷雾，每个裂孔喷洒的容量和压力几乎相等，该导管产生的喷雾可浸软血凝快，并增加血凝块与链激酶的接触面积，使用该导管和高浓度溶酶可大大缩短溶栓时间。与前一种方法相比，冲击喷雾法通畅血流的平均时间为(46±21)min，几乎较前者(86±57)min快2倍。而且其疗效比无孔导管输注尿激酶技术更佳。在一项针对29例人造血管内瘘血栓形成的研究中，首剂为25万U尿激酶加肝素。如有残留血栓，可再次给药。这种机械溶栓法可暴露静脉狭窄，便于进行气囊导管扩张，操作成功率达100%，血流在19 min内恢复，血栓完全溶解需49 min。1993年，Roberts应用冲击喷雾治疗人造血管血栓，发现治疗结束时通畅率为99%，平均治疗时间40 min。因此，认为该方法安全、快速、有效。在机械取栓装置出现并得到广泛使用之前，“交叉导管”技术一直是PTFE人造血管血栓溶栓治疗的金标准。

(3) 联合方案：现在多主张采用联合方案，即将血管造影、溶栓和血管成形术联合应用，这样可使狭窄的诊治和血栓的治疗成为一体。操作时，首先做血管造影，明确血凝块的范围，了解移植血管和引流静脉的情况。然后，将两根冲击喷雾导管通过导丝交叉插入移植血管，一根朝向静脉吻合口，另一根朝向动脉吻合口。在两根导管裂孔闭塞后，用三通将两根导管连接，加压注入 0.6 ml(每根 0.3 ml)高浓度尿激酶，每隔 30 s 注射一次，总量 10～20 ml。因尿激酶半衰期短，而且局部注射在尚未建立血流的部位，故发生全身作用的机会极少。采用小剂量冲击和推迟处理动脉栓子，有助于减少周围动脉栓塞的发生。冲击期间，反复触摸移植血管，以了解是否有脉搏和血流。出现脉搏和血流后，用血管成形气囊进行扩张，以浸软和清除残留的血凝块，扩张存在的狭窄，最后用闭塞气囊取出动脉栓子。在 PMT 期间，患者需全身肝素化。

Roberts 等用这种技术治疗了 209 例患者，成功率为 94.3%，1 个月通畅率为 68%，1 年通畅率为 26%，并发症发生率为 7.6%(16 例)。其中 8 例患者并发症较重，需要处理(1 例为腹膜后出血，1 例有动脉栓塞，2 例有移植血管出血，其他 4 例因血管成形术出现静脉损伤)。平均溶栓时间为 40 min。PMT 的禁忌证为血管移植小于 2 周，移植血管感染，有出血倾向或患有活动性出血疾病。

(4)“溶解并等待”方案：1997 年，Cynamon 等提出“溶解并等待”方案，为药物机械溶栓的改良方法。操作时人造血管内注入溶栓药物，初始剂量为 25 万 U，患者在介入术前区等待，度过耗时的血栓溶解时间，可以统筹合理地利用术者、场地、造影等条件。术前需准备肝素和溶栓药物，助手压住动脉和静脉的流出道后，通过一根 18 号穿刺针将两者混合物注入人造血管。Vogel 等在对 17 例患者 21 处人造血管血栓的治疗中，注射尿激酶(平均 6 667 U)后至术前区等待(平均 86 min 后)，在其他患者治疗当中插空进入治疗室行初次评价性血管造影，临床成功率(可进行正常血透)达 95%。作者认为在人造血管取栓术中采用极小剂量溶栓剂即可有效，并可减少费用和出血风险。

二、机械法

机械法治疗透析通路移植血管血栓形成已成为一种可行的选择方法。机械法包括盐水冲击喷雾法、气囊血栓摘除术、血栓抽吸术及用机械装置溶栓。机械法可快速建立开放的管腔，只需插入一根导管，很少需要做实验室检查检测纤溶效应，能减少远端血管出血的风险。与传统气囊取栓术相比，优点在于可通过导管腔即时行血管造影，减少动脉穿孔、假性动脉瘤及内皮损伤的风险，并且可同时纠正导致血栓的基础血管损害。

1. 机械溶栓(MT)　在治疗移植血管血栓形成过程中，PMT 的药物对重建血流是否安全、有效和必要一直是人们讨论的问题。Beathard 在 PMT 操作过程中发现，在喷洒大量尿激酶之前血流已经重建，有时导管路径足以重建血流。根据这些观察，他前瞻性随机研究了 104 例移植血管血栓形成，其中一半患者做标准 PMT 治疗，另一半用生理盐水代替尿激酶做 PMT，即机械溶栓。结果早期成功率、并发症发生率和长期通畅率两组无明显差异，两组唯一有统计学意义的是操作所需时间不同，MT 所需时间更短。

PMT 的机械因素很重要，文献中将机械溶栓定义为仅用机械工具溶解血栓，而不用任何药物。因此称“溶栓”并不恰当，而称血管内取栓术更为确切。与 PMT 一样，MT 一整套方法包括血管造影、浸软血凝块和血管成形术，这样将诊治狭窄和治疗血栓融为一体。操作时首先行血管造影，以确定血凝块长度，了解移植血管和引流静脉的情况。然后将一根冲击喷雾导管经导丝从血栓的上游朝向静脉吻合口方向插入移植血管，导管末孔关闭后加压注入 10 ml 生理盐水。将导管取出，再从血栓下游反向朝动脉吻合口方向插入导管，加压注入 10 ml 生理盐水。这种方法仅用一根导管，而不像 PMT 使用两根导管。采用小剂量注射和推迟处理动脉栓子有助于减少周围动脉栓塞。随后用 Fogarty 导管清扫整个移植血管，取出附壁的血栓。在 Fogarty 导管取栓的同时，可用 7F 套管抽吸血栓。接着用血管成形气囊扩张移植血管，以软化和取出残留血栓，并扩张存在的狭窄。也有学者主张在取栓前行血管成形术，这样取栓后即可获得充分血流，避免再次栓塞。

在用 MT 治疗的 1 176 例研究报道中，成功率为 95.5%，失败的主要原因是存在的狭窄未能得到充分矫正。MT 唯一的禁忌证是移植血管感染。2.9%病例有轻微并发症。完成整个操作的平均时间为 33 min。除患者因其他原因住院外，所有患者均在门诊治疗，并可立即开始正常血透。随访 30 天通畅率为 74%，90 天为 50%，6 个月为 39%，1 年为 17%。

Middlebrook 等报道了另一种类似的机械取栓法，首先用血管成形气囊扩张所有狭窄，然后用 Fograty 导管气囊清扫整个移植血管。在动脉端先将气囊经套管前行，把血栓推入中央静脉，然后沿套管逆行拉出血凝块，反复多次重复上述步骤。清除整个移植血管血栓，操作时需用润滑的手指沿移植血管辅助按摩。成功率为 92%，3 个月通畅率为 42%，6 个月为 36%，1 年为 8%。平均操作时间为 2.2 h，未见肺栓塞和其他并发症。

2. 机械装置溶栓　在移植血管和动静脉内瘘血栓形成治疗方面的最新进展是使用机械装置行机械溶栓。该装置集破碎、搅匀、溶解和抽吸于一体，已用于临床，其在设计、作用原理和费用上各不相同。总的可分为两类：再循环装置（转动装置或流体动力学装置）和机械装置（图 19－3－1）。

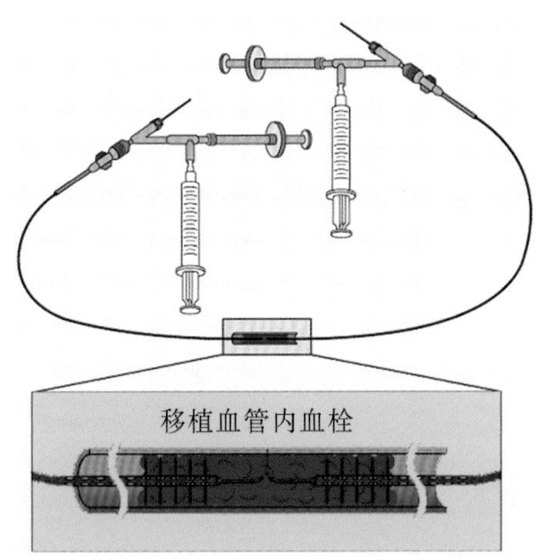

图 19－3－1　血管内血栓切割脉冲式喷吸治疗器

（1）装置：目前有多种不同的机械取栓装置得到了 FDA 的检验和批准，均是应用于人造血管内瘘而非自体动静脉内瘘。机械取栓装置可迅速去除血栓，并可减少溶栓药物的使用，缩短治疗总时间，避免外科手术，术后可立即进行透析。术前应行血管造影，评价静脉流出道或侧支通路的通畅性。

1）Amplatz 取栓装置：该装置为一根长 50 cm 的 8F 导管，其尖部有一圆钝的金属囊，囊内有一锐利的刀片，刀片与高速旋转的汽轮机共轴相连。该装置产生涡流，通过导管末孔将血栓吸入，血栓被刀片研磨，再经 3 个侧孔再循环。导管经一套管插入移植血管，在荧光镜引导下前行，可清扫整个移植血管。血栓成分流入中央静脉，若有静脉狭窄则行血管成形术。Sofocleous 等在 79 例患者发生的 126 次血栓形成中评价了 Amplatz 取栓装置，并与冲击喷雾法作比较。结果两者成功率接近。但 Amplatz 装置局部并发症发生率较高，且技术难度大（使用 8F 导管），可能会限制其使用。

2）AngioJet 流变导管：是目前使用较多的 FDA 批准的取栓装置。该装置使用 6F 导管鞘和 0.889 mm(0.035 英寸)以上的导管。该装置的工作原理是基于 Venturi 效应，将生理盐水快速从尖端喷出并导向后方，而非直接冲击血管壁，以减少血管内膜损伤，这样形成的真空腔可将血栓吸入导管进入收集袋。Vesely 等前瞻性随机比较了外科取栓和 AngioJet 取栓对人造血管血栓的疗效，共 153 例患者，随访了 6 个月。结果成功率和初级开放率均无明显差异，但外科组手术并发症较多。

3) Arrow - Trerotola 取栓装置：是一种机械装置，内有电动粉碎支架，后者附着于转动绳上，支架与转动绳装在 5F 导管内。关闭时，导管限制支架膨胀；打开时，支架扩张至直径 9 mm。导管在关闭状态经套管引入移植血管，并前行穿过血栓，然后打开，使支架暴露膨胀。启动支架，以每分 3 000 转的速度旋转，将导管慢慢拉出，血凝块被软化，从血管壁剥落，血栓碎片经套管吸出。残留的动脉栓子可用附加的标准 Fogarty 取栓导管清除。Rocek 等评价了应用该装置的 7 例自体动静脉内瘘血栓患者的疗效，平均治疗时间为 126 min，没有明显的并发症，6 个月初级开放率为 60%。故认为该技术快速有效。Lazarro 等前瞻观察了单独应用该装置(动脉栓子也用该装置清除)的 50 例人造血管内瘘血栓的患者超过 3 个月，与附加使用 Fogarty 导管的病例作历史对照。结果显示成功率和 3 个月开放率无显著差异，因此认为使用该装置不需要额外使用 Fogarty 导管(图 19 - 3 - 2～19 - 3 - 4)。

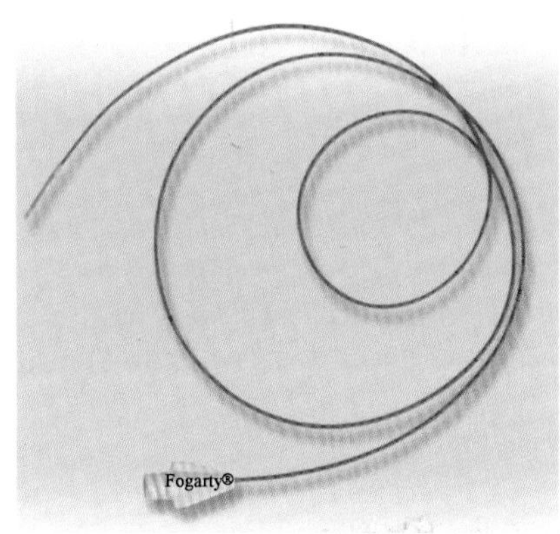

图 19 - 3 - 2　Fogarty 取栓导管

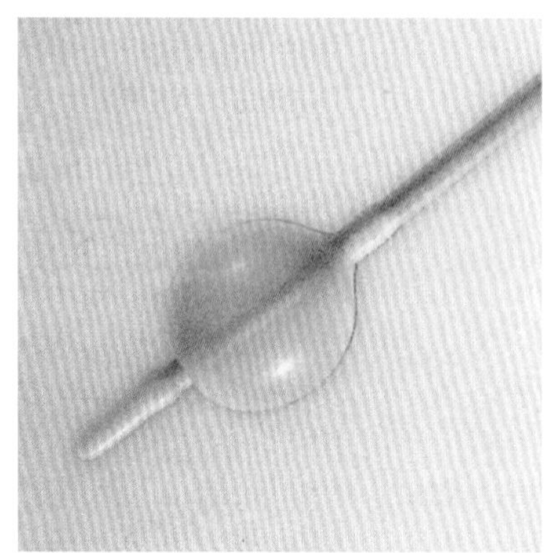

图 19 - 3 - 3　Fogarty 导管的球囊

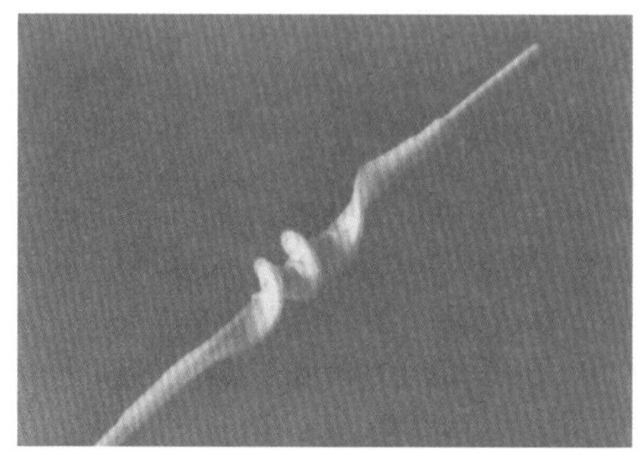

图 19 - 3 - 4　切割型的 Fogarty 球囊导管

(2) 疗效：据报道，用 Amplatz 装置成功率为 84%，AngioJet 导管成功率为 90%，Arrow - Trerotola 装置成功率为 95%。需要注意的事项：再循环装置不能清除动脉栓子，Arrow - Trerotola 装置可粉碎动脉栓子；使用机械取栓装置治疗人造血管血栓形成应注意装置类型的选择；血栓形成时间特别重要，急性、新鲜(<3 天)的血栓比慢性、机化或纤维化血栓更易清除；联合使用溶栓药物可能有助于清除血栓，但尚无数据证实。

(3) 并发症：

1）局部并发症：穿刺点孔径的大小可能是某些装置存在的问题，Amplatz 管径为 8F，易于造成局部出血。操作后做一荷包缝合可起止血作用。另外，假性动脉瘤和血肿的形成亦与穿刺孔的大小有关。

2）血管并发症：机械装置如经人造血管进入自体血管，可能损伤血管壁。只要将机械装置限于移植血管腔内使用，就可避免血管损伤。用机械装置治疗，血管损伤的发生率明显低于 Fogarty 气囊取栓。另外，采用生理盐水冲击喷雾可能损伤血管内皮。

3）全身并发症：用机械装置可出现机械性溶血，尤其那些用高速旋转或高速流体喷射的装置。广泛溶血可使透析患者贫血加重，游离血红蛋白具有肾毒性，可导致残余肾功能下降。

栓塞是移植血管血栓形成各种治疗技术普遍存在的问题。用 Arrow - Trerotola 装置已有引起动脉栓塞的报道，这可能与导管插入时血凝块脱落有关。尽管大的血凝块可排出，但几乎所有机械装置都可引起微栓塞。

第四节 血管内治疗的并发症

血管内治疗技术，无论怎么先进，都有发生某些并发症的危险性，如肺栓塞和周围动脉栓塞、静脉破裂和操作后出血。

一、栓塞

血栓迁移至中央静脉可能与一些医疗操作有关，如拔除中央静脉导管、经皮插入套管、外科血栓摘除术及各种血管内治疗。用 MT 治疗，肺梗死的危险性大大增加，但 4 项 MT 研究报道了 1 247 例，未见肺栓塞的临床证据。虽然一些患者有小的肺栓塞存在，但属亚临床性。有人用肺灌注显像观察了 6 例 MT 治疗的患者，治疗 48 h 后有 4 例显示小梗死灶，但 2 周后消失。由于移植血管血栓的平均含量为 3.2 ml，而且大多数残留的血栓已破碎或为软化的血块，所以不必过于担心肺栓塞。对大的充满血栓的假性动脉瘤不宜做血管内治疗，因血块太大，不安全，而且假性血管瘤也需外科修复，可一并完成。

前臂血管移植的患者可发生肱动脉栓塞，发生率为 0.3%～8%。多数无症状，不行血管造影易于漏诊。如有症状，必须处理，一般用非手术方法即可得到治疗。

二、静脉破裂

无论用什么特殊血管内技术治疗移植血管血栓形成，静脉狭窄总是治疗的关键，需做血管成形术，因此血管成形术的并发症随之出现。有效治疗静脉狭窄要用大号血管成形气囊和高压，所以可导致静脉破裂。另外，对静脉吻合尚未愈合的患者若行机械性溶栓，过分扩张可引起吻合口撕裂或引流静脉破裂。做血管成形术时，经常产生小血肿或治疗后出现皮肤淤斑，可不必纳入并发症范畴。

三、出血

使用大剂量溶酶时，治疗中或治疗后出血是常见并发症。药物溶栓时，该并发症可能很严重，甚至危及生命。出血发生率高也是药物溶栓治疗透析通路血栓形成受限的主要原因之一。药物机械溶栓亦可发生出血,但其发生率和严重程度明显下降。

第五节 血管内治疗技术的比较

移植血管血栓形成的治疗包括两个方面:清除血栓和矫正静脉狭窄。早期成功主要取决于血凝块的清除,长期成功则依赖于有效治疗静脉狭窄。各种血管内治疗技术在有效性和安全性方面无明显差异。

各种技术的主要差异是在操作所需时间和费用上。在处理透析通路血栓形成时,操作时间很重要,许多患者存在透析时间安排问题,延迟处理会耽误透析治疗,若患者有体液或电解质紊乱,情况会更为复杂,所以移植血管功能丧失必须立即处理。据报道,机械溶栓费时最短,平均 33 min,药物机械溶栓为 1.1～3.5 h,药物溶栓耗时更长。可见,除机械溶栓外,其他方法在操作时间上都不比外科治疗更有利。尿激酶价格较高,机械溶栓无需尿激酶,故价格最低。其次是用机械装置,而药物溶栓和药物机械溶栓价格较贵。

总之,血管内治疗是一种处于发展中的治疗方法,目前有多种方法选择,在评价这些方法时必须注重有效、安全、及时和经济等问题。目前还很难获得长期疗效数据。

(戎　殳)

参考文献

[1] Tordoir JH, Bode AS, Peppelenbosch N, et al. Surgical or endovascular repair of thrombosed dialysis vascular access: is there any evidence? J Vasc Surg, 2009,50(4):953 - 956

[2] Jan T, Bernard C, Patrick H, et al. EBPG on vascular access. Nephrol Dial Transplant, 2007,22 [suppl 2]:88 - 117

[3] Bruno S, Remuzzi G. Vascular access - related thrombotic complications: research hypotheses and therapeutic strategies. J Nephrol, 2006,19(3):280 - 285

[4] Uflacker R, Rajagopalan PR, Selby JB, et al. Thrombosed dialysis access grafts: randomized comparison of the Amplatz thrombectomy device and surgical thromboembolectomy. Eur Radiol, 2004,14(11):2009 - 2014

[5] Ruth LB, Peter HL, Alan BL. Management of thrombosed dialysis access: thrombectomy versus thrombolysis. Semi Vasc Surg, 2004,17(1):32 - 39

[6] Gibson KD, Gillen DL, Caps MT, et al. Vascular access survival and incidence of revisions: a comparison of prosthetic grafts, simple autogenous fistulas, and venous transposition fistulas from the United States renal data system dialysis morbidity and mortality study. J Vasc Surg, 2001,34:694 - 700

[7] Turmel - Rodrigues L, Pengloan J, Baudin S, et al. Treatment of stenosis and thrombosis in haemodialysis fistulas and grafts by interventional radiology. Nephrol Dial Transplant, 2000,15: 2029 - 2036

[8] Vogel PM, Bansal V, Marshall MW. Thrombosed hemodialysis grafts: lyse and wait with tissue plasminogen activator or urokinase compared to mechanical thrombolysis with the Arrow - Trerotola

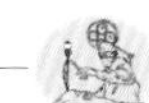

percutaneous thrombolytic device. J Vasc Interv Radiol, 2001,12:1157-1165

[9] Rocek M, Peregrin JH, Lasovickova J, et al. Mechanical thrombolysis of thrombosed hemodialysis native fistulas with use of the Arrow-Trerotola percutaneous thrombolytic device: our preliminary experience. J Vasc Interv Radiol, 2000,11:1153-1158

[10] Zaleski GX, Funaki B, Rosenblum J, et al. Metallic stents deployed in synthetic arteriovenous hemodialysis grafts. Am J Roentgenol, 2001,176:1515-1519

第二十章

动静脉内瘘失功能的 DSA 检查及血管成形术

第一节 动静脉内瘘的诊断性血管造影

目前多普勒超声、数字减影血管造影(digital subtraction angiography, DSA)和磁共振血管成像(magnetic resonance angiography, MRA)是常用的评价内瘘失功能的影像学检查。通常首选多普勒超声检查,但更全面的评价有赖于 DSA 检查,以发现所有需要处理的狭窄。MRA 仅用于 DSA 检查无明确结果的情况。

一、造影技术

诊断性血管造影(diagnostic angiography)是血透患者血管通路功能评价的常用方法,造影技术的采用必须结合临床情况。通常需要一些常用的血管穿刺器材(图 20-1-1)。例如,采用 Seldinger 技术,在实施 PTA 时需要采用球囊扩张术,有时需要支架治疗严重或者反复发生的狭窄(图 20-1-2)。

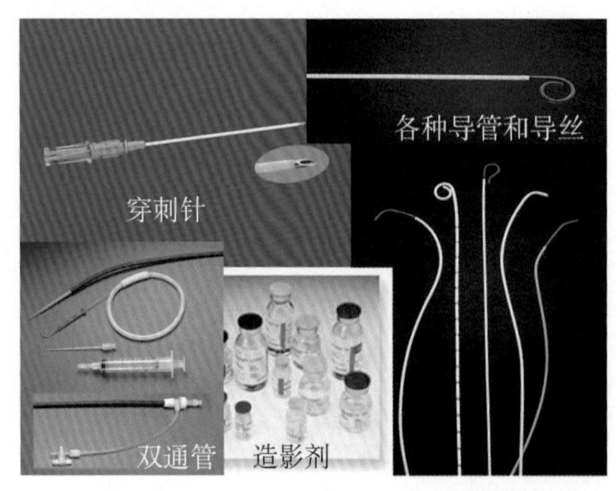

图 20-1-1 介入常用的血管穿刺器材

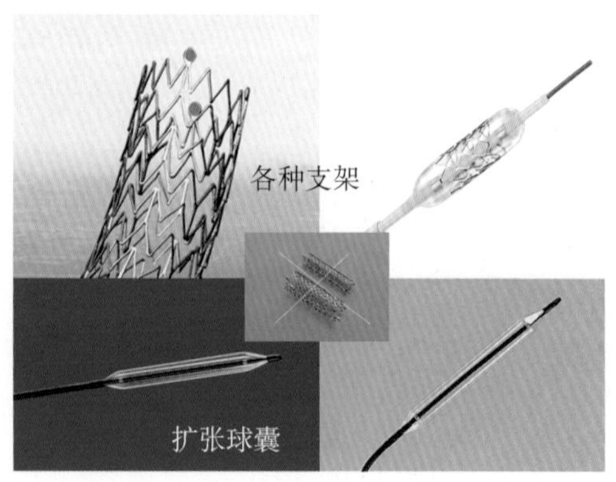

图 20-1-2 介入治疗的球囊和支架

(一) 穿刺时常遇到的问题

(1) 流出道阻塞:最常见。造影时对瘘管或移植血管进行顺行性穿刺,穿刺应距离动静脉吻合口下端数厘米。

(2) 低流入量或延迟成熟:常见于自身瘘管。造影时必须进行肘部桡动脉的逆行性穿刺,以显现整个流入动脉和动静脉吻合口。

(3) 高流出量或手部缺血:肢体动脉须完全显影,以利于评价流量减少和改善外周血流的可能因素。前臂瘘管行尺动脉穿刺即足够,但上臂通路血管造影可能须行股动脉穿刺。

(二) 造影剂

1. 液体碘对比剂　这是血管造影的金标准。缺点是少数患者会发生严重过敏反应及肾毒性。随着造影技术的应用日益广泛,造影剂肾病越来越受到重视。在药物中毒所致的急性肾衰竭病因中,碘造影剂仅次于氨基糖苷类抗生素,居第 2 位。几乎所有注射造影剂的患者均会出现一过性肾小球滤过率降低,造影前有肾功能不全是造影剂肾病最重要的独立的危险因素,25%～30%留有肾损害后遗症。有报道称造影剂肾病病死率为 34%。Sterner 等分析了 139 例肾功能不全(Scr≥150 μmol/L)患者在接受血管造影后造影剂肾病的发生情况,结果发现单独使用碘造影剂的患者中 8% Scr 升高,幅度为 25%。

2. 二氧化碳(CO_2)　越来越多的证据表明 CO_2 造影在显示动静脉分流(瘘)上具有明显的优势,足以构成对传统金标准的挑战。CO_2 早期被用于某些体腔造影。1982 年 CO_2 首次被用于内脏及外周动脉造影,发现其优点为无过敏反应和肾毒性,副作用小,价格十分低廉等。之后,更多的研究表明,由于低黏度的 CO_2 可通过较小的动-静脉短路或交通支而得以充分显示动脉-毛细血管短路或动-静脉短路,故 CO_2 在显示小的血管腔如狭窄血管、动-静脉畸形、小量消化道出血等和血流缓慢的血管方面优于常规碘造影剂。因而,CO_2 非常适于对慢性肾衰竭患者进行静脉系统的造影,不仅能更好地显示靶血管,而且不会产生肾脏毒性。CO_2 造影剂已逐渐成为有绝对禁忌证时如碘过敏或肾功能损害病例的常规替代物。

3. 含钆造影剂　为了克服含碘造影剂的缺点,含钆造影剂由于钆离子的原子序数高于碘,钆螯合物的毒性低于碘,因此作为含碘造影剂的替代品已被用于 X 线血管造影检查。自 1993 年 Kinno 等首次报道应用含钆造影剂行动脉血管造影及介入治疗以来,应用部位多为外周血管,介入治疗主要应用于外周血管成形术。不良反应发生率很低,含钆造影剂一般对正常肾功能无不良影响,肾功能不全者对含钆造影剂有很好的耐受性。但是,近年有含钆造影剂导致肾源性全身组织纤维化或肾源性纤维化皮肤病的报道。

二、结果判断

1. 狭窄定位　自体瘘管狭窄主要位于吻合口,而移植血管狭窄主要位于静脉吻合口。桡动脉-头静脉内瘘的狭窄 55%～75%位于吻合口附近,<25%位于流出道。肱动脉-头静脉和(或)贵要静脉内瘘典型狭窄(55%)位于头静脉与锁骨下静脉、贵要静脉与腋静脉汇合处。距吻合口>2 cm 的动脉流入道狭窄罕见,但会明显影响内瘘流量。

2. 狭窄分级　动脉系统狭窄按照狭窄直径分级,参考值为邻近正常血管处的上游或下游血管直径。狭窄超过管径的 50%或 70%考虑为显著狭窄,不同作者对不同部位的判定标准存在差异。

在血透通路中，不规则的静脉和动脉瘤或两支血管结合处的直径是很难确定的。由于管径不均匀性、血管缩窄或血管重叠可能难以测量某一处狭窄的直径，此时测量回抽压力比较可靠，可参考经过狭窄处收缩压的减少来分级。移植血管静脉吻合口压力梯度测量很可靠，但如果在狭窄前方的瘘管有侧支，可致上游压力减少，会低估自体静脉的阻塞程度。

当血管造影未见明显狭窄，而临床出现异常时，可在上腔静脉与动脉吻合口之间进行回抽压力测量。如果收缩压突然减少50%以上，可能提示由于血管重叠或不完全狭窄而忽略的狭窄。在动静脉吻合口压力减少30%～50%是正常的。

锁骨下静脉比较特殊，血管造影很难对其狭窄作出定论，因为该血管末端常有解剖学狭窄，颈内静脉又有血流进入。显著的锁骨下静脉狭窄通常出现其上游的侧支循环(图20-2-2，20-2-3)，故此处如果出现侧支循环或压力梯度超过10 mmHg是证实狭窄存在的客观指标。

欧洲最佳实践指南(EBPG)推荐：诊断性血管造影用于介入或手术治疗的术前术后，以对血管狭窄、血栓及中心静脉栓塞作出判断。如果不急于行介入或手术治疗，不建议进行应用碘造影剂的诊断性血管造影。为避免损伤残余肾功能，钆造影剂可能是较好的替代造影剂。Le Blanche等在其研究中未发现钆造影剂的肾损害，认为钆增强的DSA对评价动静脉内瘘失功能是安全有效的。钆造影剂也可用于PTA。稀释的碘剂也可以作为替代品，发生肾功能损害的风险较低。动脉流入道狭窄的血管造影可能误诊，通过血管通路送导管入动脉后，锁骨下动脉和肱动脉也可成像。

第二节 经皮腔内血管成形术

1964年，Dotter和Judkins开发使用经皮腔内血管成形术(percutaneous transluminal angioplasty, PTA)，后来Grüntzig引入气囊，改进了PTA技术。目前PTA是治疗动静脉内瘘或移植血管内瘘狭窄的有效方法。当内瘘狭窄导致透析不充分、出现临床表现或影响瘘管通畅时，必须进行治疗。

一、内瘘狭窄的诊断

1. *透析不充分* 可通过生化检查确定。

2. *临床表现* 可以表现为由于狭窄导致的血流量不足(可伴抽吸不畅引起的真空现象)、血管穿刺困难、静脉高压、手臂水肿、拔针后出血增加、远端缺血、动脉瘤、疼痛、皮肤坏死等。

3. *瘘管血栓形成风险增加* 在瘘管血栓形成时，约有90%的病例显示原有狭窄。许多研究正在观察是否单纯为了防止栓塞就要进行狭窄纠正。可通过直接或间接测量动静脉通道内流速和压力来进行狭窄分级，建议对静脉与移植血管>50%的吻合口狭窄进行预防性扩张。但头臂静脉无症状性狭窄并不是外周内瘘或移植血管阻塞的唯一原因，因此不一定需要治疗。同样，自体瘘管吻合口发生狭窄时，只有出现流量不足的情况才需进行扩张治疗，因为对功能良好的瘘管进行扩张会导致继发性高流量或窃血现象，或者扩张后发生更严重的早期再狭窄并导致栓塞。

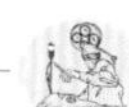

二、适应证

PTA 适用于前臂近端及上臂瘘管发生的狭窄。作为外科手术的替代方法，也可用于前臂远端瘘管发生的狭窄，以及浅静脉和深静脉汇合处的狭窄。对于初次治疗不满意的狭窄，可使用较大或超大气囊再次进行 PTA。治疗有效的标准是血管腔恢复、血流量改善。若 PTA 无效并且不适于放置支架者则考虑外科手术治疗。

EBPG 指南指出：PTA 是静脉流出道狭窄治疗的首选方法（证据水平Ⅲ）。美国 NKF-DOQI 指南认为，当流入动脉、内瘘及流出静脉明显狭窄时，狭窄大于 50%或者出现临床异常（包括物理检查的异常，如瘘管震颤、脉搏等发生变化；尿素再循环检查发现异常；血透当中静脉压升高和血流量降低；通路血栓形成；侧支旁路静脉回流的形成；肢体肿胀和血透时动脉压降低；无法解释的血透中血流量下降等），如考虑到通路异常的，应行血透通路检查，必要时行血管成形术。

三、常规扩张技术

常规扩张技术通常应用于非住院患者。在局麻下，由扩张导管引导，沿狭窄血管方向，距离狭窄部位一定距离（5 cm），对瘘管和移植血管进行穿刺。顺行性穿刺用于狭窄距吻合口较远的情况，逆行性穿刺用于狭窄紧邻吻合口的情况。使用 18 G 穿刺针和相应导丝，可以放置 6～9 F 的导管，穿刺采用 Seldinger 技术穿刺。皮肤进针点与瘘管或移植血管进针点之间应建立一小段皮下隧道，有利于最后的压迫止血，并可减少假性动脉瘤的形成。有时也可应用常规介入的方法，进行股动脉穿刺，放置导管鞘，使用 Cobro 导管和 260 cm 长的置换导丝。

软头的 Bentron 型导丝穿过狭窄部较好。可成角导管有助于对血管分支行选择性导管插入术。亲水引导导丝非常有效，易于通过扭曲的血管节段，但使用必须小心，因为其易于进入狭窄区的血管壁导致管壁剥离。对于管腔小或流量低的瘘管，一旦导丝通过狭窄区，必须注射肝素 2 000～3 000 U。

扩张气囊的直径应该等于或略大于紧邻狭窄区上游或下游的正常血管直径（有差异时首选较小的一个）。扩张气囊在屏幕监视下置于狭窄区，用一充满 75%造影剂的压力计对其充气。推荐用 1 010 kPa（10 atm）左右的压力小心扩张，压力缓慢增加，使狭窄在气囊作用下消失，其边缘必须完全平行。1～2 min 后移去充气气囊，必要时重复进行。扩张常导致局部疼痛，故当狭窄紧邻皮下时可行局麻，也可加用镇静剂。

透析通路狭窄部位常较僵硬，必须使用超过 2 525 kPa（25 atm）脉冲压力的高压气囊。须避免扩张中气囊的急速扩张，否则可能引起血栓破碎和血管破裂（但实际操作中该并发症罕见）。气囊急速扩张对多发残留狭窄疗效较好。

扩张后立即行血管造影，导丝暂留置于扩张区，造影结果可能有以下几种。

（1）无残留狭窄和血管壁损伤：血流量增加 20%以上，则结束治疗。

（2）轻度血管壁损伤：可放入低压气囊扩张 3～5 min，以使血管壁光滑。

（3）血管破裂：可见造影剂溢出，血肿形成。必须迅速放入扩张气囊重新充气至 202 kPa（2 atm），持续 10 min 以压迫止血。

（4）残留狭窄：首次扩张后小于 30%的残留狭窄可以不处理。如有超过 30%的残留狭窄，并且血流量不能达到 600～800 ml/min 以上，若无血管壁损伤，用直径比首次扩张气囊大 1 mm 的气囊，充气时间加长（3 min）。但不推荐比首次扩张气囊超过 2 mm 的过度扩张，因有可能引起狭窄回缩，尤其是中心静脉。所谓回缩，即在充气扩张气囊的作用下狭窄消失，但血管壁塌陷，当气囊移去，狭窄又重新形成。其原因可能有二：一是血管弹性回缩，二是血管腔内血流/压力不足以维持血管充盈。对于前者引起的回缩应使用大气囊扩张或放置支架，尤其是中心静脉；而后者引起的回缩应注意排除并治疗流入道的狭窄（图 20－2－1～20－2－7）。

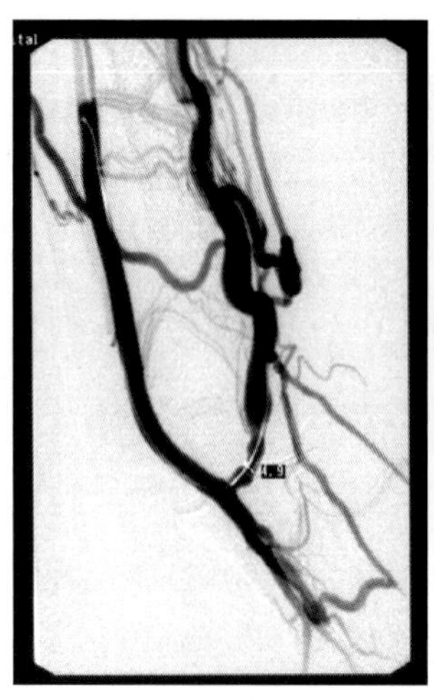

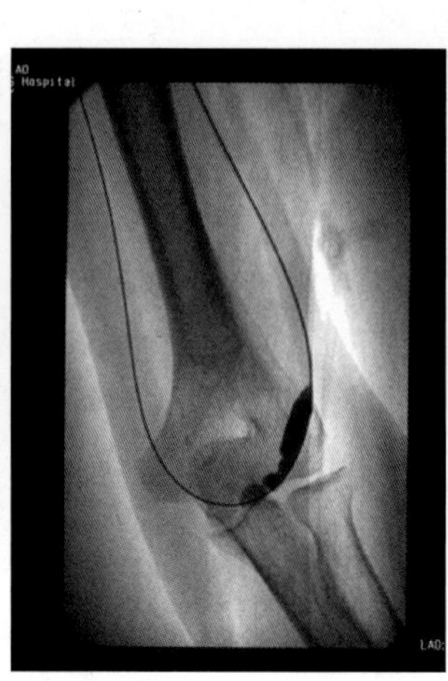

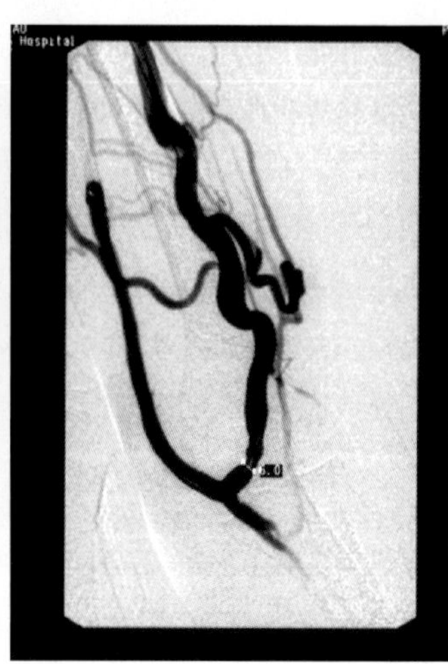

图 20－2－1 动静脉内瘘造影显示瘘口狭窄，球囊扩张后内瘘通畅

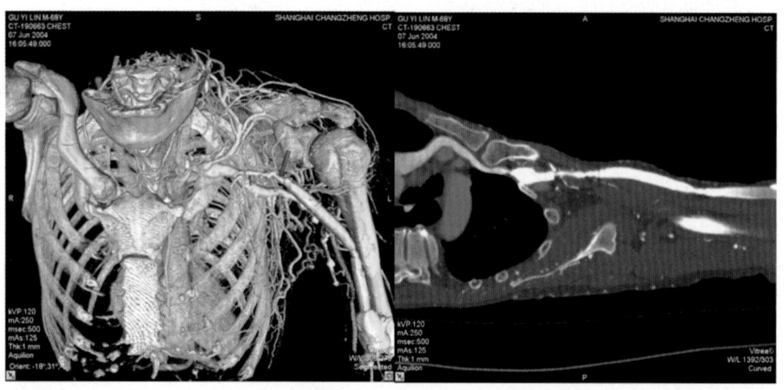

图 20－2－2 扩张前 CT 重建显示：琐骨下静脉有两处明显的狭窄，近端狭窄大于 70%

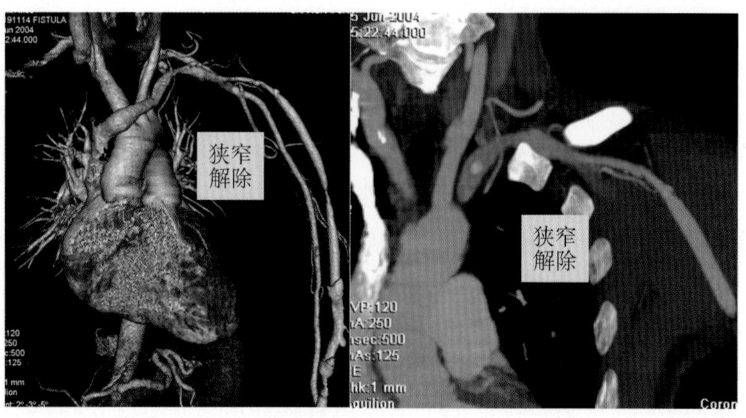

图 20－2－3 CT 重建显示：球囊扩张后原锁骨下静脉的两处狭窄基本解除

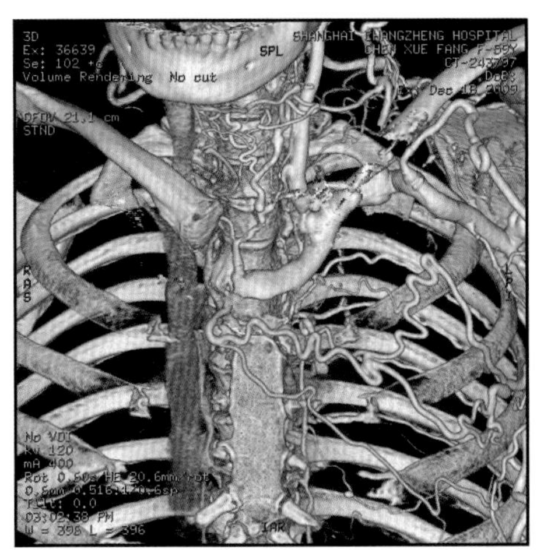

图 20-2-4 三组 CT 重建显示：左侧无名静脉近上腔静脉处明显狭窄

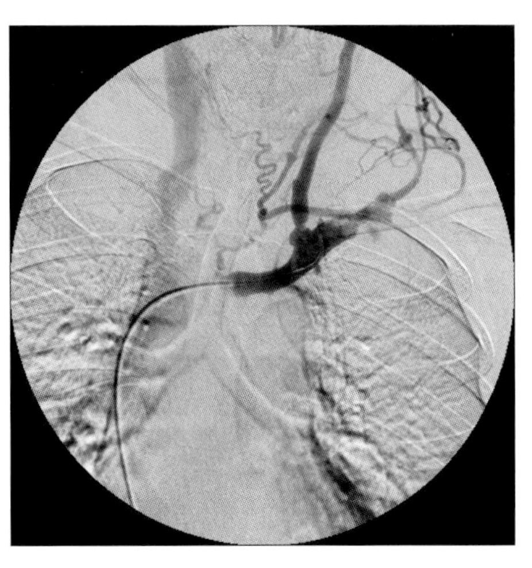

图 20-2-5 DSA 造影显示：左侧无名静脉狭窄，伴侧支循环形成

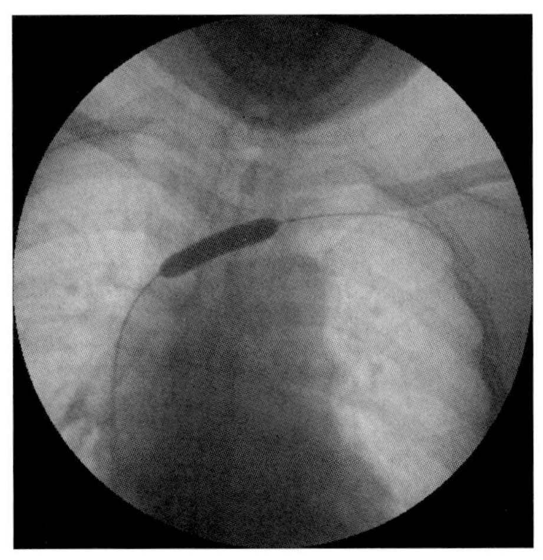

图 20-2-6 采用球囊进行扩张术

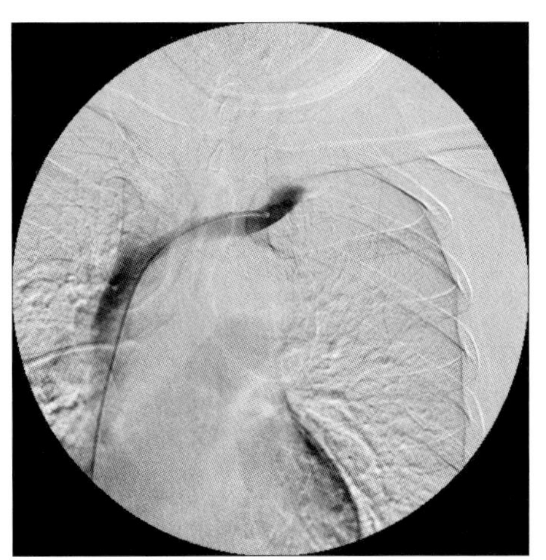

图 20-2-7 扩张术后造影剂通过顺畅，显示原狭窄处扩张良好

对于狭窄扩张后的早期复发(≤4 个月)，再扩张治疗需应用大气囊过度扩张和支架置入才可以取得满意疗效，必须达到绝对无残留狭窄。

扩张结束，撤除导丝和导管。穿刺点必须压迫止血，尽量轻柔，不要阻断瘘管血流。门诊患者可以起床，血管通路可立即用于血透。

四、新技术

对于血管通路内瘘的抵抗性狭窄(resistant stenosis)可考虑选用切割球囊或者高压球囊。所谓抵抗性狭窄，是指球囊扩张到 2 424 kPa(24 atm)并持续 60 s 后，局部狭窄仍然大于 30%。

1. 切割气囊血管成形术(CBA)　最早由 Barath 于 1991 年报道使用。切割气囊导管末端的非顺应性球囊外部纵向安装有3～4片微型手术刀片(称为 atherotomes),随着气囊扩张,刀片放射状伸展,在血管壁上纵向微切割,在较小气囊压力下实现血管有效扩张。高压力常规气囊扩张可造成血管壁严重损伤,导致内膜增生。切割气囊压力较低[推荐404～808 kPa(4～8 atm)]可减轻对血管壁的损伤,减少内膜增生和再狭窄的发生。迄今为止,比较切割气囊和常规气囊效果的研究较少。Vesely 和 Siegel 对340例狭窄或栓塞的移植血管通路的随机对照研究显示,治疗靶点或整个血管通路的6个月初级开放率无差异,该技术可能仍存在局限性。

Kariya 将常规 PTA 和切割球囊治疗在不同类型内瘘中的疗效进行了比较,认为在人工血管与静脉吻合口狭窄的治疗中,切割球囊比常规 PTA 更具有优势;而在自体静脉、人工血管以及支架内狭窄中,两者的疗效并没有统计学差异。Rajesh 报道了一组多中心研究的结果,41例患者一共进行了50次介入治疗,发现切割球囊的成功率是98%,出现了2例球囊破裂,4例漏出,但未出现明显并发症。6、12、24个月的初次通畅率分别为88%、73%、34%,初步辅助通畅率分别为90%、75%、50%。故认为切割球囊能取得较满意的疗效和较少的并发症。

基于血管超声的研究发现,切割球囊和普通球囊比较,两者可以达到相同的管腔扩大程度,而常规 PTA 主要是血管的被动扩张。切割球囊的主要机制是斑块的压缩,因此切割球囊发生再狭窄的概率较常规球囊低。

2. 高压气囊　包括高压(>1 515 kPa 额定破裂压力)和超高压气囊(>2 020 kPa 额定破裂压力)。研究显示,超过50%的静脉狭窄需要1 010～1 515 kPa(10～15 atm)压力的高压气囊扩张才可获得满意疗效,近1/3需要超过2 020 kPa(20 atm)的超高压。自体内瘘静脉流出道普遍需使用高压力,也经常需要超高压,尤其是静脉吻合口狭窄。少量小型研究显示,其成功率近100%,但初级开放率与常规气囊相比无显著增加。

Chin-Cheng Wu 报道,35例使用切割球囊的成功率为100%,使用高压球囊2 424 kPa(24 atm)的成功率为97.1%;使用切割球囊成形术后1、3、6个月初次开通率分别为100%、88.6%、71.4%,高压球囊组术后1、3、6个月初次开通率分别为97.1%、62.9%、42.9%(15/35)。可见,3、6个月切割球囊组明显好于高压球囊组,而且没有与切割球囊器械相关的并发症。6例并发症均出现在高压球囊组,而高压球囊的优势在于其相对较低的价格。

局部渗出、血肿形成、血管破裂均为高压球囊和切割球囊的可能并发症。Rajesh 报道有1例切割球囊扩张出现血栓,内瘘急性闭塞,导致血透通路的功能完全丧失。理论上,切割球囊由于要求压力较低,因此其对血管的损伤较高压球囊小,相对更安全。

3. 气囊扩张时间　缺少对比气囊扩张时间的研究,多数研究者推荐30～60 s的扩张时间。也有学者建议更长的充气时间可能提高疗效。

4. 低温成形术　低温气囊是一项新技术。气囊内充入液氮,液氮气化的同时扩张气囊并冷冻(−10℃)邻近血管组织。体外研究显示,冷冻后平滑肌细胞活性下降,但其确切机制仍不明了。Rifkin 的研究显示移植血管-静脉吻合口再次狭窄或血栓形成的时间延长,从平均3周增至平均16周。Gray 也报道使用 PolarCath 外周气囊导管系统后3个月和6个月初级开放率分别为57%和28%。较严重的疼痛是其主要不良反应,并限制了该技术的使用。

五、特殊情况下的扩张技术

1. 对2 500 kPa(25 bar)压力抵抗的狭窄　很少见,发生率为移植血管2%,前臂瘘管

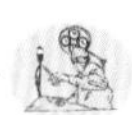

1%，上臂瘘管4%。有报道称应用动脉粥样斑块切开术导管对该种情况有一定疗效。对非常硬的狭窄可应用切割气囊。

2. *手臂水肿* 多由于中心静脉（锁骨下或头臂静脉）狭窄或阻塞引起。在慢性阻塞的病例，有时导丝通过了狭窄区，但阻塞严重致使气囊不能随之通过，此时有必要经股静脉和瘘管行双通道穿刺。先在患者体外通过一Y形连接器将扩张气囊和导丝相连。当导丝和气囊从瘘管推进时，再经股静脉推进一个套索，在右心房套住导丝。然后经股静脉牵引套住的导丝和与之相连的扩张气囊，将气囊拉进狭窄处。

3. *吻合动脉和动静脉吻合口狭窄* 可能用常规的瘘管逆行性穿刺法难以通过，可行桡动脉顺行性穿刺和吻合动脉导管插入术。

4. *远端缺血* 如果动脉正常，远端缺血单纯由于瘘管动脉窃血引起，则气囊扩张无效。而如有动脉狭窄，在动静脉吻合口前或后进行扩张可显著改善远端血流。

六、并发症

1. *扩张诱发的破裂* 可在压力很低的情况下发生，与气囊冲击无一定联系。当气囊中部凹陷区突然消失，不管压力多大，均应怀疑破裂的可能。患者常主诉气囊放气时扩张部位突发急性疼痛。如果证实确有破裂，气囊必须迅速重新充气至202 kPa(2 atm)，在原处留置10 min压迫止血。如果已注射了肝素，必须用鱼精蛋白拮抗（除外应用胰岛素的患者）。若临床允许，应人工压迫血肿。若进行3次10 min的气囊填塞仍持续有血液外溢，必须放置支架。扩张过程中的破裂发生率为：移植血管2%，标准内瘘10%，上臂瘘管18%。通过延长气囊充气大多数破裂可获控制，极少数需要放置支架。头静脉终末血管弓、移位的贵要静脉腋部的延伸部分和腕部前臂血管瘘吻合口后部都是易发生破裂的区域。

2. *假性动脉瘤* 常是扩张诱发血管破裂的后果，破裂最初得到控制，但又重新裂开，发生局限性扩张。这种动脉瘤可经通过在其基底部放置支架进行治疗。穿刺部位的动脉瘤可以是穿刺导管或透析穿刺针反复穿刺引起。随着穿刺导管型号和血管通路内压力的增大以及患者使用抗凝剂的情况下，形成动脉瘤的危险性增加。

3. *气囊破裂* 操作时不要超过气囊的破裂压力，一般可以避免气囊破裂。气囊破裂可引起血管破裂，但范围常较局限，与气囊型号有关。由于某些型号的气囊破裂后呈球状，故取出破裂气囊可能较困难。

4. *栓塞* 可在扩张中发生栓塞，由于导管阻塞血管或无抗凝剂的情况下气囊充气时间太长引起。扩张数小时或数日后、发生的继发性栓塞是难以处理的，可能原因有操作后过度压迫止血、压迫性血肿、未发现或未充分扩张的狭窄、扩张部位继发性血栓形成、导管穿刺点狭窄等。

5. *出血* 应用导管后，扩张中出血不再是严重问题。当一次透析治疗结束，管腔可能重新破裂，可指导患者用人工压迫的方法控制此种出血。如果使用了较大的导管(9F)，U形缝合可有效预防出血和假性动脉瘤。另一预防方法是经股静脉穿刺扩张。

6. *感染* 这是一个潜在的致命性并发症，有报道称由于透析患者免疫功能紊乱，扩张的整个过程中都可能发生感染。常见原因有长时间的扩张、多通道穿刺、存在血栓等，最主要原因是消毒不严格。需要全身应用抗生素治疗。

七、禁忌证

1. 绝对禁忌证

(1) 局部感染和凝血功能严重低下(应用华法林或噻氯匹定):是 PTA 治疗的绝对禁忌证。经治疗上述情况纠正后才可考虑扩张。

(2) 伴随动脉窃血综合征:是血管瘘或移植血管动脉吻合口下游狭窄的治疗禁忌证,会增加瘘管血流,加重窃血。

2. 相对禁忌证

(1) 血管吻合术后 6 周内:此时破裂的危险性很高。但应用型号与血管直径配套的气囊在移植血管静脉吻合口进行低压轻柔扩张是可行的,因为此处的破裂可用放置覆盖性支架治疗。

(2) 未成熟瘘管(<2 个月):如果狭窄位于吻合口,则是外科手术的适应证。但当狭窄位于静脉端,狭窄下游可能没有足够的静脉重新吻合。此时轻柔的扩张是可能挽救瘘管的唯一方法,但也可能引发狭窄。

(3) 腕部标准内瘘距吻合口 10 cm 内的孤立性狭窄:可以进行扩张,但有早期再狭窄的风险,而在其下游进行外科重新吻合则简单易行、损伤小、持续时间长。

(4) 长的狭窄(>5 cm)和慢性阻塞:在前臂可被有效扩张(图 20-2-8,20-2-9)。由于外科重建在技术上较困难,损伤大,故在中心静脉也首选介入治疗。对移植血管静脉吻合口和上臂头静脉较长狭窄的扩张通常效果较差,也可尝试外科治疗。

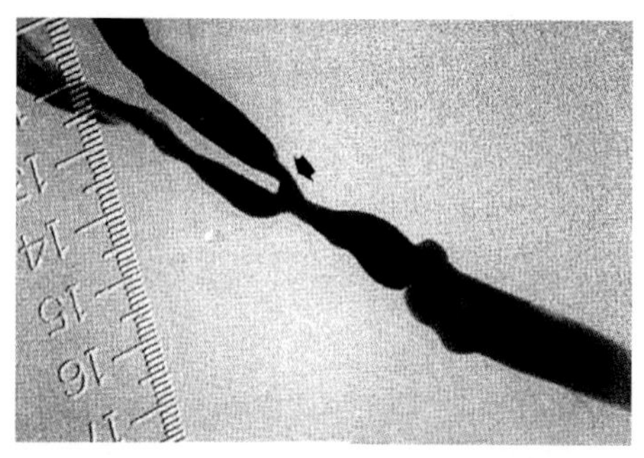

图 20-2-8 外周瘘管狭窄扩张前,狭窄附近侧支静脉扩张

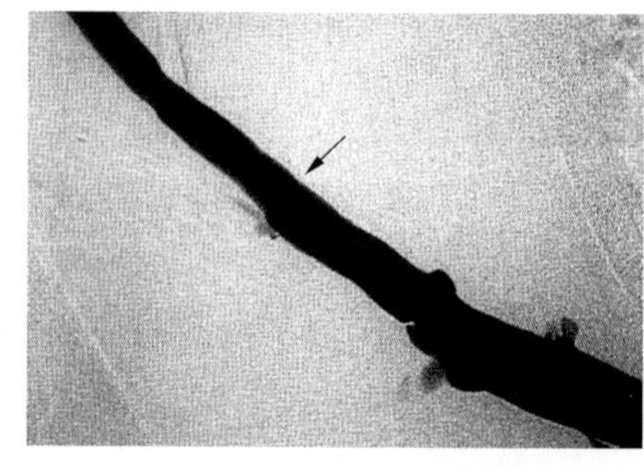

图 20-2-9 外周瘘管狭窄经扩张术后,流出道明显扩张,原来扩张的侧支静脉消退(箭头示原来狭窄处)

(5) 高流量:常是上臂瘘管的并发症,也是扩张的禁忌证,扩张会增加已有的高流量。在心功能正常的患者,有关血管通路正常流量的上限(1～2 L/min)尚无一致意见。当怀疑有异常的高流量时,必须首先测定流量,再考虑是扩张狭窄,还是外科手术减少血流或闭合瘘管,或暂时以观察为主。

八、PTA 的操作要点

PTA 是治疗动静脉瘘内瘘狭窄的有效方法之一,具有操作简单、创伤小、不损害血管等优点。操作要点:①做 PTA 前应充分掌握适应证,只有狭窄而没有血流量不足时不可行

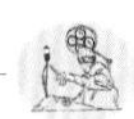

PTA,以防继发性高流量或窃血现象；②穿刺点离开瘘口狭窄处至少 5 cm 以上,皮肤穿刺部位与瘘管的穿刺部位也应保持一定距离,以利于压迫止血和减少假性动脉瘤的形成；③做 PTA 的过程中,扩张气囊的直径应等于或大于相邻最细血管的 15%,气囊加压时应缓慢,以防撕裂血管造成出血等并发症；④球囊的边沿与狭窄内瘘平行,球囊持续时间<30 s 为宜；⑤首次扩张<30%的狭窄可以不处理,>30%的狭窄如无血管破裂可再扩大 1 mm。

大量非随机对照回顾性研究表明,球囊血管成形术是治疗狭窄所致动静脉内瘘功能丧失的一种有效方法。但是,对于没有明显的血流动力学改变、没有功能和临床异常的动静脉内瘘狭窄行预防性 PTA 是否能提高动静脉内瘘的生存期目前还未见有研究。有学者研究了前臂未丧失功能的动静脉内瘘狭窄行预防性 PTA 对动静脉内瘘生存期的影响,发现预防性 PTA 能提高动静脉内瘘功能生存率($P=0.012$),实验组中位生存期提高 4 倍,死亡风险降低 2.87 倍;Cox 比例风险模型分析说明 PTA 是影响结果的唯一影响变量;PTA 可提高血管通路血流量至 323(236～445)ml/min($P<0.001$),说明动静脉内瘘生存率的提高是血管通路血流量提高的结果。研究表明对前臂功能正常动静脉内瘘伴狭窄进行预防性 PTA 能提高动静脉内瘘通路的生存率,降低通路发病率(患者住院,行静脉插管和血栓切除的风险减半)($P<0.05$)。因此,早期检测动静脉内瘘狭窄的发生,在动静脉内瘘发展到丧失功能之前行狭窄的预防性 PTA 是可行的。

第三节 狭窄与支架的应用

一、支架的选择

1. 支架分类

(1) 材料:可分为不锈钢及镍钛合金支架。20 世纪 90 年代出现了第一个商业化自扩张支架 Wallstent,后逐渐被新一代的镍钛合金自扩张支架(形状记忆合金可恢复技术支架)所取代,后者由于柔韧性、抗压性好,可用于表浅静脉,是比较理想的类型,其长期开放率优于不锈钢支架。

(2) 展开方法:可分为自扩张及气囊扩张型支架。自扩张支架是柔韧的金属丝网,能根据血管弯曲情况改变形状,压缩性好,除去压力又可很容易恢复原状。气囊扩张型支架刚性更大,抗压能力更强,但受压后不能恢复原状。由于多数狭窄发生于表浅静脉,易于受到外力压迫和扭曲,因此自扩张支架在血管通路的使用最多。

2. 支架的选择　外周静脉常用的金属支架直径为 6～8 mm,长度为 4～6 cm,可用 6F 或 7F 引导鞘及相应导丝置入。与动脉不同,静脉直径随血流的增加而增加,因此任何一种不够大或未附壁的支架都有发生脱落和肺部迁移的危险。支架有时必须安放在关节部位(肘部),因此肢体运动必须减少。由于上述限制,可变形的自扩张性支架(Walltent, Craggstent)比气囊扩张性和硬性支架更合适。通常选择比放置处血管直径大 20%的支架,能紧贴于血管内膜上;其长度要能全部覆盖损伤部位,但不要过多盖住邻近正常血管,<10 mm 较理想。每种自扩张支架的构造和尺寸均不同,有些支架放好后可能会缩短,往往是一些自扩张金属支架的特性,故难以避免,使用时应注意。当支架必须置于穿刺区域时(较少见),必须选用

大网眼可穿刺的支架，如 Craggstent 支架。覆膜支架尚不能用于穿刺区域，只应用于控制血管破裂或去除动脉瘤的情况。

金属网有很好的止血作用，但机制不明。一般认为支架可以引导血流沿阻力最小的方向流动，而血管破裂处是高阻力通路，因此一旦建立低阻力通路，出血即停止。由此可以理解如果远端仍合并狭窄，则支架放置后也不能控制出血。

二、支架放置要点

目前 NKF－DOQI 关于支架放置的基本原则为：既往研究报道血管内支架使用作为静脉狭窄的初步处理，其长期疗效与单独使用血管成形术相似。支架适合有外科修复术禁忌和血管成形术导致静脉破裂的患者使用。如果能进行外科处理就不要放支架，尽量建立新吻合。有以下 4 个位置放置支架时应特别小心。

(1) 前臂移植血管静脉吻合口处：如果支架会与贵要静脉重叠，妨碍将来建立替代的桡动脉-贵要静脉内瘘，则不可放置支架。

(2) 放置于头静脉终末弓的支架不能突入锁骨下静脉，此处会导致狭窄，会妨碍将来贵要静脉和腋静脉建立血管瘘或上臂移植血管的血流。

(3) 放置于锁骨下静脉的支架不能与颈内静脉汇合口相重叠。这根静脉对将来放置中心静脉导管或腋静脉移植血管的血流具有重要作用。

(4) 放置在左或右侧桡动脉-头静脉（无名静脉）的支架不能突入上腔静脉，目的是不妨碍对侧肢体血流。对于局限于右侧桡动脉-头静脉的狭窄，支架既不能与锁骨下静脉汇合口重叠，也不能与颈内静脉汇合口重叠，只能放置在桡动脉-头静脉主干内。

成功放置支架后，用相同直径的气囊轻柔展开支架，使支架均匀地附着在血管壁上，并使管径达到最佳水平。在急性血管损伤时放置支架后，由于血流量大（＞800 ml/min），不易形成血栓，不需长期服用抗凝药物。

三、适应证

1. *急性扩张诱发的破裂*　是一种急症，支架可挽救血管通路。破裂时血液外渗，迅速生成血肿。如果经过 3 次 10 min 的气囊填塞仍持续漏血，则必须行支架放置术。对于该种病例覆盖性支架是 100％有效的，Wallstent 支架也通常有效。支架放置术还可预防继发性假性动脉瘤的发展。

2. *动脉瘤*　可在其颈部或基底部行支架放置术（最好是覆盖性）。位于非穿刺区的动脉瘤，外科手术可能有难度，是支架放置术的适应证。在穿刺区的动脉瘤行外科手术更好，因为对覆盖性支架的反复穿刺会使动脉瘤再度裂开。

3. *“软性”PTA 术后回缩*　“软性”回缩性狭窄是一种在气囊扩张处引起的非残留性狭窄。但是静脉壁或多或少会在去除扩张气囊后塌陷，引起残留性狭窄。当残留狭窄大于 30％时需放置支架。在放置支架之前，充分扩张是很重要的，要用略大一号的气囊，至少扩张 5 min。血管通路首次扩张后的残留狭窄可不处理。但如果 6 个月内需要再扩张，进一步处理后再有的残留狭窄必须放置支架。虽然应用了最强的气囊及可行的最大压力 2 525 kPa (25 atm)，有的狭窄其中部凹陷区在扩张时仍不消失，这最终的残留狭窄是“硬性”狭窄，而不是“软性”回缩性狭窄。这种病例不可放置支架，而要应用损伤性器具，如粥样斑块旋切术器

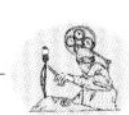

械或切割性气囊。

4. 早期(≤4 个月)复发性狭窄　对于支架延缓再狭窄的价值和适应证目前无一致看法。有研究提出必要时每 4 个月或更短时间做一次狭窄的重复扩张。如果能进行简单的外科手术,就不要扩张,也可首选放置支架。一般说来,血管成形术后狭窄 50%被认为是进一步支架介入治疗的指征。对早期再狭窄,成功放置支架后可双倍延长再次处理的间期。支架的优点表现在管腔直径持续扩大,比血管成形术更大。支架放置后也可能再狭窄,因为支架区内膜增生,管腔直径逐渐减少。但由于开始时血管直径较大,管腔减少至临床损坏期的时间较长,可延长再处理间期。

支架是有价值的,但放置后必须无残留狭窄。这就是说,放置前狭窄已被充分扩张,在扩张的气囊下绝对无残留狭窄。如果存在残留狭窄,则支架难以表现出优势。对于通畅的标准内瘘管,在距腕部 10 cm 内的狭窄,选择外科手术比扩张甚至比支架更好。

四、随访

在透析通路支架放置前后无须应用抗凝或抗血小板药物。

虽然支架放置处再狭窄通常发生较晚,但发生率很高。对支架区再狭窄的病例,再扩张通常有效。如果随时间延长或经重复穿刺,血管内膜过度增生,再扩张可能无效,用粥样斑块旋切器清除增生的血管内膜效果不确实,而在支架处放置新支架是无效的,此时可行外科修补术。

支架的第二个中期并发症是支架上游或下游迅速发生新的狭窄,扩张治疗很有效。新狭窄的形成可能是由于支架和自体静脉顺应性不同,静脉段放置支架前功能是良好的,这表明相对于单纯扩张,支架会减少患者静脉资源。

五、支架型人工血管

支架型人工血管,或称覆膜支架,是在自扩张金属支架外包被一薄层纤维或将其封入纤维层内。纤维层形成物理屏障,可防止金属支架网眼内新生内膜增生。因此,治疗血管通路相关的静脉狭窄时支架型人工血管比标准金属支架长期效果更佳。主要缺点是费用昂贵,其价格是自扩张镍钛合金支架的 3 倍。虽然目前临床研究资料不多,但血管通路相关的应用越来越多。支架型人工血管种类很多,在治疗血管通路相关并发症方面使用较广的有 3 种:Wallstent、Viabahn 和 Fluency(均为镍钛合金支架,外包被 PTFE 或将其封入 PTFE 内),均为自扩张型。但有报道称涤纶可引起炎症反应和内膜增生,因此 PTFE 包被的支架型人工血管使用更为广泛。Viabahn 和 Fluency 在设计及制作上存在差异,因此与临床相关的生物力学特性也不同,两者的使用效果仍存在争论。

放置支架型人工血管是急性静脉破裂理想的快速治疗方法,其产生的腔内径向力足以对抗血管外血肿造成的压力,保证了管腔通畅,尤其适于治疗血管破裂伴远端静脉狭窄。1996 年,Sapoval 等首次报道将涤纶材料的支架型人工血管应用于 3 例血透患者血管通路气囊扩张引起的静脉破裂,成功率达 100%,但出现炎症反应。2003 年,Quinn 等使用手工包被 PTFE 的自扩张 Gianturco 支架治疗 3 例血透患者血管通路气囊扩张引起的静脉破裂,成功率达 100%。

其放置方法与金属支架类似,但需要更大的引导鞘管。第一代支架型人工血管使用

0.46 mm(0.018 英寸)或 0.64 mm(0.025 英寸)的导引钢丝,较新型的使用 0.89 mm(0.035 英寸)的导引钢丝。要注意支架型人工血管的直径要与治疗血管相匹配,一般选择比血管大 10%的支架型人工血管,过大会导致纤维层皱折,引起管腔阻塞。其长度要能完全遮盖损伤部位并多出 5~10 mm。与金属支架不同,支架型人工血管放置后无缩短趋势,可精确定位。放置前可先用同样直径的气囊扩张一下血管,保证支架型人工血管均匀附着在管腔内。放置后是否需要口服抗凝药物,仍存在争议。

支架型人工血管还可以修补血管通路相关的假性动脉瘤,类似于腹主动脉瘤的经皮治疗,也类似于外科手术方法。但在治疗慢性假性动脉瘤方面没有得到广泛接受,似更适于迅速治疗套管插入引起的自体或人造内瘘撕裂导致的急性假性动脉瘤。已有的支架型人工血管尚不能耐受反复穿刺。目前患者数最多的一项研究显示,应用 Viabahn 支架型人工血管治疗 11 例血透移植血管相关的假性动脉瘤,初级开放率 3 个月为 71%,6 个月为 20%。

第四节 扩张和支架的疗效

PTA 治疗血透血管通路失功能的成功率大于 90%,1 年初级开放率在 51%以上。多个研究评价显示,PTA 的长期开放率非常确实。据报道,PTA 6 个月独立开放率持续在 40%~50%。PTA 治疗中的多个变量均得到研究,包括气囊使用类型,PTA 气囊扩张压力、时间等。尽管气囊技术的方法已有改进,但再狭窄中期预后无主要变化。

一、开放率

文献中报道的开放率仅供参考,首先是因为几乎无系列研究,患者数很少;其二因为在最早的文章中,按照生命统计表的方法未报道开放率结果;第三因为检测和治疗手段不同的作者得到的初次开放率不同。故如果不放在其临床情况下或忽视了急性通路栓塞情况,读者可被误导。如果进行费用-效果分析,有必要将初次和再次开放率以及为维持或恢复通路开放率而进行的再处理平均间期联系起来分析。

再次开放率在报道中也各不相同,依赖于是否使用支架和对再次急性栓塞是否进行经皮除血栓治疗。总而言之,文献差异很大,很少有文献作过全面的综合分析。

二、扩张后初次开放率

(1) 移植血管扩张后初次开放率:6 个月是 31%~63%,1 年是 10%~44%,2 年是 15%~22%。

(2) 前臂自体内瘘优于移植血管:1 年为 43%,而移植血管为 25%;2 年为 30%,移植血管为 15%。另外,上臂内瘘与移植血管近似,1 年为 25%,2 年为 19%。与前臂相比,上臂内瘘较低的开放率是由于头静脉终末弓的狭窄难以处理。

(3) 中心静脉:Beathard 报道锁骨下静脉 6 个月时开放率较低,为 29%。而 Quinn 等报道中心静脉开放率在 6 个月和 1 年分别为 23%和 12%,与外周静脉相似(31%和 10%)。

(4) 支架放置后初次开放率:移植血管 1 年为 17%~31%,而单纯扩张为 10%~40%。中心静脉较低,6 个月和 1 年支架初级开放率仅 42%和 25%。但近期 Haage(分别为 84%和

54%)和 Mickely(分别为 90%和 70%)获得了较好疗效。与单纯扩张结果相比,支架对于透析通路似无价值。实际上,仅用于治疗扩张失败和并发症的支架放置术的开放率显示,支架发挥的长期疗效等同于扩张对普通患者的疗效。中国台湾学者 Pan 等研究将 Wallstent 或 Jostent 应用于气囊扩张不充分的内瘘狭窄,发现 6 个月和 12 个月的初级开放率分别为 81%和 31%。Turmel - Rodrigues 等的研究显示对于自体内瘘 6 个月和 1 年的初级开放率分别为 47%和 20%,聚四氟乙烯人造血管的结果稍好一点,分别为 67%和 41%。Vogel 等比较不锈钢 Wallstent 和镍钛合金 SMART 支架治疗血透移植血管通路相关狭窄,平均初级开放时间分别为 2.0 个月和 6.4 个月。

三、扩张联合支架放置后再次开放率

少有报道,难以单独研究。在 30%的患者每 9 个月一次再扩张或使用支架(Wallstent 和 Craggstent)获得的开放率是,移植血管 1 年为 92%,2 年为 83%,3 年为 68%,4 年为 60%。Vorwerk 等报道在不同种类的移植血管和自体瘘管放置 Wallstent 支架后,1 年开放率为 86%,再处理间期平均为 6~7 个月。Quinn 等报道移植血管 1 年开放率为 71%,Gianturco 支架放置后为 64%,提示该种支架无效。支架维护模式包括溶栓、支架血管成形术、放置新支架及使用 Simpson 或 Redha 粥样斑块切除装置。不能维持开放的主要困难是新生内膜增生的发展。

对于前臂瘘管,平均每 15 个月需再处理,仅 3%患者需放置支架,获得的开放率为 1 年 84%,2 年 83%,3 年 81%。对于上臂瘘管,开放率较低,1 年为 77%,2 年为 71%。对于移植血管,平均每 9 个月需要再处理,1/3 患者需放置支架。中心静脉结果最差,Vesely 报道开放率 1 年为 56%,2 年为 44%。

四、支架治疗静脉破裂

自 20 世纪 90 年代后期开始有大量关于放置金属支架治疗静脉破裂的报道。1997 年 Funaki 等报道应用 Wallstent 治疗 23 例血管成形术导致的静脉破裂,支架展开成功率为 100%,并且 96%的患者随后成功施行了血透治疗,4 例发生中度血肿,1 例 6 个月后发生支架邻近部位假性动脉瘤。总体说来,60 天、6 个月及 1 年初级开放率分别为 52%、26%及 11%,次级开放率分别为 74%、65%及 56%。1998 年 Raynaud 等报道应用 Wallstent 治疗 37 例静脉破裂,其中 22 例为移植血管、15 例为自体内瘘。28 例(76%)支架置入后血管周围出血立即停止,另外 4 例需要在支架内进行气囊填压止血,1 年初级和次级开放率分别为 48%和 86%,11 例(30%)发生急性假性动脉瘤,但随访血管造影显示 10 例缓解,仅 1 例仍持续存在小的假性动脉瘤。2003 年 Rajan 和 Clark 回顾了 414 例血管成形术的预后,其中 9 例(2.2%)因静脉破裂使用支架 Wallstent 治疗,放置成功率为 100%,并发症轻微,仅 1 例穿刺部位血肿,无 Wallstent 支架相关并发症,3、6、12 个月初级开放率分别为 63%、33%、17%,6、12 个月次级开放率分别为 76%、69%。

五、外科手术重建后再次开放率

移植血管 1 年为 67%~87%,2 年为 50%~83%;自体瘘管,1 年为 50%~94%,2 年为 38%~89%。两者有轻度差别,但狭窄的外科重建后开放率和介入治疗无显著差异,证实介入治疗是有效的。

六、DSA 技术的并发症

窃血综合征和手部缺血是 DSA 治疗上臂瘘管吻合口狭窄后罕见的潜在并发症。支架放置的常见并发症是放置位置不准确或支架移动，还有支架网眼处新生内膜增殖和支架折断。支架放置相关的死亡仅 2 例报道，原因分别为感染和推测的右心房穿孔。

（董　生）

参考文献

[1] Jan T, Bernard C, Patrick H, et al. EBPG on vascular access. Nephrol Dial Transplant, 2007, 22 [suppl 2]: ii88 - ii117

[2] Haage P, Günther RW. Radiological intervention to maintain vascular access. Eur J Vasc Endovasc Surg, 2006, 32(1): 84 - 89

[3] Gram CH, Trachtenberg JD. Percutaneous interventions in dialysis access. Perspect Vasc Surg Endovasc Ther, 2006, 18(4): 318 - 321

[4] Yap HY, Robless PA, Lee JC, et al. Managing venous stenosis in vascular access for haemodialysis. Singapore Med J, 2007, 48 (1): 6 - 10

[5] Kiyosumi M, Akira F, Michio Y, et al. Percutaneous transluminal angioplasty for Brescia - Cimino hemodialysis fistula dysfunction: technical success rate, patency rate and factors that influence the results. Eur J Radiol, 2005, 54: 426 - 430

[6] William FW. Preoperative hemodialysis fistula evaluation: angiography, ultrasonography and other studies, are they useful? Contrib Nephrol, 2008, 161: 23 - 29

[7] Haage P, Günther RW. Radiological intervention to maintain vascular access. Eur J Vasc Endovasc Surg, 2006, 32: 84 - 89

[8] Anatole B, Arif A, Prabir RC, et al. The native arteriovenous fistula in 2007: surveillance and monitoring. J Nephrol, 2007, 20: 656 - 667

[9] Šurlan M, Popovič P. The role of interventional radiology in management of patients with end - stage renal disease. Eur J Radiol, 2003, 46(2): 96 - 114

[10] Wu CC, Lin MC, Pu SY, et al. Comparison of cutting balloon versus high - pressure balloon angioplasty for resistant venous stenoses of native hemodialysis fistulas. J Vasc Interv Radiol, 2008, 19(6): 877 - 883

[11] Kariya S, Tanigawa N, Kojima H. Primary patency with cutting and conventional balloon angioplasty for different types of hemodialysis access stenosis. Radiology, 2007, 243(2): 578 - 587

第二十一章 血管通路的护理

血透是肾衰竭患者主要的肾脏替代治疗方法之一,建立一条有效的血管通路是血透顺利进行的前提,正确使用及细心的护理不仅可延长血管通路的使用寿命,也能够延长患者的生命。故有人将血管通路称之为尿毒症患者的“生命线”,而血透护士则是维护维持性血透患者生命线的“第一使者”。

临床上从血管通路的用途及使用寿命上来看可分为两大类:临时性血管通路和永久性血管通路。

第一节 临时性血管通路的护理

临时性血管通路包括:动静脉直接穿刺、动静脉外瘘及临时性的中心静脉插管(包括股静脉、颈内静脉、锁骨下静脉)。

一、直接动脉穿刺的护理

(一) 穿刺方法

(1) 穿刺前可先用利多卡因局部皮下少量注射,减少疼痛,减少血管收缩。

(2) 充分暴露血管,摸清血管走向。

(3) 可选用较细有侧孔的动脉穿刺针,先进针于皮下,然后沿血管壁进入血管。

(4) 见有冲击力的回血,固定针翼。

(二) 护理要点

(1) 穿刺时应一针见血,反复穿刺容易引起血肿,损伤血管。

(2) 血透开始时血流量不一定好,大多因血管痉挛所致,只要穿刺到位,血流量会逐渐改善。

(3) 透析结束注意压迫,防止血肿和出血。穿刺点应先指压 30 min,然后用纱球压迫 30 min,再用弹力绷带包扎。

(4) 宣教患者,注意观察动脉穿刺点,防止出血;如有出血,采用指压法;保持清洁,防止感染；如有血肿，可当天冷敷，次日开始热敷或用喜疗妥按摩。

(5) 一般不选用动脉穿刺，特别是桡动脉和肱动脉，会对今后内瘘手术产生不良影响。

二、动静脉外瘘的护理

动静脉外瘘是为永久性通路而发明的。由于制作方法简便，能即刻使用，也可用于急诊透析。但是动静脉外瘘手术时对血管有一定的损伤，容易感染及血栓形成，同时有脱落的危险，因此目前已较少使用。

三、临时性留置导管的护理

对熟练掌握插管技术的操作者，颈内静脉是首选插管途径。

1. *术前护理* 详见表 21-1-1。

表 21-1-1 不同穿刺部位的术前护理

部位	心理护理	卫生宣教	体　　位
颈内静脉	心理疏导，取得术中配合	洗头，清洁皮肤	取仰卧位，头部略转向左侧（一般选右侧穿刺），枕下可放置一块软垫，使头后仰
股静脉	心理疏导，取得术中配合	局部备皮，清洁皮肤	仰卧位，膝关节弯曲，大腿外展，充分显露股三角
锁骨下静脉	心理疏导，取得术中配合	洗头，清洁皮肤	平卧于 30°～40°倾斜台面，肩胛间垫高，头偏向对侧，穿刺侧上肢外展 45°，后伸 30°，向后牵拉锁骨

2. *术后护理*

(1) 评估：检查导管是否固定牢靠，局部有无红肿、渗血、渗液。

(2) 上机操作流程：戴无菌手套，在穿刺处铺无菌治疗巾，取下肝素帽，消毒导管口，连接无菌注射器，打开夹子，抽出导管内的生理盐水和可能形成的血凝块，在静脉端注入医嘱所用抗凝剂。

(3) 治疗中：导管与透析管路连接处用无菌敷料覆盖，以防导管连接处渗血。

(4) 下机操作流程：戴无菌手套，分离动脉透析管路，快速注入生理盐水 20 ml，回血完毕分离静脉透析管路，动静脉端分别注入相应导管容量的抗凝剂（抗凝剂浓度视病人的凝血功能而定）。在正压状态下夹闭动静脉端夹子，以防血液回流血栓形成。消毒动静脉端导管口，连接一次性肝素帽。导管口用无菌敷料包裹并妥善固定。

(5) 注意事项：导管口尽量不敞开暴露于空气中；严格无菌操作，避免增加感染的概率；抗凝剂封管液量应该视管腔的容量而定；肝素帽应每次更换；留置导管者应每日测量体温，怀疑导管感染时应及时就诊。

3. *留置导管常见并发症的护理*

(1) 感染：感染是临时性血管通路的主要并发症，因此每日要求常规消毒导管周围皮肤，更换无菌敷料。一般用安尔碘由内向外消毒，直径大于 5 cm，并清除局部的血垢，覆盖透气性较好的 3 M 伤口敷料并给予妥善固定。换药过程中应观察穿刺部位有无感染迹象，若导管不完全滑脱或感染，应拔除而不应推入。感染一般分为导管出口部感染、隧道感染和血液扩散性感染。导管出口局部感染时，应局部定时消毒，更换敷料，或口服抗生素，一般炎症即可消退。隧道感染时，必须使用有效抗生素 2 周，严重者要拔管。血液扩散性感染时应拔管，并将留置导管前端剪下做细菌培养，合理选用抗生素。

(2) 血栓：留置导管因使用时间长，患者高凝状态，肝素用量不足或管路受扭曲等原因易引起血栓形成。如在抽吸过程中出现血流不畅，切忌强行向导管内推注液体，以免血凝块脱落而引起栓塞。如有血栓形成，可采用尿激酶溶栓法，可用 5 万～15 万 U 尿激酶加生理盐水 3～5 ml 注入留置导管，保留 15～20 min，回抽出被溶解的纤维蛋白或血凝块。若一次无效，可反复进行。如果反复溶栓无效，则予拔管。目前临床上也可用 25 万 U 尿激酶加入 100 ml 生理盐水中，给予导管腔内直接静滴。在滴注过程中，护士应注意滴注的时间要大于 6 h，同时不要直接将输液导管连接动脉管腔，以免输液导管因不慎脱落而发生空气栓塞。

(3) 空气栓塞：每次透析结束或换好药后，应夹紧动、静脉导管端上的夹子，拧紧肝素帽。

(4) 出血：多发生在置管当天，由于新鲜创口及透析治疗全身肝素化，可发生穿刺部位渗血。置管当日行血透治疗者笔者采用体外抗凝法或无肝素抗凝法，明显减少了出血的发生率。如透析后留置导管处反复渗血，应立即给予局部压迫止血，或用冰袋冷敷并指压 20～30 min，必要时拔管止血，并叮嘱患者头部不能剧烈运动，要静卧休息。

(5) 导管血流不畅：透析时血流不顺畅，时断时续，常见原因为导管位置不佳、导管壁塌陷、导管扭曲、导管贴壁等。对于透析中导管壁塌陷导致血流不畅的患者，泵速可适当降低，以减轻导管内负压，或从泵前输入少量生理盐水，以缓解导管和血管内的负压。经过以上处理，仍血流不畅者，则应考虑可能是导管打折，此时应当检查处理打折导管。为了预防导管扭曲、打折，应在固定导管时顺应插管的方向；对于导管口贴壁，多与患者移动、吞咽、咳嗽等动作使置管受到牵拉有关，嘱患者减少动作，消毒导管及周围皮肤，轻轻转动置管，改变尖端位置，使置管不再紧贴血管壁，而达到满意的血流量。

4. *留置导管拔管护理* 拔管时先消毒局部皮肤，用无菌纱布按压拔出，并加压包扎 15～20 min。拔管后局部观察有无出血现象，患者拔管时禁用坐位，防止静脉内压力低而产生气栓。拔管当天不能淋浴，以防感染。股静脉拔管后 4 h 不能活动。

5. *留置导管的卫生宣教及自我护理*

(1) 留置导管期间养成良好的个人卫生习惯，保持局部干燥、清洁。如需淋浴，患者一定要将留置导管及皮肤出口处用 3 M 胶布密封，以免淋湿后感染。如穿刺处出现红、肿、热、痛现象，应立即就诊，以防感染扩散。

(2) 股静脉留置导管不宜过多起床活动，禁止穿刺部位 90°弯曲。除股静脉留置导管外，其余活动均不受限制，但也不宜剧烈活动，以防留置导管滑脱。同时还要提醒患者，尽量穿开衫衣服，以免脱衣服时将留置导管拔出。一旦发生导管滑脱，应压迫止血并立即就诊。

(3) 血透患者的深静脉留置导管，一般不宜作他用，如抽血、输液等。

(4) 颈内静脉置管后，颈部偏向一侧，导致颈部肌肉持续疲劳可引起头痛。可根据情况给予按摩，以减轻长期插管带来的不适。

第二节 永久性血管通路的护理

一、动静脉内瘘的护理

动静脉内瘘是经典的永久性血管通路，是维持性血透的“必由之路”，因此是血透患者得以有效透析、长期存活的基本条件。

1. 术前宣教

(1) 向患者说明手术的目的、重要性，以取得患者的合作；测出、凝血时间；做青霉素皮试、普鲁卡因皮试。

(2) 保护一侧肢体的静脉，避免静脉注射或输液。保持造瘘侧皮肤清洁，勿损伤皮肤，以防术后感染。

(3) 行上臂动静脉内瘘术的患者，大多因为有一次或几次动静脉内瘘失败的经历，故患者心情特别焦虑、紧张、恐惧，护士应耐心向患者解释和疏导，告知上臂动静脉内瘘的护理要点、鼓励患者调整心理、认真对待疾病，并指导患者提高自我护理的水平。

2. 术后护理

(1) 术后使用抗凝剂 3～5 天，如双嘧达莫、阿司匹林，以防术后血管内凝血，同时应用抗生素 1 周至拆线。

(2) 术后 5～7 天内，患者应保持术侧肢体干净，避免潮湿，不要随意去除包扎敷料，以防伤口感染；若发现有渗血不止、疼痛难忍时，应立即和手术医生联系，以得到及时处理。

(3) 教会患者学会判断内瘘是否通畅的方法，即将非手术侧手触摸术侧的静脉处，若扪及震颤，或听到血管杂音，则提示通畅。否则，应立即和医生联系，以及时再通。

(4) 内瘘术后早期，应尽量穿袖口宽松内衣，抬高术侧肢体，促进静脉血回流，以减轻肿胀程度；造瘘肢体适当做握拳动作及腕关节运动，以促进血液流动，防止血栓形成；若是高凝状态者，应遵医嘱服用抗凝剂；包扎伤口的敷料不宜太多，压力不宜太大，以能扪及内瘘震颤或听到血管杂音为宜，并避免其他外来压力，如测血压、挂重物、戴过紧饰物等；造瘘侧血管严禁行输液或抽血，以免出血、压迫内瘘造成瘘管闭塞。

(5) 促使内瘘尽快“成熟”。所谓内瘘“成熟”，是指静脉扩张、静脉壁肥厚而言，一般为术后 4～8 周。为了让内瘘尽快“成熟”，我们通常在手术 1～2 周后，如果伤口无渗血、无感染、愈合良好的情况下，做一些健瘘操。如每天用术侧手捏握橡皮健身球 3～4 次，每次 10 min；也可用手、止血带或血压表袖套在吻合口上方（如上臂）轻轻加压至静脉中度扩张为止，每 15～20 min 松开一次，每天可重复 3 次。另外，可每天热敷或将前臂浸入热水中 2～3 次，每次 15～20 min。以上方法可单独使用，也可混合使用，它们均有助于内瘘“成熟”。但若超过 3 个月，静脉仍未见明显扩张，血流量仍不充分，则称内瘘失败，需重新造瘘。

(6) 内瘘成熟前，如患者病情危重，须紧急透析时，则可采用暂时性血管通路或腹透过渡。

3. 穿刺护理

(1) 评估穿刺血管。检查瘘管有无感染、红斑、皮疹、狭窄、动脉瘤及血管是否通畅，确定

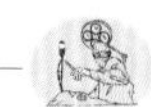

血管通路无异常时方可使用。

(2) 选择正确的穿刺点。动脉穿刺点离开内瘘吻合口 5～6 cm 以上，针尖向吻合口方向，静脉穿刺点要尽量离开动脉穿刺点，针尖向心尖方向。两穿刺点之间应相距 8～10 cm 以上，应避免与动脉穿刺在同一血管上，以减少血液再循环，提高透析质量。尽量保护血管，穿刺时首选绳梯法，其次纽扣法，切忌定点法。特别是上臂动静脉血管相对比较粗，血管容易扩张，易造成假性动脉瘤的发生。每次穿刺应更换位置，呈绳梯样结构，同时可在血管平行轴两侧穿刺，减少假性动脉瘤的发生。正确的穿刺方法可以使整条动脉化的静脉血管受用均等，血管粗细均匀，避免固定穿刺或小范围内穿刺而造成受用多的血管腔壁受损，弹性减弱，硬结节瘢痕形成，有的甚至形成动脉瘤，而未用的血管则形成狭窄。

(3) 提高穿刺水平，力争一针成功。手术后的瘘管，原则上是术后 4～8 周成熟后方可使用。但新瘘管管壁薄而脆，开始几次穿刺时，很容易形成皮下血肿而影响下次穿刺，最终将影响到该血管通路的使用寿命。故在最初几次穿刺时，最好是由有经验的护士操作，要仔细摸清血管走行后再穿刺，以保证一针见血。在以后的常规穿刺中，也应遵循先找好血管穿刺点、再行穿刺的原则，切忌盲目进针。如果动脉穿刺失败，应在动脉穿刺点以下即远心端避开血肿再作穿刺。如在透析过程中出现血肿，重新穿刺有困难时，则可将血流满意的静脉端(在瘘管流出道上)改成动脉端，并与动脉透析管相连，原动脉针留针或拔针应根据患者凝血状况而定。另外再选择其他部位的静脉穿刺与静脉透析管相连，以保证继续透析。若静脉穿刺失败，应在静脉穿刺点以上即近心端避开血肿作穿刺，使血透继续进行。根据笔者的经验认为：如内瘘穿刺失败，而内瘘再次穿刺的可用范围又较局限。在该患者身体状况允许的情况下，建议患者暂停一次透析，给瘘管一个修复时间，这样对于瘘管的长期使用是非常有必要的。

(4) 严格执行无菌操作常规，防止医源性感染。

4. *内瘘压迫护理*　透析结束，拔针后应压迫穿刺点 5～10 min 以上。正确的操作方法：以示指及中指压迫穿刺点的上缘和下缘，手臂可略微抬高，以减少静脉回流阻力，加快止血。加压力度，以不渗血及能扪及震颤和听到血管杂音为宜。高位动静脉内瘘止血时因为上臂肌肉松弛，血管下没有明显的支撑点，容易出血及皮下血肿，压迫时间较前臂动静脉内瘘时间长。

5. *内瘘常见并发症的观察及防治*

(1) 血栓形成

1) 原因：过早使用内瘘；手术技术问题；血管本身病变，如静脉炎、肥胖女性等；全身性因素，如高凝状态、低血压或休克等；内瘘受压；定点穿刺、静脉壁内膜受损等。

2) 临床表现：瘘管处无杂音及震颤，静脉流出道塌陷或瘘管通路摸及血栓，可出现栓塞处疼痛。

3) 预防：避免过早使用；操作规范化；避免内瘘手臂负荷过重，或内瘘血管另作他用；对狭窄的血管，应由有经验的护士做多次成功的“扩张性”穿刺，促进血管扩张，增加血流量；防止低血压的发生；对高凝患者，应定期检查红细胞压积，并予适当抗凝治疗；如血管本身病变，也应对因治疗。

4) 处理：一旦发现血栓或明显狭窄形成，应尽快与医生联系，尽早做内瘘再通术或修复术，出现皮下血肿或内瘘血管硬结形成等，可用喜疗妥外敷及理疗处理。

（2）出血

1）原因：主要是手术时血管结扎不全，或穿刺及止血方法不当、肝素用量过多，或感染影响瘘管等诱发。

2）临床表现：常见吻合口或穿刺点周围渗血或皮下血肿，术后早期出血多与手术止血不佳有关，感染累及血管可能引起大出血。上臂内瘘穿刺引起的出血往往比较严重，甚至可能影响上肢血液循环，必须引起高度重视。

3）防治：手术操作正规，结扎止血有效；尽量等内瘘成熟后使用；穿刺技术娴熟，避免穿刺失败，并采用正确的止血方法；据患者病情，调整肝素用量。

（3）感染

1）原因：个人卫生习惯不良；血透结束后淋浴；穿刺针污染；穿刺处皮肤消毒不严；血肿形成或假性动脉瘤形成；瘘管周围皮肤感染。

2）临床表现：局部红、肿、热、痛，有时伴瘘管闭塞，全身发热、寒战、血培养阳性，重者败血症。

3）防治：养成良好的卫生习惯，保持局部皮肤干燥、清洁；严格执行无菌操作，防止医源性感染的发生；提高穿刺技术水平，力争一次成功，并确保有效止血；控制瘘管周围皮肤感染，防止殃及瘘管；合理使用抗生素；瘘管感染或周围皮肤较严重感染，必须静脉使用抗生素。

（4）假性动脉瘤形成

1）原因：过早使用内瘘；定点穿刺；穿刺技术差，血液反复外渗，血肿形成；患者瘘管近心端血管狭窄或血管硬化不能扩张。

2）临床表现：瘘管静脉过度扩张，明显隆起于皮肤呈蚯蚓状，或形成瘤状，严重影响外观。一旦划破皮肤，可能出现大出血。有些假性动脉瘤内膜明显增生，可伴血栓形成，假性血管瘤近心端常有流出道狭窄。

3）防治：待内瘘成熟后使用，特别是老年人；采用绳梯法穿刺，禁止定点穿刺；穿刺时一针成功；用弹性绷带适当包扎，防止继续扩张；必要时采取手术治疗。

二、人造血管的护理

1. *术前宣教* 临床上施行人造血管搭桥术的患者往往是自身血管条件差或经多次直接动静脉内瘘吻合术后自身血管无法再利用的患者，故其心理负担重或已对造瘘产生恐惧感。护士更应体贴、关心患者，详细讲解手术的必要性、方法及术中的配合等，以减轻其心理负担。同时，应嘱患者保持术侧肢体皮肤干净，无破损，以防术后感染。

2. *术后护理*

（1）术后5～7天内，患者应保持术侧肢体干净，避免潮湿，不要随意除去包扎敷料，以防止伤口感染；若发现有渗血不止、疼痛难忍时，应立即通知医生，并有效止血，合理使用抗生素。

（2）术后早期，应尽量穿袖口宽松的内衣（如将冬天的内衣、毛衣袖子用拉链缝合，既保暖又不影响治疗）；抬高术侧肢体48～72 h，以减轻肿胀（血浆可通过多孔的PTFE移植物渗出，也称血清肿）；局部红肿明显时，可用50%乙醇湿敷。

（3）包扎伤口的敷料不宜太多太厚，压力不宜过大，以能扪及瘘管的震颤或听到血管杂

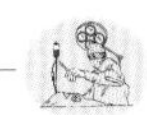

音为宜，并避免其他外来压力，如测血压、挂重物或带过紧饰物等。术侧血管严禁用于输液或抽血，以免出血或压迫瘘管造成闭塞。

（4）造瘘肢体术后3～5天可适当做握拳动作或腕关节运动，以促进血液流动，防止血栓形成。若高凝状态者，应遵医嘱服用抗凝剂。

（5）注意检查人造血管的功能状态，教给患者判断瘘管是否通畅的方法，即用非术侧手臂摸术侧的静脉处，若扪及震颤或听到血管杂音，则提示人造瘘管通畅；如果无震颤、不搏动，血管杂音减轻或消失或出现辐射性搏动，应立即通知医生，进一步确定是否有人造血管闭塞。

3. 穿刺护理

（1）确定使用时间：人造血管理论上可在手术后立即使用，不需像普通内瘘那样等待静脉扩张和肥厚。但术后2周内常有明显的血清肿，人造血管4周才能与周围组织愈合。在这之前，一旦感染就得将移植血管全部切除，故至少在手术2～3周后才能使用，以便使皮下隧道愈合。如过早使用，发生隧道内出血时，易形成血肿及假性动脉瘤。故掌握好合适的使用时间，对患者人造血管内瘘使用寿命的延长是十分重要的。

（2）明确血流方向：人造血管内瘘建立后，为了便于正确穿刺，应通过询问手术医生及患者，了解移植血管的解剖关系及血流方向。也可通过以下方法得知：压迫人造血管的近中点，检测受压点两边血管内的脉搏及震颤，若搏动及震颤较强侧，则为动脉端，反之为静脉端（图21－2－1）。

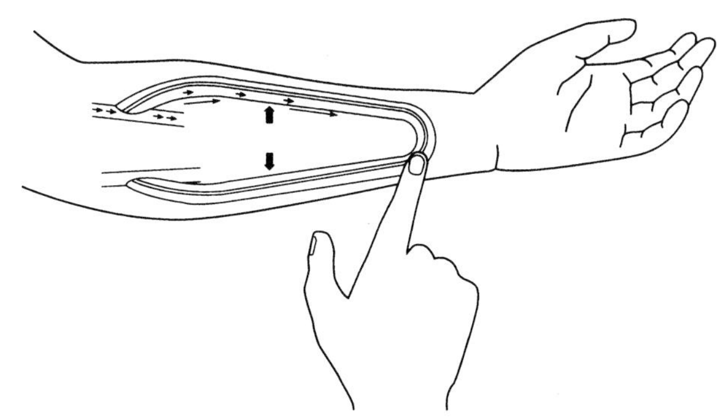

图21－2－1　人造血管血流方向判定方法

（3）正确的穿刺点

1）穿刺点选择的原则：穿刺点离上次进针点距离至少要0.5～1.0 cm；切忌在吻合口、狭窄处或解剖弯曲部位进针；动静脉穿刺针间的距离至少应为4 cm；切忌定点穿刺，穿刺部位应轮换。

2）临床常见移植血管术的穿刺点选择

A. 直线型（J形）吻合的移植人造血管：应在血管中点等分两部分（图21－2－2）。分别作动、静脉穿刺，动脉针尖向远心端，静脉针尖向近心端。而下次的穿刺点应距原穿刺点至少0.5～1.0 cm。其主要原因是定点穿刺形成筛孔，造成局部薄弱而易产生血肿。至少隔2～3周后，才可在同一部位再穿刺第二次，或者当穿刺点离吻合口、解剖弯曲处或狭窄处有3 cm时，可再回到首次的穿刺点，以开始又一个轮换。

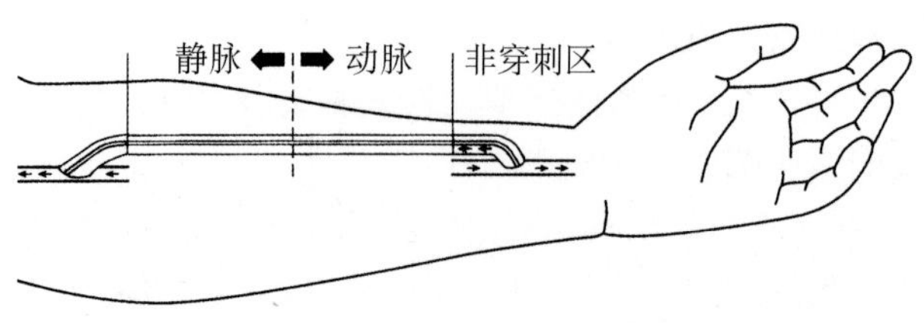

图 21-2-2 J 形人造血管穿刺部分划分示意图

B. 袢型(U 形)吻合人造血管:应在环行的中点将移植人造血管分为两等分,再确定动、静脉穿刺点(图 21-2-3)。当穿刺点距吻合口在 3 cm 之内时,应回到中点,重新开始新的一轮。

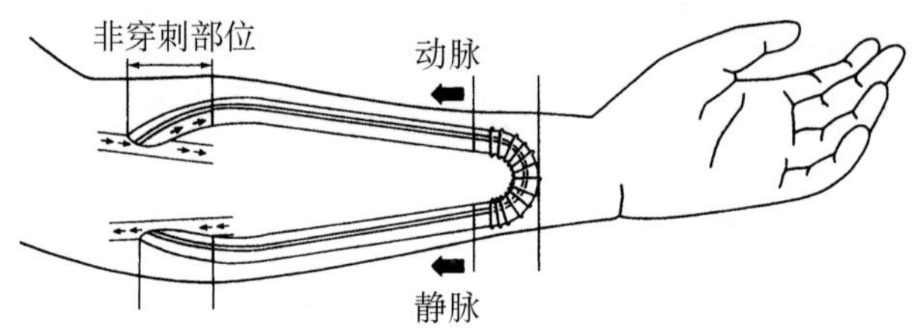

图 21-2-3 袢型(U 形)吻合人造血管穿刺部位划分示意图

(4) 正确的穿刺方法

1) 穿刺针的方向:静脉穿刺针方向始终顺血流方向(向心端),使重复循环减至最少,而动脉穿刺针方向可以顺血流方向,也可逆血流方向(图 21-2-4)。动脉针顺血流方向穿刺可减少两针尖斜面间的距离,易产生再循环,且对那些较小的动静脉内瘘而言,可能会产生血流量不足,而对自然形成的动静脉瘘可能减少相关性假性动脉瘤的发生。若动脉针逆血流方向穿刺,可减少重复循环,血液可以直接进入针管,不需 180°转向。

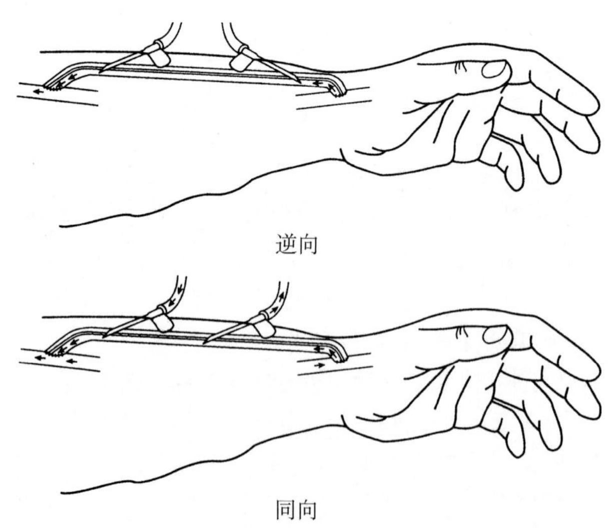

图 21-2-4 同向与逆向留置穿刺针示意图

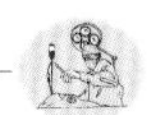

2）穿刺角度：穿刺角度应保证穿刺针在血管通路上留下一个新月形的形状。穿刺角度垂直，易留下圆形的穿刺孔；穿刺角度小的话，也容易损伤人造血管外壁。临床认为穿刺角度 40°～45°比较合适(图 21－2－5)，这样可使人造血管穿刺部位形成"皮片"效应，在穿刺拔针时发挥类似瓣膜的功能，以减少穿刺点的出血。

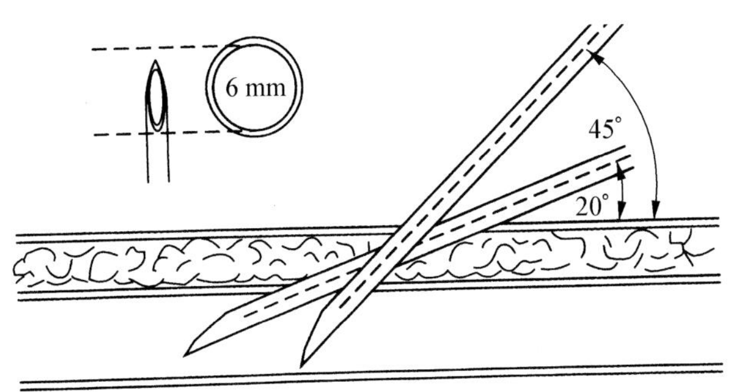

图 21－2－5　穿刺针进入血管的角度和针斜面朝向示意图

3）穿刺针的旋转：穿刺针旋转仅在血管壁吸附在针头斜面上时才可轻轻转动针管，在许多其他情况下转动针管会导致血管内膜损伤。如进针时旋转针头会牵拉穿刺点，导致针头周围出血。旋转针头可保护血管后壁（下壁）不受针尖损伤，但转动 16 号穿刺针只可获得 2 mm 的空隙，为此，如果在血流量低的情况下，应该将针头向外拔，不要转动针管。同时，也应改变穿刺位置，而非旋转穿刺针。

（5）穿刺成功的标志：穿入时有明显的突破感，回血通畅。如有回血但血流不佳时，应考虑针头进入人造血管夹层或针头贴壁。

4．*压迫止血方法*　临床上常用的止血方法为压迫止血。指压或其他压迫法的目的是迅速止血，将对患者或血管通路的任何创伤减至最小。

（1）压迫止血的部位：垂直于血管进针点的瓣膜上，而不是皮肤的进针点(图 21－2－6)。由于移植血管穿刺角度、深度和穿刺针长度的影响，血管进针点和皮肤出口间相距最大可达 1.5 cm，故可行的办法是将这两个位置及穿刺隧道均用同一纱布压迫。

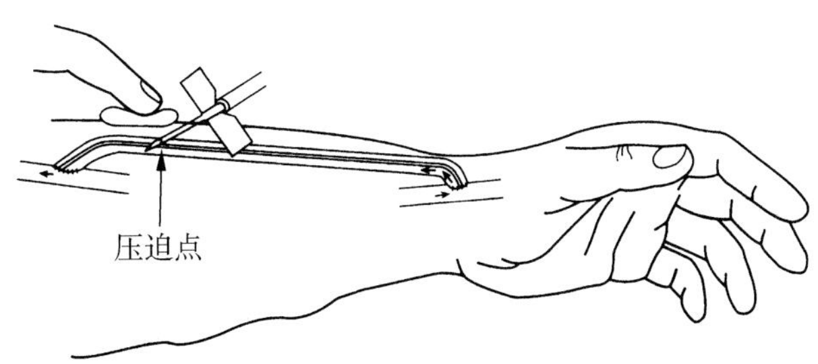

图 21－2－6　有效的压迫止血方法示意图

（2）压迫力度：以既能保持穿刺点两端有搏动或震颤，又能控制出血为宜。

（3）压迫时间：应根据患者的出凝血时间而定，通常情况下为 15～25 min。

（4）压迫时需经常监测：①外出血，在压迫时，血液出现于纱布垫上；②内出血，检查压迫点皮下的肿胀或肿块(血肿)；③搏动/震颤，在压迫部位近端和远端应该有强度几乎一致的波动和震颤。

(5) 拔针方法:注意不要在拔针时加压，应在拔针后加压，以免穿刺针斜面切割血管。

5. 常见并发症的观察及防治

(1) 感染

1) 原因:早期使用(术后本身引起的炎症反应尚未消退时)；个人卫生习惯差，无菌操作不严；反复在同一部位穿刺；移植血管防细菌入侵的内膜被破坏等。

2) 临床表现:局部感染表现为浅表炎症、蜂窝织炎或脓肿，重者可波及移植血管至血栓形成或血管壁破溃大出血。血行感染，可引起菌血症、败血症等。

3) 处理:浅表皮肤感染者，通过湿敷抗生素治疗可控制；移植血管周围间隙脓肿，应切开引流，全身抗生素治疗；移植血管感染:如吻合口完整，可将感染段切除和引流，再用新的移植物做局部跨跃式搭桥，并全身抗生素治疗；广泛的隧道感染或吻合部位感染，应做管瘘(包括动静脉吻合口)全部切除、隧道切开引流，全身抗生素治疗；对有败血症者，必须用强效抗生素全身治疗。

4) 预防:切忌早期使用；养成良好的个人卫生习惯；严格执行无菌操作常规；不定点穿刺；一旦发现局部有红、肿、热、痛或脓性分泌物，应立即求医。

(2) 血栓形成

1) 原因:早期(手术 3 个月内)血栓形成与手术时的搭桥方式、外科操作技术、动静脉狭窄、止血方法、低血压及患者本身高凝状态有关，而晚期(手术 3 个月后)血栓形成，主要与血管内膜增生性狭窄、狭窄血管外部受压等有关。

2) 临床表现:移植血管内瘘处的震颤、波动及血管杂音消失；可触及较硬的条状物，无弹性。

3) 处理:抗凝、溶栓疗法；导管法或手术取栓法；手术切除已栓塞的人造血管；纠正局限性狭窄；重新建立人造血管内瘘。

4) 预防:选择适当的血管及合适的手术方式，提高手术操作水平，避免低血压的发生，防止外部过度受压等，定期检测瘘管是否通常。一旦发现震颤、搏动及血管杂音减轻或消失，应立即和医生联系，及早处理。

(3) 出血和血肿

1) 原因:手术止血不完全，穿刺失败或感染后出血。

2) 处理:加压止血，必要时手术止血。

3) 预防:提高吻合技术及穿刺水平，避免感染，选择正确的止血方法。

6. 卫生宣教

(1) 养成良好的个人卫生习惯，保持手臂清洁，血透后应避免穿刺部位接触水，预防感染。

(2) 造瘘侧手臂勿受压，如测血压、挂重物、戴过紧的饰物、避免输液等，并定时检测有无震颤、搏动及血管杂音，防止人造血管内瘘闭塞。

(3) 一旦人造血管内瘘处有异常表现，应及时报告，及时治疗。

三、永久性涤纶双腔留置导管的护理

血透应建立一条稳定、可靠的血管通路是患者进行血透的基本保证。临时性中心静脉

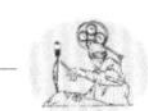

留置导管简便、易于掌握，但保留时间短、并发症多。而一些需长期透析的患者因曾实施多次动静脉内瘘术或人造血管搭桥术，无法再用动静脉内瘘作为血管通路。因此，涤纶套双腔留置导管应运而生。

1. 术前护理　行永久性留置导管的患者，往往已多次接受动静脉内瘘术或人造血管搭桥术，加之永久性涤纶双腔导管的费用昂贵，造成患者心理负担往往较重。为此要做好患者的心理疏导，以便得到患者的配合，确保手术顺利。插管必须在手术室、放射介入室或透析操作室中进行。

2. 术后护理及自我护理　永久性涤纶双套管的术后护理及自我护理与临时性血管通路相同。

3. 永久性留置导管优缺点

(1) 优点：插管相对简单，没有成熟期，不需静脉穿刺，不影响血流动力学，去除血栓性并发症相对较容易。

(2) 缺点：血栓形成、感染等并发症常见，因而使用寿命较内瘘和移植瘘管短。

4. 并发症及处理原则

(1) 感染：导管感染可分为出口部位感染、隧道感染和导管相关菌血症。多数情况下局部感染经局部用药或口服抗生素后即可控制，而不需拔除导管。伴有或不伴有临床症状的隧道感染和导管相关菌血症都是严重并发症，需作出定位诊断。所有病例均应经非胃肠道途径使用抗生素，至于是否需要拔管还是一个有争议的问题。护士在治疗过程中一旦发现患者有感染迹象，应掌握以下原则：立即汇报医生，查血常规、血培养；然后根据医嘱立即导管内使用抗生素，待细菌培养结果回报后再调整使用敏感抗生素，使用抗生素至少2周以上。

(2) 导管功能失效：术后即刻或早期功能丧失，主要考虑技术操作问题，常常是导管扭转、贴壁等所致。导管晚期功能丧失通常与血栓形成有关，临床上可先采用尿激酶进行溶栓治疗。

(3) 中心静脉狭窄：这种并发症较少见，常因反复置管、置管时间长、在置管过程中有导管感染等，可并发中心静脉狭窄。表现为头面部肿胀或同侧肢体肿胀，拔管后肿胀可逐渐消退。

（陈　静）

参考文献

[1] 梅长林，叶朝阳，戎殳主编. 实用透析手册. 第2版. 北京：人民卫生出版社，2009.

[2] 林惠凤主编. 实用血液净化护理. 上海：上海科技技术出版社，2005.

[3] 宋逢春，于宗周主编. 血液净化外科学. 武汉：湖北科学技术出版社，1990.

[4] 嵇爱琴，叶朝阳. 血管通路的护理. 见：叶朝阳主编. 血液透析血管通路的理论与实践. 上海：复旦大学出版社，2001：294－307

第二十二章

血管通路管理的质量保证和持续质量改进计划

美国国家肾脏病基金会(NKF)于 1997 年出版了《血管通路的临床实践指南》,又于 2001 年和 2006 年进行了更新。在新版的《血管通路临床实践指南》中,介绍了血管通路相关的临床实践指南和临床实践建议。欧洲以及加拿大的肾脏病和透析肾移植学会也制定了类似的临床实践指南。这些指南认为:建立一套为维持血管通路开放和良好功能的质量控制计划,对血透患者的生存和生活质量而言是重要的。在指南中主要指出了一些相关的重要问题,包括慢性肾病患者的早期诊断、肾病学家的早期干预、对适于建立自体内瘘的血管保护、患者的宣教、合适永久通路的及时制作、推广使用自体动静脉内瘘、减少移植物和导管的使用、减少并发症(感染、狭窄、血栓、动脉瘤、肢体缺血)、达到通路功能的最优化等。

针对长期血透患者的血管通路,制定计划加强管理是重要的,任何成功的血管通路质量控制计划都应该有助于减少患者由于过迟干预和过晚制作血管通路而使用导管开始透析。最新出版的关于透析前 CKD 患者管理的临床实践指南有助于提高医生对血管通路问题的关注。然而,肾科医生应该积极扩大在医疗体系中的影响范围和支持在 CKD 4 期患者中实施血管通路计划。一旦血管通路建立,该程序应确保每个患者有一个个体化的血管通路计划,有助于监测通路失功能,及时干预,以维持通路开放。

第一节 血管通路质量改进计划

一、血管通路质量保证(Ouality Assurance QA)和持续质量提升计划(Continuous Quality Improvement CQI)

血管通路质量保证(quality assurance, QA)和持续质量提升计划(continuous quality improvement, CQI)的目的,是有助于血透患者临床结局和生命质量的最优化。我们相信,通过从“6 Sigma 理论”中提炼出的 CQI 程序将完全质量管理(TQM)和循证医学(EBM)理论综合起来是可能的。这些理论的演变见图 22 - 1 - 1。计划必须包括在透析前期的外科组成

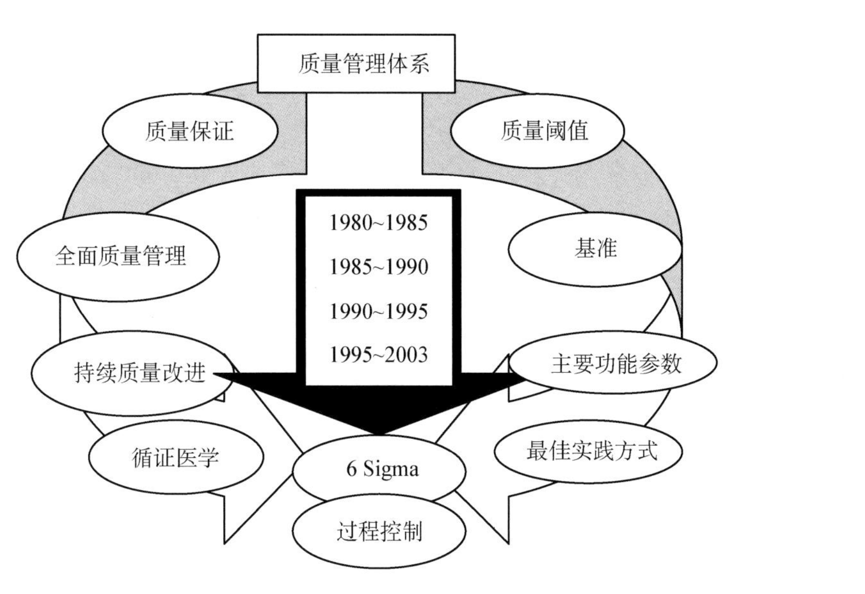

图 22-1-1　质量管理步骤

员和推动动静脉内瘘使用，也需要适用于个体化患者。

二、质量管理理论(QMT)

由于全球血透人群以每年 5%～10%的比例持续递增，这就需要建立一套质量监控程序用于解决临床问题和致善患者终末结局。程序需要关注患者的福利和依靠医生的主导，同时授权于血透中心的医疗保健人员，有助于他们参与和提升服务。通过对获得最佳结果患者实践的不断总结，获得合适的医疗标准，医疗质量定义应与这些医疗标准相一致。管理涉及的方面包括详细的流程、治疗、试验或服务的医疗标准是有效的、明确的和适于患者的需要。为了实现 CQI，3 个关系到质量的因素(包括患者的管理、医患关系、成本效应)必须协调控制(图 22-1-2)。

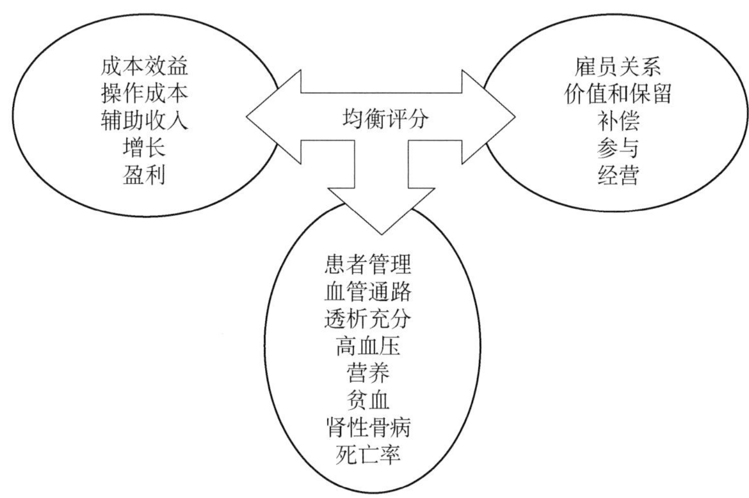

图 22-1-2　成功的血透通路质量控制必须协调的三大要素

质量过程和质量终末结果定义在循证医学和专家观点基础上是最好的。类似的过程已被用于 NKF－DOQI 血管通路指南的制定中(如血透和腹透充分性评估、贫血、营养、血脂紊乱、骨代谢紊乱、CKD 患者的管理等指南的制定)。在实践中,要求医疗小组将问题转变,从医疗文献中寻找证据回答问题。回顾精确的、可靠的、综合的证据后,循证医学的结果有助于调整临床实践规程。为了使这种调整的价值在反馈到小组和同行之前被确认,其随后的结果应能被预评估(图 22－1－3)。不幸的是,循证医学没考虑到一些会影响到最终成功的医疗控制以外的因素。这些因素包括在血透中心存在的一系列问题,涉及数据操控、领导、计划、协作、过程控制和提升解决问题的技巧。

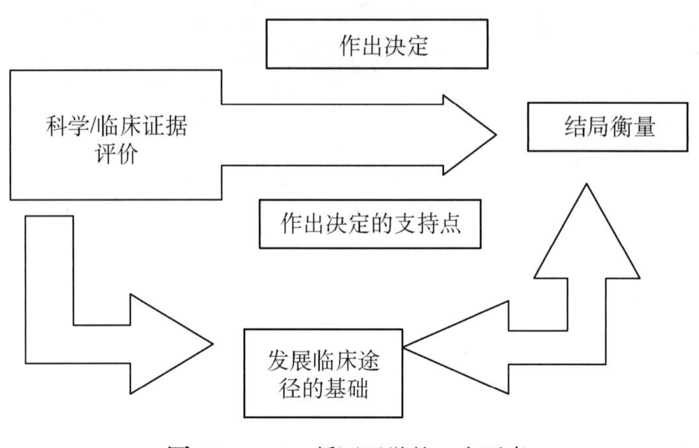

图 22－1－3 循证医学的 4 个要素

第二节 血管通路质量改进方案

一、QMT 理论应用到 CQI

当质量管理的概念和原则综合到一个整体组织和机构内部结构中时,这就涉及 TQM。引申自商业管理理论的 TQM 概念,强调通过努力提升数据操控、解决问题的能力和给雇员授权实现对顾客(患者)的承诺。TQM 要一个内部质量基础,主要由管理标准、CQI 程序、过程提升小组、根据需要调整设计弹性化的机构。质量基础主要建立在与结果相连的过程数据分析上(图 22－2－1)。TQM 的应用是一个动态的过程,管理者和雇员关系和谐,在良好的相互关系下创造合格产品,以及合理的成本(人力和经济),满足消费者(患者)的需求。

二、质量保证

QA 指的是特殊患者管理的终末结局的范围或终末质量的基准制定过程在临床的实施。终末质量的基准应该由多学科专家通过 EBM 过程制定,再根据他们的专业观点进行调整和扩展。基准中应设定并发症的理想范围。不管特殊的临床环境(国家、地区、临床设施),每

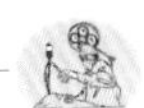

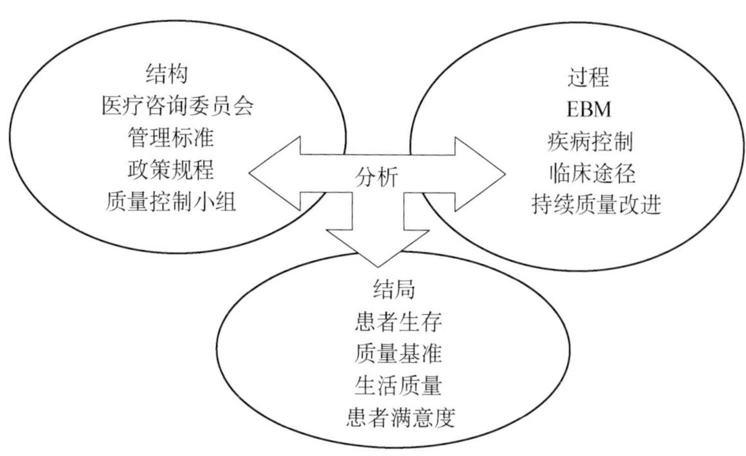

图 22-2-1 TQM 3 个要素

个质量程序都应该利用 QA 的监控过程识别未达到执行基准的部分，通过 CQI 小组干预促进提升。结果在基准之下的应进行校正，结果由医疗小组评估。QA 是从上至下的过程。如果没有达到基准目标，应校正并达到更好的结果。

CQI 过程更复杂，它需要多学科小组分析未达基准的原因并制定对策加以改进。CQI 涉及在特定环境下所有相关的过程，包括医护人员问题，患者特殊因素如急性起病、合并症、并发症等问题，社会保障系统，血管通路涉及保险、药物使用、移植等问题。为了使 CQI 在透析中心应用成功，必须接受指导，遵守 CQI 理论和实施 CQI 过程，并授权于 CQI 小组中的医疗管理人员。该小组根据特殊的终末质量基准设置优先权，辨别影响因素，收集和分析数据，发展和完善计划，并监测计划的实施，向医疗管理小组汇报结果。

三、6 Sigma 理论

高水平的质量控制可通过以上介绍的 QA 和 CQI 实现，更进一步的可利用来源于商业管理中的 6 Sigma 理论。6 Sigma 理论是一种提升质量的方法，主要通过 1 组或 2 组患者在同一透析中心和不同透析中心患者的终末质量均数的标准差（SD、Sigma、σ）来反映结果的变化，减少标准差可提升质量。6 Sigma 将使 99.999 7%的人群达到质量基准。6 Sigma 质量概念首先设定一个特殊的结局，如使用动静脉内瘘开始透析患者的百分比或预测狭窄通路的血流量，设定一个靶值，对未达标者时常进行监测（图 22-2-2），同时程序识别和校正那些能影响最终结果的因素，即表现为结局基准均数的标准差增大。例如，对低于血流量标准的通路实施血管成形术缺乏临床实践，对血流量高于靶值的通路实施血管成形术是在浪费临床资源。管理者必须授权于医护人员设计和监测临床实践和终末质量的过程。研究认为 6 Sigma 理论中结局的变异是一项预测医疗结局和成本效益的指标。

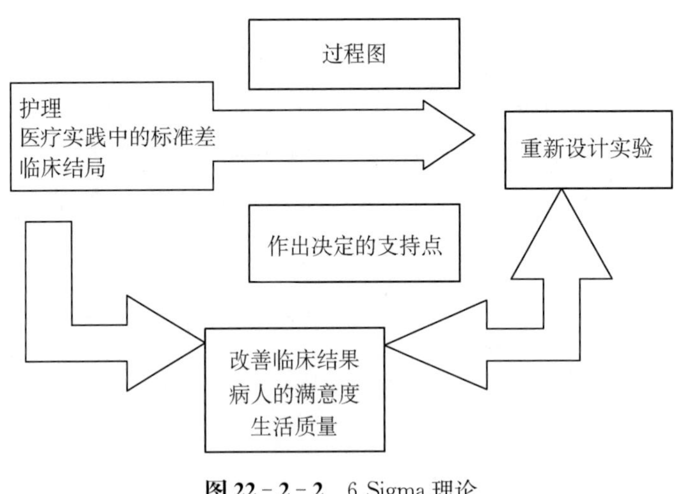

图 22-2-2 6 Sigma 理论

第三节 血管通路质量控制成本

一、质量控制成本体系

所谓的医疗质量，总是直接与成本效率相关，血管通路质量控制计划也不例外。在全球健康管理中存在不同的模式，但投入和产出间必须有可比性和达到平衡。有几个根本的抉择会影响血管通路管理的成本和结果，即影响血透患者的成本。在美国血透患者住院费用大约占其每年 70 000 美元住院费用的 36%，使用导管作为初始血管通路与住院费用密切相关。使用患者自体动静脉内瘘，由于其有长期的开放率和低并发症，是临床首选的血管通路，但其成功依赖于医生对动脉和静脉的选择以及留给内瘘有充足的成熟时间。动静脉移植物是血管通路的第二选择，PTFE 移植物优于其他合成材料或牛血管移植物。由于血栓和感染发生率较高，最不理想的血管通路方法是经皮长期导管。感染是仅次于心血管病导致终末期肾病死亡的第二位原因，同时增加了患者的管理成本。美国肾脏病数据系统(USRDS)的发病率和病死率曲线显示，控制相关危险因素后，在糖尿病和非糖尿病组，导管组的死亡率高于自体动静脉内瘘组，在糖尿病患者中移植物组死亡率高于自体动静脉内瘘组。导管导致的炎症反应和促炎症状态，对血透患者可能会造成不利临床后果，如降低对促红细胞生成素的反应，导致贫血治疗成本增加。使用导管的患者与使用自体动静脉内瘘和移植物相比，有更多的并发症、低血流量和低透析剂量。美国血透医疗管理系统数据显示，使用导管和移植物的管理成本大约占总体 28%，相比自体动静脉内瘘高了 11%。

在美国，血管通路每年的支出已达 10 亿美元，因此促进美国增加肾病成本的干预计划费用，提升管理，同时降低因血管通路住院的费用。同时发展专门的通路中心，这些中心有助于血透患者管理的优化，对质量控制和控制成本有积极作用。如果没有完善的社会医疗系统，对个人而言，终末期肾病的肾移植治疗是昂贵的并超出了承受范围。随着全球糖尿病的

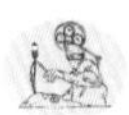

流行，成本效率不容忽视，一个成功的血管通路计划节约的成本可以用于更有效的透析治疗，如每日透析、延长透析时间，这对患者都是有利的。

二、目前血管通路质量控制的状况

任何质量程序必须开始于想法的结束和血管通路质量基准的估计。尽管减少导管和移植物使用，增加自体动静脉内瘘的使用，在全球已得到认可。但在临时透析患者和持续透析患者中使用导管、移植物、自体动静脉内瘘仍有不同。作为透析医疗保健链如金宝公司、费森尤斯公司扩展了全球市场，在不同国家对血管通路进行对比成为可能，这些数据可加入国际结果研究如透析质量及模式与患者预后研究(DOPPS)。金宝公司提供的监测数据显示，在美国，自体动静脉内瘘的使用率在29%(DOPPS为24%)，导管为20%(DOPPS为24%)。而在欧洲，自体动静脉内瘘的使用率在81%(DOPPS为80%)，导管为9%(DOPPS为8%)。

在美国和欧洲的临时透析患者中血管通路的使用也有不同。从1998～2000年，在10 573名使用金宝透析设备开始透析的患者中，58%的患者使用导管开始治疗，仅19.7%使用自体动静脉内瘘。奇怪的是，在个人保险与政府医疗保险患者间却没有差别。在欧洲，DOPPSⅡ型研究发现，31%的临时透析患者开始透析时使用导管，其中最低为德国(15%)，最高为英国(50%)。

第四节　如何选择一个质量管理程序

一、组建一个血透中心的网络，分析可比性结果数据的价值，有望分享数据

在美国有18个局域网络，在其他国家识别可比性结果数据可能是方便的。在美国透析中心可能会被分成几个地理区域，但在欧洲和南美也存在类似情况。第二步是组成一个高等综合性的医疗委员会。该委员会应该包括已实现对患者进行最优化管理的医生，如使用导管的患者数最低、血管通路的并发症最低、血管通路相关的住院率最低。

QA过程涉及选择一系列血管通路的质量标准，设置执行准入基准，通过经常性的数据收集监测并发症并实施校正，通过随访监督巩固效果。如患者使用导管、移植物、自体动静脉内瘘透析设备的百分比等数据在网络间交流。这些首次透析使用方式的统计数据显示，地理上的类似地区在实践方式上存在不同，从导管使用最高的中心到使用率最低的中心按等级排列。医生执行标准和有机会借助自己的QA计划检查导致差别的原因。通过政令和检查，是提高血管通路管理标准和重视这个问题的第一步。这条途径对质量持续改进只是一维的，对任何医疗管理计划，如在一个透析中心、一组透析中心，或国家，质量改进都是多维的。为了综合和提高通路管理，提倡多学科途径。由肾脏病学家、外科医生、介入医生组成的透析管理小组可以给予指导，提升过程管理，解决复杂问题，开发临床途径，达到最优结果。为了推广这些指南和执行指南，金宝公司发展了血管通路管理程序(VACP)，并在1998—1999在美国东北部和东南部地区试验，试验的经验将用于制定优化通路管理的临床途径。

二、血透前血管通路质量控制计划(CKD2～4期)

为确保血管通路的最好结果，血管通路的质量控制必须在进入维持性透析前事先制定

通路计划。大量研究表明肾病学家的早期指导与使用自体动静脉内瘘开始透析相关。在美国,肾病学家依靠首诊医生指导CDK患者,使其在外科建立血管通路和开始透析之间有足够的时间。事实是这并没发生,相反使用导管紧急透析是常见的。为了逆转这种情况,主要的透析中心已发展了透前管理计划。

2000年,依据多维的QA计划,金宝公司发展了一个独有的联合计划,它主要通过教育计划将患者与社区资源结合,以提升血透患者质量管理。血管通路质量计划中的一个关键部分,包括血管位置的判定和保护,通过锻炼改进血管;通过设计的模式促使患者有良好的生活习惯,如药物顺应性、营养、锻炼。金宝联合计划的经验表明,教育对血管通路的最终结局具有重要影响。CKD2期给予透析相关的教育,CKD4期准备血管通路的手术。QA联合计划作为通路计划的核心,通路计划又是患者血透前持续质量管理的基本组成部分。

为确保合适制作自体动静脉内瘘和外科干预不会影响到以后的通路计划,外科成员必须包含在多学科血管通路CQI小组中。外科QA模式包括体格检查、侵入和非侵入性术前影像检查、决定用于自体动静脉内瘘合适的动脉和静脉、术后随访(图22-4-1)。每个步骤的数据应该记入血管通路的医疗档案中,便于以后参考。患者使用自体动静脉内瘘、导管、移植物的百分比用于评估血透前血管通路质量程序的效果,目标至少是在新病例中自体动静脉内瘘的使用率达到50%。最近的数据显示美国的自体动静脉内瘘使用率只有27%。

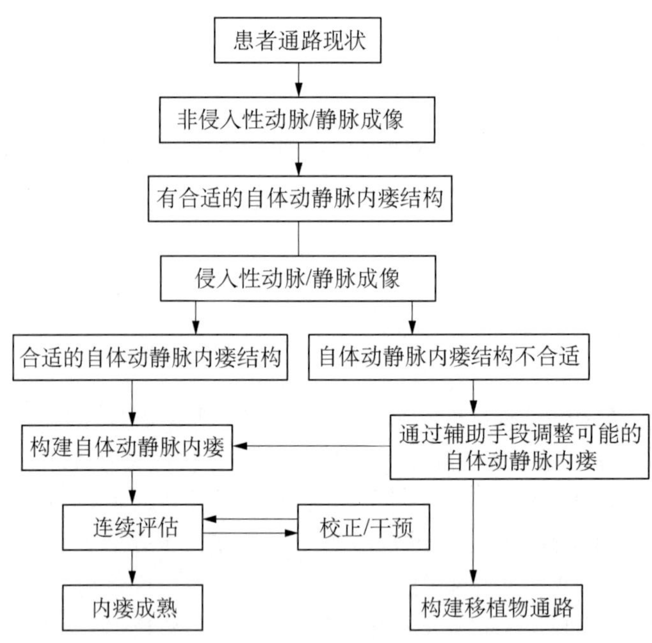

图22-4-1 开始透析患者血管通路的评估和管理

三、监控数据和统计模型

建立血管通路数据库的价值在于便于建立统计模型,可用单变量和多变量回归分析判断重要变量对结果的贡献和影响,COX回归分析用于死亡率和血管通路失功能危险因素的分析。单机版的统计软件价格低廉,允许医生和流行病学专家预先分析。其他复杂统计软

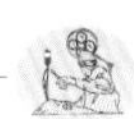

件如 SAS6.12，也可用于透析中心和随机、非随机的变化。这些工具用于 CQI 模型，可用的资源可更快、更高效用于分析未达最优结果的基本原因，也可用于抉择是预先使用自体动静脉内瘘、移植物还是导管。统计模型显示预先使用自体动静脉内瘘在临时和维持性血透之间无差别。最近证据表明解剖差异不是女性患者更少使用自体动静脉内瘘的根本原因。这些数据迫使血管通路管理计划需要考虑性别差异。

金宝公司的数据与美国的数据一样，表明导管在临时和维持血透患者中的使用率正在增加。由于自体动静脉内瘘需要几个月的成熟期，通路计划需要有效的引导，应减少临时导管的使用。根据 NKF－DOQI 指南，患者需要在开始透析治疗前 1 年内及时行自体动静脉内瘘术（或在 GFR＜25 ml/min 或血肌酐＞4 353.6 μmol/L）。DOPPS 研究收集了美国 145 个血透中心和欧洲 101 个血透中心共 5 000 例血透患者，数据表明预先建立自体动静脉内瘘被考虑在血透前管理计划中具有积极意义。这些回顾性横断面分析是观察性研究，但能提供基本参考。前瞩性的随机试验研究用于因果分析。观察性研究的一个优点是数据来源于大样本，反映了日常管理医生的实践经验。试验性研究的目的是减少临床实践中存在的变异和在他们预定的标准内选择，这会导致试验性研究的结果不适用于临床实践；前瞩性的随机试验中有些患者由于并发症等原因无法进入试验，使其缺乏代表性。

四、血管通路管理程序（VACP）

为了提升血管通路管理，VACP 将 QA 和 CQI 结合起来，作为综合性多学科小组检测和提升血管通路质量的一条途径。有效的 VACP，在小组中必须要有肾科医生参与和推进多学科途径解决问题。VACP 小组需要理解在质量控制中使用的结构-过程-结果框架，结构包括各小组功能的组织图和为改善血管通路的所有政策和发展流程。它需要管理小组理解并维持透析中心 VACP 的外科干预计划，包括谁是理想的制作通路的外科医生？所有患者的通路是不是都有准备？提供什么服务？有没有外科特殊后果的数据？哪些因素会影响随后的通路制作的操作？不利因素范围应从手术时间到局部透析前的 CKD 计划，如前面提到的联合计划，是指在透析前及时进行血管通路的制作及方式。比如，金宝公司的研究表明，大量自体动静脉内瘘在临时血透患者中的置入有赖于肾病学家和外科医生及其他科室医生的协同参与。

过程包括医疗管理小组为确保血管通路计划的成功而设定的政策和规程的执行。具体是指血流图和通路监测记录，如静脉压力监测以及为早期发现血管狭窄和血栓的血管通路血流量的日常监测，也包括使用药物如组织纤溶酶原和尿激酶清除导管堵塞和维持最优的血流量。

结果是指度量合适的频度和报告反馈给质量控制小组，以促进不良趋势的早期辨别和记述干预的价值。一旦达到质量的基准，应该尽可能维持小的变异，可用均数标准差（*SD*）来衡量。根据 6 Sigam 理论，与高 *SD* 相比，基准维持在低 *SD* 被认为有更高的质量管理。在协作或局域网络管理计划水平上，VACP 有利于辨别那些在血管通路上未达最优结果的透析中心，并利用 CQI 理论支持透析中心的医疗主管提升终末结果。多学科小组所制定的合适基准，以及提高在透析中心实现的可行性，应首先集中在 CQI 过程，而不是绝对的目标、数字、领导的推荐等。为判定一个中心是否与血管通路结局相关，VACP 小组必须将点数据与相同地域的其他数据作比较，这就需要分享数据。比如通过美国的网络或金宝公司的数据交换，将各中心以降序排列，如将使用导管作为唯一血管通路患者百分比最低的中心放在顶端；将处在下四分位间距的中心和处在上四分位间距的中心相比，可找到影响血管通路结果的基本因素。对影响结果混杂因素的分析，在下四分位间距内的中心服从 VACP 委员会的干预，其他因素包括对疾病的分辨能力、医护人员不寻常的高流动、带导管的临时血透患者的突然涌入都会影响透析中心的质量控制。

经验表明，要使 CQI 计划取得成功，必须得到透析中心的支持。为确保 VACP 实施，可通过参加血管通路小组会议履行 CQI 理论，建立责任宣言，授权于 CQI 小组成员。小组有责任判定患者的影响、选择血管通路监控方法、训练医护人员，通过校正非最优化结果的对策来设置正确的计划。小组还有责任监控最终结果的实施，向总中心的医疗保健小组和 HD 委员会汇报结果。小组还有责任将标准化的计划加入到透析中心的医疗规程和政策中，随访持续到影响非最优结局的基本因素不再出现。QA/CQI 过程能有效的监控一些意外的问题，如自体动静脉内瘘或移植物的血凝块，难以察觉的再循环导致的不适透析剂量。举例说明，血管通路计划在遇到通路血栓发生问题时，首先评估监控计划。在这个例子中，涉及临床检查、血管压力的动态监测、多普勒超声和用血管造影证实可疑的狭窄，随后采用经皮血管成形术或外科手术修整。由于监控计划监测狭窄过迟和外科干预延迟导致计划没有实施，增加了通路失功能的发生。透析中心的 VACP 选择一个监控方案用于衡量血管通路的流量，因此，通路狭窄，特别是移植物，在闭塞前有足够的时间施行血管成形术，这样有效地提高了患者通路的长期使用。

提升血管通路结局的一个有效策略是收集在维持血管通路管理中有长期成功经验医生的经验。金宝公司医疗保健网络持续判定那些终末结局维持在上四分位连续几年的透析中心。比如自体动静脉内瘘使用百分比最高的中心都是由肾科医生管理，他们有丰富的管理 CKD 患者的经验。这些肾病专家参与社区健康计划，辨别有高危因素的患者如糖尿病、高血压，因此积极制定策略，延缓肾病的进展。那些肾病专家使用的实践和疾病管理策略应该成为提升和优化 VACP 的重要步骤。

以下有一个有效的 QA/CQI 计划可提高血管通路终末结果的详细例子。该计划主要在美国东北部 4 个血透中心和东南部 6 个血透中心实施了 3 年（1997～2000 年）。金宝公司实施了一个在中央质量数据集（nightingale datamart）支持下的分散质量计划。nightingale datamart 主要监控数据表明，东北部透析中心的导管使用率明显高于其他区域，趋势分析也显示导管的使用超过了这一时期的范围。此外，因血管通路问题的住院和透析处方的不依从性也明显高于同一地区的其他透析中心。血透中心的医疗主管是 VACP 执行的领导核心。东南部 6 个中心的通路最终结果位于上四分位，超过了 NKF－DOQI 指南的标准，其执行图见图 22－4－2。血管通路血流量用超声 HD01 每月评估，这种方法的敏感性为 71%，特异性为 100%。患者血流量<600 ml/min，通过瘘管造影明确诊断。如果存在狭窄，施行血管成形术或外科手术。计划的发展需要放射科和外科人员加强合作。计划实施了 6 个月，自体动静脉内瘘和移植物的使用率明显增加，而导管的使用率下降。在东南部，使用导管的临时透析患者下降了 25%，而自体动静脉内瘘增加了 44%。血管通路制作方式也随着放射学和外科的干预而发生变化：血栓切除术从 8.7%降到 4.8%，内瘘造影增加到 31%，血管成形术增加了 142%。由于 QA/CQI 过程的实施，医疗保健组成员对需要干预血管通路的能力得到了提升。随着 VACP 实施了 2 年，血栓率和由于血管通路问题的住院率下降证实了该计

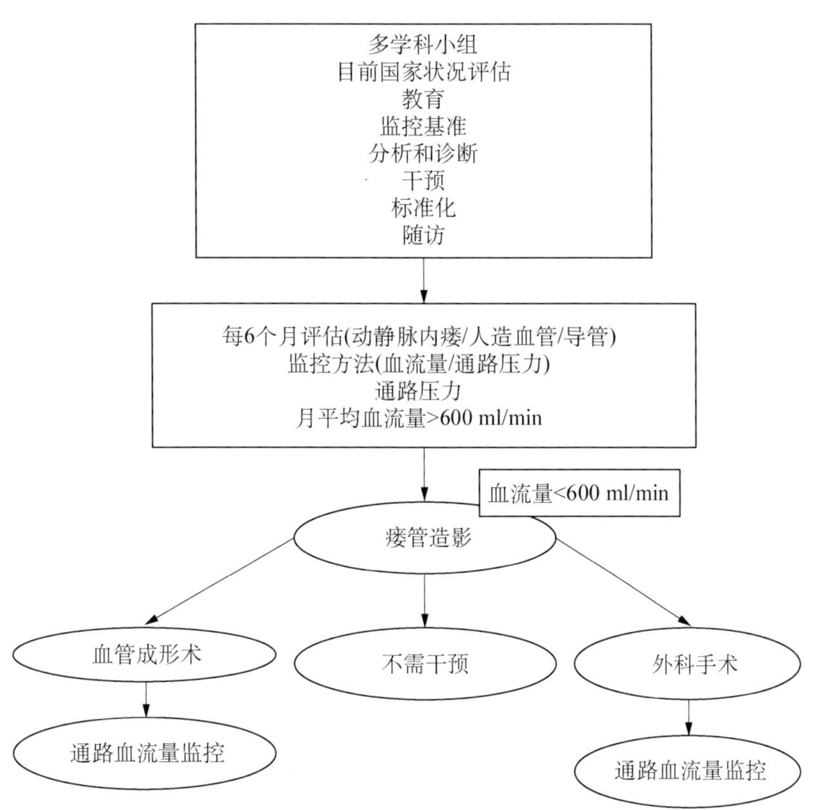

图 22-4-2　VACP 组成

划的成功。

血管通路基准的重复监测具有重要意义，持续的质量控制和质量基准变异的最小化应该成为血透网络的一部分。在下四分位的透析中心通过 CQI 计划得到提升，基准的均数也随之提高，即越接近上四分位中心的终末结果；效率和透析中心的医护人员对工作的满意度也得到提高。金宝公司的研究提示，执行终末结果的变异不仅是医疗结局而且也是成本效率的重要预测因子。在上四分位的透析中心有最低的 *SD*，与高 *SD* 的透析中心相比，其死亡率、住院率、成本往往也最低。

五、控制感染与血管通路质量程序

在透析设施中一个有效的感染控制程序可增加血管通路质量程序的成功。感染在经皮留置涤纶导管中很常见，而在自体动静脉内瘘中要少很多。在发病人群中不同的血管通路影响感染发生的频率，经常的细菌监测可作为监控血管通路质量程序有效性的一种手段。原发性感染，其病原体从外源途径直接进入患者血流，即打破感染控制规程或因医疗设备的污染直接通过通路进入患者血流。继发性感染主要发生在使用经皮血管导管的血透患者。

感染控制程序包括几个部分：有效的感染早期监测，医护人员和患者关于消毒试剂和技术的教育，预防性使用抗生素根除鼻腔携带的葡萄球菌，减少广谱抗生素的滥用。伴有潜在慢性疾病的长期血透患者，产生多耐药病原体的机会是很高的，他们经常有多次感染和使用抗生素的病史。

六、今后的思考

所有的血管通路都是有时限的，但这不是本处讨论今后革新的目的。值得一提的是，一种生物相容性好、具有弹性可塑性的聚四氟乙烯树脂聚合物的研制取得进展，它允许内皮细胞快速增殖到其内壁，类似自体内瘘。血管通路质量程序的成功可能要归功于肾科医生。2000 年成立的美国肾脏病诊断和干预学会，是为了加强从事血透导管、腹透导管、血透血管腔内操作和肾脏膀胱超声检查相关肾科医生的培训和认证。有一个肾病专家作为医疗保健小组成员的益处是：提高由于通路延迟建立的透析患者的部分管理，在存在危险因素的情况下延长通路使用时间，减少通路相关的住院，充分利用每个患者的静脉条件提高血管通路的生存，维持有效血管通路管理计划的发展。

USRDS 最近数据显示在所有年龄组、性别、种族和起初在门诊实施血管通路的人群，在 1991～2000 年间血管通路相关的住院下降了 25%。肾脏病学新的亚学科将扩展到传统的血管通路管理领域，如血管外科、影像学科，特别是为自体动静脉内瘘提供良好计划和及时制作服务。这项革新一个必备的部分是要有 QA/CQI 监控患者最终的结果。肾脏病学的发展是解决血管通路中存在明显不足的一条重要途径，特别是及时诊断、干预、失功能通路的腔内修复。这些亚学科的发展很好地扩展了肾科医生在管理血管通路方面的知识和能力，有助于肾脏替代治疗的不断发展。

（华　参　叶朝阳）

参考文献

[1] NKF - K/DOQI clinical practice guidelines for vascular access. National Kidney Foundation - Dialysis Outcomes Quality Initiatives. Am J kidney Dis, 1997,30:S150 - S190

[2] NKF - K/DOQI clinical practice guidelines for vascular access. National Kidney Foundation - Dialysis Outcomes Quality Initiatives. Am J kidney Dis, 2001,37:S137 - S181

[3] Schwab SJ, Beathard GA. The hemodialysis catheter conundrum: hate living with them, but cant't live without them. Kidney Int, 1999,56:1 - 17

[4] NKF - K/DOQI clinical practice guidelines for chronic kidney disease: evaluation, classification and stratification. Am J kidney Dis, 2002,37:S1 - S266

[5] Sidawy AN, Gray R, Besarab A, et al. Recommended standards for reports dealing with arteriovenous hemodialysis accesses. J Vasc Surg, 2002,35:603 - 610

[6] Eggers P, Milan R. Trends in vascular access procedures and expenditures in medicare ESRD program. In: Henry ML, ed. Vascular access for hemodialysis. Part Ⅶ. New York: Gore, 2001:133 - 143

[7] Bosch JP, Walters BA. Continuous quality improvement for a hemodialysis network. Contrib Nephrol, 2002,137:300 - 310

[8] US Renal Data System. Excerpts from the USRDS 2001 annual data report: atlas of end stage renal disease in the United States. Am J Kidney Dis, 2001,38:S1 - S248

[9] Pisoni RL, Young EW, Dykstra DM, et al. Vascular access use in Europe and the United States:

resultes from the DOPPS. Kidney Int, 2002,61:305 - 316

[10] Center for Medicare and Medicaid Services. 2001 annual report: end stage renal disease clinical performance measures project. Am J Kidney Dis, 2002,39:S1 - S98

[11] Duda CR, Spergel LM, Holland J, et al. How a multidisciplinary vascular access care program enables implementation of the DOQI guidelines. Nephrol News Issues, 2000,14:13 - 17

[12] Burton B, Gross S, Vilchek DL. A CQI approach to improved vascular access outcomes. Nephrol News Issues, 1995,9:33 - 36

[13] Reddan D, klassen P, Frankeenfield DL, et al. National profile of practice patterns for hemodialysis vascular access in the United States. J Am Soc Nephrol, 2002,13:2117 - 2124

[14] Tokars JI, Miller ER, Stein G. New national surveillance system for hemodialysis - associated infections: initial results. Am J infect Control, 2002,30:288 - 295

[15] Price CS, Hacek D, Noskin GA, et al. An outbreak of bloodstream infections in an outpatient hemodialysis center. Infect Control Hosp Epidemiol, 2003,23:725 - 729

[16] US Renal Data System. Excerpts from the USRDS 2002 annual data report: atlas of end - stage renal disease in the United States. Am J Kidney Dis, 2003,41:S189 - S204

附录一

美国肾脏病基金会(NKF)《血透血管通路的临床实践指南与建议》(2006版)解读

血透血管通路并发症不仅是血透患者的一个主要发病原因,而且是ESRD患者系统治疗的一项主要开支。美国肾脏数据系统(USRDS)估计每个有风险的患者每年因透析管路发病导致的费用接近8 000美元。保守的估计,这个数字相当每个血透患者总耗费的17%。因透析通路相关的疾病住院占ESRD患者住院总天数的25%,住院费用则达总住院费用的50%。医疗机构在计划患者人均费用时,估计约有1/3的ESRD总费用被用于血透血管通路的建立和维护。因此,对ESRD项目而言,血管通路的维护不仅是保持瘘管的血流量,而且是一个患者发病的主要原因,故备受关注。

1997年,美国肾脏病基金会制定了《透析质量控制临床实践指南》(DOQI),其中血管通路的指南共六大部分38条,内容包括:①血管通路建立前患者的评估;②监测和维护;③感染并发症的预防;④并发症的干预时机;⑤治疗并发症的最佳方法;⑥医护标准的质量。2000年补充和更改为《肾脏疾病质量控制临床实践指南》(NKF-DOQI),对其中的部分内容作了修改和补充。此后,血管通路指南的实践敦促了美国提出"Fistula First Breakthrough Initiative (FFBI)"计划,并提出到2009年,自体动静脉内瘘制作使用达到65%以上。第一次修改的血管通路指南总体框架和条目无变化,在以后的许多临床实践研究和对瘘管失功能的监测实用性存在一定难度。2006年对指南重新进行第二次较大的修订,以便更加适用于临床。2006年修订的血管通路实践指南分为三大部分,即临床实践指南(CPG)、临床实践的建议(CPR)和通路研究建议。

第一部分是具有明确临床循证医学证据的实践指南,该部分包括8项CPG:①制作永久血透通路患者的准备;②血管通路的选择与制作;③自体内瘘和移植血管通路的穿刺以及导管和皮下埋置盒(Port)导管的使用;④血管通路失功能的检查、监测和诊断性试验;⑤自体内瘘并发症的处理;⑥移植内瘘并发症的处理;⑦留置导管和皮下埋置盒并发症的防治;⑧临床结果的目标。第二部分是相对于上述8项CPG中的1~5、7~8的7项建议。第三部分对血管通路研究的方向、研究方法、观察指标以及质量控制等作了指导。

第一和第二部分内容的亚项数量和原来指南的38条基本接近。可以看出,新修改指南更加明确、补充了一些新内容,更改了一些参数,提出了一些新建议。当然,上述指南指定的基础是国外的文献，主要针对美国临床上存在自体内瘘制作过少、人造血管搭桥使用过多、医保费用太高。况且他们 FFBI 的 2009 年目标才达到自体内瘘 65%以上，这在欧洲、日本以及我国都是早已达到的要求。因此，我们总体上需要参照 KDOQI 的实践指南，具体情况还需要具体分析，找出适合我们国情、适合本单位情况和医生特长的技术方法，保证患者利益，最大限度减少并发症和医疗费用。

第一部分:血管通路临床实践指南(CPG)

CPG 1 制作永久血透通路的患者准备:适当的计划有助于患者在合适的时机采用永久性动静脉内瘘开始透析治疗。

CPG1.1 对 CKD 4 期的患者，应当告知肾脏替代治疗的方式，以便及时转诊到合适的治疗模式，必要时制作永久性透析通路(A)。

CPG1.2 对 CKD4 期或 5 期的患者，适合于制作血管内瘘的前臂和上臂静脉不要做静脉穿刺、静脉插管，锁骨下或外周静脉不要做长期化疗或输液导管(PICC)(B)。

CPG1.3 患者在开始透析时具有功能的永久性内瘘(B)。

CPG1.3.1 预计开始透析前至少 6 个月制作内瘘，这样有助于评价或修复内瘘，以确保有功能的内瘘适合开始透析。

CPG1.3.2 移植血管内瘘在大多数情况下，至少在预计开始透析前 3～6 周制作，尽管有些新的移植材料可以在手术后立即穿刺。

CPG1.3.3 在理想的情况下，腹透管至少在预计开始透析前 2 周放置，多数患者无需制作备用血透通路。在某些患者腹透管可以被用作内瘘使用前的桥梁。

CPG1.4 制作血管通路前需要对患者情况进行评估，包括病史、体检、上肢动脉和静脉的多普勒超声检查，尤其是既往有中央静脉插管史和起搏器的患者需要评价中央静脉(A)(附录表 1-1)。

附录表 1-1 血管通路建立前患者的评价

评价内容	相关性
(1) 病史	
既往中心静脉置管史	既往中心静脉留置导管史与中心静脉狭窄相关
惯用手	为了减少对生活的不利影响，造瘘选择非惯用手
起搏器安装史	起搏器使用与中心静脉狭窄相关
严重充血性心力衰竭史	血管通路可能改变血流动力学和心输出量
外周动脉或静脉穿刺插管史	既往外周动脉或静脉穿刺插管可能损害造瘘血管的血管床
糖尿病史	糖尿病与内瘘所需血管床结构的损伤有关
抗凝治疗或任何凝血功能障碍	凝血功能异常可能造成通路凝血或止血困难
影响病人生存期的相关致病因素，如恶性肿瘤或冠心病	在某些病人，血管通路建立和维护的相关并发症发病率可能不能正确评价瘘管的使用情况

（续表）

评价内容	相关性
既往血管通路建立史	既往血管通路失败可限制新建通路部位的选择；以往失败原因的存在可能影响新建通路
心瓣膜病或假体植入史	应当考虑特殊通路相关的感染率
手臂、颈部或胸部外伤/手术史	既往手术或创伤有关的血管损伤可能限制可用的血管通路
接受活体供肾的肾移植	临时性血管通路即可
(2) 体格检查	
动脉系统	
周围血管搏动体征，如有必要，采用手提式多普勒超声检查	完好的动脉系统对制作瘘管非常重要，动脉质量会影响通路部位的选择
Allen 试验结果	手部动脉血流模式异常(Allen 试验阳性)，禁止端端路合制作桡动脉-头静脉内瘘
双侧上肢血压	可以决定建立上肢血管通路的可行性
静脉系统	
有无水肿的评价	水肿提示静脉回流问题，可能限制相关有效通路部位的采用或通路制作肢体的选择
手臂粗细比较	胳臂粗细不同可能提示一侧肢体静脉功能不良或静脉梗阻，可能影响通路部位的选择
静脉侧支检查	静脉侧支提示可能存在静脉阻塞
上止血带检查静脉走行	静脉触诊和走行定位有利于选择理想的造瘘静脉
检查既往中心静脉或外周静脉穿刺插管的征象	中心静脉插管可能引起狭窄，影响相关肢体的静脉回流，损伤需要造瘘的肢体血管床
检查手臂、颈部、胸部外科手术/创伤的征象	手术或创伤有关的血管损伤可能限制血管通路部位的使用
心血管评价	
检查心力衰竭的证据	血管通路可以改变心输出量

CPG 2　血透通路的选择和制作

CPG2.1　肾衰竭患者采用血透作为最初的肾脏替代治疗时，最好采用下列瘘管制作顺序。

CPG2.1.1　最佳选择为自体内瘘：腕部桡动脉-头静脉内瘘、肘部肱动脉-头静脉内瘘、转位肱动脉-贵要静脉内瘘(A)。

CPG2.1.2　可以选择：人造血管或生物材料移植内瘘，包括前臂袢型移植血管内瘘、直型搭桥内瘘、上臂搭桥内瘘，以及前胸壁或“项链”式血管移植，或者上肢血管全部耗竭后采用下肢内瘘或搭桥(B)。

CPG2.1.3　尽量避免采用长期导管：临时导管应当只用于急性透析和住院患者短期留置，无涤纶套股静脉导管只用于卧床患者(B)。长期导管和带皮下装置盒的导管考虑用作永久通路，导管要求能够达到理想血流量，导管选择应当根据当地经验、使用目的和费用考虑。长期导管不要留置在有等待成熟瘘管的同一侧。

特别需要注意：对于今后考虑肾脏移植的患者避免在股静脉留置导管；对于考虑在胸壁行搭桥手术，应当做MRA动脉和静脉血管造影，评价中央静脉情况。

CPG2.1.4 对于初次内瘘失功能后，尽量争取自体内瘘重建。

CPG2.1.5 儿童患者的瘘管制作也遵循上述次序，特殊情况参见其他相关指导。

CPG2.1.6 腹透患者出现功能衰竭，考虑制作备用瘘管时应该根据定期再评估，需要个体化，如果腹透患者很快失功能(参见PD指南)，应当参照CPG1类似CKD4期患者准备瘘管。

CPG2.2 自体瘘管：在出现静脉回流道狭窄时，选择性阻断主要静脉侧支，可以促进瘘管的成熟。

CPG2.3 移植物内瘘：是选择合成材料还是生物材料，应当根据外科医生的经验和爱好，以及当地经验、技术水平和费用考虑(B)。没有证据表明人造血管两端不同直径、厚壁与薄壁、血管外支持性材料与普通人造血管移植有什么差异(A)。虽然既往多采用聚四氟乙烯(PTFE)材料血管，其他材料(如聚脲乙烷- PU)和生物导管(牛血管)近来的观察结果相似(B)。在内瘘制作后患者上肢肿胀无法解释，或者持续2周以上，应当采用血管成像评价，或其他非造影性方法评估中央静脉(B)。

CPG2.4 导管和皮下埋置盒装置：带涤纶套隧道导管和皮下装置导管的最佳插入部位是右颈内静脉，其他入路考虑右颈外静脉、左颈内静脉、左颈外静脉、锁骨下静脉、股静脉和跨腰静脉以及肝静脉进入中央静脉。锁骨下静脉只在无其他部位可用时采用(A)。中心静脉导管尖的位置最好有影像学定位。

【制定CPG 2的依据】

(1) 瘘管制作顺序(CPG 2.1)：至今还没有随机对照试验(RCTs)比较上述推荐的按远端到近端的解剖顺序选择血管的优劣。但是，外科实践清楚地显示：当计划建立永久血管通路时，医生总是考虑到肢体最远的部位，以便为以后再次建立通路提供最大可能的次数。一般来说，在理想的病例应按照外周到中心的顺序建立内瘘，由拇指根部的鼻烟窝内瘘开始，然后是标准的Brescia - Cimino腕部内瘘，接下来是前臂头静脉背侧支内瘘，最后是中前臂头静脉内瘘。如果前臂内瘘不通，可以考虑肘前内瘘、肘部头静脉内瘘、转位的贵要静脉内瘘。在非初次造瘘的病例，可以建立移植物内瘘作为使用自体内瘘前的过渡。前臂移植物内瘘失功能可以转为上臂瘘，低水平瘘可以转为高水平瘘。如需建立移植物内瘘，建议按下述顺序：前臂环状、上臂直行或曲线形、上臂环状。所有上臂-臂末端位置都考虑过以后才可考虑大腿内瘘。有时外源移植物内瘘可以建立在前胸壁上或颈内静脉。在上述情况下，建立血管通路前均需对静脉系统进行系统的放射学评价。

长期维持有功能的血管通路对临床医生和患者来说都是困难和充满挫折的；由肢体远端开始向近端扩展可以保护尽可能多的位置以备将来的血管通路制作。同样，对患者和护理工作者来说一开始就跳过很多远端的位置，从而过早地耗竭解剖位置也是个悲剧。一开始即采用近端位置的决定需要靠术前影像学检查或动脉窃血的可能性来支持。但是，如果上臂-臂末端的位置均被耗竭，剩下制作长期血管通路的部位就是大腿(可以建立移植物内瘘，血管内瘘不常用)和可以建立多种移植物通路的上胸壁。于胸壁建立血管通路的可能性常需要对中心静脉系统进行术前评价，有时需要行血管造影或 MRA。由于大腿处更易发生血管通路感染，此部位的血管通路制作常为最后采取的一种手段。大腿移植物开放程度仅仅好于上臂，因其较高的感染风险故应用受到限制。

1）自体内瘘：自体内瘘相对于其他所有形式的血管通路而言，因具备并发症发生率低的优势，是血管通路的最佳选择。自体内瘘有以下优点。

a. 自体内瘘血栓发生率最低，需要最少的干预，因此能够提供更长的通路生存时间。移植物内瘘较自体内瘘的血管通路事件的发生率高 3～7 倍。

b. 自体内瘘建立和维护的费用最低。

c. 自体内瘘较移植物内瘘感染率低，较经皮导管和皮下埋置盒（port）导管更不易感染。血管通路感染在血透患者常见，有时很严重并可导致死亡，是 CKD 5 期患者第二大死亡原因。

d. 自体内瘘与高存活率和低住院率相关。

e. 使用导管（RR＝2.3）和移植物内瘘（RR＝1.47）的患者较使用自体内瘘透析的患者死亡率高。

f. 流行病学证据也显示自体内瘘可降低死亡率和发病率。

2）腕部和肘部内瘘：腕部（桡动脉-头静脉）和肘部（肱动脉-头静脉）内瘘是通路的首选形式，具有以下特点：①建立和成熟后更好的开放率；②与其他通路形式相比，并发症包括血管狭窄、感染和窃血现象的发生率低；③在多数病例，早在第 1 周血流量即增加，在接下来的成熟过程中小幅度增加。瘘管血流量未增加是通路失功能的一个征象。但是，也具有以下 4 个潜在缺点：①静脉可能不扩张或达不到令人满意的血流量（例如内瘘不成熟）；②瘘管建立后必须度过相对长的成熟期（1～4 个月）才可用，因此，瘘管必须在进入透析前几个月建立或在瘘管的成熟期内使用其他临时血管通路；③某些患者静脉可能较移植物内瘘难于穿刺；④扩张的静脉在前臂凸现，在某些人看来不够美观。

3）腕部内瘘：腕部自体内瘘是瘘管各种形式中的第一选择，有如下优点：①相对易于建立；②保护更多近端的血管，以备今后建立血管通路；③并发症少，特别是发生窃血的概率低，成熟的瘘管中血栓和感染发生率低。腕部（桡动脉-头静脉）自体内瘘与其他瘘管形式相比唯一的缺点为血流量低。如果桡动脉-头静脉内瘘在进行恰当的评估、去除可纠正的因素后 4 个月内仍不能达到能够维持透析的充足血流量，则需建立另外一种血管通路。桡动脉-头静脉内瘘主要的一个缺陷是相对高的初次失败率和仅仅中等水平的 1 年内二次开放率（62%）。

4）肘部内瘘：肘部（肱动脉-头静脉）自体内瘘是初次建立血管通路的第二选择，有如下优点：①比腕部内瘘血流量高；②上臂的头静脉常较为容易穿刺，且易于覆盖，可保持美观。但是，肘部（肱动脉-头静脉）自体内瘘有如下缺点：①比桡动脉-头静脉内瘘手术难度稍大；②比桡动脉-头静脉内瘘可能会更多地导致手臂肿胀；③与桡动脉-头静脉内瘘增高的窃血发生率相关；④与之前臂桡动脉-头静脉内瘘增高的头静脉弓狭窄的发生率相关。

5）转位贵要静脉内瘘：如果无法建立腕部桡动脉-头静脉或肘部肱动脉-头静脉内瘘，需考虑为患者建立转位贵要静脉内瘘。在一些病例，可以使用前臂移植物内瘘作为二期建立肘部内瘘前促进静脉系统成熟的一个过渡途径。转位肱动脉-贵要静脉内瘘同其他内瘘相比，有如下缺点：①转位的过程可能导致手臂的明显肿胀和疼痛；②与其他内瘘形式相比

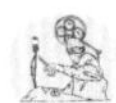

较,其窃血和手臂肿胀发生率较高;③制作技术上具挑战性,尤其是肥胖的患者。

6) 移植内瘘:移植物内瘘有如下优点:①表面积和管腔大,利于初次穿刺;②穿刺技术上较为容易;③植入后成熟时间短,例如对于 PTFE 移植血管,建议穿刺前的成熟时间不少于 14 天,以便使伤口愈合以及移植物能够与周围组织结合,理想的情况下 3～6 周最佳;④可选用多处植入部位;⑤可采用易于放置的多种形状;⑥对外科医生而言易于进行处理、植入和血管吻合;⑦无论是外科手段或是血管介入手段都相对易于修补。

(2) 处理血管通路的基本原则

1) 自体内瘘(CPG 2.2):即使在糖尿病患者和女性患者中,具有正常功能的动静脉内瘘的比例也可达 70%。DOPPS 的研究结果表明,内瘘可早至建立后 1 个月穿刺。因此,如果一条血管通路经体格检查或多普勒超声检查显示未能成熟,即需要进一步查明原因。一项研究发现,静脉直径(＞0.4 cm)及血流量(＞500 ml/min)提高预测瘘管成熟的准确率达 95%(19 与 20),而两项均未达到的仅为 33%(5 与 15)。女性较男性更不易获得直径 0.4 cm 或以上、血流量充足的静脉。但值得注意的是,有经验的透析护士在判断瘘管实际成熟度的准确率可高达 80%(24 与 30)。

促进瘘管成熟的锻炼方式:等长的肌肉锻炼能增加前臂静脉的直径。如果手术前有足够的准备时间,即应该开始锻炼。

2) 导管和皮下埋置盒装置(CPG 2.4)

a. 长期导管:带涤纶套隧道导管(TCCs)和皮下埋置盒装置的导管尖端位于右心房内才能达到最佳血流量,可以通过透视检查确定。

b. 临时导管:其尖端应位于上腔静脉(SVC)内,一旦放置后行透析治疗前需以胸片或透视确定。

c. 无涤纶套导管:仅用于住院患者,无涤纶套股静脉导管仅用于卧床患者,时间少于 1 周。

d. 在 1 周内必须制定是否终止或是将临时导管改为长期导管的计划。

e. 如果可能的话,长期导管和皮下埋置盒装置不应置于成熟过程中的动静脉内瘘的同侧。

f. 股静脉导管需具有合适的长度以达到高血流量,并需置于合适的位置以使再循环降至最低。如未达下腔静脉(IVC),则无法达到 300 ml/min 的血流量。长的导管(24～31 cm)更可能达到理想的位置。

g. 目前尚无证明一种长期导管的设计优于另一种的证据,尽管在此领域正在进行大量的研究。提倡使用能够达到较大血流量的导管(泵前血流量＞350 ml/min、负压不大于 250 mmHg)。导管的选择应基于当地的经验、使用目标及经济情况来考虑。

h. 儿科特例:一些儿科研究数据表明,单腔双导管套装较标准的双腔导管更好(请参考儿科指南)。

CPG3 自体内瘘和移植血管通路的穿刺以及导管和皮下埋置盒(Port)导管的使用(B)

CPG3.1 所有通路使用操作都要严格按无菌技术操作。

CPG3.2 自体内瘘:要求所有内瘘必须成熟才能使用,减少穿刺渗漏形成血肿的风险,以便达到处方的血流量要求;当瘘管满足“6 原则”特性时(血流量＞600 ml/min,直径＞0.6 cm,皮下深度＜0.6 cm),血管边界清晰可见,瘘管就可以使用;瘘管侧肢体通过锻炼促进内瘘成熟。

CPG3.3 人造血管内瘘：应当在术后2周以上，当手臂肿胀消退，可触到血管走行再开始穿刺。PU材料人造血管至少手术24 h后肿胀消退、可触到血管走行才能穿刺。为避免假性动脉瘤形成，在穿刺部位需要旋转穿刺针。

CPG3.4 透析导管和带Port导管：所有类型导管都要严防感染，每次透析时检查导管出口和皮下埋置盒穿刺点皮肤有无感染，有经验的医务人员检查确认无感染后再连接导管；每次透析需要更换敷料，使用透气纱布和透明胶带；使用无菌操作技术，包括工作人员和患者戴口罩，导管的每次接卸和包扎护士戴手套(A)。

CPG 4 血管通路失功能的检查、监测和诊断性试验

前瞻性监测瘘管血流动力学上明显的狭窄，结合纠正解剖学上的狭窄，可以提高瘘管的通畅率，减少血栓的发生率。建议有计划地检查/监测瘘管，定期评价瘘管的临床参数和透析充分性。透析充分性测定的临床资料应当收集和保管好，工作人员随时可用，作为质量保证/改进计划(QA/CQI)的一部分。

CPG4.1 一般体检：由有经验和资格的人员检测自体内瘘和搭桥内瘘至少每月一次(B)。

CPG4.2 移植血管的监测：下列技术均可以用于人造血管狭窄的监测。最好的方法是瘘管内流量测定，具体方法包括多普勒超声定量彩色流速成像(DDU)、磁共振血管造影(MRA)、可变流速多普勒超声(VFDU)、超声波稀释法(UDT)、Crit－Line Ⅲ超滤光稀释法(OABF)、Crit－Line Ⅲ直接经皮测定法(TQA)、葡萄糖单次输注法(GPT)、尿素稀释法(UreaD)、差异传导法(HDM Gambre)、在线透析法(DD Fresenius)。需要连续测定并分析趋势，也可采用传感器技术在透析机上直接测定。较好的方法是：体检发现上肢持续肿胀，侧支静脉可见，拔针后出血时间延长，移植血管的搏动或震颤发生变化。但动态静脉压监测不可靠。

CPG4.3 自体内瘘的监测：最佳方法是直接瘘管血流量测定；体检是否发现上肢肿胀，有无出现侧支循环静脉，拔针后出血时间延长，瘘管的搏动或流出道震颤发生变化；多普勒超声(A)。也可采用非尿素稀释法测定再循环、直接或间接测定静态静脉压(B)。

CPG4.4 评价诊断和治疗的时机(A)：我们不要孤立地看待某一次异常值，结合所用检测技术并动态分析测定参数，将更加有利于发现瘘管异常；任何一种监测方法若发现持续的参数异常，应当立即采用血管成像检查；当移植内瘘血流量＜600 ml/min，自体内瘘＜400～500 ml/min时；移植内瘘或自体内瘘静脉端静态压力比(与平均动脉压之比)＞0.5时；移植内瘘的动脉端静态压力比＞0.75；应考虑进一步干预措施。

CPG 5 自体内瘘并发症的处理：对失功能瘘管的恰当干预可以延长瘘管的使用时间。

CPG 5.1 在瘘管建立后的早期(前6个月内)出现的问题应当予以适当重视。手或肢体的持续肿胀需要仔细检查，矫正潜在的病理异常；定期检查早期瘘管失功能情况，尤其是延迟成熟的瘘管，患者应当在手术后6周内开始评估。

内瘘成形术后常伴有肢体轻度肿胀，经过制动、抬高肢体，肢体肿胀通常在1周内消失。肢体肿胀持续存在时需要通过临床检查排除流出道梗阻、血肿、感染和静脉高压，非侵入性的超声检查可以帮助明确有无外渗、血肿和炎症浸润。血管造影术虽然可明确静脉狭窄，但在此类患者中应尽量避免使用，因为瘘管局部穿刺会对未成熟瘘管造成损伤，超声检查应作

为首选方法。如果发现流出道狭窄,应给予气囊扩张血管成形术。

持续的手部水肿多见于侧侧吻合内瘘成形术,并且几乎都伴有下游流出道狭窄和静脉回流障碍,静脉淤滞可引起皮肤溃疡。此类病变需要尽早结扎某些静脉分支,持续不愈的皮肤溃疡需要外科处理,包括采用无菌可降解缝合材料缝合皮肤,以减轻皮肤瘢痕的形成。

早期使用瘘管则出血和血肿形成的风险较大,使用上臂主干静脉的瘘管发生血肿的可能高于其他腕部和肘部的瘘管。主要表现为穿刺局部的皮色改变、肿胀,听诊可闻及高频杂音,触诊可扪及血管内压力的改变。血肿可引起瘘管失功能,因此在血肿引起瘘管腔内狭窄时需要外科处理。

瘘管穿刺技术虽然一直受到重视,但在临床实践中仍然存在较多问题。在强调避免定点穿刺的同时还应该提高穿刺的成功率。穿刺失败的最主要原因是在一些患者(尤其是肥胖和瘘管位置较深的患者)不能清晰地确定瘘管边缘。由于超声检查可以清晰显示静脉血管的边缘,因此有专家提出可以通过超声检查及标记方法绘制血管通路中心(或两侧边缘)图谱,并明确瘘管穿刺部位,将照片发给各透析中心。也可采用永久标记的方法确定一系列穿刺位点,以清晰显示血管穿刺的中心部位。这一方法有助于提高医护人员在穿刺和监测瘘管延迟成熟时的经验和信心,但需要一些前瞻性研究加以支持。

门诊患者也可以接受内瘘成形术,但必须在术后由外科医生和透析专家医生进行随访和功能监测,主要目的就是为了及时发现瘘管成熟的问题并加以处理。尽管多种因素影响瘘管成熟,但即使在糖尿病和女性患者中也可以达到超过 70%瘘管手术成功率。瘘管手术前根据每个患者的血管条件选择动脉和静脉对于预防手术后的瘘管延迟成熟非常重要。尽管是由静脉发生扩张并在静脉穿刺,但动脉条件亦非常重要,吻合动脉高阻力指数是导致早期瘘管失功能的重要预测因子。通路建立后 4 个月内静脉直径>0.4 cm,超声检测血流量>500 ml/min,瘘管成熟的可能性达 95%。有经验的血透护士对瘘管成熟的预测准确性达 80%。

CPG 5.2　出现下列情况必须对瘘管进行干预:瘘管血流量不能达到处方透析需要的血流量;血流动力学改变显著的静脉狭窄;初次内瘘假性动脉瘤形成,影响动脉瘤的动脉瘤后狭窄也需要纠正(动脉瘤部位不要穿刺);瘘管肢体缺血。

(1) 血流量不足:如果患者在常规透析时间中不能完成预期的尿素清除率(KT/V),往往提示原先瘘管血流量不足,需要重新修复。瘘管的血流量直接影响透析效果,血流量不足会导致透析不充分,使透析患者的发病率和死亡率上升。瘘管流量不足是由于穿刺点的动脉血流量不足,按解剖原因可以分为动脉支病变、静脉支病变及吻合口病变。

部分老年、高血压、糖尿病患者的瘘管动脉支由于存在动脉粥样硬化会引起流量下降和狭窄,因此应在术前评价并详细记录动脉系统的解剖和功能状况,包括肱动脉血流量。瘘管位置、女性、糖尿病及术者经验是预测瘘管早期失功能的重要因素,糖尿病患者常合并血管钙化,选择在前臂近心端部位例如近端桡动脉和肱动脉进行血管吻合,也是较好的选择。吻合口病变引起的血流量不足主要是手术因素所致,研究表明普通外科医生较有造瘘经验的外科医生手术后的早期失功率高 3 倍。但是,即使是早期流量很好的瘘管也会发生动脉端血流量不足,大组研究表明 101 例因瘘管失功能接受干预的患者中有 41 例是由于动脉支病变所引起。

对于动脉支血流量不足有两种治疗方法:一种对狭窄的动脉支进行血管成形术或重建

手术，对动脉血管条件差者（如血管钙化等）可选择前臂近心端部位重新进行血管吻合。动脉支病变除引起血流量不足外，严重者可引起血栓形成和缺血。PTA 纠正瘘管狭窄安全有效，再发率低。

(2) 血流动力学变化明显的静脉狭窄：血流动力学上有意义的静脉狭窄是指通过超声或血管造影发现静脉直径缩小了 50%以上。人造血管由于内径已知其狭窄诊断明确，自体内瘘往往难以准确判断静脉狭窄的比例，特别是对于那些合并狭窄前或狭窄后动脉瘤的患者。因此对于确定血流动力学上 50%的静脉狭窄需要依赖于临床症状、体检和血流量测定。诊断确立后应给予 PTA 或手术治疗。明显的静脉狭窄不仅引起局部压力的升高，而且会降低瘘管的血流量，提高再循环，促进血栓形成。及时处理可以延长自体内瘘的寿命。UDT 在测定前臂内瘘狭窄和预测血栓形成方面重复性好，准确性高，Q_A/MAP 或 ΔQ_A 的诊断价值并未优于 Q_A，但联合使用可提高狭窄诊断的敏感性。引起内瘘血流量下降的静脉狭窄 75%发生在吻合口或其周围，25%发生于流出道。

吻合口之后有血流动力学意义的静脉狭窄，治疗上应选择在原吻合口近心端尽可能短的距离内重新吻合，以保证足够的穿刺距离。外科手术效果优于血管成形术，两者二级通畅率相当。但多次血管成形术价格贵，发病率高，置管风险高，容易透析不充分。

(3) 原始瘘管的动脉瘤形成：动脉瘤进行性长大可损害表面皮肤，引起破裂出血，甚至危及生命，较大的动脉瘤禁止在其附近穿刺，这样会大大减少可穿刺面积。原始瘘管的动脉瘤处理原则：

动脉瘤主要是由于定点穿刺所致，因此应停止在原穿刺点穿刺。钮孔式穿刺是最佳的预防方法，如果难以实现可采用绳梯式穿刺。由于血流动力学原因，这类动脉瘤常伴有瘤前狭窄，瘤后狭窄更为常见。具体治疗方法如下。

1) 任何类型的动脉瘤都应禁止穿刺，尤其是表皮薄弱易于发生感染。

2) 动脉瘤的进展和狭窄可采用以下手术方式：①切除动脉瘤的壁用作狭窄段补丁；②采用毗邻静脉分支搭桥技术行局部修复。对此类患者来说，首选手术治疗，可以恢复理想的血管内径并保留穿刺位点。血管成形术可作为第二选择，避免在瘘管穿刺部位放支架。

3) 静脉流出道的动脉瘤并非穿刺所致，主要是由于解剖因素（如静脉交叉、静脉瓣膜基底环坚硬以及曾行插管、静脉切开等带来的静脉损伤）引起的静脉狭窄，进而形成狭窄前动脉瘤。此类动脉瘤，在瘘管压力高、血流量大时更加容易发生。治疗应采用血管成形术，PTA 同时可以在流出道中心静脉放置支架。复发后应给予手术治疗。

CPG 5.3　预防性 PTA 的指征：无论是静脉流出道或动脉流入道的狭窄大于 50%，伴有临床上或生理学的异常，都应采用 PTA 或手术修复。异常表现包括血流量减少、静态压力增加、瘘管再循环影响透析充分性或者有异常体检发现。

在某些患者体检可发现预防性 PTA 的指征，因此仔细的体检对于及时发现瘘管功能障碍非常重要。一个很有经验的医生通过体检可以发现 60%～80%需要进行干预治疗的病例，另外 20%～40%通过体检不能确诊的病例可能需要借助其他诊断手段，一般首选超声检查，必要时可采用血管造影确诊。血管造影发现异常可直接行血管成形术。

(1) 血管通路曾发生血栓形成者：动静脉瘘管的血栓形成多是由于吻合口周围狭窄所致，血透过程的低血压也是一个重要诱因，但至今尚无证据表明在无瘘管狭窄流量下降的情况下，单纯低血压一段时间可以导致瘘管血栓形成。因此对于发生过瘘管血栓形成的患者

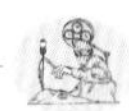

无论先前采用何种处理手段，都应该作为高危患者，因为同一部位发生吻合并发症和再狭窄的非常常见。对这类患者需要特殊关注并给予连续监测。

(2) 连续监测：由于单次的体检发现结果常因人而异，因此应重视连续监测，体征及测定结果的持续异常(压力降低、流量下降和异常再循环)常提示医生应采用其他检查手段明确诊断，及时给予介入治疗。

CPG 5.4　狭窄以及用于检测狭窄的临床参数

使用动静脉内瘘透析的患者如果排除技术、时间或方法上的错误，实际透析剂量总达不到处方剂量的应评价有无血管狭窄。血管狭窄的程度应该通过测定狭窄部位血管腔直径与远端及近端未狭窄血管腔直径的百分比来计算。但在瘘管不规则、动脉瘤形成或静脉汇合部位采用此方法常难以计算，可以通过测定狭窄部位收缩压(平均压)下降的程度来反映狭窄的程度。以上指标的下降在不同介入治疗时幅度不一，有学者提出除非是初次 PTA，手术干预后应当恢复至可耐受的最低范围内。中心静脉狭窄引起的手臂肿胀常需要较长的时间才能消退。

血管扩张手术往往会引起局部疼痛，可在手术过程给予局部麻醉。流出道静脉端的狭窄扩张比较困难，需要高压气囊(扩张压力为 2 525～3 030 kPa)和较长的充气时间。顽固性的血管狭窄较少见，一般在前臂不超过 1%，上臂不超过 5%。至今尚无明确证据证明介入治疗中旋切优于气囊扩张，所以在血管狭窄的手术干预时首选高压气囊扩张。

CPG 5.5　瘘管血栓摘除术应当在发现血栓形成后尽可能早地实行。当然，血栓在形成几天后也可以成功摘除。

血栓形成是瘘管失功能的最终并发症，瘘管血栓需尽早处理，延迟处理会导致血栓进行性长大，后期介入治疗/外科手术的难度和风险增加，长期成功率下降。血管通路应当尽早重新开放进行血透，以避免临时置管手术。此外，血栓长期接触血管壁会造成粘连加重，在血栓剥离过程中造成对血管内皮的损伤，使再通后血栓形成风险增加。因此，早期干预对维持同一瘘管在今后透析中的使用是有益的。

与人造血管相比，自体瘘管血栓摘除术虽然技术要求高，但预后较好。据国外大组研究报道，1 年的初级通畅率可达 50%，二级通畅率可达 80%。上臂瘘管血栓摘除术的疗效较差，这类患者几乎 100%伴有血管狭窄，因此需要像人造血管一样进行监测。

血栓形成后需常规给予血栓摘除术及血管狭窄的 PTA 手术，目前尚缺乏大组的外科干预报道。瘘管血栓通过机械方法(扩张和手术)、药物溶栓或者两者联合方法实现再通，技术成功率可达 90%以上，中心静脉狭窄往往需要放置支架。前臂自体内瘘扩张后长期预后优于人造血管，尽管人造血管手术再通率高于前臂自体内瘘，但容易发生再栓塞，所以前臂自体内瘘术后 1 个月的初级通畅率高于人造血管。虽然血栓形成后 1 周瘘管的血流仍可以重建，但还是提倡早期处理。Fogarty 导管取栓成功率仅为 65%，远低于血管内取栓手术>90%的成功率，其 4 个月后的初级通畅率仅为 50%。其他还有多种机械取栓方法，但考虑到这些方法对血栓清除不彻底、费用高等问题，其应用前景仍有待评价。前臂内瘘吻合口部位狭窄伴血栓形成首选再次吻合手术治疗，而近端和中心部位的血管狭窄伴血栓形成首选血管腔内成形术，放置支架可以减少早期狭窄的复发率。如果瘘管的动脉及静脉都存在血栓，可以将侧侧吻合手术改为端侧吻合手术，使瘘管的即刻使用率达到 57%，尤其是吻合口端形成血栓，而远端通过侧支血流维持通畅的患者更为有效。

CPG 5.6　对于有可能缺血的造瘘患者，需要有规律评价缺血情况；患者一旦有缺血的新情况发生，需立即转诊给制作瘘管的外科医生。

CPG 5.6.1　血管通路缺血的评价

所有透析中心均应将缺血的评价作为常规监测的内容，尤其是有周围动脉闭塞性疾病史和(或)接受过血管手术的老年人、高血压、糖尿病患者，易于发生血管通路相关性的缺血和窃血综合征。对此类患者必须进行仔细的体检，并在必要时给予超声及影像学检查。处理不及时带来的严重后果包括坏疽和截肢。随着透析人群的不断扩大，此类监测的重要性日益突现。

动静脉内瘘引起的血流改变可导致生理性窃血，前臂内瘘发生率低于肘窝及上臂内瘘。生理性窃血在内瘘患者占 73%，而人造血管的患者中更是高达 91%。随着透析人群的老龄化和伴随的糖尿病、高血压，导致血管重塑病变加重，手臂出现周围缺血的症状(疼痛，超过 1 个手指末端的坏死)也日益增多，发生率为 1%～4%。10%的透析患者曾出现轻度的缺血症状(肢端发冷、少许疼痛)，但可以随时间的延长自发缓解。远端动脉灌注压力的下降较为常见，在进展期的动脉中层硬化患者尤其明显，此类患者主要受周围动脉闭塞性疾病而非血管通路血流量的影响。

【末端肢体缺血的分期】

Ⅰ期：苍白和(或)手冷，无疼痛。

Ⅱ期：运动和(或)血透时疼痛。

Ⅲ期：静息时疼痛。

Ⅳ期：形成溃疡、坏死、坏疽。

如何鉴别缺血和腕管综合征、组织酸中毒、静脉压高导致的水肿非常重要。非侵入性检查如数字压力测量、超声以及经皮 CO_2 造影可以帮助鉴别。对于缺血早期纠正的效果较好，但有些患者的缺血过程是呈进行性的，如老年糖尿病患者采用肘窝及上臂内瘘常发生单侧肢体的缺血性神经病变。急性缺血性神经病变表现为瘘管成形术后 1 h 内现出现单侧肢体肌肉的疼痛、无力，此时肢体末端温暖，可触及脉搏。此类患者必须结扎瘘管。

CPG 5.6.2　及时转诊给制作瘘管的外科医生

尽管很多缺血性改变的症状在手术后即可发生，但亦有 1/4 的患者缺血病变发生在术后数月，甚至数年。手指末端的坏死是一个值得高度警惕的症状，它可以作为缺血缓慢进展的标志，并可快速恶化形成肢体坏死及坏疽。一旦缺血表现危及肢端的成活，必须结扎瘘管流出道。

治疗手段取决于窃血综合征发生的原因。动脉吻合口近心端的狭窄应给予血管成形术，但进展性全身动脉硬化的患者除外。由于高流量引起的窃血综合征需要减少瘘管的血流量，传统的吻合口后静脉段绑结法并不理想，减小吻合口直径或在远端重新吻合，对减少血流量可能更为有效，术后可通过血流量测定评价手术是否成功。

当生理性窃血出现临床症状时，结扎桡动脉分支可能有一定效果。大多数血管通路相关的缺血都表现为临床上出现症状的窃血综合征，血流速可正常或减低。自从远端血管重建-间隔结扎(DRIL)法于 1988 年问世以来，多个单位证实其具有良好疗效。对于与肱动脉相连的静脉吻合，采用 DRIL 法与一静脉分支做搭桥，然后将动脉在吻合口旁结扎，这样可使进入动静脉瘘管的血流量保持不变，同时很多患者的缺血症状可因外周动脉灌注改善而缓

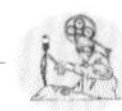

解。对于血流量低的外周缺血患者,近心端重新动静脉吻合有较好的效果。其方法是结扎肘窝及上臂远端原先与肱动脉的吻合,而在上肢近心端锁骨下动脉起始处做一个新的动脉吻合,血流由插入移植静脉或小口径 PTFE 人造血管引流至静脉端。通过此方法可以保证充足血流量,重建外周动脉灌注压,可立即穿刺进行血透。

CPG 5.7 初次自体内瘘感染罕见,应当像对待亚急性细菌性心内膜炎一样,抗生素治疗 6 周。在败血症血栓形成时需要外科切除。

尽管内瘘感染较少见,但由于长期透析患者常伴有免疫功能缺陷,所以一旦发生瘘管感染,所带来后果严重,可能是致死性的。极少数情况下瘘管感染需要立即给予外科手术,切除的瘘管可以用自体静脉移植吻合,也可以在缺损部位的近端进行再次吻合。

内瘘感染常发生于穿刺部位,感染部位应禁止穿刺,手臂制动。所有穿刺瘘管感染必须使用抗生素,初始经验治疗推荐采用广谱的万古霉素联合应用一种氨基糖苷类药物,并根据药敏结果调整抗生素。初次自体内瘘感染治疗时间至少 6 周,类似于亚急性细菌性心内膜炎。瘘管感染的严重并发症多为菌血症全身播散所致。

CPG 6 适时处理和治疗移植内瘘并发症,可以改进血管通路的功能和使用寿命。

CPG 6.1 肢体水肿:术后肢体水肿超过 2 周的患者必须接受血管成像检查(包括稀释离子型造影),以评价中央静脉通畅情况。中央静脉狭窄的最好治疗办法是 PTA。下列情况考虑使用支架:①血管成形术后急性弹力性静脉缩窄(狭窄>50%);②3 个月内狭窄复发。

移植内瘘虽然使用率在下降,但是在美国,仍是血透患者血管通路的主要方式。移植内瘘的发展转归就是流出道血管内膜的增生性狭窄,狭窄主要发生在静脉吻合口处,动脉吻合口处和由移植内瘘供给血流的静脉处也可见。最终的结果就是静脉压升高,进而导致近端水肿和远端侧支循环的形成。狭窄的形成使得通路的血流量减低,进而加重移植内瘘血栓形成的可能性。早期发现和治疗狭窄是维护血管通路的一项重要措施。

移植内瘘术后 2 周后出现肢体水肿,表明静脉不畅或中心静脉出现闭塞。大多数情况下是由于先前置入的锁骨下导管导致的狭窄。随着导管感染概率的增加,狭窄的危险度也逐渐增加。在狭窄或阻塞处放置 PTA,可使水肿消退。但是,大中心静脉在血管成形术后可出现急性弹力性静脉缩窄。研究表明,使用支架可改善中心静脉的长期再通率。手术治疗中心静脉狭窄的风险较大,只在特殊情况下实施。

CPG 6.2 出现下列皮肤表面完整性改变情况,需要紧急评估预示移植物破裂风险的指征:①异常结痂形成;②自发性出血证据;③假性动脉瘤迅速增大;④移植物材料严重变质。

CPG 6.3 移植血管修补(修复)的适应证:出现下列情况,移植物血管严重变质或假性动脉瘤形成应当修复:①穿刺点局限于一个或多个大的假性动脉瘤;②假性动脉瘤威胁表面皮肤的存活情况;③假性动脉瘤有症状(如疼痛、跳动感);④有感染的表现。

移植内瘘处的反复穿刺会导致移植物的变性,并进而向血管通路的皮下组织进展,有时会导致皮肤窦道的形成。这些病理变化最终导致的临床结果是:拔针时止血困难;穿刺部位自发性出血;严重出血;移植物破裂。移植物变性常并发血管瘤的形成。随着假性动脉瘤的增大,皮肤逐渐变薄,进而加重皮肤的坏死,增加移植物破裂的危险性。由于穿刺针不能在假性动脉瘤处穿刺,所以血管瘤的存在就使得可穿刺范围大大减少。因此,严重的移植物变性和逐渐增大的假性动脉瘤必须积极治疗,降低移植物急性破裂的危险性和保存可穿刺部位。

假性动脉瘤的有效治疗手段是手术切除和局部移植。如果不切除的话，假性动脉瘤就会长大、破裂，进而导致严重失血。假性动脉瘤超过移植物直径的 2 倍或增长较快的时候，大大增加了移植物破裂的危险性，必须施行手术切除。有时候也选择在血管内放置支架。假性动脉瘤扩张，使皮肤活性受损，增加了移植物感染的危险性，此时，可以施行手术治疗。

CPG 6.4　无血栓移植内瘘狭窄的处理：如果病变造成血管腔直径减少大于 50%，以及伴有下列临床或病理学异常，移植内瘘伴发的狭窄需要采用血管成形术或外科手术修复：①体检异常发现；②移植内瘘内流量<600 ml/min；③移植物静压升高。

CPG 6.5　无血栓移植内瘘狭窄处理后的预后：在移植内瘘狭窄成形术或外科手术修复后，应当检测瘘管的初级通畅率，合理的目标为：①血管成形术，病变部位治疗后残余狭窄小于 30%，用于检测狭窄的临床或生理学参数应当恢复到最低正常范围；术后 6 个月的初级通畅率达到 50%。②外科手术修复后，用于检测狭窄的临床或生理学参数应当恢复到最低正常范围；术后 1 年的初级通畅率达到 50%。

CPG 6.6　如果同一部位病变在 3 个月内实行血管成形术 2 次以上，患者应当考虑采取外科手术修复。如果血管成形术失败，下列情况可考虑采用支架：外科无法实行的病变；外科手术禁忌证者；血管成形术引起的血管破裂。

CPG 6.7　血栓及其相关狭窄的治疗：如何确定经皮血管成形术取栓或外科手术取栓修复血管内瘘，完全取决于透析中心临床医生的经验。移植内瘘血栓的治疗应尽可能快地实施，以便减少临时性插管的使用；移植内瘘血栓的血管成形术或外科手术治疗，大多数患者采用局麻或区域性麻醉；血栓摘除术可以住院做，也可以在门诊手术；最理想的办法是在术中对移植内瘘和静脉回路做造影检查；狭窄通过成形术或手术修复；干预手术后的移植内瘘异常的监测指标恢复到正常范围内。

CPG 6.8　移植内瘘血栓治疗后的预后要求：临床成功率 85%，临床成功的标准是术后至少完成 1 次血透；血管成形术血栓摘除后，3 个月的初级通畅率达到 40%；外科手术血栓摘除后，初级通畅率 6 个月达到 50%，1 年达到 40%。

血管狭窄是移植内瘘最常见的并发症，通常在移植物内或内瘘吻合处会出现 1 处以上的狭窄损伤。过去的研究表明，动脉端的狭窄不常见（<5%）。然而，近年的研究表明，动脉或动脉吻合处的狭窄占 20%～25%。

狭窄导致移植物血流量下降，使移植物内血压升高，使血透治疗的有效性降低，并且增加了血管通路血栓形成的危险性。相反，流入道和移植物内的损伤常合并移植物和流出道的低血压。血流动力性狭窄的定义为：由于血流动力学或临床异常状态导致瘘管直径变窄≥50%的正常血管直径。通过血管造影术观察到，90%的移植物血栓合并狭窄，主要在流出道、静脉吻合口处和中央处。

应用 PTA 和手术修复不伴血栓移植内瘘的狭窄，可以维持其功能，延缓血管通路的血栓形成。一些非随机对照研究表明，预防性治疗狭窄可以降低血栓的发生率，延长移植内瘘的使用时间。另有一些观察性而非对照性研究表明，如果在治疗期间，保证移植内瘘的通畅性，移植内瘘血栓的发生率和再治疗率会大大降低。4 项研究表明，应用 PTA 预防性治疗狭窄，将有 71%～85%的移植内瘘避免再次治疗或发生血栓；而如果在狭窄出现后再进行 PTA，则只有 33%～65%的移植内瘘避免再次治疗或发生血栓。

虽然这些研究表明,在血栓形成前纠正狭窄可以提高移植内瘘的长期存活率,但是近来的研究表明预防性治疗狭窄虽然可以降低血栓的发生率,但是并不会延长移植内瘘的存活时间。因而,治疗的重点是预防血栓的形成。

目前尚无确凿的证据证实,修复无症状的解剖学狭窄(狭窄直径>50%)可以改善血管通路的功能或减少血栓的发生率。因此,建议当只发生解剖学上的狭窄(狭窄直径>50%),而尚缺乏血流动力学、功能性或临床上的异常情况时,不必进行预防性治疗狭窄。

当发现动脉狭窄合并血管通路血流量减低和负泵前压时,必须进行评估和纠正。PTA 后,解剖学上再通成功的定义为残余狭窄<30%。已有报道 PTA 治疗不伴血栓移植内瘘狭窄,6 个月的初次再通率为 40%~50%。而对于手术纠正的不伴血栓移植内瘘狭窄的再通率问题,尚缺乏明确的资料。血管通路工作研究小组建议,手术纠正的不伴血栓移植内瘘狭窄的 1 年再通率目标值为 50%。

一些患者狭窄的再发率非常高,需要再次行 PTA。对于这些患者,施行多次的血管成形术是非常不经济的,采用手术治疗,可能会更好。血管通路工作研究小组将快速再狭窄定义为在 3 个月的间隔内需实行>2 次的血管成形术。

此前的研究表明,使用血管内支架作为血管狭窄的首选治疗,其治疗效果与单独使用血管成形术的效果相当。对于手术重建存在禁忌证的患者和治疗由于血管成形术导致的静脉破裂时,必须选择支架治疗。

一些研究比较了经皮血栓摘除术和外科手术血栓摘除术对于治疗移植内瘘血栓的效果,但是并没有得出结论。工作组的观点是,不论经皮血栓摘除术还是手术血栓摘除术对于治疗移植内瘘血栓都有益处。血栓摘除过程必须快速,避免临时性导管的使用。住院率和全麻增加了血栓摘除的危险性,应注意避免。

当狭窄的程度>85%时,会导致移植内瘘血栓的形成。血管造影用来评估静脉的血流量和观察明显的狭窄。发现和治疗明显的狭窄对于保证血栓摘除术后的长期再通率具有重要作用。PTA 治疗无血栓移植内瘘比治疗伴血栓移植内瘘效果好。经皮血栓摘除术后,3 个月的初级再通率从 30%提升到 40%。工作组认为经皮血栓摘除术后 3 个月的初级再通率必须达到 40%;外科手术血栓摘除术后,初级再通率 6 个月达到 50%,1 年达到 40%。

CPG 6.9　移植内瘘感染的治疗:首次使用抗生素要覆盖革兰阳性菌和革兰阴性菌,后续治疗可根据细菌培养结果决定,切开引流可能有益;移植物瘘管深部感染必须采用抗生素恰当治疗,并切除感染的移植血管。

CKD5 期的患者有一半死于心血管因素,第二大死亡原因就是感染(主要是血管通路相关的感染)。移植内瘘的感染率比自体内瘘高,并且单一抗生素多无效,常常需要手术治疗。在治疗移植内瘘感染时,必须权衡感染的控制程度和保持血管通路的完整性。皮下感染必须使用广谱抗生素,随后根据细菌培养的结果选择合适的抗生素。严重的移植内瘘感染会导致菌血症、败血症,甚至死亡。必要时需行手术探查和切除感染的移植物,并联合使用抗生素治疗,才能完全控制感染。

由于残留的移植物,常常会导致移植内瘘的亚临床感染。此时,需要通过铟-标记的白细胞或镓扫描进行诊断。这种感染通常伴有系统性炎症反应,对促红素治疗产生抵抗,只有在切除了移植物后,促红素治疗的抵抗性才会消失。

CPG 7　留置导管和皮下埋置盒并发症的防治

CPG 7.1　功能不良的评估

有多种原因可以导致导管功能不良，并逐渐从功能不良进展到失功能。最常见的并发症就是血栓和感染。即使再小心，只有不到 50%的长期导管在放置后可以使用 1 年，大约 1/3 的长期导管由于血流不足而必须拔除。由于透析效率的不同，充分血流量(BFR)的定义也不同。在美国，高效透析是指透析器中 BFR>300 ml/min，从而达到单池 Kt/V1.2(参见 KDOQI 血透充分性指南)。然而，在欧洲因为透析的时间较长，BFR<300 ml/min 已经足够了。透析充分性还与导管放置的位置和再循环有关。股静脉导管的再循环率比颈内静脉导管的再循环率高(13.1%比 0.4%；$P<0.001$)。此外，股静脉导管长度<20 cm 比>20 cm 时的再循环率高(8.3%；$P=0.007$)。这主要是由于较长导管顶端可到达下腔静脉，而短导管的顶端仅能到达髂总静脉，导管一旦进入下腔静脉往往血流量好，再循环率也低。当希望获得较高的透析剂量时候，应选择颈内静脉导管。当导管反接的时候，即使是功能良好的不分叉导管，再循环率也会增加(从 2%～3%增加到>10%)。虽然将导管反接后可以通过暂时性增加血流量来增加尿素清除率，但通常 BFR<300 ml/min，只能作为临时使用过渡，直至此问题得到解决。

对功能不良的导管应及时处理，因为它相对于失功能的导管更容易处理，并可以避免重新置管的并发症。早期干预可以降低和缩小由于导管功能不良导致的透析不充分。透析充分性取决于血流量和治疗的时间。不管使用何种透析器，如果血透中 BFR 较低，则需延长治疗时间，但长期如此仍会导致透析不充分。采用导管治疗的患者，有 15%的 BFR<300 ml/min。在所有拔除的导管中，有大概 17%～33%是由于导管失功能引起的，其中 30%～40%的发生导管血栓。

泵前动脉压是衡量通路功能不良的重要因素，受导管的长度和管腔直径的影响。泵前动脉压是保证充足血流量的重要指标，泵入和通过透析器的血流量决定了透析的充分性。导管功能不良可加重患者病情和增加死亡率，也加重经济负担。同时引起很多患者的忧虑，据报道 60%的患者把血栓形成作为影响生活质量的第二大原因，仅次于疼痛。

中心静脉导管中，导致低 BFR 的主要原因是血栓栓塞。在导管使用期间，有可能会出现低 BFR 或栓塞，因此，有必要对透析效率进行定期的监测，以保证透析的充分性。中心静脉导管功能不良的征象(评估期)：血泵流量<300 ml/min，动脉压<－250 mmHg，静脉压>250 mmHg，URR<65%(或 Kt/V<1.2)，不能正常的抽吸血液(最晚征象)，频繁出现压力警报(移动患者位置或冲洗导管仍无效)，依次分析血流量的变化，可以及早发现通路开放程度和血栓的危险性。工作组最常用的指标是透析器的 BFR 比值，受泵前动脉压绝对值的影响。

应用新导管很容易达到 BFR 300 ml/min，如果使用恰当，新导管的 BFR 可以达到 400 ml/min 或更高。因此，300 ml/min 为保守临界值。当 BFR<300 ml/min 时，则无法避免导管的失功能，需要重新选择置管部位。

对于新近放置的导管而言，血流量不足通常是机械性梗阻，多数是体位因素导致的顶端位置不良或导管完整性等问题导致的。

早期导管功能不良的原因：机械性因素、扭曲(在隧道内)成角、错位缝合、导管漂移、药物作用、患者的体位、导管的完整性、缺口、裂缝。

对于置于上腔静脉中的导管，如果必须采用头低仰卧的体位才能获得充足血流量时，说

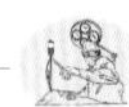

明导管的位置不良。如果原因不明确或不容易纠正的,患者必须行介入检查来寻找原因。尽管原先功能良好的导管可以因为机械性因素导致急性导管功能不良。但置管 2 周后出现的功能不良,通常还是由于导管的纤维蛋白阻塞或血栓形成。以下是发生阻塞的常见部位及原因:

1) 管腔内血栓:管腔内部分或完全闭塞。

2) 导管的头部:动脉支尖端的导管出现侧孔时,血栓将其阻塞或形成"球瓣"。

3) 纤维蛋白鞘:纤维蛋白黏附在导管的外面,血栓在鞘和导管尖端之间形成。

4) 纤维蛋白瓣:纤维蛋白黏附在中心静脉末端,起到"球瓣"作用。

CPG 7.2 对于儿童患者及体重较轻的患者,导管血流量不要求≥300 ml/min。因为血流量 200～250 ml/min,对于许多低体重的患者可以达到透析的充分性。

CPG 7.3 导管或皮下装置功能不良或失功能的处理方法

位置异常的导管必须重新置管。导管血流不畅,可以采用腔内留置溶栓药物或持续滴注;在透析时或间隔期间给药均可(B)。

导管内使用抗凝剂的目的是预防血栓的形成。理想的抗凝剂是局部抗凝而不影响系统循环。但是,抗凝剂仍然会渗入循环中,从而延长部分凝血酶时间,导致出血。体外实验表明,早期外渗在 30 s 内,随后 30 min 出现缓慢的外渗。并且抗凝剂的比重也可影响外渗的速度。随着透析间期时间的延长,导管内的抗凝剂逐渐丢失,血液成分进入管腔引起血栓的形成。导管栓塞前一段时间就会发生血流量的变化,表明存在抗凝成分的丢失以及促凝因子进入管腔。

在排除机械性功能不良的因素如扭曲、移位后,血栓栓塞是导管功能不良和(或)闭塞的最常见原因。药物治疗导管栓塞功能不良包括使用溶栓剂治疗,它可以将纤溶酶原转换成纤溶酶。溶栓治疗为非侵入性治疗,对患者不会造成额外的损伤,有效性、安全性和性价比都很高。溶栓治疗可以在透析间期进行,是目前导管功能不良干预措施中创伤最小、价格最低的一种手段,在重新建立血管通路前,首先要考虑行溶栓治疗。

有多种溶栓剂可以使用,虽然目前为止,美国食品药品监督管理局(FDA)批准可以使用只有组织纤维蛋白溶酶原激活剂(tPA),尿激酶(已不再生产)虽然也在使用,但和瑞替普酶一样,目前并无方便的剂型,必须分装冻存备用。Teneplase 目前尚无在血管通路血栓中应用。此外,很多溶栓药物成分已在研究中被报道,并在一些透析中心开始非常规使用。

溶栓对恢复部分或全部堵塞的导管腔血流是非常有效的,通常是在导管功能不良后期当血流量达不到透析治疗的最低要求时应用。目前溶栓药物的包装说明书仅将这类药物用于定时开放的非透析导管。最近一个新型抗血栓药物儿童研究已建议 FDA 批准将 tPA 作为一种各年龄组都可使用的溶栓药物,并在药物包装说明书加上此适应证。

当导管堵塞发展日益严重,需要紧急透析,而导管功能严重不良(BFR<200 ml/min)时,tPA 重溶于液体中缓慢滴注导管腔可以使 50%～90%病人导管再通,重新开始透析。以上过程可能需要重复多次才能保证导管通畅,按照溶栓药物包装说明书使用,每次应该作用于管腔 1 h 以上。

一般来说,使用 tPA 溶栓,作用时间越长效果越好,其他药物研究较少,但结果相似。最新研究表明,管腔中低剂量 tPA(1 mg)同样有效,单次使用可以使管腔通畅率达 72%,两次使用可以使管腔通畅率达 83%,这些数据只是稍低于标准剂量 tPA(2 mg)。

工作组提出在导管血栓形成的晚期给予溶栓治疗前应给予诊断评价，对于复发的导管功能不良者应给予评估，观察泵前压、VDP 以及血流量的关系可帮助临床医生发现早期导管功能不良，特别强调的是对导管功能不良应尽早处理。

虽然腔内毛刷可以清除透析导管的血栓，但目前尚无关于其疗效的确切数据。由于腔内毛刷价格昂贵，工作组并不推荐常规使用。这种毛刷最早主要是用来获取导管腔内的生物被膜标本。

纤维蛋白鞘的处理，工作组推荐用气囊破坏纤维蛋白鞘并更换导管，纤维蛋白鞘剥离手术因为价格高并且会增加病人死亡率，所以很少使用。

CPG 7.4　血透导管及皮下装置感染的治疗

血透导管相关感染的治疗取决于感染的类型。除了出口感染，其余导管相关感染都要特别重视。可以先根据经验，采取静脉用抗生素(A)；根据培养结果再调整敏感抗生素(A)；如果治疗 72 h 无效，应尽快更换导管，不必等待细菌培养结果(B)；抗菌治疗停止后 1 周需复查血培养。

(1) 出口感染：为出口部位、CUFF 涤纶套以外部分皮肤的感染，分泌物细菌培养为阳性。

(2) 隧道感染：是指出口感染已累计涤纶套以内的皮下隧道，出现疼痛，出口部位的分泌物细菌培养为阳性。

(3) 导管相关性菌血症：血培养常常为阳性，伴或不伴发热。

(4) 确定的血行感染：有症状但无其他感染来源的患者，导管尖半定量培养(>15 克隆形成单位/导管)微生物与外周血及导管血培养微生物相同。

(5) 极有可能的血行感染：有症状但无其他感染来源的患者，无论导管拔除与否，经过抗生素治疗体温消退，血细菌培养阳性，但导管尖细菌培养阴性(或导管尖细菌培养阳性，但血细菌培养阴性)。

(6) 可能的血行感染：有症状但无其他感染来源的患者，无论导管拔除与否，经过抗生素治疗体温消退，但无血行感染的实验室证据。

虽然导管血栓形成导致的血流量问题较感染更为常见，但导管相关感染却是长期导管使用的主要障碍。与自体内瘘和移植血管相比，长期导管的感染率高是其最大缺点。感染是透析患者拔除导管和引起死亡最主要原因。最新的 USRDS 数据显示血透病人败血症的发病率逐年上升，因血管通路感染的住院率近 10 年翻了一番。即使采用长期血透导管取代临时导管，也未使导管相关感染以及感染性心内膜炎的发生率下降。

准确以及早期诊断非常关键，针对采用 8 种不同方法比较是否需要拔除导管的 meta 分析显示，外周血及导管血的微生物定量培养方法最为准确，但并未常规开展。常规培养方法的阴性预测值高(>99%)，而阳性预测值与感染的预测概率成正比。各透析中心应当监测血管通路以及导管相关感染的发生率、细菌学特点以及预后。

菌血症的危险因素包括糖尿病、外周血管硬化、既往的菌血症史、鼻咽部携带金黄色葡萄球菌、较长的导管使用时间、频发的尿激酶输注和局部感染。

对于感染的监测应该注意由于处理缺陷引起的感染暴发，当感染发生率翻倍时应特别关注这一点。已有研究提出了一种血管通路的感染率标化方法，对 40 000 例次的透析分析显示临时导管的感染率最高，而自体内瘘和人造血管的感染率最低。另一组来自加拿大的研究，分析了 133 158 例次透析中血行感染发生 184 例次，自体内瘘的感染发生率最低，人造血管发生率是内瘘的 2.5 倍，长期导管的发生率是 15.5 倍，而无涤纶套的临时导管的感染率高达 22.5 倍。各透析中心的感染率有很多差异，各种血管通路特异性感染率可作为评价透析质量改进与否的重要指标。股静脉临时导管的感染率报道不一，有报道称使用股静脉临时导管不会使感染率增加。但工作组的经验并不支持此观点，即使没有使感染率增加，股静脉导管也会使 26%的病人发生同侧的静脉血栓，所以必须使用抗凝剂。股静脉导管对上游的髂静脉可能也存在潜在的副作用。

所有的留置导管在置入后 24 h 都会有微生物的寄居，导管内表面和外表面生物被膜的形成在此过程中发挥重要作用，生物被膜形成是宿主因素(如纤维蛋白原、纤维蛋白、纤连蛋白和细胞外多糖)和微生物因素(如多糖包被或黏液)共同作用的结果，对于抗生素抵抗和顽固性感染有重要作用。预防感染非常重要，应该遵循疾病预防控制中心推荐指南。尽管已有多种预防方法，但血栓纤维蛋白鞘与感染的关系临床上尚无定论，纤维蛋白鞘中的蛋白成分有利于微生物尤其是金黄色葡萄球菌的粘连。预防纤维蛋白鞘的形成是否可以减少感染，目前尚无定论，但有一些报道认为联合使用溶栓药物和抗生素可以延长导管的使用寿命。

一般来说，无涤纶套导管有较高的感染率，为 3.8～6.6 例次/1 000 天；而带套长期导管为 1.6～5.5 例次/1 000 天。如此宽的范围反映出各透析中心之间的导管感染率存在较大差异，采用有针对性导管护理及干预可使导管感染率降至 1 例次/1 000 天。长期导管感染率较高的透析中心应设置 CQI 分析技术。尽管采用抗生素积极治疗，仍然有一半的导管感染需要更换导管，全身使用抗生素可以治疗菌血症，但不能清除生物被膜中的微生物，因此不能完全根除微生物的寄居状态，这也是导致抗生素治疗失败以及最终需要更换导管的原因。无套临时导管中股静脉导管感染率最高，平均 7.6 例次/1 000 天，保留 1 周以上的股静脉导管感染发生率为 10%。

导管出口感染通常只需局部外用及口服抗生素，而不需要更换导管，导管相关菌血症是导管失功能的主要原因，并且可导致死亡率的增加。如果患者出现败血症，必须住院静脉使用抗生素。一组导管相关菌血症的大组临床试验发现单独使用抗生素仅能使不超过 25%的导管得以保留，所以抗生素的应用被称为主要保留导管所在的位置而非导管本身，原位保留的导管当停用抗生素后感染可能会复发。相反的，在病情稳定无隧道感染的病人采用抗生素联合导引钢丝引导下更换导管，可以使 80%～88%的病人继续在原位置使用导管，并且无明显不良反应。将更换导管时间推迟几天对患者无益。决策树假定分析表明，通过导引钢丝更换带套长期导管与保留长期导管全身使用抗生素相比较，可以使总费用下降 5 200 美元，而与立即拔除长期导管相比，可以使总费用下降 750 美元。通过导引钢丝更换带套长期导管组 3 个月的预期生存率为 93%，与立即拔除长期导管组相似，明显高于保留长期导管全身使用抗生素组。导管更换前并不需要血细菌培养阴性。

控制透析患者导管相关菌血症另一种可以选择的治疗方法是全身静脉使用抗生素加上抗生素封管，全身静脉使用抗生素加导管更换或拔除操作上较为繁琐，且价格昂贵，如果就诊医生要求在 24 h 或 48 h 后导管方可重新置入，则会带来短期的血管通路问题。如前所言，细菌生物被膜常规存在于导管腔，并成为菌血症发生的病灶。管腔注入高浓度的抗生素-抗凝溶液(抗生素封管液)，由于其浓度远高于全身应用时血药浓度，可以成功清除感染，保留导管。已有大量研究证实这种方法的有效性，65%～70%的病人可以保留导管，并且没有感染复发。相对于更换导管的方法，该方法具有一定的优越性。但如果使用此方法的患者仍有持续发热或血培养阳性，必须更换导管。工作组推荐对以上两种方法开展随机抽样研究。

隧道感染引起的菌血症应该尽早拔除导管，一些病情不稳定的病人往往需要拔除导管才能使感染得到快速缓解，工作组推荐在导管相关菌血症应全身使用抗生素至少3周，抗生素停用后血培养阴性至少48 h后方可重新置入长期导管。

尽管采用了非常严格的感染控制技术，预防导管相关菌血症仍然是相当困难的。镀银导管对预防感染无效，而透析间期采用庆大霉素以及甲双二嗪抗生素封管液对预防感染有效，米诺环素（或利福平）包被的导管材料还没有在透析导管中应用。

抗生素封管液已被广泛讨论，其他预防导管感染的药物治疗包括在导管出口应用抗生素软膏（莫匹罗星）。除非采用抗生素溶液，皮下埋置盒不会降低导管相关菌血症的发生率。有研究表明，局部使用 Medihoney 在降低导管感染方面与莫匹罗星同样有效，而对前者的选择性耐药菌较少。另一个大家容易忽视的预防方法是良好的操作和精心的护理，它可以使导管相关菌血症发生率降低4倍。

但是，除了良好的导管护理之外，目前所有预防药物都没有关于抗生素耐药的长期数据，这一问题仍需进一步研究，只有获取这些数据，这些封管液和软膏才有可能获得 FDA 的批准。

CPG 8　临床结果的目标

CPG 8.1　通路创建的目标

CPG 8.1.1　每个透析中心应该建立一个数据库和持续质量提升程序，并记录通路创建类型和通路并发症的发生率。

CPG 8.1.2　永久性血透血管通路创建的目标：①自体动静脉内瘘至少达65%（B）。②长期导管使用<10%，长期导管要求使用3个月以上（B）。

CPG 8.2　血透血管通路失败率：①前臂直型血管搭桥失败率<15%（B）。②前臂袢型血管搭桥失败率<10%（B）。③上臂血管搭桥失败率<5%（B）。④长期导管血流量<300 ml/min的导管<5%（B）。

CPG 8.3　通路并发症和处理

CPG 8.3.1　内瘘并发症和处理：①内瘘血栓<0.25/病人年（B）；②在使用期内瘘感染<1%（B）；③内瘘通畅>3年（B）。

CPG 8.3.2　移植物血管并发症与处理：①移植血管血栓发生率<0.5/病人年（B）；②移植血管在使用期感染发生率<10%（B）；③移植血管通畅率>2年（B）；④PTA后维持通畅>4个月（B）。

CPG 8.3.3　导管并发症与处理：①导管相关感染3个月<10%，1年<50%（B）；②插管的所有累积并发症（气胸、血胸、纵隔血肿和局部大血肿）<1%（B）。

CPG 8.4　介入治疗的效果：①自体内瘘PTA后6个月通畅率>50%（术后残余狭窄<30%），外科手术修复后1年通畅率>50%（B）；②搭桥血管内瘘手术修复术后90%或PTA术后85%至少能够血透1次（B）；③手术纠正应该用更高的标准（B）。

(1) 通路创建的目标（CPG 8.1）：数据应定期更新，应发展方法判定自体动静脉内瘘使用率的增长。发展流程图和分析内瘘创建的禁忌，过高血栓发生的原因，过高导管感染的原因。这些目标高于既往KDOQI血管通路指南的推荐。CMS的目标是2009年内瘘的使用率达到 65%。自从 FFBI 计划实施以来内瘘使用率已增加,但增速缓慢。工作组认为随着 DDU 程序的实施和肾脏专科医生早期介入通路创建和评估,内瘘的使用率将逐步增加。在部分病例需使用肱动脉创建通路。自体内瘘使用率增加取决于患者早期首选的透析方式。由于初次内瘘需要 1～6 个月的成熟时间,内瘘创建几个月后才能用于透析治疗。对于那些 CKD5 期和没有良好医疗管理的 CKD 患者影响此计划的效应。

这些目标是可以实现的。使用头静脉创建初始内瘘是并发症最少最好的永久性通路类型。自体内瘘相比其他通路类型有最好的 4～5 年的通畅率,最少的干预。在一些患者,使用自体内瘘或人造血管通路后会出现静脉的扩张,可改在其他部位创建新的血管通路。

导管使用目前存在一些难题。一方面,导管置入后可立即使用,另一方面并发症高。血流量不足,经常使用溶栓剂,感染的发生率相比内瘘或移植物血管高 1 个数量级。带套导管相比移植物血管和自体内瘘易发生血流量不足,长期使用血流量不佳的导管导致透析不充分,而透析不充分影响生存率和死亡率。长期导管系统和局部感染发生率更高,能部分解释这种通路类型有更高的死亡率。长期导管有更高的中心静脉狭窄的风险,在创建永久性血管通路必须预先排除这种情况。尽管导管有更高的感染和透析不充分的风险,但其简单易用、无痛,部分患者更易接受。出现这种情况时应给予患者教育和尽可能鼓励创建内瘘作为永久性通路。

导管作为内瘘未成熟过渡时期的有效手段。对于生命有限,收缩期低血压导致永久性通路创建和维持使用失败,移植物血管或内瘘血管耗尽的患者,导管可用于长期透析。

(2) 早期内瘘失功率 (CPG 8.2):以移植物血管不能维持使用 30 天或导管置放后 1 周不能获得足够的血流量定义为早期失功能。工作组以 30 天早期失功率作为目标,并不希望临床上以此为标准过高地使用上臂移植物血管,工作组鼓励尽可能创建和维护使用远心端的血管,预留近心端血管用于将来的通路选择。例如,前臂直型或肘部袢型人造血管是合理的选择。工作组注意到,对于初次或第 2 次血透的患者 300 ml/min 透析流量可能过大,在第 3 次透析时已可耐受,以 1 周作为导管能否提供足够血流量的界限。

以通路创建后不能维持通畅 30 天作为早期通路失功能。移植物血管早期失功能主要由于手术技巧或血管选择不当导致。内膜增生不太可能在 30 天导致移植物血管失功能。工作组认为通路早期失功率反映了透析中心的水平,有关的影响因素包括手术技术,患者人群、并发症控制、过早使用和血肿导致移植物血管废弃。

移植物血管在使用前失功能主要与外科手术有关。移植物血管存活率在糖尿病患者、高龄非糖尿病患者中是下降的。各中心应监控以认识不同人群的影响因素,了解通路创建和使用中存在的问题。通畅率明显偏差应请多学科介入分析其原因并加以调整。

在成人泵前压力－250 mm Hg 时,良好的导管能提供＞300 ml/min 的血流量,导管位置不佳或其他原因导致血流量不足将不能提供血透时合适的负压。血流量是影响透析充分性的一个主要因素,必须及时寻找原因加以纠正,同时收集数据加以分析,以利质量提升。

(3) 通路并发症和处理(CPG 8.3):目前工作组还无一个合理方法评价导管的累计通畅率,除了在部分特殊患者不鼓励使用带套长期导管作为永久性通路。移植物血管血栓的平均发生率可能高于所有类型通路总的发生率,接近于 0.8/病人年,而内瘘的血栓发生率很低。文献报道的移植物血管血栓发生率从 0.5～2.0/病人年,其大部分存在临床未察觉的血流动力学有意义的狭窄。有 6 个研究显示,使用监测程序可使血栓发生的基线下降到 0.5～

0.8次/病人年，相比下降了43%～67%。因此，移植物血管应采用监测程序，以早期发现血流动力学有意义的狭窄，将血栓的发生率控制在0.5次/病人年。

PTA用于扩张血管通路或引流静脉狭窄管腔，干预是否合适最好以效应的持续来判断。再狭窄或血栓再发仍可采用PTA干预。一些观察性研究表明，移植物血管再次采用PTA干预后通畅期间可免于干预或血栓。

在4个研究中显示，移植物血管早期PTA干预有71%～85%患者可免于进一步干预或血栓，而血栓切除术后PTA干预仅33%～63%。还有研究表明，无血栓的移植物血管PTA干预后6个月的早期通常率可达40%～50%。

自体内瘘血栓的发生率仅为移植物血管通路的14%～33%，介入因素越少其血栓发生率越低，通路存活时间也越长。透析程序得当的情况下，自体内瘘寿命可比移植物血管通路长1年以上。

通路感染是血透患者死亡的重要原因。局部感染或长期导管感染导致的菌血症的发生率分别为自体内瘘1%～4%，移植物血管11%～20%。不同血透中心通路感染的发生率大不相同，各中心都应加强无菌操作，将感染发生率控制在1%～10%的低水平。

导管感染率取决于使用时间。不带套的中心静脉导管使用2周感染率低于8%；带套的中心静脉导管使用3个月以内，菌血症的发生率低于5%，使用12个月因感染导致的拔管率为50%。

工作组认为通过对导管的精心护理感染率可显著降低，如小心穿刺，导管感染率可低于1.5人/1000天，由预期的10%降至5%以下。置管时仔细备皮、皮肤消毒、局部适当应用抗生素、应用透气性好的覆料等，都可显著降低感染率。重视护士和患者培训是降低感染率的有效方法。

TCC植入相关的并发症与操作者的手法密切相关。带套的导管可由肾内科医师、外科医师、影像科医师依照体表标志植入，植入后X线透视确定导管尖在正确的位置。指南所给的置管并发症的发生率小于2%，低于文献报道的5%，因为文献是基于没有超声引导的置管。应用超声引导，置管并发症的相对危险度减少50%。工作组认为，可将1%的并发症发生率作为各透析中心的目标。

带套的双腔导管可作为内瘘未成熟时的临时通路，也可作为永久通路。有报道称导管的平均存活率为18.5个月，65%的硅胶管通路可使用1年以上。也有报道称1年的存活率只有30%。还有研究用2个单腔硅胶管作为内瘘未成熟时的临时通路，其存活率为57天。有一项研究称导管1年的存活率为80%，导管感染小于2人次/1000天。

移植血管1年的存活率为63%～90%，平均70%。血栓造成的流出道梗阻主要是由于移植血管失败。工作组认为，虽然有人口老龄化、糖尿病患者和周围血管疾病患者增加等不利因素，预期的监护仍能有效改善通路存活率。因此，1年达到70%存活率，2年和3年各50%存活率的目标是可以达到的。

第二部分　血管通路临床实践的建议(CPR)

CPR 1　制作永久血透通路的患者准备

准备制作永久性内瘘的患者考虑下列因素是有帮助的：静脉穿刺尽量选择手背部的静脉；穿刺手臂静脉最好采用螺旋式；尽可能保护将来可用于制作内瘘的血管。教育CKD5期

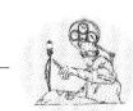

的患者施行中央静脉插管的优缺点,鼓励患者在合适的时机制作永久性内瘘。这些准备最好在透析前数月开始,尽可能避免以中心静脉临时插管作为诱导透析的血管通路;对中央静脉通畅性的评价可选择双功能多普勒超声(DDU)和磁共振血管成像(MRA)等影像学方法。

CPR 2 血管通路的选择和制作

当新的自体内瘘出现渗漏时,通常会出现血肿及局部硬结和水肿。此时应当暂时停用内瘘,直至肿胀消退。发生内瘘渗漏的主要原因是穿刺技术不佳。借助超声多普勒技术可以帮助我们了解新的自体内瘘的走行和边界,提高穿刺成功率;选择合适的穿刺针及血流量,可减少渗漏的发生。

CPR 3 自体内瘘和移植血管通路的穿刺以及导管和带皮下埋置盒(Port)导管的使用

(1) 穿刺技巧:对于任何内瘘的穿刺,护士应当适当培训,掌握技术要点;对于新瘘管的穿刺要求由熟练技术护士操作,穿刺失败要有一套减少血管损伤的规章;只有等穿刺部位完全愈合后评估血管恢复正常适合于穿刺,才可以尝试再穿刺;使用肝素应当个体化,以便减少透析后出血。

(2) 自主穿刺:若患者具有自主穿刺的能力,而且其瘘管位置适合,鼓励其自主穿刺。

(3) 纽扣式穿刺法:使用内瘘的患者最好采用纽扣式穿刺法(恒定间距点)。该方法较少引起渗漏,可避免疼痛及保护远端静脉。

(4) 抬高肿胀手臂:移植物血管搭桥内瘘肿胀的手臂需要尽可能抬高,直至肿胀消退,一般需要3～6周。若症状没有减轻,反而加重,需要立即评价及寻找可能原因。

CPR 4 血管通路失功能的检查、监测和诊断性试验

(1) 瘘管的检查:每次血透穿刺前应确定瘘管是否通畅,所有医务人员都要学会并掌握瘘管的检查方法,瘘管的特性如搏动、震颤、流量和压力等应当记录,以便瘘管治疗的各类医务人员随时查阅。

(2) 检查频率取决于使用的方法:目前还没有明确的证据表明每月监测一次就可提供足够的依据用于临床评估和干预,需要更多的研究决定合适的频度。静态压力测定较血流量测定相比不需复杂技术,可以频繁监测,每2周应该测定内瘘的静态压比例,非直接测定每周一次。内瘘的动态压力可以在每次透析治疗时测定,但却不能通过原始数据测定静态压力,而必须通过公式计算出静态压力。移植血管不需要常规监测血管通路再循环。

(3) 血管通路并发症的监测频率:自体内瘘血栓形成过程较移植血管缓慢,每月测定一次血流量即可,需要更多的研究决定合适的频度,低于每月一次的监测频度是不恰当的。静态压力测定用于自体内瘘狭窄的评价不够准确,所以其监测频度不应少于移植血管,测定静态压比例应该每2周一次,非直接测定每周一次,动态压力可以每次透析治疗时测定。血管通路再循环增加表明有效透析血流量降低,会导致透析不充分。

(4) 内瘘失功能的诊断试验:每个患者每次透析血管通路的特点、血泵流量及压力都应该有详细的医学记录,每月应分析这些数据并判断有无血管通路功能不良。功能不良的血管通路干预治疗后应使监测参数恢复至正常范围。在一个持续的质量改进(CQI)体系中,为了保证成功率及选择合适的干预治疗,必须对各项数据进行统计分析,例如经皮血管腔内成形术(PTA)和外科修复所占比例、狭窄复发率及每人每年所接受的手术操作次数。该体系还应包含一个多学科的治疗团队。对于存在明显血流动力学狭窄的血管通路需进行预先干预。

CPR 5　自体内瘘并发症的处理

当新的自体内瘘在体格检查时难以辨别静脉边缘，穿刺很容易引起出血和血栓，因此需要通过DDU标记静脉，以确定血管中心和瘘管深度，并将该图送至透析中心。此外，应该教会患者在家中每日检查瘘管是否有血栓形成。

CPR 6　留置导管和皮下埋置盒并发症的防治

(1) 导管功能不良：在泵前压为－250 mmHg及原先血流量＞350 ml/min的导管不能达到300 ml/min时就应给予及时处理。当导管血流量连续两次＜300 ml/min时，透析中心应在透析间期导管腔内用溶栓药物封管(35～69 h)。

(2) 影像学评价：透析中心不能处理的导管功能不良需要借助影像学手段诊断原因并评价血管条件，采用导管造影可能发现可以矫正的问题，如腔内血栓、腔外纤维蛋白鞘、导管尖位置不佳，应采用相应的处理办法，如导管位置调整、血管成形术、经导丝更换导管、对血栓或纤维蛋白鞘采用大剂量的溶栓疗法。

(3) 溶栓及其他治疗选择：可采用特制的刷子按标准操作步骤清除腔内小血栓。

(4) 导管感染：导管出口处感染如果不合并隧道感染一般不需拔管，应该局部使用联合口服抗生素治疗，同时加强出口处护理；如果导管感染后菌血症经治疗48 h不出现发热，临床症状稳定，可以保留导管，采用导管内抗生素封管并静脉使用抗生素3周，治疗完成后1周需复查血培养；如果血培养提示再感染，使用敏感抗生素封管；临时导管感染应当拔管。除股静脉导管外，尚无充分证据支持需定期更换导管。

CPR 7　儿童患者的血管通路

(1) 血管通路类型的选择：维持性血透儿童患者首选前臂内瘘或移植血管。长期中心静脉导管在以下几种情况可以采用：缺乏在较小儿童制作永久性血管通路的手术经验，患者太小无法制作血管通路，腹透感染拔管，或者短期内将进行肾移植手术。若缺乏为儿童制作永久性血管通路的经验，应咨询具有制作成人血管通路经验的医生指导或开展手术。评估患者等待肾移植的时间，如果患者体重＞20 kg，需要等待1年以上做肾移植，应该尽量做永久性通路。

(2) 狭窄的监测：对移植血管狭窄应定期监测，一旦发现静脉吻合口狭窄，应指导患者开展外科修复或PTA。

(3) 导管型号、解剖部位及结构要求：导管型号应和病人体型相匹配，以减轻血管腔的损伤，防止血流阻塞，同时保证充分血流量；带涤纶套的长期中心静脉导管首选经颈内静脉，且导管尖位置应达右心房；血管通路血流量应该达到3～5 ml/kg·min^{-1}，以达到透析处方的需要。

第三部分　瘘管问题研究方向

针对该领域RCT研究较少且质量不高的现状，工作组提出仍有很多重要问题需要通过加强合作、开展大规模多中心临床试验来回答。工作组将这些问题分为3类：急需研究、较为重要以及值得研究的问题，我们将其归纳如下。

1. 制作内瘘病人的准备

(1) 制作内瘘的血管定位标准。

(2) 内瘘选择的次序。

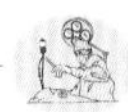

(3) 动脉和静脉选择是否有年龄差别。

(4) 适合制作内瘘的最小静脉直径是多少?尤其在老年人、糖尿病和女性等特殊人群。

(5) 上臂移位内瘘的转归随机对照研究。

(6) 研究哪些合适的外科技术可以减少血管扭曲的瘘管狭窄。

2. 医生选择制作内瘘的部位和方式

(1) 每个透析瘘管失败后是否考虑重建自体内瘘。

(2) 上臂袢型人造血管是否可以制作肘部自体内瘘。

(3) 人造血管搭桥内瘘失功能后是否可以转为自体内瘘。

(4) 缺少指南指导干预时机和转换时机。

(5) 内瘘与其他血管通路比较预后问题。

(6) 转诊时间、开始透析时机、穿刺技术影响瘘管结局。

3. 内瘘失功能的检测

(1) 物理检查与影像学检查结果究竟哪一个能帮助确定干预的最好时机。

(2) 超声波检查结果是否可成为内瘘干预的标准。

(3) MRI/MRA 及 CTA 对内瘘失功能的检测。

(4) 纠正血流动力学异常的瘘管是否优于狭窄大于 50%的瘘管。

4. 并发症的处理

(1) 动脉瘤形成的处理方式:外科手术或腔内介入治疗。

(2) 对动脉瘤的血管吻合方式。

(3) 血栓的溶栓治疗效果。

(4) 内瘘闭塞时间与手术成功率的关系。

5. 移植血管并发症的处理

(1) 如何评定血管内治疗的技术和成功率。

(2) 气囊导管选择与支架问题。

(3) 机械性血栓旋切术效果与费用问题。

(4) 取栓后,抗凝和溶栓药物的疗效比较。

总之,更新版 NKF-K/DOQI 指南对成人和儿童临床血管通路的准备、选择、制作、并发症处理与维护等方面提出了一系列的临床实践建议及研究方向,具有很好的指导和借鉴作用。尽管也存在自体瘘管使用率偏低,对于仪器监测、影像检查及介入治疗的依赖等问题,不完全适合我国国情,但其倡导的对血管通路"早期准备、早期建立、早期监测、早期干预"的理念应该逐步推广应用,肾科和透析工作者应有较好的认识。国内各大透析中心应汲取指南精华,努力向国际先进透析中心靠拢,而各基层透析中心则应根据本单位的条件和技术专长,对指南内容加以消化吸收,总结自身经验,共同为提高我国的血液透析质量而努力。

(戴 兵 孙 岩 叶朝阳)

参考文献

[1] NKF-DOQI. Clinical practrce guidelines for vascular access. AJKD, 1997,30:S150-S191

[2] NKF - K/DOQI. Clinical practice guidelines for vascular access：update 2000. AJKD，2000，37：S137 - S181

[3] NKF - K/DOQI. Practice guidelines and clinical practice recommendation. 2006 updates. AJKD，2006，48：S1～S322

美国感染性疾病学会《血管内导管相关感染处理指南》(2009版)解读

一、引言

在2001年,美国传染病学会制定了《血管内导管相关感染处理指南》(guidelines for the management of intravascular catheter-related infections)。当有新的数据或出版物可能支持改变先前的推荐,或者专家组认为有必要阐明和补充指南时,美国传染病学会及时更新其指南。在2009年的更新指南中,对2001年指南的治疗适应证和方法选择进行了详细回顾分析,前一版的文献来源于更早期的研究资料。

专家组在2009年指南修订中提出了如下临床问题。

(1) 诊断:什么时候导管培养和血培养必须进行,该怎么实施?

(2) 导管相关感染一般该如何处置?

(3) 短期外周静脉导管相关感染在治疗上有何独特的地方?

(4) 非隧道式中心静脉导管和动脉导管相关的感染在治疗上有无特殊?

(5) 长期中心静脉导管或者植入导管相关感染(除外血透导管)在治疗方法上是否独特?

(6) 对有导管相关性感染的小儿患者的治疗是否有独特的方面?

(7) 可疑或者被证实的导管相关性感染在以导管为血管通路的血透患者处理上有何特别?

(8) 什么是抗生素封管疗法? 如何应用于导管相关性感染患者?

(9) 是否有特殊病原体治疗推荐?

(10) 如何处理感染性血栓性静脉炎?

(11) 持续性的血行感染和感染性心内膜炎如何处理?

(12) 如何发现和及时处理可能的导管相关性感染的暴发?

二、诊断——血管内导管的培养

1. 一般推荐

(1) 疑似导管相关性血行感染(CRBSI)而拔除导管时,应对该导管进行培养;导管培养不应该成为常规检查项目(A-Ⅱ)。

(2) 不推荐对导管末端进行肉汤定性培养(A－Ⅱ)。

(3) 对于中心静脉导管(CVC)应培养其末端,而不应培养皮下段(B－Ⅲ)。

(4) 如果培养含有抗感染药物的导管末端,应该在培养基中添加特定抑制剂(A－Ⅱ)。

(5) 5 cm 长的导管末端进行半定量(滚动平皿法,roll－plate)培养,如果生长多于 15 个菌落形成单位(cfu);或者对其进行定量(超声法)肉汤培养,生长多于 100 cfu,均可认为该菌在导管上有定植(A－Ⅰ)。

(6) 疑似 CRBSI,并且导管出口部位有渗出物,推荐使用无菌拭子蘸取渗出物进行培养和革兰染色(B－Ⅲ)。

2. 临时导管(包括动脉导管)

(7) 对于短期导管末端的培养,推荐使用平皿滚动技术进行常规的临床微生物学分析(A－Ⅱ)。

(8) 疑似肺动脉导管感染时,应该培养喉管插入器末端(A－Ⅱ)。

3. 长期留置导管

(9) 如果导管插入部位和接口部位(the catheter hub)培养出相同微生物,且半定量培养都＜15 cfu,则强烈提示导管不是血流感染来源(A－Ⅱ)。

(10) 因疑似 CRBSI 而拔除皮下留置导管时,除送检导管末端外,应将皮下通道内容物一并送至微生物实验室,对其进行定量培养(B－Ⅱ)。

三、诊断——血液培养

(11) 在开始抗生素治疗前留取用于培养的血液标本(附录图 2－1)(A－Ⅰ)。

(12) 如果有执行静脉切开术的小组,建议由该小组留取病人的血液标本(A－Ⅱ)。

(13) 经皮抽取血液标本前,应仔细对穿刺部位进行消毒,建议使用乙醇或碘酊或氯己定醇(＞0.5％),不建议使用聚维酮碘。消毒液要充分接触皮肤,干燥时间要足够,以减少血液培养的污染机会(A－Ⅰ)。

(14) 如果经导管抽取血液标本,则需要对导管接口处(the catheter hub)进行消毒。建议用乙醇或碘酊或氯己定醇(＞0.5％),干燥时间要足够,以减少血液培养的污染机会(A－Ⅰ)。

(15) 疑似 CRBSI 时应该在抗感染治疗前留取配对血液标本,即从导管和外周静脉各抽取血液标本进行培养,并且在培养瓶上做好标记,以标明抽取位置(A－Ⅱ)。

(16) 无法从外周静脉抽取血液时,推荐从不同导管管腔中抽取两瓶或两瓶以上标本(B－Ⅲ)。尚不清楚此时是否应该从所有导管管腔内抽取标本(C－Ⅲ)。

(17) 确诊 CRBSI 的条件:至少一个经皮血液培养和导管末端培养为同种微生物,或者两份血液培养(一份经导管接口,另一份经外周静脉)的结果满足 CRBSI 的定量血液培养诊断标准或阳性时间差(differential time to positivity, DTP)诊断标准(A－Ⅱ)。此外,如果从两处导管管腔取出的血液标本进行定量培养,其中一份的菌落计数结果是另一份结果的 3 倍或 3 倍以上,则应该考虑可能存在 CRBSI(B－Ⅱ)。此时符合 DTP 诊断标准的血液培养结果的解释尚无定论(C－Ⅲ)。

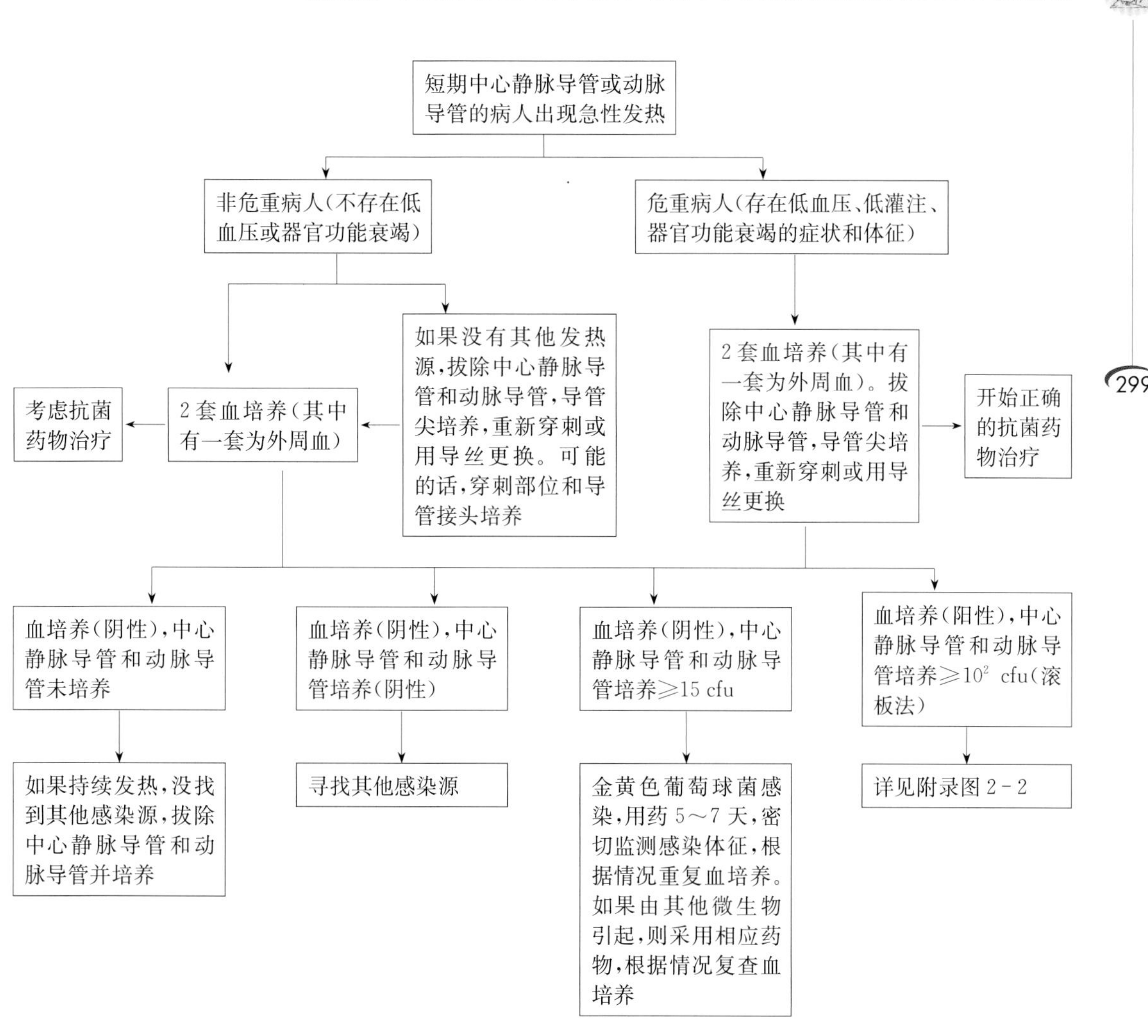

附录图 2-1 血液培养的规范操作流程

(18) 定量血液培养时,导管血液培养结果是静脉血液培养结果的 3 倍或 3 倍以上的可以确诊 CRBSI(A-Ⅱ)。

(19) 对于 DTP,中心静脉导管抽血培养比外周静脉抽血培养出现阳性结果时间至少早 2 h 的可以确诊 CRBSI(A-Ⅱ)。

(20) 定量血液培养和(或)DTP 标本留取应该在抗微生物治疗前进行,且每瓶中的血液标本容量应该相同(A-Ⅱ)。

(21) 尚无推荐 CRBSI 抗微生物治疗停止后常规进行血液培养的充分证据(C-Ⅲ)。

四、导管相关性感染的处置

导管相关性感染的规范治疗流程见附录图 2-2、2-3、2-4。

1. 一般处置措施

(22) 抗菌持续治疗时间的首日,指的是获得阴性血液培养结果的第一天(C-Ⅲ)。

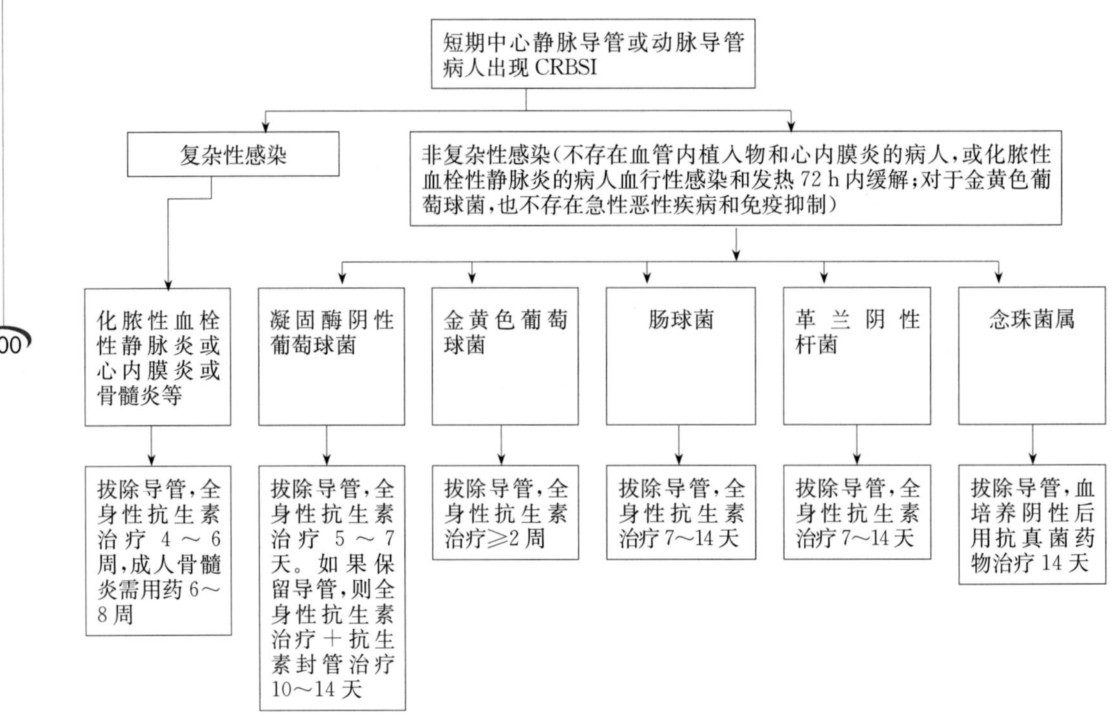

附录图 2-2 短期中心静脉导管或动脉导管CRBSI规范治疗流程

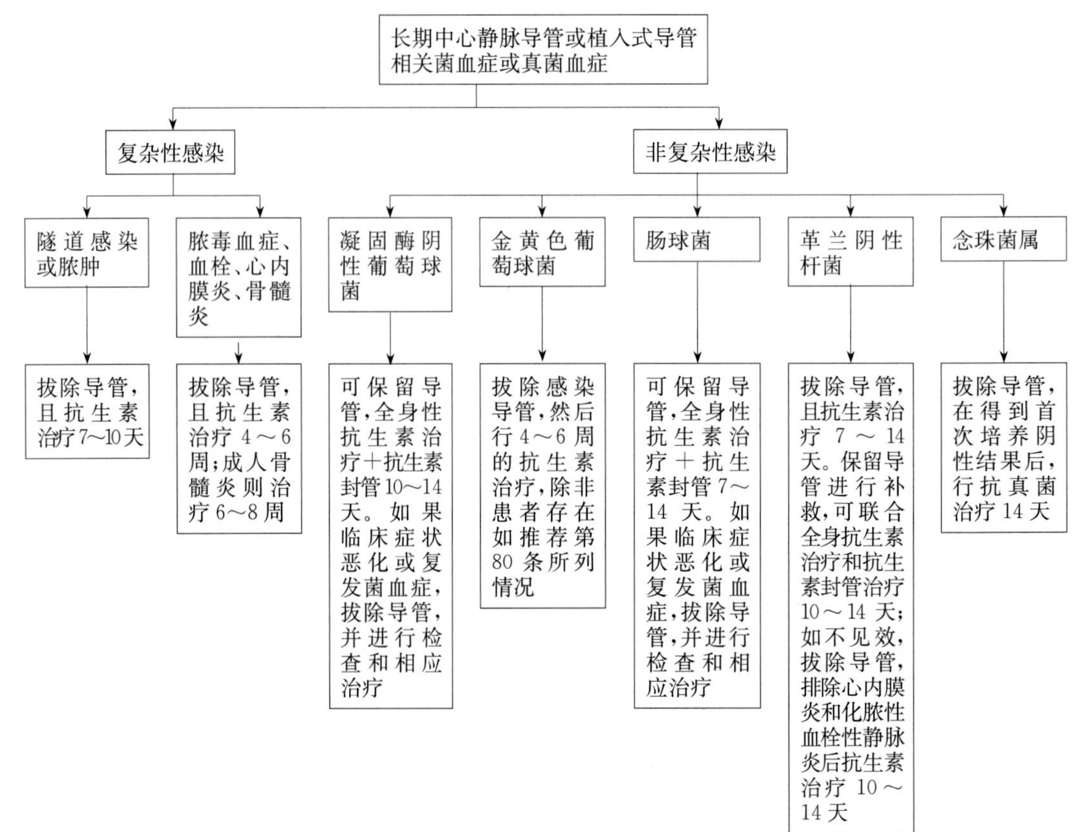

附录图 2-3 长期中心静脉导管或植入式导管相关性感染规范治疗流程

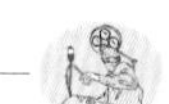

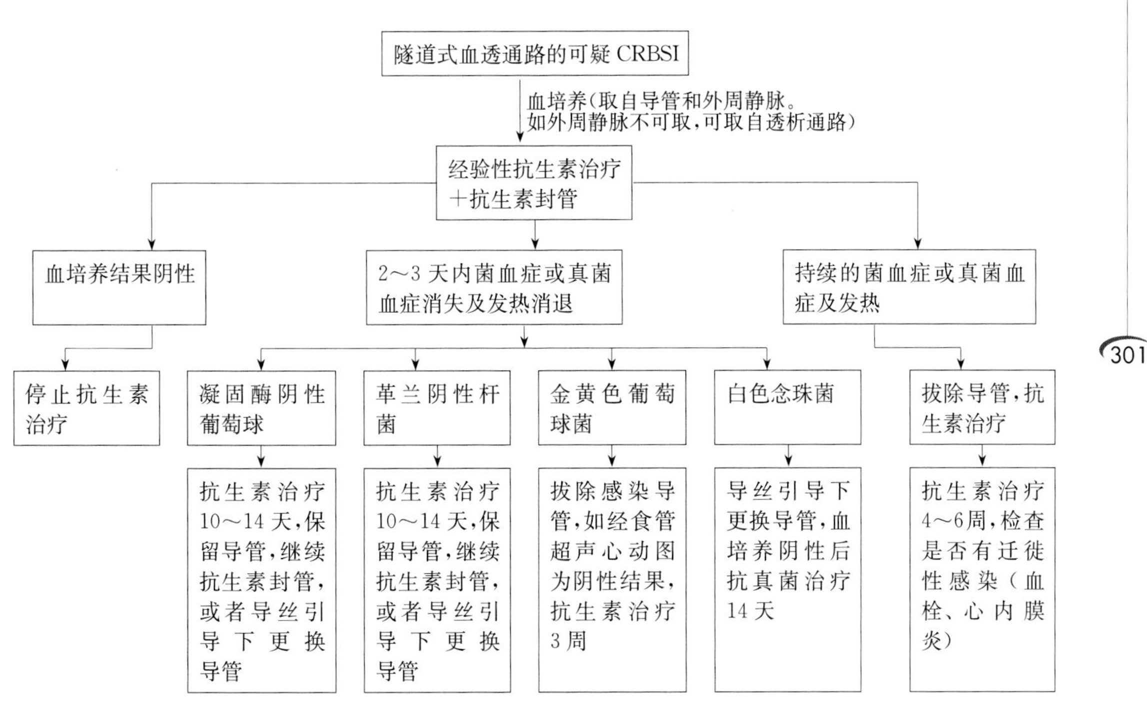

附录图 2-4 隧道式血透通路疑似 CRBSI 规范治疗流程

(23) 医疗机构中耐甲氧西林金黄色葡萄球菌(MRSA)流行率升高时,推荐使用万古霉素作为经验治疗药物;对于 MRSA 分离株中 MIC>2 mg/ml 者为主的医疗机构,应该使用替代药物,如达托霉素(daptomycin)(A-Ⅱ)。

(24) 不推荐使用利奈唑胺(linezolid)作为经验治疗药物(即对于疑似而非确诊的 CRBSI 患者不推荐使用)(A-Ⅰ)。

(25) 应基于当地的抗微生物药物敏感性数据和疾病的严重程度在治疗时覆盖革兰阴性杆菌(如一种四代头孢菌素,碳青霉烯类,或与 β-内酰胺类/β-内酰胺酶抑制剂联合制剂合用或不合用一种氨基糖苷类药)(A-Ⅱ)。

(26) 下列患者疑似 CRBSI 时,应该使用抗生素联合治疗,以涵盖多重耐药(MDR)的革兰阴性杆菌如铜绿假单胞菌感染,包括中性粒细胞减少的患者、患有败血症的重症患者、已知有该类病原体定植的患者。直到获取培养和敏感性数据,并且可实施抗生素的阶梯治疗方法(A-Ⅱ)。

(27) 危重患者疑似有累及股部导管的 CRBSI 时,治疗除了要覆盖革兰阳性病原体外,还应覆盖革兰阴性杆菌和假丝酵母菌菌种(A-Ⅱ)。

(28) 疑似导管相关假丝酵母菌血症时,经验治疗应该用于有如下危险因素的败血症患者:完全胃肠外营养、广谱抗生素的长期使用、血液系统恶性肿瘤、接受骨髓移植或器官移植、股部插管,或者多部位存在假丝酵母菌的定植(B-Ⅱ)。

(29) 疑似导管相关假丝酵母菌血症的治疗应该使用棘白菌素,特定患者可以使用氟康唑(A-Ⅱ)。氟康唑可以用于治疗前 3 个月内没有使用过氮二烯五环类药物(azole)的患者,并且所在的医疗机构其克鲁斯假丝酵母菌和光滑假丝酵母菌感染危险性很低(A-Ⅲ)。

（30）应该使用抗生素封管治疗（antibiotic lock therapy）进行导管补救（B－Ⅱ）；如果不能使用抗生素封管治疗，应当通过该定植导管进行全身性抗生素给药（C－Ⅲ）。

（31）对感染性心内膜炎患者、化脓性血栓性静脉炎患者、有骨髓炎的儿科患者，如果拔除导管后仍有持续性真菌血症或菌血症（即拔除后超过 72 h 仍有菌血症），应该给予 4～6 周的抗生素治疗（金黄色葡萄球菌感染 A－Ⅱ，其他病原体感染 C－Ⅲ）。对成人骨髓炎患者，需要治疗 6～8 周（A－Ⅱ）。

（32）伴有下列情况的 CRBSI 患者均应拔除长期导管：严重败血症、化脓性血栓性静脉炎、感染性心内膜炎、致病病原体经敏感抗微生物药物治疗 72 h 以上仍有血流感染，或者金黄色葡萄球菌、铜绿假单胞菌、真菌以及分枝杆菌引起的感染（A－Ⅱ）。革兰阴性杆菌、金黄色葡萄球菌、肠球菌、真菌和分枝杆菌引起的短期导管 CRBSI，应拔除该导管（A－Ⅱ）。

（33）对于尝试进行导管补救的 CRBSI 患者，应再次进行血液培养。如果开始正确治疗 72 h 后该血液培养（即特定的时间里成人取两套血液培养，新生儿一套可以接受）结果仍为阳性的，需要拔除导管（B－Ⅱ）。

（34）如果长期导管 CRBSI 或短期导管 CRBSI 由毒力较弱却难以根除的微生物（如芽孢杆菌属菌种、微球菌属菌种、丙酸杆菌属菌种）导致，如果基于多套血液培养阳性（其中至少一套取自外周静脉）已排除了血液培养污染的可能，一般来讲需要拔除导管（B－Ⅲ）。

（35）对于累及长期导管的非复杂性 CRBSI，并且病原体不是金黄色葡萄球菌、铜绿假单胞菌、芽孢杆菌属菌种、微球菌属菌种、丙酸杆菌属菌种、真菌或分枝杆菌，如果生存必须的长期血管内插管（如血透患者、短肠综合征患者）的置入位点有限，可以尝试不拔除导管，同时进行全身性抗生素治疗和抗生素封管治疗（B－Ⅱ）。

（36）对于可能提示 CRBSI 的阳性血液培养结果，为提高对美国感染性疾病学会（Infectious Diseases Society of America，IDSA）指南的依从性，可以使用自动化的标准治疗措施（B－Ⅱ）。

（37）不推荐尿激酶和其他溶栓剂作为 CRBSI 患者的辅助治疗（B－Ⅰ）。

（38）如果插管的患者有单个血液培养阳性并且是血浆凝固酶阴性葡萄球菌生长，则需要在开始抗微生物治疗和（或）拔除导管前再分别从被怀疑的导管和外周静脉抽取血液进行培养，以确定该感染是否是真的血流感染，该导管是否为感染源（A－Ⅱ）。

2. 短期外周静脉导管相关感染治疗推荐

（39）外周静脉内导管如果出现疼痛、硬结、红斑或者渗出液应该拔除导管（A－Ⅰ）。

（40）当评估免疫受损的患者时，穿刺部位的任何渗出都应该予以革兰染色、常规培养和附加真菌及抗酸细菌培养（A－Ⅱ）。

（41）对于住在重症特护病房的患者，如新出现发热，但无严重败血症或无血行感染的证据，从非隧道式中心静脉导管、动脉导管（如果存在）和经皮获取血标本进行培养，而不是常规拔除导管（B－Ⅱ）。可考虑培养血标本取自穿刺插管部位和导管接口处（A－Ⅱ）。

（42）如果患者出现无法解释的败血症，导管穿刺部位出现大片红斑或脓性分泌物，中心静脉导管和动脉导管应拔除（B－Ⅱ）。

（43）对于患者出现无法解释的发热，有血培养结果阳性，中心静脉导管或者动脉导管可经导丝更换；如导管尖端有明显微生物生长，那么导管应当拔除，在新的部位重新放置导管（B－Ⅱ）。

（44）隧道感染或皮下埋植物（port）形成脓肿，有指征可切开引流，同时在无伴随菌血症和假丝酵母菌血症情况下抗生素治疗 7～10 天(A-Ⅱ)。

(45) 对于可疑出口处感染的患者,采取出口处渗出物培养和血培养(A-Ⅱ)。

(46) 非复杂性出口部位感染(即那些没有全身体征、无阳性培养结果或脓性分泌物),应局部使用基于出口处培养结果选择敏感抗生素(如使用莫匹罗星软膏治疗金黄色葡萄球菌感染,酮康唑或者克霉唑软膏治疗假丝酵母菌感染)(B-Ⅲ)。

(47) 如果非复杂性出口部位感染经局部治疗失败或伴有脓性分泌物,那么应使用病原微生物敏感抗生素进行全身性治疗;假如全身性抗生素治疗无效,则应拔除导管(B-Ⅱ)。

(48) 如果没有其他可行的血管进行穿刺或者患者有增加出血的危险,同时 CRBSI 未并发出口部位或者隧道感染,那么可通过导丝将感染导管更换(B-Ⅲ)。在这种情况,更换导管应考虑使用管腔内壁有抗生素涂层的抗感染导管(B-Ⅱ)。

3. 儿科患者导管相关感染的处理

(49) 小儿拔除导管的适应证和成人相似(见指南 30～32),除非有特殊情况(如没有可以替代的插管部位)。尽管如此,对患者而言,必须在拔除导管的收益和获得可替代静脉通路的困难性之间进行权衡(A-Ⅱ)。

(50) 没有拔管的患儿应当通过临床评估和额外的血培养进行密切监护。如果临床症状持续或者反复发作的 CRBSI,那么应该拔除导管(B-Ⅲ)。

(51) 通常小儿 CRBSI 的经验性抗生素治疗可以参照成人进行(见指南 21～23)(A-Ⅱ)。

(52) 抗生素封管治疗应当用于导管感染补救(B-Ⅱ)。然而,如果无法实行抗生素封管治疗,全身性抗生素治疗应当通过留置导管给药(C-Ⅲ)。

4. 可疑或者被证实的导管相关性感染在以导管为血管通路的血透患者处理上有何特别的方面?

(53) 应当从无预期建立透析内瘘的血管取末梢血标本行培养,如手部静脉(A-Ⅲ)。

(54) 当外周血标本无法获取,血标本可从连接中心静脉导管的血路获取(B-Ⅱ)。

(55) 对于那些已经留取血培养并且已开始抗生素治疗的患者,如果两套血培养结果均为阴性且无其他被证实的感染源,抗生素治疗可以停止(B-Ⅱ)。

(56) 对于有症状的血透患者,当外周血标本无法获取,也没有其他的导管可以获取血标本,导管插入部位无可供培养的渗出液及没有其他感染源的临床证据,那么只要从导管中取血培养得到阳性结果,就应对可能的 CRBSI 使用持续性抗生素治疗(B-Ⅱ)。

(57) 血透患者由于金黄色葡萄球菌、假单胞菌属或者假丝酵母菌属引起的 CRBSI,感染导管应当拔除,并且在另外的位置留置临时导管(非隧道式导管)(A-Ⅱ)。如无法找到可替代的部位进行留置导管,那么可通过导丝更换感染的导管(B-Ⅱ)。

(58) 当血透导管因 CRBSI 拔除,一旦血培养结果阴性,可行长期血透导管置入(B-Ⅲ)。

(59) 对于血透导管 CRBSI 由其他病原体引起(如革兰阴性菌,而不是假单胞菌属或凝固酶阴性葡萄球菌),可以对患者开始静脉内抗生素治疗,而不是即刻拔除导管。如果症状持续或者有迁徙性感染的证据,导管应当拔除(B-Ⅱ)。如果症状(发热、寒战、血流动力学不稳定或者精神状态改变)在抗生素使用 2～3 天内迅速改善,那么感染导管可经导丝更换新的长期血透导管(B-Ⅱ)。

(60) 无导管拔除适应证的患者(即抗生素治疗 2～3 天后症状和菌血症消失,且不存在迁徙性感染的患者),可以保留导管,10～14 天内在每次血透后使用抗生素封管作为辅助治疗(B－Ⅱ)。

(61) 应基于当地的抗生素谱，在经验治疗时应包含万古霉素并涵盖革兰阴性杆菌(如第三代头孢菌素、碳青霉烯类，或β－内酰胺类/β－内酰胺酶抑制剂联合制剂)(A－Ⅱ)。

(62) 经验性使用万古霉素治疗的患者，如发现CRBSI是由对甲氧西林敏感的金黄色葡萄球菌引起，抗生素应换成头孢唑林(A－Ⅱ)。

(63) 血透后，头孢唑林的剂量是20 mg/kg(按实际体重计)，增加大约500 mg的剂量(A－Ⅱ)。

(64) 如果血透导管拔除后有持续性的菌血症或真菌血症(即持续时间＞72 h)，或者有感染性心内膜炎及化脓性血栓性静脉炎的患者，应当行4～6周的抗生素治疗；对成人骨髓炎患者，需要治疗6～8周(B－Ⅱ)。

(65) 由耐万古霉素肠球菌引起CRBSI的血透患者可用达托霉素(每次透析后使用6 mg/kg)或者口服利奈唑胺(600 mg/12 h)(B－Ⅱ)。

(66) 对于无症状的血透相关CRBSI患者，在通过导丝更换导管之前没有必要对阴性培养结果进行证实(B－III)。

(67) 如果导管得以保留，针对CRBSI的抗生素治疗进行1周后应当进行血培养检测(B－Ⅲ)。如果血培养阳性，导管应当拔除，在再次血培养阴性后留置新的长期透析导管(B－Ⅲ)。

5. 如何应用抗生素封管疗法治疗导管相关性感染?

(68) 对于长期留置导管CRBSI且没有出口部位或者隧道感染的体征，而又想保留导管的患者，抗生素封管治疗是其适应证(B－Ⅱ)。

(69) 对于CRBSI，抗生素封管治疗不应单独使用，而应当和全身性抗生素联合治疗7～14天(B－Ⅱ)。

(70) 抗生素封管溶液的更换一般不应超过48 h，而非卧床患者的股部置管应该每24 h进行更换。然而，正在经历血透的患者抗生素封管溶液可以在每次血透后更换(B－Ⅱ)。

(71) 由金黄色葡萄球菌和假丝酵母菌引起的CRBSI，推荐拔除导管，而不是保留导管和抗生素封管治疗，除非有特殊的情况(如无可替代的导管植入部位)(A－Ⅱ)。

(72) 对于从导管取样获得多套阳性结果为凝固酶阴性葡萄球菌或者革兰阴性杆菌感染的患者，如同时周围血培养阴性，可单独予抗生素封管治疗10～14天，不联合全身性治疗(B－Ⅲ)。

(73) 万古霉素的药物浓度应当最少高于相关微生物的最低抑菌浓度1 000倍(如5 mg/ml)(B－Ⅱ)。

(74) 目前还没有足够的支持推荐CRBSI治疗中使用乙醇封管的论据(C－Ⅲ)。

6. 特殊病原体治疗推荐

(75) 对于非复杂性CRBSI患者，如果拔除导管，建议进行5～7天全身性抗生素治疗；如果保留导管，建议使用10～14天全身性抗生素治疗联合抗生素封管治疗(B－Ⅲ)。

(76) 此外，对于拔除导管后的非复杂性CRBSI患者，如果没有血管内或整形外科金属硬件在体，可以观察病情而暂不用抗生素治疗。拔除导管后，在未接受抗生素治疗时取血标本培养以证实不存在菌血症(C－Ⅲ)。

(77) 由路邓葡萄球菌引起的导管相关血行感染，可参照金黄色葡萄球菌感染的处理(B－Ⅱ)。

(78) 金黄色葡萄球菌引起的CRBSI，应当拔除导管，并且接受4～6周的抗生素治疗，除非有如指南80里所提的情况(B－Ⅱ)。

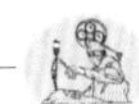

(79) 考虑缩短抗生素治疗时间的患者应行经食管超声心动图排除合并心内膜炎(B-Ⅱ)。

(80) 患者在下列情况下可考虑使用更短的抗生素治疗时间(即最少 14 天的治疗):非糖尿病患者;非免疫功能抑制的患者(即未接受甾体或其他免疫抑制剂治疗,诸如那些用于移植术后的药物,同时不存在中性粒细胞减少症的患者);感染导管已拔除;无血管内假体植入(如起搏器或近期血管移植);无心内膜炎(经食管超声心动图)及化脓性血栓性静脉炎(超声)的证据;经适当的抗生素治疗后 72 h 内发热和菌血症消失;体格检查、症状体征和诊断检查无迁徙性感染的证据(A-Ⅱ)。

(81) 假如要行经食管超声心动图,应当在出现菌血症后最少 5～7 天进行,使出现假阴性结果的可能性降到最低(B-Ⅱ)。

(82) 金黄色葡萄球菌感染的短期导管应立即拔除(A-Ⅱ)。

(83) 金黄色葡萄球菌感染的长期导管应当拔除,除非有禁忌证(如没有可替代的静脉通路,患者有明显的出血因素或者生活质量优于在其他部位植入新的导管)(A-Ⅱ)。

(84) 在金黄色葡萄球菌感染的长期导管需要保留的少数情况下,患者应接受 4 周的全身性治疗和抗生素封管治疗(B-Ⅱ)。如果可能,应经导丝更换导管,应考虑使用具抗感染管腔内壁的抗生素涂层导管(B-Ⅱ)。

(85) 如果患者早期经食管超声心动图检查无心内膜炎证据且无迁徙性感染的证据,拔除导管并经适当的抗生素治疗超过 72 h 后出现持续发热或者血行感染,应当再次行经食管超声心动图检查(A-Ⅱ)。

(86) 导管尖端出现金黄色葡萄球菌滋生但血培养结果阴性的患者,应接受 5～7 天的抗生素治疗,并且密切监测感染进展的症状体征,包括再次血培养(B-Ⅱ)。

(87) 经胸廓超声心动图检查不足于排除感染性心内膜炎(A-Ⅱ)。

(88) 因金黄色葡萄球菌感染拔除导管后,再次血培养表明无感染的则可重新植入新的导管(B-Ⅱ)。

7. 肠球菌感染

(89) 推荐拔除感染的短期血管内导管(B-Ⅱ)。

(90) 如果长期导管感染是由以下因素引起,则推荐拔管,包括穿刺位点或导管涤纶套感染、化脓性血栓性静脉炎、败血症、心内膜炎、持续性菌血症、或迁徙感染(B-Ⅱ)。

(91) 氨苄西林敏感的肠球菌选择氨苄西林。如果病原体为氨苄西林抵抗,则选择万古霉素(A-Ⅲ)。

(92) 联合治疗(如细胞壁-活性抗生素和氨基糖苷)在处理肠球菌引起的不伴心内膜炎的 CRBSI 过程中的作用还不确切(C-Ⅱ)。

(93) 肠球菌引起的非复杂性 CRBSI,如果长期导管保留并行抗生素封管治疗,或短期导管已拔除,则推荐进行 7～14 天的疗程(C-Ⅲ)。

(94) 对于肠球菌引起的 CRBSI,如果有下列表现应行经食管超声心动图检查:包括患者有提示心内膜炎的症状和体征(如新的心脏杂音和栓塞迹象);尽管使用合理的抗生素治疗,仍然有持续长时间的菌血症或发热(如在开始合理抗生素治疗后菌血症或发热>72 h);有脓毒性肺栓塞的放射学证据;或者存在人工瓣膜及其他血管内异物(B-Ⅲ)。

(95) 对于由肠球菌引起 CRBSI 的长期导管保留的患者应当随访观察血培养,如果检测到持续的菌血症(合理的抗生素治疗>72 h),应行导管拔除(B-Ⅱ)。

(96) 如果保留导管,那么在行全身性抗生素治疗的同时应进行抗生素封管治疗(C-Ⅱ)。

(97) 在氨苄西林和万古霉素抵抗的 CRBSI 病例中,根据抗生素敏感试验的结果,可以使用利奈唑胺或者达托霉素(B-Ⅱ)。

8. 革兰阴性杆菌感染

(98) 如果患者病情危重,存在败血症、中性粒细胞减少症、有股静脉导管,或者患者存在已知的革兰阴性杆菌感染,那么这类 CRBSI 患者在接受抗菌治疗时,应该覆盖革兰阴性杆菌(A-Ⅱ)。

(99) 怀疑 CRBSI 重症患者,近期定植或感染多重耐药(MDR)革兰阴性病原体,在初始治疗时就应该接受具有抗革兰阴性菌活性的 2 种不同种类的抗生素治疗。一旦获取到培养和药敏结果,则推荐将起始治疗药物减少至单一的合适抗生素治疗(A-Ⅱ)。

(100) 在革兰阴性杆菌引起 CRBSI 的长期导管患者,尽管已使用全身性和局部封管抗生素治疗,仍然存在持续性菌血症或严重败血症,那么应该拔除导管。应进行血管内感染和迁徙感染的评估,如发现有此类感染,抗生素的治疗时间应延长至 7~14 天以上(C-Ⅲ)。

9. 假丝酵母菌感染

(101) 假丝酵母菌属引起的 CRBSI 应拔除导管(A-Ⅱ)。

(102) 对于假丝酵母菌血症的短期中心静脉导管患者,没有明显的假丝酵母菌血症来源,导管应拔除并将导管尖端培养(A-Ⅱ)。对于静脉通路选择有限的患者,可经导丝更换导管,同时行导管培养(B-Ⅱ)。如导管定植菌与经外周取血培养具有同类的假丝酵母菌,则应拔除中心静脉导管(A-Ⅱ)。

(103) 由假丝酵母菌属引起的所有 CRBSI 病例推荐进行抗真菌治疗,包括感染的临床症状和(或)假丝酵母菌血症在拔管后已消退(A-Ⅱ)。

10. 其他感染

(104) 诊断棒状杆菌、芽孢杆菌和微球菌引起的 CRBSI,需要在不同部位获取血标本并且至少有 2 处血培养阳性结果(A-Ⅱ)。

(105) 对这类感染的处理,临时中心静脉导管、感染的长期导管或带皮下埋植物的导管是拔除导管的适应证,除非无可供选择的血管通路(B-Ⅲ)。

11. 如何处理化脓性血栓性静脉炎?

(106) 持续的菌血症和真菌血症患者(即经足量抗生素治疗 72 h 后血培养依然是阳性的患者),无其他血管内感染的来源(如心内膜炎),应怀疑化脓性血栓性静脉炎(A-Ⅱ)。

(107) 诊断化脓性血栓性静脉炎需要血培养阳性加上放射检查证实血栓存在(如 CT、超声或其他方法)(A-Ⅱ)。

(108) 对于化脓性血栓性静脉炎患者,外科切除相关静脉应局限于化脓性浅表静脉,或感染已经迁徙至血管壁外,或者是适当的抗菌治疗方法失败(A-Ⅱ)。

(109) 在这种情况中肝素的应用还不确切(C-Ⅲ)。

(110) 由 CRBSI 引起的化脓性血栓性静脉炎患者应接受至少 3~4 周的抗生素治疗(B-Ⅲ)。

12. 如何处理血行感染和感染性心内膜炎?

(111) 在处理导管相关的感染性心内膜炎时,必须拔除导管(A-Ⅱ)。

(112) CRBSI 的患者存在以下任意一种情况应行经食管超声心动图检查(TEE):人工瓣膜、起搏器及除颤器植入术后;导管拔除后排除迁徙性感染灶并经适当的抗生素治疗后,持续时间>3 天的菌血症或真菌血症伴或不伴发热;使用少于 4~6 周抗生素治疗的金黄色葡

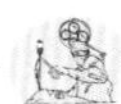

萄球菌引起的 CRBSI(A-Ⅱ)。

(113) 除非患者临床情况特殊，否则应在出现菌血症或真菌血症后至少 1 周内进行 TEE，对初始 TEE 阴性结果而又高度怀疑感染性心内膜炎的患者，则考虑进行重复的 TEE 检查(B-Ⅱ)。

(114) 如上所推荐评估化脓性血栓性静脉炎(B-Ⅱ)。

(115) 仅由经胸廓超声心动图检查不足于排除感染性心内膜炎(B-Ⅱ)。

12. 如何监测和处理 CRBSI 暴发?

(116) 当出现注射液、导管冲洗液或封管液的可疑外在污染，那么公共卫生权威机构应提出警告，同时将可疑物品保存培养(A-Ⅱ)。

(117) 确立容易暴露人群诊断标准，包括时间期限、危险因素和患者的居住地(A-Ⅱ)。

(118) 应进行病例-对照研究，确定感染的危险因素，以助于阐明潜在的感染源(A-Ⅱ)。

(119) 通过回顾抗生素敏感剂型建立可疑有机体的关系，并进行分子指纹分析，比如琼脂糖凝胶电泳、聚合酶链反应、多位点序列分型技术(A-Ⅱ)。

(120) 调查污染源包括在医院药房和可疑传输环节中彻底回顾潜在的感染控制缺陷。这就需要与卫生保健人员访谈，需要观察使用的卫生保健装置(A-Ⅱ)。

(121) 应进行环境中潜在污染点的培养，包括患者静脉给药(A-Ⅱ)。

(122) 在调查期间，应制订方案加强监测，以发现新的案例(A-Ⅱ)。

(123) 确定感染源后，应进行监测以确定感染源已被清除(A-Ⅱ)。

美国感染性疾病学会-美国公共卫生服务分级系统对临床指导方针建议的等级评定见附录表 2-1。

附录表 2-1 临床指导方针建议的等级评定

类别与等级		定义
推荐强度	A	有良好的证据支持推荐应用或不能应用
	B	中等的证据支持推荐应用或不能应用
	C	少量的证据支持推荐
证据的质量	Ⅰ	证据来自 1 个以上适当随机对照试验
	Ⅱ	证据来自 1 个以上设计良好的未随机化临床试验；来自队列或病例-对照分析研究(最好多于 1 个中心)；来自多个时间系列；或来自非对照试验的详细资料
	Ⅲ	证据来自权威专家，基于临床经验、描述性研究或专业委员会的报告

(林曰勇 刘冬梅 叶朝阳)

参考文献

[1] Memel L, Allon M, Bouza E, et al. Clinical practice guidelines for the diagnosis and management of intravascular catheter-related infection: 2009 update by the IDSA. Clinical Infectious Diseases, 2009, 49: 1-45

附录三

血液净化大事记

1854 “透析”一词提出。
1900 开始早期透析研究。
1913 论文《生物弥散技术》发表。
1914 火棉胶透析装置建立。
1923 首次报道生理盐水灌注腹腔治疗尿毒症。
1928 肝素应用于透析，并投入临床应用；平板透析器——“三明治”技术提出。
1929 超滤脱水原理建立；应用胶体膜从狗血液获得超滤液。
1936 连续性腹膜透析问世。
1937 发明醋酸纤维膜制造方法。
1940 旋转鼓透析装置面世。
1943 《人工肾——一种大面积透析器》论文发表。
1946 英国应用 Koff 装置治疗急性肾功能衰竭。
1947 美国应用 Koff 装置治疗汞中毒成功；美国改进 Koff 装置：生产 3 台带有滚动式血泵、透析通路，并附有流量与压力监测装置的机器。
1948 最早血液透析治疗中心建立。
1953 中心静脉插管技术发明。
1954 血液透析机开始投入批量生产。
1955 美国人工器官协会宣布人工肾正式应用于临床。
1958 中国开始应用人工肾治疗肾衰竭。
1959 制备出消毒的瓶装腹透液。
1960 Scribner-Quinton 分流——第一个动静脉外瘘应用于血液透析。
1962 动静脉内瘘发明；可在腹腔内长期留置的透析导管发明。
1963 锁骨下静脉插管开始应用。
1964 醋酸盐透析发明；活性炭血液灌流治疗急性中毒。
1965 颈内静脉插管开始应用；家庭腹膜透析的经验报道。
1966 白蛋白火棉胶包裹活性炭血液灌流发明。
1967 血液滤过(HF)应用于临床。

1968 研制出双涤纶套的腹透管。

1972 血液灌流抢救肝昏迷患者获得成功；间断离心分离血浆开始应用。

1973 E-PTFE 人造血管移植内瘘问世。

1976 连续性不卧床腹膜透析(CAPD)方案问世。

1977 连续性动静脉血流滤过(CAVH)应用于临床。

1978 美国透析研究协作组(NCDS)提出评价血液透析充分性标准膜式血浆分离法问世。

1979 免疫吸附应用于临床治疗；发明腹透管钛接头；2 级滤过法行血浆置换首次使用；冷滤过法血浆置换技术设计成功；改进腹透管连接方式(提出 Y-set)；连续循环式腹膜透析(CCPD)、循环腹透机首次引入临床应用。

1981 碳酸氢盐透析液开始广泛使用。

1982 美国医疗仪器进展协会公布透析水质标准及透析标准；肝素诱导体外 LDL 沉淀系统(HELP)产生。

1983 尿素动力学模型(urea kinetic modeling, UKM)提出。

1985 鹅颈式腹透管(SwanNeck)发明。

1988 可调钠血液透析机出现；高流量、高效透析出现；双联腹透液应用于临床。

1992 连续性高流量透析(CHFD)、连续性高容量血液滤过(HVHF)出现；研制生产在线血液透析滤过机(on-line HDF)。

1993 肾脏替代疗法(renal replacement therapy, RRT)应用于急性肾衰竭的治疗。

1995 美国肾脏病基金会《透析预后及生存质量纲要》(NKF-DOQI)发表。

1996 连续性肾脏替代疗法(continuous renal replacement therapy, CRRT)应用于 ICU 急性肾衰竭的治疗。

1996 开展国际多中心的透析实践模式与生存预后影响研究(DOPPs Ⅰ)；2002 年，国际多中心的透析实践模式与生存预后影响研究扩大为 12 个国家(DOPPs Ⅱ)；2007 年，国际多中心的透析实践模式与生存预后影响研究扩大为更多的国家(DOPPs Ⅲ)；2008 年，报道初步研究结果；2008 年底，邀请中国等参加 DOPPs Ⅲ研究；2010 年，中国正式开始参加 DOPPs Ⅲ研究。

1997 美国国家肾脏基金会(NKF)公布了有关终末期肾衰竭(ESRD)透析治疗和慢性肾脏疾病(CKD)的 NKF-DOQI 指南。

2000 对血管通路指南进行第一次更新；报道带皮下埋置物式长期留置导管；《慢性肾衰竭营养治疗临床实践指南》发表。

2001 首次提出杂合式肾脏替代治疗；由美国感染病学会(IDSA)、美国危重医学学会(ACCCM)、美国医院流行病学学会(SHEA)共同制定了《血管内导管相关感染处理指南》;《慢性肾衰竭贫血的治疗，腹膜透析充分性、血液透析充分性和血管通路临床实践指南》更新。

2002 急性透析质量指导组(acute dialysis quality initiative group, ADQI)制定了 AKI 的"RIFLE"分层诊断标准。

2003 《CKD 临床实践指南》、《CKD 血脂异常的处理临床实践指南》、《CKD 骨代谢异常和疾病的处理临床实践指南》发表。

2004 《CKD 高血压和降压药物临床实践指南》发表。

2005　急性肾损伤网络(acute kidney injury network，AKIN)于荷兰阿姆斯特丹制定新的急性肾损伤共识；报道采用顶端对称、激光菱形开口、动静脉端可以任意选择的导管。

2006　美国血管通路指南第二次更新，重新定义和划分为血管通路指南(CPG)和建议(CPR)；对《慢性肾衰竭贫血的治疗，腹膜透析充分性、血液透析充分性和血管通路临床实践指南》进行更新、修订。

2006～2007　报道采用外涂层抗凝物质和抗感染药物的血液透析导管。

2007　中华医学会重症医学分会制定《血管内导管相关感染的预防与治疗指南》；在美国肾脏病年会上介绍移植血管吻合端外涂层减少血管内膜增生。

2008　欧洲发表更新的透析指南(包括透析充分性、血管通路等)。

2009　由美国感染病学会(IDSA)制定和更新导管感染的处理指南：《clinical practice guidelines for the diagnosis and management of intravascular catheter - related infection：2009 update by the infectious diseases society of america》。

图书在版编目(CIP)数据

血液透析血管通路技术与临床应用/叶朝阳主编. —2 版. —上海:
复旦大学出版社,2010. 9(2021. 4 重印)
ISBN 978-7-309-07546-5

Ⅰ. 血… Ⅱ. 叶… Ⅲ. 血液透析-研究 Ⅳ. R459. 5

中国版本图书馆 CIP 数据核字(2010)第 164815 号

血液透析血管通路技术与临床应用(第二版)
叶朝阳 主编
责任编辑/宫建平

复旦大学出版社有限公司出版发行
上海市国权路 579 号 邮编: 200433
网址: fupnet@ fudanpress. com http://www. fudanpress. com
门市零售: 86-21-65102580 团体订购: 86-21-65104505
出版部电话: 86-21-65642845
浙江新华数码印务有限公司

开本 787 × 1092 1/16 印张 20. 25 字数 474 千
2021 年 4 月第 2 版第 6 次印刷

ISBN 978-7-309-07546-5/R · 1170
定价: 182. 00 元